内科常见疾病诊断与治疗

主编　黄令强　曹培征　张　辉　李园园

刘秀锦　颜丽莎　吕飞飞

黑龙江科学技术出版社

HEILONGJIANG SCIENCE AND TECHNOLOGY PRESS

图书在版编目(CIP)数据

内科常见疾病诊断与治疗 / 黄令强等主编. -- 哈尔滨：黑龙江科学技术出版社，2024.5
ISBN 978-7-5719-2389-1

Ⅰ．①内… Ⅱ．①黄… Ⅲ．①内科－常见病－诊疗
Ⅳ．①R5

中国国家版本馆CIP数据核字（2024）第094173号

内科常见疾病诊断与治疗
NEIKE CHANGJIAN JIBING ZHENDUAN YU ZHILIAO

主　　编	黄令强　曹培征　张　辉　李园园　刘秀锦　颜丽莎　吕飞飞
责任编辑	陈兆红
封面设计	宗　宁
出　　版	黑龙江科学技术出版社
	地址：哈尔滨市南岗区公安街70-2号　邮编：150007
	电话：（0451）53642106　传真：（0451）53642143
	网址：www.lkcbs.cn
发　　行	全国新华书店
印　　刷	黑龙江龙江传媒有限责任公司
开　　本	787 mm×1092 mm　1/16
印　　张	23.5
字　　数	592千字
版　　次	2024年5月第1版
印　　次	2024年5月第1次印刷
书　　号	ISBN 978-7-5719-2389-1
定　　价	198.00元

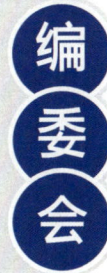

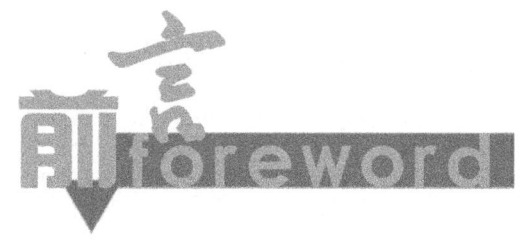

　　内科学是现代医学的重要组成部分,其发展对医学科学的发展有重要影响。近年来内科学发生了前所未有的变化,新概念、新理论、新观点、新技术、新疗法不断涌现,新设备、新器械和新材料也越来越多地应用于临床。面对这些变化,临床医师必须改变固有的观念,及时学习新理论,探索诊断和治疗的新方法,提高内科疾病的诊疗水平,最大程度地减轻患者的痛苦,提高患者的治愈率。鉴于此,编者对近年来内科学领域的新知识和新技术进行总结,同时结合自身多年的临床工作经验,根据最新医学进展,编写了《内科常见疾病诊断与治疗》一书。编写本书的目的是希望广大临床工作者们拥有一本规范、新颖、全面、实用的临床工作参考书,从而促进内科学的发展。

　　本书以临床实际应用为目的,以现代内科学临床诊疗指南为依据,首先介绍了生命体征的测量和心电图检查;然后针对临床内科常见病和多发病,对其病因、发病机制、病理生理等基础性内容做了简要的介绍,重点讲解了其临床表现、体格检查、辅助检查、诊断依据、治疗原则、预后等与临床诊疗密切相关的知识;最后介绍了老年心内科疾病。本书内容翔实,语言精练,结构合理,重点突出,既顺应了现代医学的发展需要,又可以提高临床内科医师的诊治水平,可作为各级医疗机构内科医务人员、医学院校教师和相关科研工作者的参考用书。

　　在编写过程中,编者秉承着精益求精的作风,但由于医学发展日新月异,本书内容仍不能反映内科学的全部进展,加之各位编者写作风格不同、编写时间紧迫,书中难免存在疏漏和不足之处,望广大读者不吝指正。

《内科常见疾病诊断与治疗》编委会

2024 年 1 月

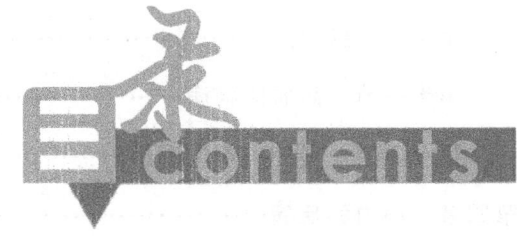

第一章

生命体征的测量

第一节　脉搏的测量

一、正常脉搏及生理性变化

(一)正常脉搏

随着心脏节律性收缩和舒张,动脉内的压力也发生周期性的波动,这种周期性的压力变化可引起动脉血管发生扩张与回缩的搏动,这种搏动在浅表的动脉可触摸到,临床简称为脉搏。正常人的脉搏节律均匀、规则,间隔时间相等,每搏强弱相同且有一定的弹性,每分钟搏动的次数为60～100次(即脉率)。脉搏通常与心率一致,是心率的指标。

(二)生理性变化

脉率受许多生理性因素影响而发生一定范围的波动。

1.年龄

一般新生儿、幼儿的脉率较成人快。

2.性别

同龄女性比男性快。

3.情绪

兴奋、恐惧、发怒时脉率增快,忧郁时则慢。

4.活动

一般人运动、进食后脉率会加快;休息、禁食则相反。

5.药物

兴奋剂可使脉搏增快,镇静剂、洋地黄类药物可使脉搏减慢。

二、异常脉搏的观察

(一)脉率异常

1.速脉

成人脉率在安静状态下＞100次/分,又称为心动过速。见于高热、甲状腺功能亢进(由于代谢率增加而使脉率增快)、贫血或失血等患者。正常人可有窦性心动过速,为一过性的生理现象。

2.缓脉

成人脉率在安静状态下低于60次/分,又称心动过缓。颅内压升高、病态窦房结综合征、二度以上房室传导阻滞,或服用某些药物如地高辛、普尼拉明、利舍平、普萘洛尔等可出现缓脉。正常人可有生理性窦性心动过缓,多见于运动员。

(二)脉律异常

脉搏的搏动不规则,间隔时间时长时短,称为脉律异常。

1.间歇脉

在一系列正常均匀的脉搏中出现一次提前而较弱的脉搏,其后有一较正常延长的间歇(即代偿性间歇),也称期前收缩。见于各种心脏病或洋地黄中毒的患者,正常人在过度疲劳、精神兴奋、体位改变时也偶尔出现间歇脉。

2.脉搏短绌

脉搏短绌是指同一单位时间内脉率少于心率。由于心肌收缩力强弱不等,有些心排血量少的搏动可发出心音,但不能引起周围血管搏动,导致脉率少于心率。特点是脉律完全不规则,心率快慢不一、心音强弱不等。多见于心房纤颤者。

(三)强弱异常

1.洪脉

当心排血量增加,血管充盈度和脉压较大时,脉搏强大有力,称洪脉。见于高热、甲状腺功能亢进、主动脉关闭不全等患者,运动后、情绪激动时也常触到洪脉。

2.细脉

当心排血量减少,动脉充盈度降低时,脉搏细弱无力,扪之如细丝,称细脉或丝脉。见于大出血、主动脉瓣狭窄和休克、全身衰竭的患者,是一种危险的脉象。

3.交替脉

交替脉指节律正常而强弱交替时出现的脉搏,称为交替脉。交替脉是左心衰竭的重要体征。常见于高血压性心脏病、急性心肌梗死、主动脉关闭不全等患者。

4.水冲脉

脉搏骤起骤落,有如洪水冲涌,故名水冲脉。主要见于主动脉关闭不全、动脉导管未闭、甲状腺功能亢进、严重贫血患者。检查方法是将患者前臂抬高过头,检查者用手紧握患者手腕掌面,可明显感知。

5.奇脉

在吸气时脉搏明显减弱或消失为奇脉。其产生主要与吸气时左心室的搏出量减少有关。常见于心包腔积液、缩窄性心包炎等患者,是心脏压塞的重要体征之一。

(四)动脉壁异常

由于动脉壁弹性减弱,动脉变得迂曲不光滑,有条索感,如按在琴弦上,多见于动脉硬化的患者。

三、测量脉搏的技术

(一)部位

临床上常在浅在、靠近骨骼的动脉测量脉搏,最常用、最方便的是桡动脉,患者也乐于接受。

其次为颞动脉、颈动脉、肱动脉、腘动脉、足背动脉、胫后动脉和股动脉等。如怀疑患者心搏骤停或休克时,应选择大动脉为诊脉点,如颈动脉、股动脉。

(二)测脉搏的方法

1.目的

通过测量脉搏,可间接了解心脏的情况,观察相关疾病发生、发展规律,为诊断、治疗提供依据。

2.准备

治疗盘内备带秒钟的表、笔、记录本及听诊器。

3.操作步骤

(1)洗手,戴口罩,备齐用物,携至床旁。

(2)核对患者,解释目的。

(3)协助患者取坐位或半坐卧位,手臂放在舒适位置,腕部伸展。

(4)以示指、中指、无名指的指端按在桡动脉表面,压力大小以能清楚地触及脉搏为宜,注意脉律、强弱、动脉壁的弹性。

(5)一般情况下测 30 秒,所测得的数值乘以 2,心脏病患者、脉率异常者、危重患者则应以 1 分钟记录。

(6)协助患者取舒适体位。

(7)将脉搏绘制在体温单上。

4.注意事项

(1)诊脉前患者应保持安静,剧烈运动后应休息 20 分钟后再测。

(2)偏瘫患者应选择健侧肢体测量。

(3)脉搏细、弱难以测量时,用听诊器测心率。

(4)脉搏短绌的患者,应由两人同时测量,一人听心率,另一人测脉率,由听心率者发出"开始"和"停止"的口令,计数 1 分钟,以分数式记录:心率/脉率。若心率 120 次,脉率 90 次,即应写成 120/90 次/分。

(刘秀锦)

第二节　呼吸的测量

一、正常呼吸及生理性变化

(一)正常呼吸

机体不断地从外界环境摄取氧气并将二氧化碳排出体外的气体交换过程称为呼吸。呼吸是维持机体新陈代谢和功能活动所必需的生理过程之一,一旦呼吸停止,生命也将终止。正常成人在安静状态下呼吸是自发的,节律规则,均匀无声且不费力,每分钟 16～20 次。

(二)生理性变化

呼吸受许多因素的影响,在不同生理状态下,正常人的呼吸也会在一定范围内波动。呼吸与脉搏的比例为 1∶4,男性及儿童以腹式呼吸为主,女性以胸式呼吸为主。

1.年龄

年龄越小,呼吸频率越快(表 1-1)。

表 1-1 各年龄段呼吸频率

年龄	呼吸频率(次/分)	年龄	呼吸频率(次/分)
新生儿	30～40	学龄儿童	15～25
婴儿	20～45	青少年	15～20
幼儿	20～35	成人	12～20
学龄前儿童	20～30	老年人	12～18

2.性别

同年龄的女性呼吸频率比男性稍快。

3.运动

肌肉的活动可使呼吸系统加快,呼吸也因说话、唱歌、哭、笑以及吞咽、排泄等动作有所改变。

4.情绪

强烈的情绪变化,如害怕、恐惧、愤怒、紧张等会刺激呼吸中枢,导致屏气或呼吸加快。

5.其他

如环境温度升高或海拔增加,均会使呼吸加快加深。

二、异常呼吸的观察

(一)频率异常

1.呼吸过速

呼吸过速指呼吸频率超过 24 次/分,但节律规则,又称气促。多见于高热、疼痛、甲状腺功能亢进的患者。一般体温每升高 1 ℃,呼吸频率增加 3～4 次/分。

2.呼吸过慢

呼吸过慢指呼吸频率缓慢,低于 10 次/分,但仍有规则。多见于麻醉药或镇静剂过量、颅脑疾病等呼吸中枢受抑制者。

(二)节律异常

1.潮式呼吸

潮式呼吸又称陈-施呼吸,是一种周期性的呼吸异常。其表现为呼吸由浅慢到深快,达高潮后又逐渐变浅变慢,经过 5～10 秒的暂停,又重复出现上述状态的呼吸,呈潮水般涨落。

发生机制是由于呼吸中枢兴奋性减弱,血中正常浓度的二氧化碳不能引起呼吸中枢兴奋,只有当缺氧严重、动脉血二氧化碳分压增高到一定程度,才能刺激呼吸中枢,使呼吸加强;当积聚的二氧化碳呼出后,呼吸中枢失去有效刺激,呼吸逐渐减弱甚至停止。多见于脑炎、尿毒症等患者,常表现为呼吸衰竭。一些老年人在深睡时也可出现潮式呼吸,是脑动脉硬化的表现。

2.间断呼吸

间断呼吸又称比奥呼吸,表现为有规律地呼吸几次后,突然停止呼吸,间隔一个短时期后又开始呼吸,如此反复交替。其产生机制与潮式呼吸一样,但预后更严重,常在呼吸停止前发生。见于颅内病变或呼吸中枢衰竭的患者。

3.点头呼吸

在呼吸时,头随呼吸上下移动,患者已处于昏迷状态,是呼吸中枢衰竭的表现。

4.叹气式呼吸

间断一段时间后做一次大呼吸,伴叹气声。偶然的一次叹气是正常的,可以扩张小肺泡,多见于精神紧张、神经症患者。如反复发作叹气式呼吸,是临终前的表现。

(三)深浅度异常

1.深度呼吸

深度呼吸又称库斯莫尔呼吸,是一种深长而规则的呼吸。见于糖尿病酮症酸中毒和尿毒症酸中毒等,以便机体排出较多的二氧化碳,调节血中的酸碱平衡。

2.浅快呼吸

呼吸浅表而不规则。见于呼吸肌麻痹、胸肺疾病、休克患者。

(四)声音异常

1.鼾声呼吸

由于气管或大支气管内有分泌物积聚,呼吸深大带鼾声。多见于昏迷或神经系统疾病的患者。

2.蝉鸣样呼吸

由于细支气管、小支气管堵塞,吸气时出现高调的哮鸣音,多见于支气管哮喘、喉头水肿的患者。

(五)呼吸困难

呼吸困难是指因呼吸频率、节律或深浅度的异常,导致气体交换不足,机体缺氧。患者自感空气不足、胸闷、呼吸费力,表现为焦虑、烦躁、鼻翼翕动、口唇发紫等,严重者不能平卧。

1.吸气性呼吸困难

吸气性呼吸困难特点是吸气明显困难、吸气时间延长,出现三凹征(吸气时胸骨上窝、锁骨上窝、肋间隙或腹上角出现凹陷)。由于上呼吸道部分梗阻,气流不能顺利进入肺,吸气时呼吸肌收缩,肺内负压极度增高所致。常见于气管阻塞、气管异物、喉头水肿等。

2.呼气性呼吸困难

呼气性呼吸困难特点是呼气费力,呼气时间延长。由于下呼吸道部分梗阻、气流呼出不畅所致。常见于支气管哮喘、阻塞性肺气肿。

3.混合性呼吸困难

混合性呼吸困难特点是吸气和呼气均感费力,呼吸浅而快。由于广泛性肺部病变使呼吸面积减少,影响换气功能所致。常见于重症肺炎、广泛肺纤维化、大片肺不张、大量胸腔积液等。

三、呼吸的测量

(一)目的

通过测量呼吸,观察、评估患者的呼吸状况。

(二)准备

治疗盘内备秒表、笔、记录本、棉签(必要时)。

(三)操作步骤

测量脉搏后,护士仍保持诊脉手势,观察患者的胸、腹部起伏情况及呼吸的节律、性质、声音、深浅,呼出气体有无特殊气味,呼吸运动是否对称等;以胸(腹)部一起一伏为一次呼吸,计数1分钟;记录,将呼吸次数绘制于体温单上。

(四)注意事项

(1)尽量去除影响呼吸的各种生理性因素,在患者精神松弛的状态下测量。

(2)由于呼吸受意识控制,所以,测呼吸时,不应使患者察觉。

(3)呼吸微弱或危重患者,可用少许棉花置其鼻孔前,观察棉花纤维被吹动的次数,计数1分钟。

(4)小儿、呼吸异常者应测1分钟。

(刘秀锦)

第三节 血压的测量

一、正常血压及生理性变化

(一)正常血压

血压是指血液在血管内流动时对血管壁的侧压力。一般指动脉血压,如无特别注明均指肱动脉的血压。

当心脏收缩时,主动脉压急剧升高,至收缩中期达最高值,此时的动脉血压称收缩压。当心室舒张时,主动脉压下降,至心舒末期达动脉血压的最低值,此时的动脉血压称舒张压。血压的计量单位,过去多用 mmHg(毫米汞柱),后改用国际统一单位 kPa(千帕)。目前仍用 mmHg(毫米汞柱)。以下为两者换算公式:

$$1\ kPa=7.5\ mmHg$$
$$1\ mmHg=0.133\ kPa$$

在安静状态下,正常成人的血压范围为(12.0~18.5)/(8.0~11.7) kPa[(90~139)/(60~89) mmHg],脉压为 4.0~5.3 kPa(30~40 mmHg)。

(二)生理性变化

在各种生理情况下,动脉血压可发生各种变化,影响血压的生理因素有以下几点。

1.年龄

随着年龄的增长血压逐渐升高,以收缩压升高较明显。以下为儿童血压的计算公式:

$$收缩压(mmHg)=80+年龄×2$$
$$舒张压=收缩压×2/3$$

2.性别

青春期前的男女血压差别不明显。成年男子的血压比女性高 0.7 kPa(5 mmHg);绝经期后的女性血压又逐渐升高,与男性差不多。

3.昼夜和睡眠

血压在上午 8~10 时达全天最高峰,之后逐渐降低;午饭后又逐渐升高,下午 16~18 时出现全天次高值,然后又逐渐降低;全人睡后 2 小时,血压降至全天最低值;早晨醒来又迅速升高。睡眠欠佳时,血压稍升高。

4.环境

寒冷时血管收缩,血压升高;气温高时血管扩张,血压下降。

5.部位

一般右上肢血压常高于左上肢,下肢血压高于上肢。

6.情绪

紧张、恐惧、兴奋及疼痛均可引起血压升高。

7.体重

正常人发生高血压的危险性与体重增加成正比。

8.其他

吸烟、劳累、饮酒、药物等都对血压有一定的影响。

二、异常血压的观察

(一)高血压

目前基本上采用世界卫生组织(WHO)和国际高血压联盟(ISH)高血压治疗指南的高血压定义:在未服抗高血压药的情况下,成人收缩压≥18.7 kPa(140 mmHg)和/或舒张压≥12.0 kPa(90 mmHg)。95%的患者为病因不明的原发性高血压,多见于动脉硬化、肾炎、颅内压增高等,最易受损的部位是心、脑、肾、视网膜。

(二)低血压

一般认为血压低于正常范围且有明显的血容量不足表现如脉搏细速、心悸、头晕等,即可诊断为低血压。常见于休克、大出血等。

(三)脉压异常

脉压增大多见于主动脉瓣关闭不全、主动脉硬化等;脉压减小多见于心包积液、缩窄性心包炎等。

三、血压的测量

(一)血压计的种类和构造

1.水银血压计

分立式和台式两种,其基本结构都包括输气球、调节空气的阀门、袖带、能充水银的玻璃管、水银槽几部分。袖带的长度和宽度应符合宽度比被测肢体的直径宽20%,长度应能包绕整个肢体的标准。能充水银的玻璃管上标有刻度,范围为0~40.0 kPa(0~300 mmHg),每小格表示0.3 kPa(2 mmHg);玻璃管上端和大气相通,下端和水银槽相通。当输气球送入空气后,水银由玻璃管底部上升,水银柱顶端的中央凸起可指出压力的刻度。水银血压计测得的数值相当准确。

2.弹簧表式血压计

由一袖带与有刻度2.7~4.0 kPa(20~30 mmHg)的圆盘表相连而成,表上的指针指示压力。此种血压计携带方便,但不准确。

3.电子血压计

袖带内有一换能器,可将信号经数字处理,在显示屏上直接显示收缩压、舒张压和脉搏的数值。此种血压计操作方便,清晰直观,不需听诊器,使用方便、简单,但不准确。

(二)测血压的方法

1.目的

通过测量血压,了解循环系统的功能状况,为诊断、治疗提供依据。

2.准备

听诊器、血压计、记录纸、笔。

3.操作步骤

(1)测量前,让患者休息片刻,以消除活动或紧张因素对血压的影响。检查血压计,如袖带的宽窄是否适合患者,玻璃管有无裂缝,橡胶管和输气球是否漏气等。

(2)向患者解释,以取得合作。患者取坐位或仰卧,被测肢体的肘臂伸直、掌心向上,肱动脉与心脏在同一水平。坐位时,肱动脉平第4软骨;卧位时,肱动脉平腋中线。如手臂低于心脏水平,血压会偏高;手臂高于心脏水平,血压会偏低。

(3)放平血压计于上臂旁,打开水银槽开关,将袖带平整地缠于上臂中部,袖带的松紧以能放入一指为宜,袖带下缘距肘窝 $2\sim3$ cm。如测下肢血压,袖带下缘距腘窝 $3\sim5$ cm,将听诊器胸件置于腘动脉搏动处,记录时注明下肢血压。

(4)戴上听诊器,关闭输气球气门,触及肱动脉搏动。将听诊器胸件放在肱动脉搏动最明显的地方,但勿塞入袖带内,以一手稍加固定。

(5)挤压输气球,打气至肱动脉搏动音消失,水银柱又升高 $2.7\sim4.0$ kPa($20\sim30$ mmHg)后,以每秒 0.5 kPa(4 mmHg)左右的速度放气,使水银柱缓慢下降,视线与水银柱所指刻度平行。

(6)在听诊器中听到第一声动脉音时,水银柱所指刻度即为收缩压;当搏动音突然变弱或消失时,水银柱所指的刻度即为舒张压。当变音与消失音之间有差异时,或危重者应记录两个读数。

(7)测量后,驱尽袖带内的空气,解开袖带。安置患者于舒适卧位。

(8)血压计右倾 $45°$,关闭气门,气球放在固定的位置,以免压碎玻璃管,关闭血压计盒盖。

(9)用分数式,即收缩压/舒张压 mmHg 记录测得的血压值,如 $14.7/9.3$ kPa($110/70$ mmHg)。

4.注意事项

(1)测血压前,要求安静休息 $20\sim30$ 分钟,如运动、情绪激动、吸烟、进食等可导致血压偏高。

(2)血压计要定期检查和校正,以保证其准确性,切勿倒置或震动。

(3)打气不可过猛、过高,如水银柱里出现气泡,应调节或检修,不可带着气泡测量。

(4)如所测血压异常或血压搏动音听不清时,需重复测量。先将袖带内气体排尽,使水银柱降至"0",稍等片刻再行第二次测量。

(5)对偏瘫、一侧肢体外伤或手术后患者,应在健侧手臂上测量。

(6)排除影响血压值的外界因素,如袖带太窄、袖带过松、放气速度太慢测得的血压值偏高,反之则测得的血压值偏低。

(7)长期测血压应做到四定:定部位、定体位、定血压计、定时间。

(刘秀锦)

第二章

心电图检查

第一节 心电图形式原理

心电图是利用心电图机从体表记录心脏每一心动周期所产生电活动变化的曲线图形。

一、心脏电生理基础

心脏微弱的生物电活动引发心脏机械性收缩和舒张,从而促使心脏完成泵血功能。心肌细胞除极引起心脏收缩,复极引起心脏舒张。心肌细胞根据电生理和功能特点分为两类:一类是构成心房和心室壁的普通心肌细胞,具有兴奋性、传导性和收缩性,执行收缩功能,称为工作心肌细胞。另一类是具有自动节律性或起搏功能的自律心肌细胞,在没有外来刺激的条件下,会自发地发出节律性兴奋冲动,它们也具有兴奋性和传导性,但因细胞内肌原纤维稀少且排列不规则,故收缩性很弱,这类细胞的主要功能是产生和传播兴奋,控制心脏活动的节律。这一类细胞包括窦房结、房室交界区、希氏束、左右束支及分支和浦肯野纤维,其自律性高低依次递减,合称为心脏的特殊传导系统。正常心脏的自律性兴奋由窦房结发出,传播到右、左心房,然后经房室交界区、希氏束、浦肯野纤维传播到左、右心室,引起心房、心室先后有序的节律性收缩。这样,两类心肌细胞各司其职,相互配合,共同完成心脏的有效泵血功能。

(一)静息电位

心肌细胞在静息状态下,细胞外正内负的电位差维持在一个稳定的状态称为静息电位。工作细胞的静息电位产生的主要原因是钾的电-化学平衡电位。静息状态下细胞膜内 K^+ 浓度高于细胞膜外,K^+ 顺浓度差向细胞膜外扩散,细胞内带负电荷的蛋白质不能通过细胞膜而被阻滞在膜内,结果引起膜外正电荷增多,电位变正,膜内负电荷相对增多,电位变负,产生膜内外电位差。这个电位差阻止 K^+ 进一步外流,当促使 K^+ 外流的浓度差(化学梯度)和阻止 K^+ 外流的电位差(电位梯度)的两种相互对抗力量相等时,即达到钾的电-化学平衡,K^+ 外流停止,膜内外电位差稳定在 -90 mV 左右状态,即静息电位。心肌细胞膜外带有正电荷,膜内带有同等数量的负电荷,称为极化状态。细胞膜外的任意两点无电位差,体表心电图记录表现等电位线。自律性心肌细胞因为有自律活动,不会有静息状态,只能用其极化状态时最大的膜电位值来代表,称为最大舒张电位。

(二)动作电位

动作电位指可兴奋细胞受到刺激时在静息电位的基础上产生的可扩布的电位变化过程,包括心肌的除极和复极所产生的电位变化。当处于极化状态的心肌细胞膜受刺激时,受刺激处的细胞膜对Na^+的通透性突然升高,细胞外液中的大量Na^+内流,细胞内电位由$-90\ mV$突然升高到$+20\sim+30\ mV$;膜内变为正电位,膜外变为负电位,使原来的极化状态消除的过程称除极。心房肌除极和心室肌除极在心电图上分别产生P波和QRS波。除极的心肌再次恢复到静息膜电位水平,这一过程称为复极。心房肌复极和心室肌复极在心电图上分别产生Ta波和ST段、T波。每个动作电位可分为5个时相:0相为除极过程;1相为快速复极初期;2相为缓慢复极期;3相为快速复极末期;4相为静息期。

1.0 相

心肌细胞激动后,细胞膜对Na^+的通透性突然升高,而对K^+的通透性却显著降低,使细胞内Na^+大量增加,细胞内电位由$-90\ mV$突然升高到$+20\sim+30\ mV$,膜表面变为负电位。在动作电位曲线上表现为一骤升线,称为动作电位0相,相当于单极电图或临床心电图的R波。

2.1 相

复极时,细胞膜对Na^+的通透性迅速降低,对K^+的通透性重新升高,使细胞内K^+又开始外渗,因而细胞内正电位迅速下降,接近零电位水平,此时期称为动作电位1相,相当于单极电图或临床心电图的J点。

3.2 相

向内的Na^+流与向外的K^+流迅速达到平衡,使细胞内电位接近零电位水平,在动作电位曲线上形成一高平线,称为动作电位2相,相当于单极电图或临床心电图的ST段。

4.3 相

2相末时,细胞膜对K^+的通透性大大增加,故K^+从膜内高浓度处加速外渗,使细胞内电位迅速下降,变为负电位,相当于单极电图或临床心电图的T波。

5.4 相

当细胞内电位终于恢复到$-90\ mV$并维持在此水平上,即为静息膜电位,这个时期称为4相,相当于单极电图或临床心电图T波后的等电位线。

(三)心肌兴奋性的周期改变

兴奋性是指心肌对受到刺激作出反应的能力。心肌细胞每一次兴奋均产生一次动作电位,膜电位发生一系列规律性变化,心肌细胞的兴奋性随之发生相应的周期性变化,可划分为有效不应期、相对不应期、易损期及超常期。

1.绝对不应期和有效不应期

从0期去极化开始到3期复极达$-55\ mV$,无论多强的刺激,心肌细胞均不能产生反应,为绝对不应期(absolute refractory period,ARP)。这是由于Na^+通道都处在失活状态之故。$-60\sim-55\ mV$这段时间内,给予强刺激可以产生局部兴奋,但不能产生动作电位,这是由于Na通道只有少量激活,不足以产生动作电位。因此,从0期去极化开始到复极化到$-60\ mV$左右电位水平这段时间内,都不能产生动作电位形式的反应,合称为有效不应期(effective refractory period,ERP)。

2.相对不应期

从复极化$-80\sim-60\ mV$的时间内,若给予阈上刺激可以使心肌细胞产生动作电位,称为相对不应期(relative refractory period,RRP)。越是相对不应期的早期,心肌兴奋性越低,引起动作电位所需要的潜伏期越长,产生的动作电位幅值越小,0相除极速度越慢,传导速度越慢。

3.易损期

相对不应期早期,心脏各部位的复极程度不一,即兴奋性恢复程度极不一致,在此期给予额外刺激,易形成折返激动,引发心律失常,这一时期称为易损期。心房的易损期在R波降支中,心室易损期在T波波峰前后约30毫秒。无论外在或内在刺激,心房易损期内遭遇刺激易诱发心房颤动,心室易损期内遭遇刺激易发生心室颤动。

4.超常期

相当于膜电位−90～−80 mV这段时期。由于膜电位接近阈电位,稍低于阈强度的阈下刺激,就可以引发出动作电位,表明兴奋性高于正常,故称超常期(super normal period,SNP)。这是由于膜电位与阈电位距离较小,兴奋性较高。但应该指出,在超常期内,Na^+通道尚未完全恢复到正常的备用状态,故产生的动作电位振幅和0相除极速度仍然低于正常,故传导速度也慢于正常。

掌握心脏兴奋性和不应期的概念是理解心律失常发生机制的基础,各类传导阻滞、差异性传导、各类折返性心动过速等诸多心律失常均与不应期有关。临床上心律失常药物通过缩短或延长某部位不应期,消除折返条件,从而终止折返性心动过速。

(四)自律性

自律性是指心肌细胞自发产生动作电位的能力。其电生理学基础是动作电位4相的内向电流使膜电位逐渐上升至阈电位水平,进而引发舒张期自动除极。

1.心脏的起搏点

心脏特殊传导系统不同部位广泛存在自律细胞,但各部分心肌细胞的自律性存在着高低差异。正常心脏,窦房结P细胞的自律性最高,整个心脏的节律性搏动由它控制,称为窦性节律。然后由高到低依次为房室交界区、希氏束和浦肯野细胞。窦房结之外的其他自律组织在正常情况下的节律活动受窦房结抑制,只起兴奋传导作用,称为潜在起搏点。潜在起搏点可以在窦房结起搏功能障碍或传出障碍时充当备用起搏点,取代窦房结以较低频率维持心脏跳动,具有生理代偿意义。但当其自律性异常增高超过窦房结时,就成为异位起搏点,控制部分或整个心脏,造成心律失常。

2.自律性的调控因素

自律性的高低取决于自动除极速度、最大舒张电位与阈电位之间的电位差距。

(1)最大舒张电位和阈电位之间的差距:两者间差距越小,自动去极化越易达到阈电位,自律性越高。阈电位很少变化,迷走神经递质乙酰胆碱促进K^+外流,最大舒张电位绝对值增大,和阈电位差距变大,自律性降低。

(2)4期自动除极速度:速度越快,从最大舒张电位去极化到阈电位所需时间越短,自律性越高。交感神经递质去甲肾上腺素通过兴奋β_1受体,促进4期自动除极速度,使窦房结和心室浦肯野细胞的自律性增加,既可以加快窦性心律,也可能引发室性异位心律(室性期前收缩)。

(五)传导性

传导性是指心肌细胞具有传导兴奋的能力。兴奋部位的细胞膜在除极时,与邻近未兴奋部位的细胞膜之间存在电位差,在此电位差的作用下产生局部电流,使邻近未兴奋部位的细胞膜内外电位差降低,当降至阈电位时,邻近部位迅速除极。

1.心脏内兴奋传导的特点

正常的节律性兴奋由窦房结产生,传导到右、左心房。心房内兴奋除由心房肌本身直接传导外,还通过房间束,快速将兴奋传导到两侧心房,使两侧心房几乎同时收缩,同时将兴奋传导到房室交界区,经希氏束、左右束支、浦肯野纤维网到心室心内膜下心肌,然后依靠心室肌本身的传导,将兴奋经室壁中层传到心外膜下心肌,引起左右心室的兴奋收缩。由于心室内传导迅速,所以两侧心室也基本同步收缩。

2.心脏内兴奋的传导速度

心脏各部分心肌细胞电生理特性不同,细胞间的缝隙连接分布密度和类型不同,使得兴奋在心脏各部分的传导速度不同。心房肌的传导速度为 0.4 m/s,房间束为 1.0～1.2 m/s。房室结区的传导速度最慢,仅为 0.02 m/s,兴奋通过房室交界区耗时约 0.1 秒,称为房室延搁。房室延搁的存在具有重要生理意义,它保证心室的收缩发生在心房收缩完毕之后,有利于心室的充盈和射血。兴奋传播通过房室交界区进入房室束、左右束支和浦肯野纤维网后,传导速度骤然加快,达到 2～4 m/s,将兴奋迅速顺次传导到室间隔、心尖和心底部心室肌。心室肌细胞以 0.4～0.5 m/s 的传导速度使室壁由内而外发生兴奋,使心室几乎同时收缩。

二、心电向量与心电图

心肌细胞在除极或复极过程中形成的电位差既有大小又有方向,称为心电向量。心电向量通常用箭头表示方向,而其长度表示电位强度。心脏的电激动过程中产生许多心电向量。由于心脏的解剖结构及其电活动相当错综复杂,致使诸心电向量间的关系也较复杂,然而一般均按下列原理合成为"心电综合向量":同一轴的两个心电向量的方向相同者,其幅度相加;方向相反者则相减。两个心电向量的方向构成一定角度者,则可应用"合力"原理将二者按其角度及幅度构成一个平行四边形,而取其对角线为综合向量(图 2-1)。可以认为,由体表所采集到的心电变化,乃是全部参与电活动的心肌细胞的电位变化按上述原理所综合的结果。

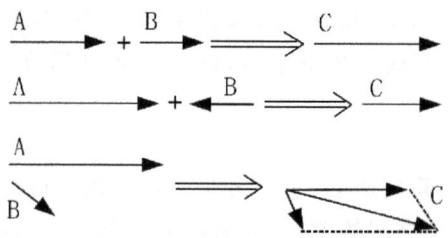

图 2-1 瞬间综合心电向量综合法示意图

心电图形成的二次投影学说如下。

(一)第一次投影

心脏电激动的每一瞬间均有许多心肌细胞同时除极或复极,产生许多个大小方向各不相同的心电向量,而这些心电向量可按平行四边形法则合成某个瞬间的综合心电向量。瞬间综合心电向量从 O 点开始,随着心动周期的推进,每一瞬间心电向量的幅度及方位不断变动,直至全体心肌完成除极或复极又返回到 O 点。由一个心动周期中循序出现的瞬间综合心电向量的顶端连接线所构成的环状轨迹,称为心电向量坏。由于心脏是三维体,因此其所描记的向量环也是三维的,称为空间心电向量环。空间心电向量环投影在额面、横面、矢状面分别形成额面、横面、矢状面心电向量图,即为一次投影。国际上很多专家把 Z 导联的正极定在后方,而我国心电图学者多倾向于把 Z 导联的正极定在前方。

(二)第二次投影

当额面向量图投影在额面导联系统(6 个肢体导联),横面向量图投影在横面导联系统(6 个胸前导联),就形成了体表心电图,即第二次投影。

三、心电导联系统

临床心电图的信号主要是从体表采集的,将正、负电极安置于体表相隔一定距离的任意两点,原则上均可测出心电的电位变化,此两点即构成一个导联。而导联的两点间假想连线为该导联的导联轴,方向由负极指向正极。

(一)12 导联

临床上常用 12 个导联:3 个标准肢体导联,Ⅰ、Ⅱ、Ⅲ;3 个加压单极肢体导联,aVR、aVL、aVF;6 个单极胸导联,V_1、V_2、V_3、V_4、V_5、V_6。12 个导联就像 12 部摄像机从不同部位、角度记录同一心电活动。

此外,根据临床需求,尚有 18 导联心电图。V_{3R}~V_{6R} 右胸导联:将探查电极置于右胸壁,相当于 V_3~V_6 相对应的部位,适用于小儿心电图、右心室肥大、右位心、右心室心肌梗死、心脏移位等诊断。V_7、V_8、V_9 导联:将探查电极分别移至左腋后线、左肩胛线、左脊柱旁线与 V_4 同一水平处,适用于左心室肥大、后壁心肌梗死、心脏移位等诊断。

(二)额面六轴系统

Ⅰ、Ⅱ、Ⅲ、aVR、aVL、aVF 6 个肢体导联的导联轴都位于额面,将 3 个标准导联的导联轴平行移动至三角形的中心,并通过电偶中心点,构成了额面六轴系统,虚线代表导联轴的负侧,实线代表导联轴的正侧,6 根导联轴均匀地分布在一个平面上,彼此的夹角均为 30°。反映心脏电位在上下、左右方向的变化。

(三)胸导联六轴系统

6 个胸前导联的各探查电极放置的位置大致在同一平面,方向逐渐从右前过渡至左前。反映心脏电位在前后、左右方向的变化。

（张　辉）

第二节　心电图基础知识

对每帧心电图应仔细、系统地阅读,认真分析以下特征:①心率;②P 波;③PR 间期及 PR 段;④QRS 波群;⑤J 点、J 波、Epsilon 波(ε 波)、Brugada 波及 Lambda 波(λ 波);⑥ST 段;⑦T 波;⑧QT 间期及 Q-Tc;⑨U 波。

心电图的诊断一定要结合病史,根据上述波形特征,提出如下问题:①是否为窦性心律;②是否存在心律失常和/或传导障碍;③是否存在心脏扩大和/或肥大;④是否存在缺血、损伤和/或梗死;⑤是否与某些临床病症相关。

一、心率

心率的判断方法,标准走纸速度 25 mm/s,定标电压 10 mm/mV。

(一)节律规则

1.方法 1

心率＝60/相邻 P-P 间期(或 R-R 间期)＝60/0.72＝83 次/分。

2.方法 2

心率＝300/相邻 R-R 中格数＝300/3～4＝100～75 次/分。

3.方法 3

心率＝1 500/相邻 R-R 小格数＝1 500/18＝83 次/分。

4.方法 4

R-R 间期 18 小格＝0.04 秒×18＝0.72 秒,对照附表 1、附表 2,心率为 83 次/分。

方法 1 费时,方法 2 适用临床快速估算心率,方法 3 相对省时且精确,方法 4 方便、准确。

注:正常窦性心律,P-P 间期或 R-R 间期相等,可用其中一个代表心率,但三度房室传导阻滞时心房与心室各自按照自己的频率跳动,应分开计算心房率和心室率。

(二)节律不规则

(1)粗略估计数出 6 大格(即 6 秒)内 QRS 波个数×10。

(2)心率＝60/数个 R-R 间期的平均值。

(3)房扑时心房率＝60/F-F 间期。

(4)房颤时心房率＝60/几个 F-F 间期的平均值。

二、P 波

P 波代表心房肌除极时产生的电位变化,其前半部分对应右心房除极,后半部分对应左心房除极。

(一)正常窦性 P 波的特点

1.形态

aVR 导联倒置,Ⅰ、Ⅱ、aVF、V$_4$～V$_6$ 导联直立,其余导联呈双向、倒置或低平均可,可有小切迹。

2.时限

各导联 P 波时限＜0.11 秒,若有切迹,两峰间距＜0.04 秒。

3.振幅

肢体导联＜0.25 mV,胸导联＜0.2 mV,V$_1$ 导联的正向波＜0.15 mV,负向波＜0.1 mV。

4.电轴

0°～＋75°。

(二)无 P 波

1.P 波存在但隐藏

(1)异位心房节律或房性期前收缩(P 波隐藏于前一 T 波之中)。

(2)交界性心律或室上性心动过速(P 波隐藏于 QRS 波之中)。

(3)室上性心律伴显著的一度房室传导阻滞(P 波隐藏于前一 T 波之中)。

2.P 波不存在

(1)心房颤动或心房扑动。

(2)高钾血症引起的窦室传导。

(3)窦房传导阻滞伴交界性或室性心律。

(4)窦性停搏或静止。

(三)P 波倒置

(1)右位心或左右手电极反接。

(2)交界性逸搏、加速性交界性自主心律。

(四)P 波形态多变

1.窦房结内游走性心律

窦性起搏点在窦房结头、体、尾等部位"游走"。心电图表现为:同一导联中窦性 P 波的大小、形态略有差异,但 P 波的方向不变,PR 间期≥0.12 秒,可有轻微差异。

2.紊乱性房性心动过速

又称多源性房性心动过速。同一导联上有三种以上不同形态的 P 波,心率 150～180 次/分。

(五)二尖瓣型 P 波

因该 P 波常见于风湿性心脏病二尖瓣狭窄患者,故称之为"二尖瓣型 P 波"。

1.时限

增宽,≥0.12 秒。

2.形态

呈双峰切迹,两峰距≥0.04 秒,第 2 峰≥第 1 峰,多出现在 Ⅰ、Ⅱ、aVL、V_4～V_6 等导联;$PtfV_1$ 值≥$|-0.04|$ mm·s。

3.振幅

正常。

4.临床意义

(1)常见于左心房负荷过重:如早期风湿性心脏病二尖瓣狭窄、左心房黏液瘤、急性左心衰竭等。

(2)左心房肥大:主要见于风湿性心脏病二尖瓣狭窄,也见于扩张型心肌病、高血压性心脏病等。

(3)完全性左心房内传导阻滞或房间束(Bachmann 束)传导阻滞。

(六)肺型 P 波

因该 P 波常见于慢性肺源性心脏病患者,故称之为"肺型 P 波"。

1.时限

多正常。

2.形态与振幅

P 波形态高尖,Ⅱ、Ⅲ、aVF 导联振幅≥0.25 mV,V_1、V_2 导联振幅≥0.15 mV。或低电压时,P 波振幅≥同导联 R 波振幅的 1/2。

3.临床意义

右心房负荷过重见于急性右心衰竭、早期肺动脉高压、甲状腺功能亢进、急性支气管炎、肺部炎症及长期吸烟者等。右心房肥大主要见于肺心病、先天性心脏病(如法洛四联症、房间隔缺损)

等。不完全性右心房内传导阻滞主要见于冠心病、心肌梗死、心肌炎等。

三、PR 间期及 PR 段

(一)PR 间期

代表心房开始除极至心室开始除极的时间,从 P 波起点至 QRS 波起点。

1.正常 PR 间期

0.12～0.20 秒。

2.PR 间期延长

>0.20 秒。

3.PR 间期缩短

<0.12 秒。

PR 间期时限与年龄、心率有关。

(二)PR 段

代表心房除极结束至心室开始除极的时间,从 P 波终点至 QRS 波起点。

1.正常 PR 段

以 TP 段的延长线作为基线,通常呈等电位,也可轻度偏移,抬高通常<0.05 mV,压低通常<0.08 mV。

2.PR 段抬高

通常≥0.05 mV。

3.PR 段压低

通常≥0.08 mV。

四、QRS 波群

QRS 波代表心室肌除极时产生的电位变化。

(一)正常 QRS 波的特点

1.命名

第一个向下的波称为 Q(q)波,最初一个向上的波称为 R(r)波,R(r)波之后向下的波称为 S(s)波,有时 S 波之后又出现一向上的波,则称之为 R'(r')波,之后再出现向下的波,称 S'(s')波;若只有向下的波,而没有向上的波,称为 QS 波。当波幅≥0.5 mV 时,用 R、S 表示,当波幅<0.5 mV 时,用 r、s 表示。

正向波:先 R(r),后 R'(r');负向波:先 Q(q),后 S(s),单一 QS。波形大(>0.5 mV),大写;波形小(<0.5 mV),小写。

2.时限

正常成年人 QRS 波时限<0.12 秒,多数在 0.06～0.10 秒。QRS 波时限≥0.12 秒,则 QRS 时限延长。

3.形态和振幅

(1)Q(q)波:时限<0.04 秒,振幅<R/4。除 aVR 导联外,若时限≥0.04 秒和/或振幅≥R/4,则称异常 Q 波。

(2)QRS 波。①肢体导联:所有肢体导联 R+S>0.5 mV;aVR 导联的主波向下,可呈 QS、

rS、rSr′或 Qr 型,Q/R>1,R<0.5 mV;Ⅰ、Ⅱ导联的主波向上,$R_I+S_{III}<2.5$ mV,R_I<1.5 mV,$R_{aVL}<1.2$ mV。②胸前导联:R 波递增、S 波递减,各导联 R+S>1 mV;V_1、V_2 多呈 rS 型,$R_{V1}<1.0$ mV;V_5、V_6 可呈 qR、qRs、Rs 或 R 型,$R_{V5}<2.5$ mV,且 $R_{V5}+S_{V1}<3.5$ mV(女)或4.0 mV(男)。

（二）室壁激动时间(ventricular activation time,VAT)

VAT 指从 QRS 波群起点到 R 波顶峰垂线之间的时距,代表从心室开始除极至激动到该电极下心室外壁所需的时间。一般只测量 V_1(或 V_2)及 V_5(或 V_6),两者分别反映右心室壁激动时间(RVAT,正常值:0.01～0.03 秒)和左心室壁激动时间(LVAT,正常值:0.02～0.05 秒)。

（三）心电轴

心室除极的主向量。

1.测定方法

(1)目测法:目测法简单实用,但是误差较大,只能大概估计出电轴偏移的度数,或者说只能看出电轴左偏、右偏或者不偏。

(2)测量法。

2.电轴左偏

常见于左前分支阻滞、左心室肥大、下壁心肌梗死、预激综合征、横位心等。

3.电轴右偏

常见于左后分支阻滞、右心室肥大、急性或慢性肺性疾病、正常年轻人或瘦长体型者等。

（四）电压

1.低电压

R+S 在所有肢体导联<0.5 mV 和/或所有胸前导联<1 mV。

2.高电压

左心室高电压:①$R_I+S_{III}>2.5$ mV,$R_{aVL}>1.2$ mV。②$R_{II}>2.5$ mV,R_{III}、$R_{aVF}>2.0$ mV。③男性 $R_{V5}+S_{V1}>4.0$ mV、女性 $R_{V5}+S_{V1}>3.5$ mV。④男性 R_{V5}、$R_{V6}>2.8$ mV、女性 R_{V5}、$R_{V6}>2.5$ mV。⑤男性 $R_{aVL}+S_{V3}>2.8$ mV、女性 $R_{aVL}+S_{V3}>2.0$ mV(Cornell 诊断标准)。

右心室高电压:①$R_{V1}>1.0$ mV,V_1 导联 R/S≥1。②$R_{V1}+S_{V5}>1.2$ mV。③aVR 导联 R/S 或 R/q≥1,$R_{aVR}>0.5$ mV。

（五）胸导联 R 波递增

1.正常 R 波递增

R 波振幅由 V_1～V_4 或 V_5 逐渐增高,移行导联(呈 RS 型)常位于 V_3 或 V_4 导联。

2.R 波递增不良

胸前导联 R 波振幅逐渐增高的趋势不明显。

3.R 波逆递增

胸前导联 R 波振幅逐渐降低。

五、J 点、J 波、Epsilon 波、Brugada 波及 Lambda 波

（一）J 点

QRS 波群终点与 ST 段起点的结合点。

1.正常 J 点

J 点一般多在等电位线上,上下偏移<0.1 mV,可随 ST 段偏移而移位。

2.J 点抬高

早期复极综合征时,以 R 波为主导联 J 点抬高 0.1~0.4 mV,与迷走神经张力过高有关。

(二)J 波

当心电图 J 点从基线抬高≥0.2 mV、时程≥20 毫秒的圆顶状或驼峰状波称之为 J 波,为心室提前发生的复极波,又称 Osborn 波。

J 波可见于迷走神经张力增高,也可见于低温(≤34 ℃)、高钙血症、颅脑疾病、心肺复苏过程中,易诱发恶性室性心律失常。

(三)Epsilon 波(ε 波)

位于 QRS 波之后、ST 段起始处,呈高频、低振幅的小棘波或震荡波,持续几十毫秒不等,多见于 V_1~V_3 导联。

Epsilon 波是致心律失常性右心室心肌病较为特异的一个指标,但并非其特有,临床上引起右心室心肌除极延迟的病理过程都可出现 Epsilon 波。

(四)Brugada 波

V_1~V_3 导联出现类似右束支传导阻滞、J 波振幅≥2 mV、ST 段呈穹隆(下斜)型抬高伴 T 波倒置,称为 1 型 Brugada 波。

根据 Brugada 波的 J 波幅度、ST 段抬高形态及幅度、T 波的形态临床分为三型,只有 1 型 Brugada 波具有诊断意义,是 Brugada 综合征诊断标准之一。

(五)Lambda 波(λ 波)

下壁(Ⅱ、Ⅲ、aVF)导联出现 ST 段下斜型抬高、伴缓慢下降与倒置 T 波组成,近似希腊字母 λ,称之为 Lambda(λ)波。

Lambda(λ)波是最近提出的一个心室除极与复极均有异常的心电图波。

J 波、Epsilon 波、Brugada 波、Lambda(λ)波,均可引起室速和室颤等恶性心律失常,与心源性猝死密切相关。

六、ST 段

ST 段是指 QRS 波终点至 T 波开始的间期,多呈等电位线。代表心室除极结束(QRS 波)至心室复极开始(T 波)之间无电位变化时段。ST 段时间为 0.05~0.15 秒。

(一)ST 段偏移正常值

测量 ST 段应从 J 点后 0.04~0.08 秒处做一水平线,再以 T-P 段(T 波终点至 P 波起点)的延长线或相邻心搏 QRS 波群起点的连线作为基线,水平线与基线的净差值即为 ST 段偏移振幅。大部分正常者 ST 段呈等电位线,少部分 ST 段可轻度偏移,表现为以 R 波为主导联 ST 段压低应≤0.05 mV,抬高应≤0.1 mV,V_1~V_3 导联抬高可达 0.3 mV。

(二)ST 段偏移的形态及临床意义

1.ST 段呈上斜型(斜直型)抬高

见于正常人、迷走神经张力过高者、变异型心绞痛及心肌梗死超急性期等。

2.ST 段呈凹面向上型抬高

多伴有 T 波直立,见于急性心肌梗死早期、急性心包炎、早期复极综合征、电击复律后、颅内出血、高钾血症及左心室舒张期负荷过重等。

3.ST 段呈弓背向上型、单向曲线型、水平型、墓碑型抬高

多见于急性心肌梗死的急性期、变异型心绞痛、室壁瘤形成及重症心肌炎等。

4.ST 段呈"穹隆型"或"马鞍型"抬高

多见于 Brugada 综合征患者。

5.ST 段呈"巨 R 型"抬高

多见于心肌梗死超急性期,急性而严重的心肌缺血,急性心肌损伤。

6.ST 段呈上斜型压低

多无临床价值。

7.ST 段呈近水平型压低

需结合 ST 段压低程度,若≥0.1 mV 者,可能是异常表现。

8.ST 段呈水平型、下斜型压低

多见于心肌缺血、心肌劳损、低钾血症等。若 ST 段显著压低(≥0.3 mV),且伴 T 波倒置时,应警惕急性心内膜下心肌梗死的可能。若伴 R 波振幅明显增高(RV$_3$~V$_5$),多提示心尖部肥厚型心肌病可能。

9.ST 段鱼钩样压低

多见于洋地黄类药物影响。

七、T 波

T 波代表心室复极时产生的电位变化。

(一)正常 T 波的特点

1.形态

前肢上升缓慢,后肢下降较快,波顶呈圆钝状。

2.方向与振幅

多与 QRS 波主波方向一致,振幅≥1/10R;V$_1$~V$_4$ 导联 T 波振幅逐渐增高,而倒置者应逐渐变浅。

3.时限

一般<0.25 秒。

(二)T-P 段

指心电图上前一 T 波结束到下一个心动周期 P 波开始间的一段,代表心室完全复极完毕。心电图上的等电位线通常以 T-P 段为准。

(三)T 波峰-末(Tp-e)间期

指 T 波顶峰至终末的间期,是反映心室跨壁复极离散度的量化指标。QT 间期或 Tp-e 间期延长,对室性心律失常的发生有预测意义。

(四)T 波异常改变的类型及临床意义

1.T 波高耸

若常规心电图中有 3 个以上导联出现 T 波振幅≥1.0 mV 或以 R 波为主导联 T 波振幅大于同导联R 波的振幅,均称为高耸 T 波。常见于超急性期心肌梗死、变异型心绞痛、早期复极综合征、左心室舒张期负荷过重、部分脑血管意外等。

2.T波高尖

T波高耸呈箭头状,两肢对称,基底部狭窄,以胸前导联最为显著,常伴QT间期缩短。T波高、尖、窄、对称呈帐篷样,是高钾血症心电图征象。

3.T波低平

振幅<1/10R,称T波低平。

4.T波双向

呈正负或负正双向时的形态。

5.T波双峰

T波呈双峰改变。

6.T波倒置

一般T波倒置的深度多在0.25～0.6 mV。若常规心电图中有3个以上导联倒置T波的深度≥1.0 mV,则称为巨大倒置T波,见于冠心病、肥厚型心肌病、脑血管意外及嗜铬细胞瘤等疾病。

(1)冠状T波:又称缺血性T波倒置。其倒置的T波双肢对称、基底部狭窄、波谷尖锐。可见于透壁性心肌缺血、慢性或亚急性期心肌梗死、慢性冠状动脉供血不足、肥厚型心肌病等。若心电图无左心室肥大表现,持续性冠状T波对冠心病尤其是冠心病合并心肌病变有独特的预测价值。

(2)Niagara(尼加拉)瀑布样T波:也称为交感神经介导性巨倒T波。脑血管意外、阿-斯综合征发作后及有交感神经兴奋性异常增高的急腹症等患者出现的一种特殊形态的巨倒T波,酷似美国与加拿大交界的Niagara瀑布,故被命名为Niagara瀑布样T波。

(3)劳损型T波倒置:以R波为主导联T波倒置,两肢不对称,前肢下降较缓慢、后肢上升较快,基底部较窄,多伴ST段下垂型、水平型、弓背向上型压低及R波电压明显增高,为左心室肥大伴劳损或心尖肥厚型心肌病的特征性心电图改变。见于左心室收缩期负荷过重的疾病,如高血压性心脏病、梗阻性肥厚型心肌病及心尖肥厚型心肌病等。

(4)功能性T波倒置:分为孤立性负向T波综合征(心尖现象)和持续性童稚型T波(幼年型T波),前者倒置的T波多发生在V_4导联,偶见于V_4、V_5导联;右侧卧位时,可使倒置的T波恢复直立。多见于瘦长型的健康青年,属正常变异,但易误诊为心肌炎、心尖肥厚型心肌病。后者常见于婴幼儿,其心电图特点:①倒置的T波仅见于V_1～V_4导联,且以V_2、V_3导致倒置最深。②倒置的深度多<0.5 mV,肢体导联及V_5、V_6导联T波正常。少数人V_1～V_4导联T波倒置可一直持续到成人,故称为持续性童稚型T波,可能与无肺组织覆盖"心切迹"区有关,属正常变异。年轻者易误诊为心肌炎、心尖肥厚型心肌病;年长者易误诊为前间壁心肌梗死。

7.T波电交替

T波形态、振幅甚至极性发生交替性改变,通常每隔1次心搏出现1次,应排除呼吸、体位、胸腔或心包积液等心外因素。多与电解质紊乱(低钙、低镁、低钾血症)、心肌缺血缺氧、支配心脏的自主神经失衡等因素有关。显著的T波、QT间期电交替,是心室复极不一致、心电活动不稳定的表现,易发生严重的室性心律失常而猝死。多见于长QT间期综合征、心肌缺血、心功能不全及电解质紊乱等患者。目前认为T波电交替是预测恶性室性心律失常的独立指标之一。

八、U波

U波是浦肯野纤维或心室壁中层M细胞延迟复极波,还是机械电偶联引起的后电位,目前其发生的电生埋机制尚存争议。

(一)正常 U 波的特点

1.形态

U 波是紧随 T 波之后(0.02~0.04 秒)出现的圆钝状的低平波。心率增快时,部分 U 波可重叠于 T 波上。

2.时限

0.16~0.25 秒。

3.方向与振幅

与 T 波方向一致,在 $V_2 \sim V_4$ 导联最为明显。振幅一般≤0.15 mV,不超过同导联 1/2T 波。

(二)U 波异常改变的类型及临床意义

1.U 波增高

当 U 波振幅大于同导联 T 波或≥0.2 mV 时,称 U 波增高。多见于低钾血症、抗心律失常药物影响(如胺碘酮等)、迷走神经张力过高、脑血管意外及三度房室传导阻滞等。若服用可引起 QT 间期延长的药物后,U 波增高的病理意义超过 QT 间期延长,是出现室性期前收缩,甚至是尖端扭转型室性心动过速的先兆。

2.U 波倒置

在以 R 波为主导联,U 波不应该倒置。若出现 U 波倒置,则提示心肌梗死、左心室劳损及心肌缺血等,尤其是左前降支动脉病变所引起的心肌缺血。若运动试验后出现 U 波倒置,则是心肌缺血的佐证,为运动试验阳性标准之一。

九、QT 间期

QT 间期是指从 QRS 波起点至 T 波终点之间的时限,代表从心室肌除极到复极所需的时间。

(一)QT 间期

正常 QT 间期与心率成反比关系,且女性略长于男性,随着年龄增长而延长,通常采用心率校正的 QT 间期。

(二)Q-Tc

心率校正后 QT 间期称为 Q-Tc(Bazett 公式),Q-Tc=QT/RR,正常值为男性 0.40 秒±0.04 秒,女性0.42 秒±0.04 秒。

估算方法:以 0.40 秒±0.04 秒作为心率 70 次/分的正常 QT 间期范围。在 70 次/分的基础上心率每增加(或减少)10 次/分,则 QT 间期减去(或加上)0.02。例如,心率 100 次/分,算得的正常 QT 间期范围应是=0.40 秒-(3×0.02 秒)±0.04 秒=0.34 秒±0.04 秒。

在心率 60~100 次/分情况下,QT 间期小于其前 R-R 间期的 1/2。

(三)QT 间期异常

(1)QT 间期延长:QT 间期超过正常测量值范围或 Q-Tc≥0.47 秒(男性)/0.48 秒(女性),多伴 T 波改变(T 波宽大、双峰切迹或低平)或 ST-T 改变(ST 段平直或斜型延长伴 T 波高尖)。QT 间期延长易导致恶性室性心律失常,尤其是尖端扭转型室性心动过速。

(2)QT 间期缩短:QT 间期≤0.29 秒或≤Q-Tp 的 88%[Q-Tp,即 QT 间期预测值,计算公式:Q-Tp(ms)=656/(1+心率/100)],Q-Tc≤0.30 秒。多伴 ST 段缩短甚至消失,胸前导联多见高尖的、对称或不对称的 T 波。常并发阵发性心房颤动、室性心动过速甚至心室颤动。

(张　辉)

第三节 伪 差

一、伪差产生原因

伪差是指发生于心脏电活动以外的心电图改变。多因操作失误、心电图仪或导联线的缺陷及患者体质、病情等引起。

二、常见的伪差

导联线接错(如左右手反接),肌肉抖动、颤动甚至痉挛,导联线或电极接触不良、松动甚至脱落,交流电、通信电信号干扰,心电图仪走纸速度不稳等。

三、如何有效避免伪差

心电图伪差可能使心电图难以诊断或诊断错误。在常规心电图操作中,除了性能良好的心电图机、正确的操作方法以外,还需要安静舒适的环境、受检者的配合,并注意以下事项。

(1)仔细检查吸球及导联线,确保吸球无松动、脱落等接触不良,使导联线处于自然伸直状态并有序排列,可减少外源性信号干扰。

(2)检查吸球电极放置位置,尽量避免胸导联吸球电极放置在心尖冲动最强处,因为心脏冲撞胸壁,可使吸球电极松动并使其极化电位发生变化而出现无法解释的异常 T 或 U 波。

(3)嘱咐受检者描记心电图时要放松肢体,保持平静呼吸。

(4)尽量不要将接左、右下肢的电极都放在同侧下肢,因为目前的心电图机都装有"右下肢反驱动"电路,它能有效地抑制交流电干扰,上述做法等于取消了此项功能。

在动态心电图操作中,除了定期维护仪器设备,选择合适的电极片,仔细清洁皮肤外,还应叮嘱受检者控制运动强度及上身活动幅度,不穿易产生静电的化纤纺织物,不进入高频电场和强磁场环境,如电热毯、电磁灶、微波炉,MRI 检查等;此外,可用胶布固定导联线,避免牵拉导联线而导致其脱落。

四、伪差的识别

伪差是导致心电图误诊的重要原因之一,因此一定要识别伪差,去伪存真,应掌握以下几点原则。

(1)多导联同步描记心电图,若部分导联出现可疑改变,部分导联无异常改变,高度提示出现可疑改变图形为伪差所致。

(2)同一导联除极波(QRS)一致时,复极波(ST-T)应一致,同理,复极波一致,推断除极波也应一致。

(3)伪差不符合心脏电生理学原则,如根据"QRS 波"或"P 波"落于相应的有效不应期,"QRS 波"频率过快等,可判断所见"QRS 波"或"P 波"并非真正心电图波形,而是伪差所致。

(4)心电图改变与临床病情明显不符,如导联线或电极的松脱引起的长时间假性心脏停搏,基线不稳引起假性心梗样 ST 段改变,肌肉震颤引起的尖端扭转型室速、室颤样图形等。

最重要的是,在判读心电图时,应着眼大局,把握整体,避免"一叶障目",被伪差所蒙蔽,而做出错误诊断。

(张　辉)

第四节　常规心电图

心肌在机械收缩之前所产生的心肌电活动,可通过身体各部组织传至体表,使其发生电位变化,在体表放置电极,将每个心动周期的电位变化按时间顺序记录下来,形成的一系列曲线叫心电图。心电图是检查心律失常必需的、最重要的方法,它方便、经济、无创伤、可反复进行,是其他方法所不可取代的。目前推荐使用 12 通道同步心电图记录。

心电图产生机制:通常用"电偶"学说说明心肌细胞除极和复极机制。静息心肌细胞为极化状态,细胞膜外带正电荷,膜内带负电荷,两侧保持平衡,不产生电位变化。当心肌细胞一端的细胞膜受到阈刺激时,细胞内外正、负离子的分布发生逆转,膜外带负电荷而膜内带正电荷,产生动作电位,与处于静止状态的临近细胞膜构成一对电偶,其电穴在后,电源在前。此电偶向另一端推移,产生动作电流,直至整个细胞完成除极化。此时若将检测电极置于体表一定位置,便可测得一定的电位变化。于对向细胞除极方向的电极处测得正电位描出向上的波,背离细胞除极方向的电极处测得负电位描出向下的波(图 2-2)。心肌细胞完成除极后,细胞膜又逐渐恢复为静止状态为复极化。由此而产生的电偶,电穴在前,电源在后。就单个心肌细胞而言,出现与除极数量相等而方向相反的电位变化,但由于整个心脏复极方向与除极方向相反,故记录的是与除极时产生的主波方向相同的复极波。可以认为,体表所采集的心电变化,是全部参与电活动的心肌细胞的电位变化按"心电综合向量"所综合的结果。

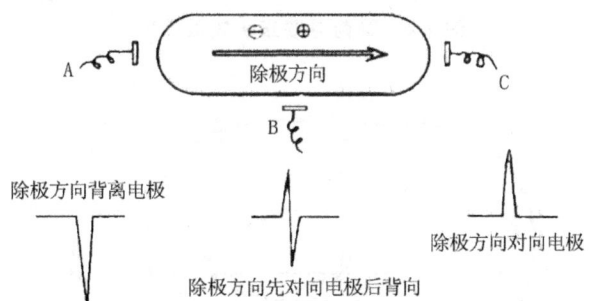

图 2-2　心肌细胞受刺激后的除极以及所产生电位与检测电极位置的关系

一、心电图导联体系

(一)肢体导联

肢体导联包括双极肢体导联Ⅰ、Ⅱ、Ⅲ及加压肢体导联 aVR、aVL、aVF。其电极主要安放于 3 个部位:右臂(R)、左臂(L)、左腿(F),连接此 3 点即成为 Einthoven 三角,用来描述综合心电向量上下、左右的活动及幅度(图 2-3)。

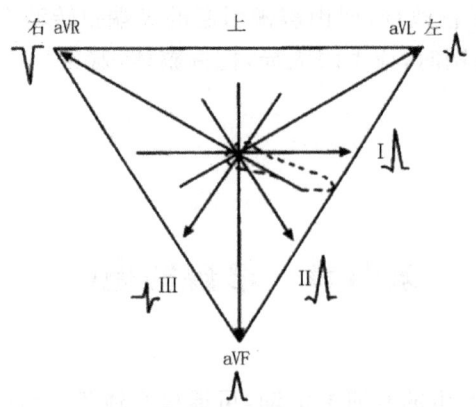

图 2-3 额面心电向量环在肢体导联上的投影

(二)胸前导联

探查的正电极应安放于胸前固定的部位(图 2-4),另将肢体导联的 3 个电极连接起来,构成"中心电站"或"无干电极"。其电极的具体安放部位及其主要作用见下表(表 2-1),用来描述综合心电向量前后、左右的活动及幅度(图 2-5)。

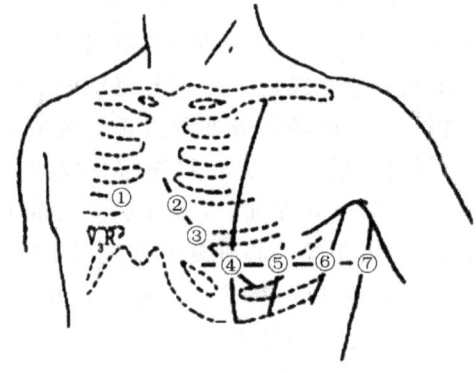

图 2-4 胸前导联正极安放位置

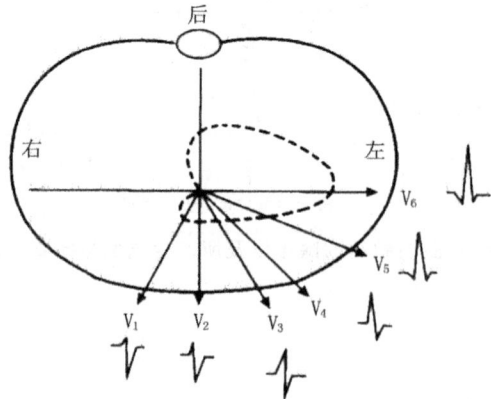

图 2-5 横面心电向量环在胸前导联轴上的投影

表 2-1　常规胸导联及选用导联电极的位置与作用

	导联	正极位置	负极位置	主要作用
常规导联	V_1	胸骨右缘第 4 肋间	无干电极	反映右心室壁改变
	V_2	胸骨左缘第 4 肋间	无干电极	反映右心室壁改变
	V_3	V_2 与 V_4 连接线的中点	无干电极	反映左右心室移形改变
	V_4	左锁骨中线与第 5 肋间相交处	无干电极	反映左右心室移形改变
	V_5	左腋前线 V_4 水平处	无干电极	反映左心室壁改变
	V_6	左腋中线 V_4 水平处	无干电极	反映左心室壁改变
选用导联	V_7	左腋后线 V_4 水平处	无干电极	诊断后壁心肌梗死
	V_8	左肩胛骨线 V_4 水平处	无干电极	诊断后壁心肌梗死
	V_9	左脊柱旁线 V_4 水平处	无干电极	诊断后壁心肌梗死
	$V_3R \sim V_6R$	右胸部与 $V_3 \sim V_6$ 对称处	无干电极	诊断右心病变
	VE	胸骨剑突处	无干电极	诊断下壁心肌梗死
	S_5	胸骨右缘第 5 肋间	无干电极	诊断下壁心肌梗死
	A	剑突下	胸骨柄	双极导联,重点显示 P 波

注:无干电极＝R＋L＋F,即右臂、左臂、左腿各加电阻后相连接。

二、心电图波形简介

　　每一次心脏搏动前都先在心电图上记录出一组波形(图 2-6)。①P 波:为首先出现的一个振幅不高,圆钝的波形,代表左、右心房的除极过程。②P-R 段:代表心房的复极过程及房室结和房室束的电活动,P 波与 P-R 段合计为 PR 间期,PR 间期代表心房开始除极至心室开始除极的时间。③QRS 波群:一个狭窄但振幅较高的波群,代表左、右心室的除极过程。④ST-T:继 QRS 波群之后位于基线上的一个平段为 ST 段,其后是一个较圆钝宽大的向上的波,称为 T 波,代表左右心室复极过程。⑤U 波:T 波后的一个不明显的朝上的小波。

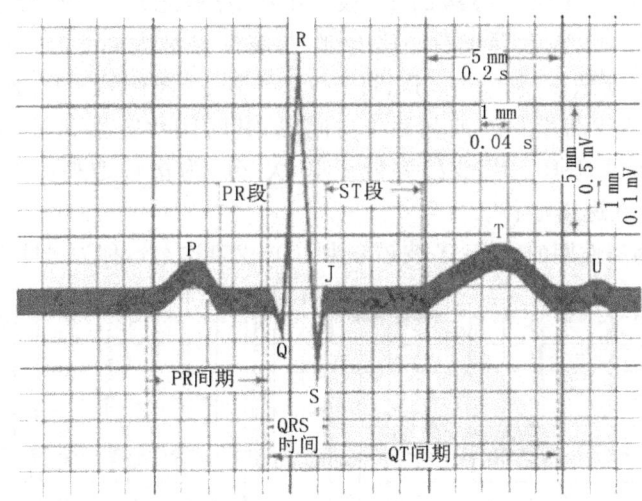

图 2-6　心电图波形

　　一组正常的心电图是由 P、QRS、T(有无 U 波不定)组成的,一般描计在特定的方格纸上,横向代表时间,每小格 1 mm 代表 0.04 秒(按走纸速度 25 mm/s 计算),纵向代表电压,每小格

1 mm代表0.1 mV。

三、心电图各波段异常

(一)P波异常

P波代表心房除极波。分析P波对心律失常的诊断与鉴别诊断具有重要意义。

1.P波性质

(1)窦性P波:P波源于窦房结。①P波Ⅰ、Ⅱ、aVF、V₃~V₆导联直立,aVR导联倒置。②P-R间期≥0.12秒。见图2-7。

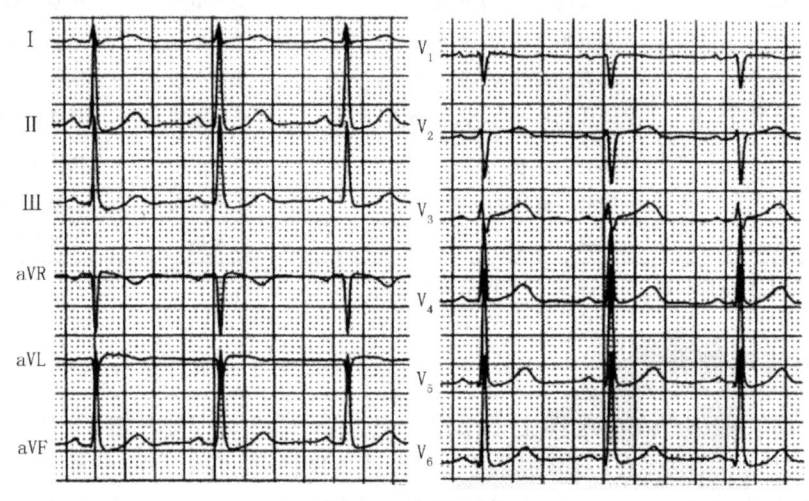

图 2-7 窦性心律

P波频率在60~100次/分,为正常窦性心律;高于100次/分为窦性心动过速;低于60次/分为窦性心动过缓;P-P间距差别>120毫秒为窦性心律不齐。

(2)房性P波:房性P波源于心房的P'波(用P'表示之)。①P'形态与窦性P波不同。②P'-R间期>120毫秒。P'波起源于右心房上部,与窦性P波大同小异。P'波若起自右心房下部,则Ⅰ、aVL、V₁~V₂导联P'波直立,Ⅱ、Ⅲ、aVF导联P'波倒置。P'波若起源于左心房,则Ⅰ、aVL、V₅、V₆导联P'波倒置。P'波起源于房间隔,其时间比窦性P波窄。延迟发生的P'波为房性逸搏或过缓的房性逸搏。P'波频率低于60次/分,为房性逸搏心律。P'波频率为60~100次/分,为加速的房性逸搏心律。

提早发生的P'波为房性期前收缩;P'波频率为100~250次/分,称为房性心动过速。见图2-8。

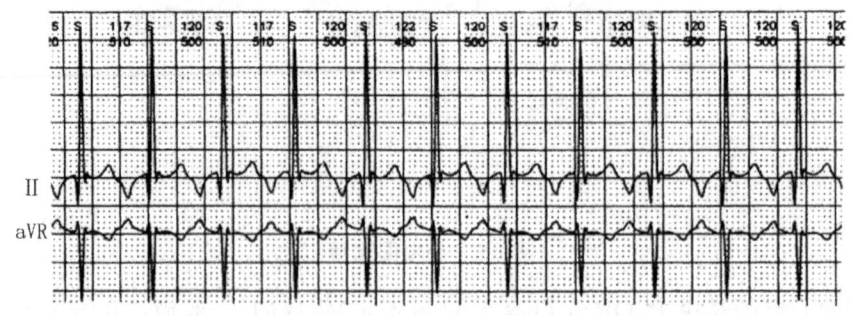

图 2-8 房性心动过速

（3）交界性 P' 波：P' 波起源于房室交界区：①Ⅱ、Ⅲ、aVF 导联 P' 波倒置，Ⅰ、aVL 导联 P' 波直立。②P' 波位于 QRS 之前，P'-R 间期<120 毫秒。③交界性P' 波位于 QRS 之中。④交界性 P' 波出现于 QRS 之后。见图 2-9。

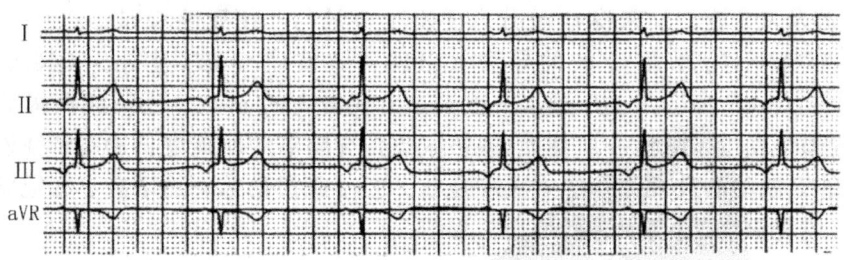

图 2-9 交界性心律

（4）室性 P' 波：室性激动逆行心房传导产生室性 P' 波。逆传方式有两种：①沿正常传导系统逆传心房，R- P'间期较长，希氏束电图显示 V-H-A 顺序。②沿旁道逆传心房，R- P' 间期较短，希氏束电图显示 V-A-H 顺序。扩张型心肌病 P 波增大见图 2-10。

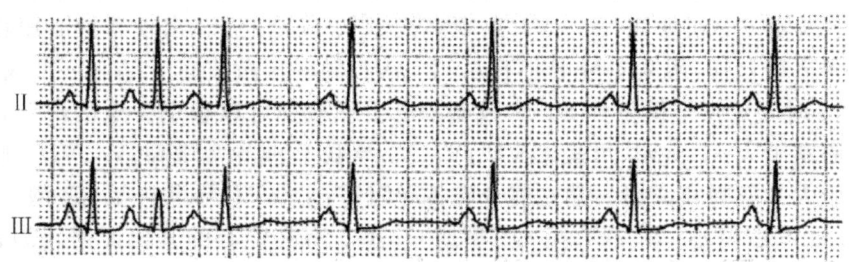

图 2-10 扩张型心肌病 P 波增大

2.P 波时限改变

（1）P 波时限延长：①左心房扩大或双心房扩大见于风心病、高血压性心脏病、扩张型心肌病等。②不完全性心房内传导阻滞见于冠心病、糖尿病性心脏病等。

（2）P 波时限变窄：①高钾血症。②房性节律起自心房间隔部。③甲状腺功能减退。④房性融合波。

3.P 波振幅改变

（1）P 波振幅增大：①右心房扩大见于先心病、肺心病等。②时相性心房内差异传导窦性心律时 P 波振幅正常，发生房性期前收缩、房性心动过速时 P' 波异常高尖。③心房内压力增高 P 波高尖。④心房肌梗死 P 波增高增宽，出现切迹。P-R 段抬高或降低。出现房性快速心律失常，常有心房肌梗死。⑤电解质紊乱：低钾血症，P 波增高、T 波低平、U 波振幅增大。⑥甲状腺功能亢进：窦性心动过速，P 波振幅增高、ST 段下降、T 波低平。⑦立位心电图：P 波振幅可达 0.30 mV 左右。⑧运动心电图：运动时 P 波高尖，终止运动试验后 P 波振幅降至正常。

（2）P 波振幅减小：①激动起源于窦房结尾部 P 波振幅减小，窦性频率减慢，PR 间期变短。②房性节律激动起自心房中部，P' 向量相互综合抵消，P' 波减小。③过度肥胖 P 波、QRS 波、T 波振幅同时减小。④甲状腺功能减退 P 波振幅减小，心率减慢，QRS 波低电压，T 波低平。⑤全身水肿 P 波、QRS 波、T 波低电压。⑥气胸，大量心包积液 P 波、QRS 波、T 波振幅降低。⑦高钾血症随着血钾浓度逐渐增高，P 波振幅逐渐减小直至消失，T 波异常高耸，呈"帐篷"状。

27

（二）QRS 波群异常

1.异常 Q 波

异常 Q 波,指 Q 波时间＞0.04 秒,Q 波深度大于后继 R 波的 1/4,Q 波出现粗钝与挫折,V_1～V_3 出现 q 波及 QS 波。临床将 Q 波分为梗死性 Q 波与非梗死性 Q 波。

梗死性 Q 波特征:①原无 Q 波的导联上出现了 q 波或 Q 波,呈 qrS、QR、Qr 或 QS 型。②q 波增宽、加深,由 qR 型变为 QR 型、Qr 型。③出现增高的 R 波。④R 波振幅减小。⑤Q 波消失,见于对侧部位发生了急性心肌梗死,或被束支传导阻滞等所掩盖。⑥有特征性的急性心肌梗死的 ST 段和 T 波的演变规律。⑦有典型症状。⑧心肌损伤标志物增高。⑨冠状动脉造影阳性,梗死部位的血管狭窄、闭塞或有新的血栓形成。

非梗死性 Q 波见于心肌病、先心病、心室肥大、预激综合征、肺气肿等,心电图特征:①Q 波深而窄。②Q 波无顿挫或切迹。③无 ST 段急剧抬高或下降。④无 T 波的演变规律。结合超声、冠状动脉造影等检查,可明确 Q 波或 QS 波的病因诊断。

(1)Ⅰ、aVL 导联出现 Q 波或 QS 波意义如下。①急性广泛前壁心肌梗死:Ⅰ、aVL、V_1～V_6 出现坏死型 q 波或 Q 波呈 qR、QR 或 QS 型。出现特有的 ST-T 演变规律。冠状动脉显影相关血管闭塞或几乎闭塞。②高侧壁心肌梗死:Ⅰ、aVL 出现坏死型 Q 或 Qs 波。出现急性心肌梗死的 ST-T 演变规律。③预激综合征:预激向量指向下方,Ⅰ、aVL 导联预激波向下,呈 Qs 型或 QR 型。PR 间期缩短。QRS 时间延长。继发性 ST-T 改变。电生理检查可以确定旁道的部位,并进行射频消融术。④右心室肥大:Ⅰ、aVL 可呈 QS 型,V_1、V_2 导联 R 波异常增高,V_5、V_6 导联 S 波加深,临床有右心室肥大的病因和证据。⑤左前分支传导阻滞:Ⅰ、aVL 导联可呈 qR 型。显著电轴左偏－90°～－45°。⑥右位心:Ⅰ、aVL 呈 QS 型或 Qr 型。有右位心的其他证据。⑦心脏挫裂伤:Ⅰ、aVL 导联出现 Q 波。⑧扩张型心肌病:Ⅰ、aVL 导联出现 Q 波或 QS 波(图 2-11)。

(2)Ⅱ、Ⅲ、aVF 导联出现 Q 波或 QS 波意义如下。①急性下壁心肌梗死:Ⅱ、Ⅲ、aVF 导联原无 q 波,以后出现了 Q 波或 q 波。$Q_Ⅲ$≥40 毫秒,qaVF＞20 毫秒,Ⅱ导联有肯定的 q 波。伴有后壁或右心室梗死。出现急性下壁心肌梗死所具有的特征性 ST-T 演变规律。合并一过性房室传导阻滞的发生率较高。冠状动脉造影多为右冠状动脉病变。②急性肺栓塞:SⅠ、QⅢ、TⅢ综合征,即Ⅰ导联出现了 s 波,Ⅲ导联出现深的 Q 波及 T 波倒置。Ⅱ、aVF 导联 q 波不明显。右胸壁导联 ST 段抬高及 T 波倒置。心电图变化迅速,数天后可恢复正常。③左束支传导阻滞合并显著电轴左偏:QRS 时间≥120 毫秒。Ⅰ、aVL、V_5、V_6 呈单向 R 波。Ⅱ、Ⅲ、aVF 呈 QS 型,QSⅢ＞QSⅡ。显著电轴左偏。Ⅱ、Ⅲ、aVF 导联 ST 段抬高,ST-T 无动态演变。④左后分支传导阻滞:Ⅱ、Ⅲ、aVF 导联呈 qR 型,未能达到异常 Q 波的标准。电轴右偏≥＋110°。⑤预激综合征:预激向量指向左上方,Ⅱ、Ⅲ、aVF 导联预激波向下,呈 QS 波或 QR 波。PR 间期缩短 120 毫秒。QRS 波时间延长。电生理标测旁道多位于左心室后壁(图 2-12)。⑥二尖瓣脱垂:Ⅱ、Ⅲ、aVF 导联可呈 Qs 型。Ⅱ、Ⅲ、aVF 导联 ST 段下降,T 波倒置。听诊有喀喇音。超声心动图显示二尖瓣脱垂的特征性改变。

(3)右胸壁导联出现 q、Q 波及 QS 波意义如下。①前间壁心肌梗死:V_1、V_2 或 V_3 出现 qrS 波形或 QS 波形。有急性前间壁心肌梗死特征性 ST-T 演变规律。心肌损伤标志物增高。②左心室肥大:V_5、V_6 导联 R 波增大。V_1、V_2 导联可出现 QS 波。V_1～V_2 导联 ST 段抬高伴 T 波直立,V_5～V_6 导联 ST 段下降伴 T 波低平、双向或倒置。有左心室肥大的病因及其他症状。③左束支传导阻滞:QRS 波时间延长。Ⅰ、aVL、V_5、V_6 呈 R 型,V_1、V_2 可呈 QS 型。V_1～V_3 导联

ST 段抬高伴 T 波直立。V₅、V₆ 导联 ST 段下降伴 T 波倒置(图 2-13)。④左前分支传导阻滞:少数左前分支传导阻滞,QRS 起始向量向后,可在 V₁、V₂ 导联出现 qrS 波。⑤右侧旁路:PR 间期<120 毫秒。V₁、V₂ 导联预激波向下,呈 QS 型或 QR 型。QRS波时间增宽。有继发性 ST-T 改变。⑥慢性肺部疾病:慢性支气管炎、肺气肿、肺心病,可有下列心电图改变。V₁~V₃ 导联呈 QS 波。V₄~V₆ 导联出现 rS 波或 RS 波。肢体导联 P 波增高,QRS 波电压降低。⑦右心室肥大:V₁、V₂ 呈 qR 型。V₅、V₆ 呈 rS 型。额面 QRS 波电轴显著右偏。⑧扩张型心肌病:部分扩张型心肌病患者,右胸导联出现异常 Q 波或 QS 波,常伴有束支传导阻滞、不定型室内传导阻滞或室性心律失常。

(4)左胸导联出现 Q 波或 QS 波意义如下。①急性前侧壁心肌梗死:V₄~V₆ 出现梗死性 Q 波或 QS 波。梗死区的导联上有特征性ST-T 改变。②肥厚梗阻型心肌病:V₁、V₂ 导联 R 波增高。V₄~V₆ 导联 Q 波加深。Q 波时间不超过40 毫秒。V₄~V₆ 导联 T 波直立。③左心室肥大(舒张期负荷增重型):V₄~V₆ 导联 Q 波增深。Ⅰ、aVL、Ⅱ、aVF、V₄~V₆ 导联R 波增高。V₄~V₆ 导联 ST 段轻度抬高伴 T 波直立。超声心动图显示主动脉瓣关闭不全等。④左前旁路:预激向量指向右前方,V₅、V₆ 导联负向预激波,呈 rS 波或 QS 波。PR 间期缩短。QRS 波时间增宽。⑤右心室肥大:有时 V₁~V₆ 均呈 QS 型。QRS 波电轴右偏。QRS 波振幅减小。⑥迷走神经张力增高:V₄~V₆ 出现 Q 波,其宽度<40 毫秒。V₄~V₆ 导联 ST 段轻度抬高及 T 波直立。常伴有窦性心动过缓。见于健康人,特别是运动员。

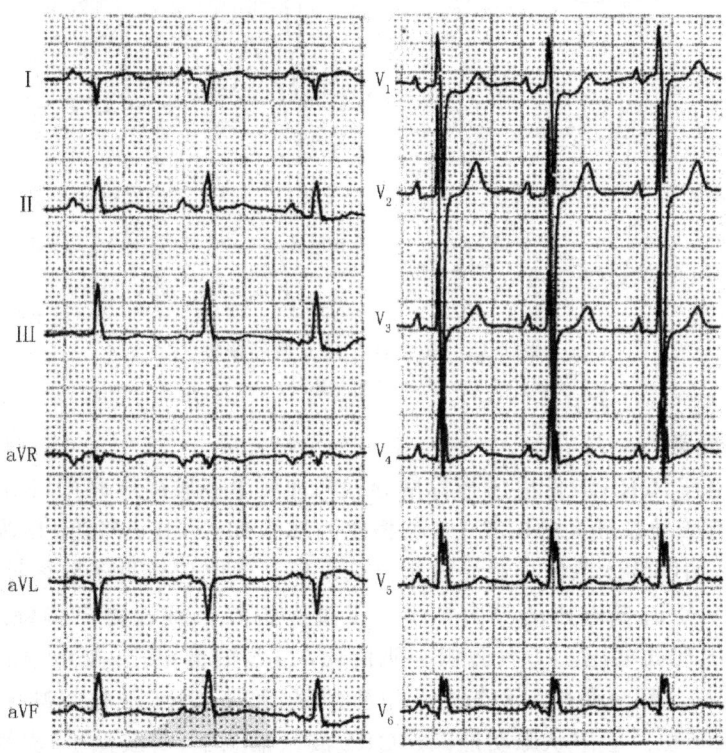

图 2-11 扩张型心肌病Ⅰ、aVL 导联出现 QS 波

患者男性,48 岁。扩张型心肌病,窦性心律,心率 82 次/分,P 波时限
0.12 秒,左心房扩大,Ⅰ、aVL 导联呈 QS 型,V₅、V₆ 导联 R 波顿挫

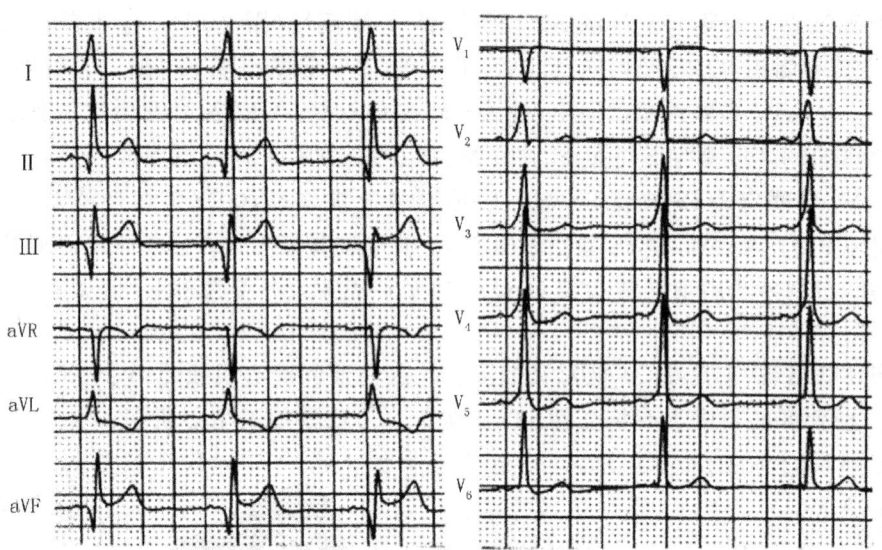

图 2-12　预激向量指向右后方

Ⅱ、Ⅲ、aVL、V₁ 出现异常 Q 波或 QS 波

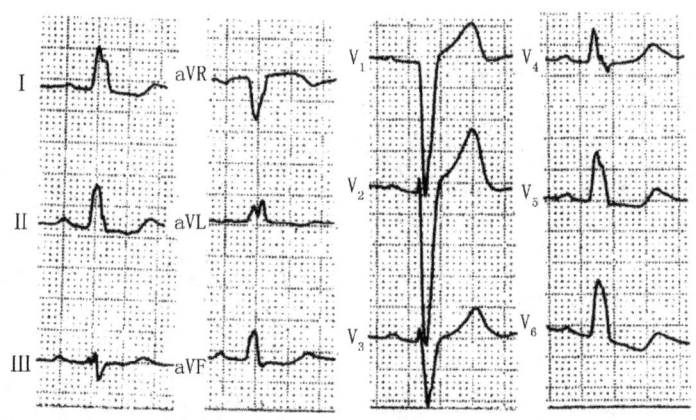

图 2-13　完全性左束支传导阻滞

V₁ 呈 QS 型

2.QRS 波振幅异常

(1)QRS 波低电压:QRS 波低电压指标准导联和加压单极肢体导联中,R 波+S 波振幅的算术和<0.5 mV,或胸壁导联最大的 R 波+S 波振幅的算术和<1.0 mV 者,称为 QRS 波低电压。标准导联低电压时,加压肢体单极导联必定也是低电压。低电压仅见于肢体导联或胸壁导联,也可见于全部导联上。引起低电压的原因如下。①过度肥胖心脏表面与胸壁之间的距离拉大,QRS 波振幅降低,出现低电压。②大面积心肌梗死,QRS 波低电压,预示预后不良。病死率较 QRS 正常者高。③心包积液及胸腔积液造成电流短路,致使 QRS 波振幅减小。④肺气肿 QRS 波振幅减小,顺钟向转位。⑤甲状腺功能减退 QRS 波振幅减小,T 波低平,窦性心动过缓。⑥扩张型心肌病晚期出现 QRS 波时间延长,低电压。⑦最大 QRS 波向量垂直于肢体导联,QRS 波振幅减小,但胸壁导联 QRS 波振幅无明显降低。

(2)QRS 波振幅增大:①右心室肥大,aVR、V₁、V₂、V₃ᵣ 导联 R 波增大。V₅、V₆ 导联呈 Rs 波或 rS 波。QRS波电轴右偏(图 2-14)。②右束支传导阻滞,V₁ 导联出现终末 R' 波,呈 rsR' 型。QRS 终末部分宽钝。QRS 波时间延长。③中隔支传导阻滞,V₁、V₂ 导联 R 波增高,呈 RS 型或 Rs 型。V₅、V₆ 导联无 q 波。V₁、V₂ 导联 R 波>V₅、V₆ 导联R 波。④后壁心肌梗死,V₁、V₂ 或 V₃ 导联 R 波增高,呈 RS 型或 Rs 型。V₇~V₉ 呈 QR、Qr 或 Qs 型。V₁~V₃ 的 ST 段下降伴 T 波直立;V₇~V₉ 导联 ST 段抬高伴 T 波倒置。⑤逆钟向转位,V₁~V₃ 呈 Rs 型或 RS 型。V₅、V₆ 呈 qR 波或 R 波。⑥左心室肥大,Ⅰ、Ⅱ、Ⅲ、aVL、V₄~V₆ 导联出现增高 R 波。R 波电压增高的导联上 ST 段下降及 T 波低平或倒置。⑦不完全性左束支传导阻滞,QRS 波时间延长。Ⅰ、aVL、V₅、V₆ 呈单向 R 波。V₅、V₆ 导联 R≥2.5 mV。继发性 ST-T 改变。⑧胸壁较薄,心脏与胸壁电极之间的距离缩短,QRS 电压增高。⑨预激综合征,A 型预激综合征,V₁~V₆ 导联出现高大 R 波。B 型预激综合征,V₄~V₆ 导联出现高大 R 波。C 型预激综合征,V₁、V₂ 导联出现高大 R 波。预激向量指向左上方,Ⅰ、aVL 导联 R 波增高。预激向量指向下方,Ⅱ、Ⅲ、aVF 导联 R 波增高。

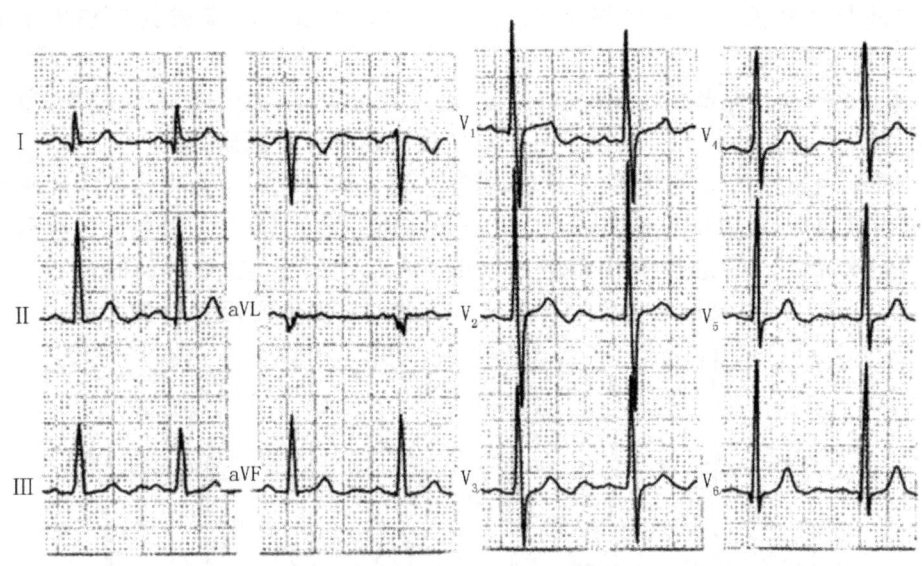

图 2-14　右心室电压高

患者女性,56 岁。先心病,房间隔缺损,V₁ 导联 R=2.10 mV

3.QRS 波时间延长

(1)左束支传导阻滞:①不完全性左束支传导阻滞,QRS 波时间轻度延长;呈左束支传导阻滞图形。②完全性左束支传导阻滞,QRS 波时间≥120 毫秒;呈左束支传导阻滞图形。

(2)右束支传导阻滞:①不完全性右束传导阻滞,QRS 波时间轻度延长;呈右束支传导阻滞图形。②完全性右束支传导阻滞,QRS 波时间≥120 毫秒;呈右束支传导阻滞图形。

(3)左心室肥大:QRS 波时间轻度延长、左心室面导联 QRS 波振幅增大,继发性 ST-T 改变。

(4)右心室肥大:QRS 波电轴右偏,QRS 波时间轻度延长,右胸壁导联 QRS 波振幅增大。

(5)心室预激波:PR 间期缩短,QRS 波时间延长,出现预激波。

(6)心肌梗死超急性损伤期:①ST 段显著抬高,T 波高耸。②R 波振幅增高。③QRS 波时间延长。④常发展成为急性心肌梗死。

（7）梗死周围传导阻滞：有心肌梗死的 Q 波或增宽 R 波，QRS 波时间延长。QRS 波电轴偏移。

（8）不定型室内阻滞：QRS 波时间增宽，QRS 波形既不像左束支传导阻滞，也不像右束支传导阻滞图形。见于扩张型心肌病、缺血性心肌病（图 2-15）。

（三）ST 段改变

ST 段改变包括 ST 段抬高、ST 段下降、ST 段缩短和 ST 段延长 4 种类型。ST 段改变可以独立存在，也可与 T 波及 QRS 波群改变并存。

1.ST 段抬高

诊断标准：标肢导联 J 点后 60～80 毫秒处 ST 段抬高≥0.10 mV，右胸导联≥0.25 mV，左胸导联＞0.10 mV 为异常。

对于一过性 ST 段抬高的患者应动态观察记录 18 导联心电图。注意 ST 段抬高的程度、形态、持续时间与症状关系。胸痛伴有 ST 段急剧抬高为冠脉阻塞或其他病因引起的心肌损害。

损伤型 ST 段抬高是穿壁性心肌缺血的反映。患者往往有持续严重的胸痛及心肌缺血的其他临床表现和体征，如肌钙量的升高度。见于心肌梗死超急性损伤期，急性心肌梗死。

（1）心肌梗死超急性损伤期：急性冠状动脉阻塞，可立即引起超急性损伤期图形改变，持续时间短暂，血管再通以后，心电图可恢复原状。心电图特征（图 2-16）。①缺血区的导联上 T 波高耸。②ST 段斜形抬高。③急性损伤型阻滞，QRS 波时相延长，室壁激动时间延长。④伴有ST-T 电交替。⑤出现冠状动脉闭塞性心律失常。⑥此期出现于梗死型 Q 波之前。

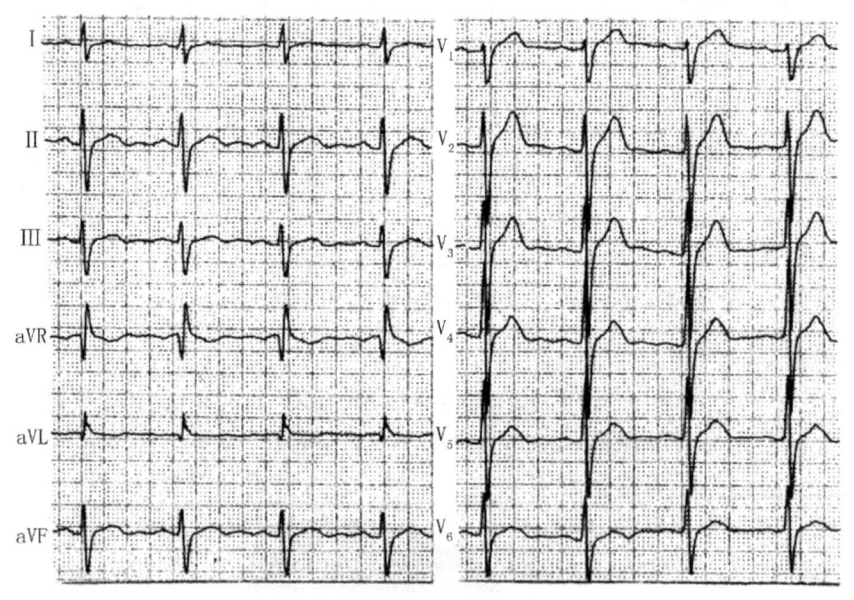

图 2-15　不定型心室内阻滞

患者男性，42 岁。扩张型心肌病，窦性心律，心率：70 次/分。P 波
时限 0.13 秒，左心房扩大，QRS 波时限 0.196 秒，心室内传导阻滞

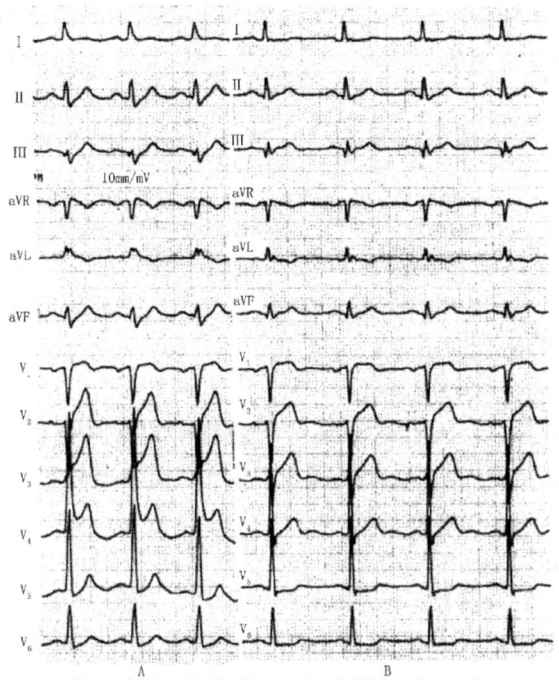

图 2-16 心绞痛发作时前壁导联 ST 段抬高

A.记录于胸痛发作时,QRS 波时限 0.12 秒,V₃、V₄ 导联 ST 段抬高;B.记录于症
状缓解后,QRS 波时限 0.09 秒,ST 段回落,T$_{V_3、V_4}$ 降低,V₅、V₆ 导联 T 波低平

(2)急性心肌梗死:冠状动脉阻塞,心肌由缺血发展到梗死。心电图特点如下。①出现急性
梗死性Q 波。②损伤区导联上 ST 段显著抬高。③梗死区导联上 T 波振幅开始降低,一旦出现
倒置 T 波,标志着心肌梗死进入充分发展期。④能定位诊断如前壁或下壁心肌梗死(图 2-17)。

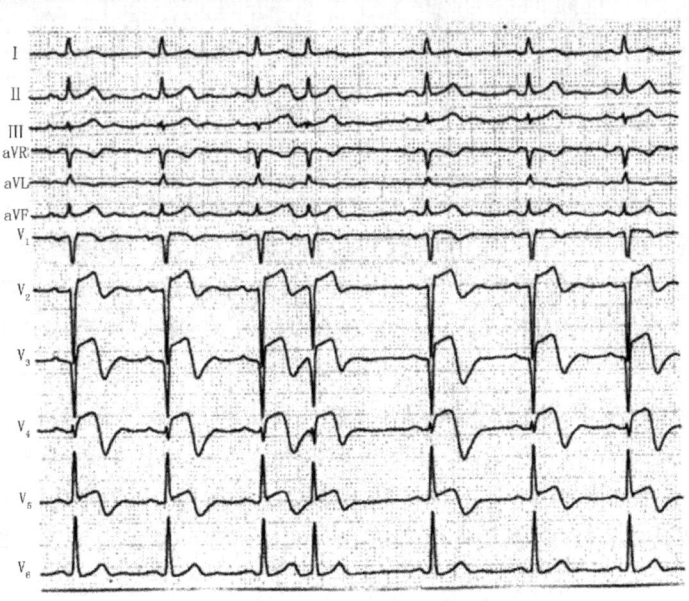

图 2-17 急性前间壁及前壁心肌梗死过程

患者男性,66 岁。急性前间壁及前壁心肌梗死演变期,V₁~V₃ 导联呈 QS 型,V₄ 导联
r 波递增不良,V₂~V₄ 导联 T 波正负双向。冠脉造影显示左前降支闭塞,房性期前收缩

33

（3）变异型心绞痛：变异型心绞痛发作时，冠状动脉造影显示病变部位的血管处发生痉挛性狭窄或闭塞。相关的局部心肌供血显著减少或中断，导致急性心肌缺血损伤。严重者发展成为急性心肌梗死。

变异型心绞痛发作时，心电图上出现下列一种或几种改变，症状缓解以后，ST-T 迅速恢复正常或原状。

损伤区的导联上 ST 段立即抬高 0.20 mV 以上，约有半数患者对应导联 ST 段下降。

ST 段抬高的导联 T 波高耸，两支对称，波顶变尖，呈急性心内膜下心肌缺血的动态特征。①QRS 波时间延长至 0.11 秒。②QRS 波振幅增大。③QT/Q-Tc 正常或缩短。④出现缺血性 QRS 波、ST、T 或 Q-T 电交替。⑤出现一过性室性期前收缩、室性心动过速，严重者发展成为心室颤动。⑥严重者发展成为急性心肌梗死。

（4）Brugada 波与 Brugada 综合征：Brugada 波的特征为右胸导联 V_1 或 V_2 呈 rsR' 型，类似右束支传导阻滞图形，R' 波宽大，ST 段上斜型、马鞍型或混合型抬高，T 波倒置。伴有室性心动过速或发生心室颤动者，称为 Brugada 综合征。

（5）急性心包炎：心包炎及心包积液常有异常心电图改变，具体如下。①炎症波及窦房结，引起窦性心动过速，晚期可发生心房颤动或束支传导阻滞。②心外膜下心肌受损，除 aVR、V_1 导联外，ST 段普遍抬高，抬高的程度不如急性心肌梗死严重，不出现病理性 Q 波。③出现心包积液时，QRS 波振幅减小或 QRS 波低电压。④T 波普遍低平或倒置（图 2-18）。

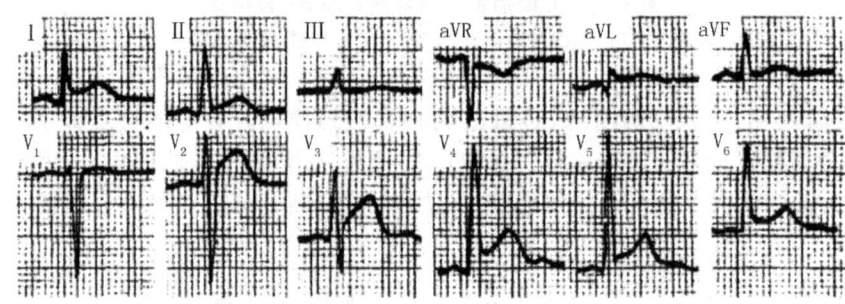

图 2-18　急性心包炎

I、II、aVL、aVF、V_2～V_6 导联 ST 段抬高，aVR 导联 ST 段下降

（6）早期复极综合征：心室除极尚未结束，部分心室肌开始复极化，心电图特征如下。①QRS 波终末部出现 J 波，在 V_3～V_5 导联较明显，出现在 V_1、V_2 导联呈 rsR' 型，类似右束支传导阻滞图形。②ST 段自 J 点处抬高 0.20 mV 左右，最高可达 1.0 mV。持续多年形态不变。③T 波高大。ST-T 改变在 II、aVF、V_2～V_5 导联较明显。心率加快后 ST-T 恢复正常，心率减慢以后又恢复原状。

（7）左束支传导阻滞：左束支传导延缓或阻滞性传导中断，室上性激动沿右束支下传心室，心室传导路径为右心室→室间隔→左心室，心室除极时间延长。心电图特征如下：①I、aVL、V_5、V_6 呈 R 型，V_1、V_2 呈 rS 型或 QS 型。②V_1～V_3 导联 ST 段显著抬高，S 波或 QS 波越深，ST 段抬高的程度越显著。③T 波高耸，ST-T 改变持续存在。④QRS 波时相延长≥120 毫秒（图 2-19）。

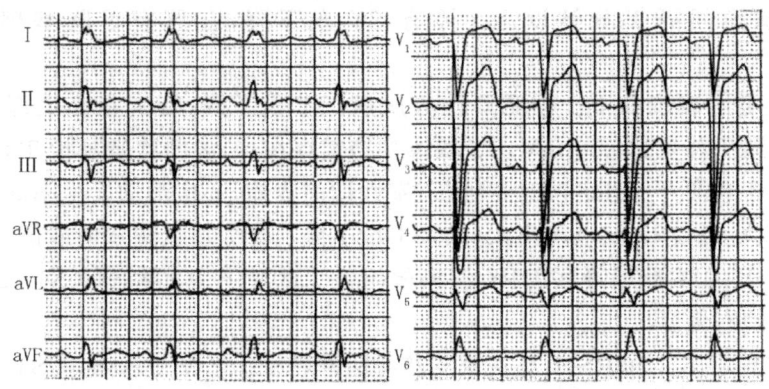

图 2-19　完全性左束支传导阻滞,V₁～V₃ 导联 ST 段抬高

患者男性,85 岁。冠心病。窦性心律,心率 85 次/分,PR 间期 0.20 秒,QRS 波时间

0.12 秒,完全性左束支传导阻滞,V₁～V₄ 导联 ST 段上斜型抬高 0.25～0.50 mV

2.ST 段下降

J 点后 60～80 毫秒处 ST 段下降≥0.05 mV,为 ST 段异常。ST 段下降的形态可以多种多样。

(1)典型心绞痛:心绞痛发作时出现一过性缺血性 ST-T 改变。症状缓解以后,ST 段立即恢复原状。①出现缺血性 ST 段下降,下降的 ST 段呈水平型、下斜型及低垂型。②T 波低平、双向或倒置。③U 波改变。④出现一过性心律失常(图 2-20)。

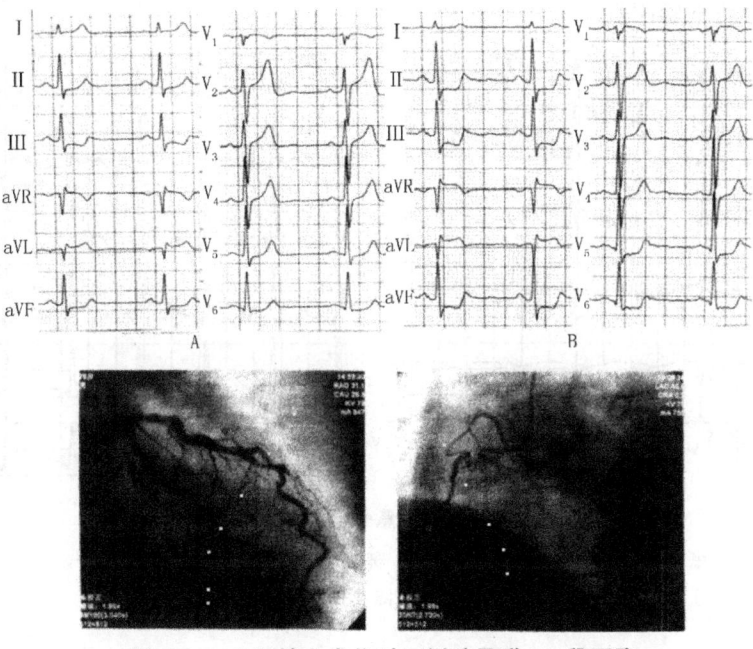

图 2-20　心肌缺血发作时下侧壁导联 ST 段下降

患者男性,77 岁。冠心病。A.对照动态心电图,Ⅱ、Ⅲ、aVF 导联 ST 段下降

0.05～0.10 mV;B.记录于心绞痛发作时,Ⅱ、Ⅲ、aVF、V₅、V₆ 导联 ST 段下降

0.15～0.25 mV;冠状动脉造影显示前降支近段狭窄 90%,右冠状动脉近段狭窄 95%

(2)无症状性心肌缺血:①ST 段下降时无症状。②ST 段下降持续 1 分钟以上,ST 段下降

≥0.1 mV,两次缺血间隔 1 分钟以上。原有 ST 段下降,在原有下降基础上 ST 段再下降≥0.10 mV。

(3)心肌病心电图表现如下。①肥厚性心肌病:ST 段下降,特别是心尖部肥厚性心肌病,$V_2 \sim V_6$ 导联 ST 段下降可达0.50 mV,ST 段改变持续存在;T 波倒置呈冠状 T 波。②扩张性心肌病:ST 段下降;T 波低平;QRS 波时相延长;室性期前收缩,心房颤动发生率高。

(4)左心室肥大:①QRS 波电压高大。②ST 段下降。③T 波负正双向或倒置。

(5)右心室肥大:①右胸壁导联 QRS 波振幅增大。②$V_1 \sim V_3$ 导联的 ST 段下降伴 T 波倒置。③QRS 波电轴右偏。

(6)右束支传导阻滞:①QRS-T 呈右束支传导阻滞特征。②V_1、V_2 导联 ST 段下降不明显。

(7)左束支传导阻滞:①继发性 ST 段下降见于 I、aVL、$V_4 \sim V_6$ 导联。②QRS-T 波群呈左束支传导阻滞特征。

(8)洋地黄中毒:①ST 段呈鱼钩状下降。②T 波负正双向或倒置。③QT 间期缩短。

(9)心肌炎:①ST 段下降。②T 波低平或倒置。③常有窦性心动过速、PR 间期延长、期前收缩等(图 2-21)。

(10)X 综合征:有心绞痛、心肌缺血的证据,心电图上可有 ST-T 改变。冠脉造影阴性。

(11)电张调整性 ST-T 改变:起搏器植入前 ST-T 正常。起搏心律持续一段时间后,心搏 ST 段下降,T 波倒置。此种情况还可见于阵发性束支传导阻滞、预激综合征等。

(12)自主神经功能紊乱:自主神经功能紊乱多见于青年女性,ST 段下降 0.05 mV 左右,T 波多为低平。运动试验阴性。

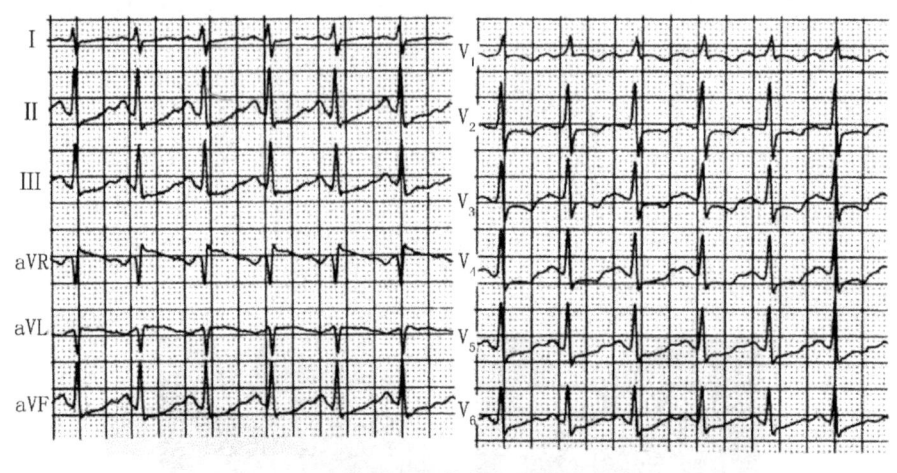

图 2-21 急性心肌炎

患者女性,23 岁。急性心肌炎。窦性心动过速,心率 122 次/分,

II、III、aVF、$V_2 \sim V_6$ 导联 ST 段下降 0.10 mV 左右,T 波低平及倒置

3.ST 段延长

(1)低钙血症心电图表现:①ST 段平坦延长。②QT 间期延长。③血清钙浓度降低。

(2)长 QT 间期。

(3)房室传导阻滞伴缓慢心律失常者,ST 段下降,QT 间期延长,U 波明显。

(4)冠心病急性心肌梗死演变期(图 2-22)。

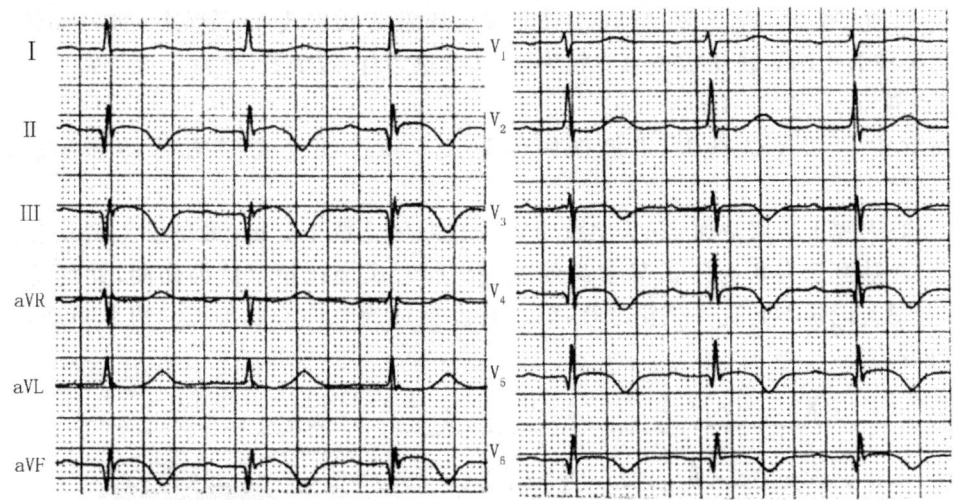

图 2-22 急性下侧壁心肌梗死演变期,ST 段及 QT 间期延长

患者女性,81 岁。急性心肌梗死第 8 天。窦性心律,心率 65 次/分,PR 间期0.24秒,ST 段及 QT 间期延长。QT 间期 0.56 秒,Ⅱ、Ⅲ、aVF、V₅、V₆ 导联有异常 Q 波

4.ST 段缩短

(1)高钙血症:①ST 段缩短或消失。②QT 间期缩短。③血清钙浓度升高(图 2-23)。

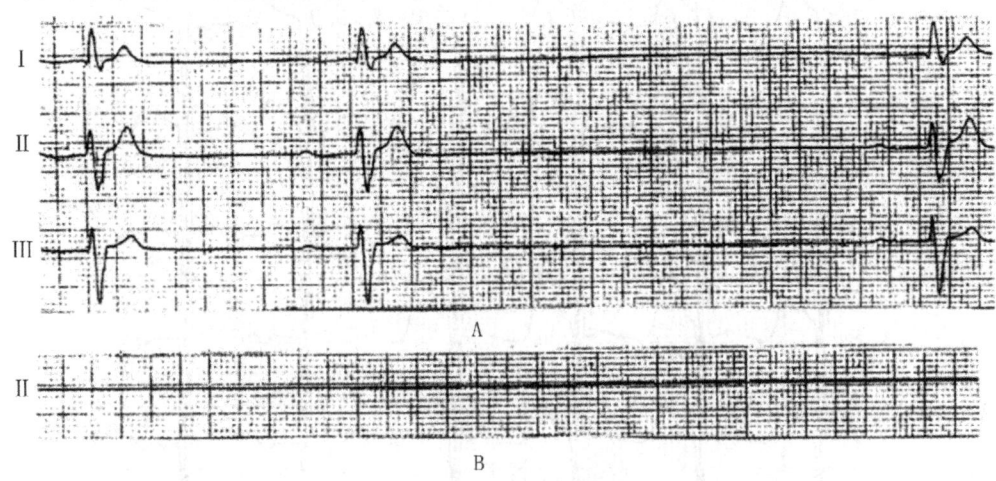

图 2-23 短 QT 间期

A.窦性心动过缓,窦性停搏,一度房室传导阻滞,左前分支传导阻滞,QT 间期 0.35 秒;B.全心停搏

(2)早期复极综合征。

(3)洋地黄影响:应用洋地黄治疗过程中,心电图出现 ST 段呈鱼钩状下降,QT 间期缩短。

(4)心电-机械分离:心脏已经停止机械性舒缩期活动。QRS 波时间延长,ST 段及 QT 间期缩短。

(四)T 波异常

T 波是心室复极过程中产生的电位变化,心室复极化过程较除极化过程缓慢,T 波时间比 QRS 波更长。T 波极性是有规律的,一般肢体导联以 R 波占优势者,T 波直立。胸壁导联 V₁、V₂ 的 T

波可以直立、双向或倒置。$V_3 \sim V_6$ 导联 T 波直立。正常 T 波升支长、降支短,波峰圆钝。T 波异常高耸或以 R 波为主的导联 T 波由直立转为低平、切迹、双向或倒置,称为 T 波异常。

1.T 波高耸

T 波高耸指 T 波异常高尖,T 波振幅常达 1.5 mV,见于急性冠状动脉疾病,高钾血症等。

(1)急性心内膜下心肌缺血:冠状动脉闭塞后的即刻至数十分钟,最早发生的是急性心内膜下心肌缺血,在缺血区导联上 T 波异常高耸变尖。即心肌梗死超急性损伤期,此期持续时间短暂,一般心电图上记录不到这一变化过程,就已经发展成为急性心肌梗死。冠脉再通,心电图恢复原状(图 2-24)。

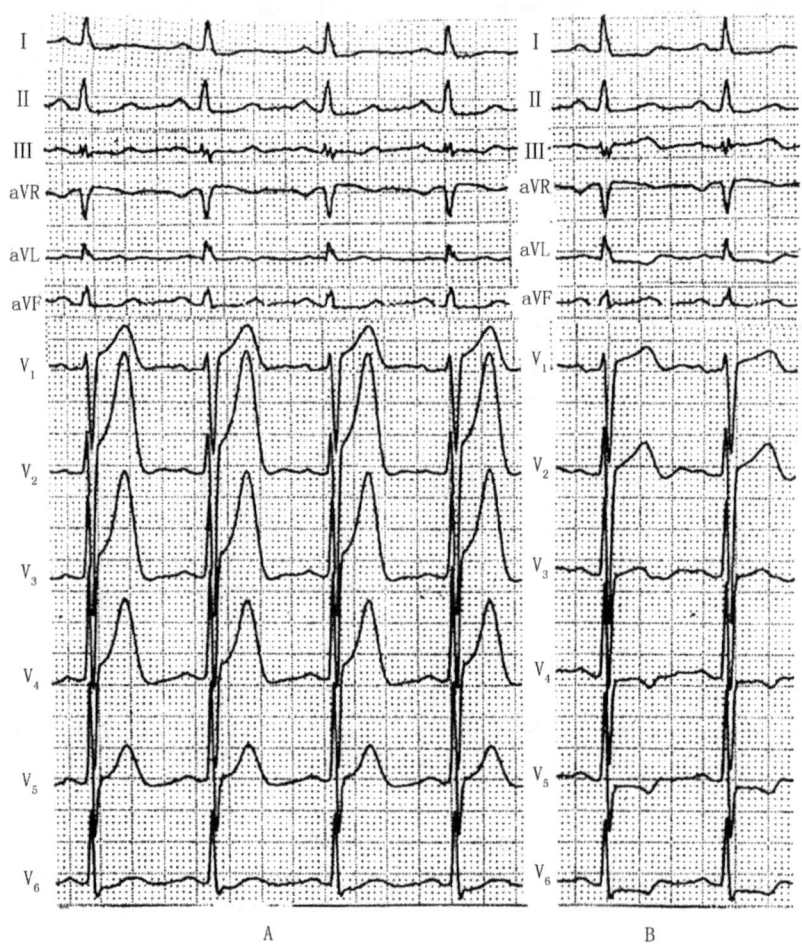

图 2-24　急性心内膜下心肌缺血

患者男性,47 岁。前降支病变。A.急性前壁心内膜下心肌缺血,$V_2 \sim V_4$ 导联 T 波高大。B.症状缓

解时,$V_4 \sim V_6$ 导联 ST 段下降 0.05~0.10 mV,$V_1 \sim V_4$ 导联 T 波振幅降低,$V_4 \sim V_6$ 导联 T 波倒置

(2)急性心肌梗死:急性心肌梗死(AMI)数小时内,在 AMI Q 波的导联上 T 波异常高大,持续一段时间之后,T 波振幅开始逐渐降低。

(3)早期复极综合征:早期复极综合征属于正常变异,心电图特征:①T 波高耸主要见于 $V_2 \sim V_5$ 导联,其次是 II、III、aVF 导联。②ST 段呈上斜型抬高。③出现明显 J 波(图 2-25)。

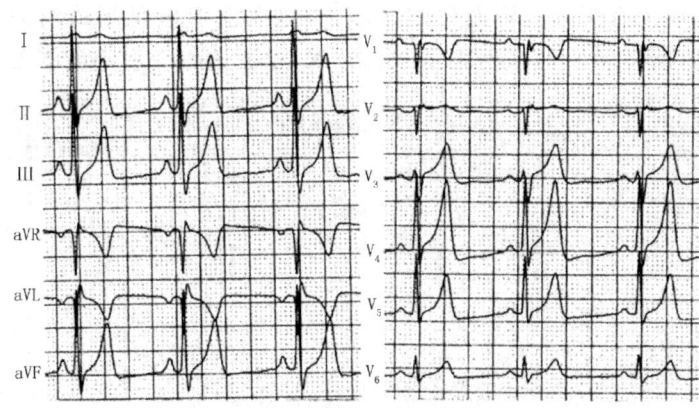

图 2-25 早期复极,T 波增高

患者男性,66 岁。窦性心律,Ⅱ、Ⅲ、aVF、V₄、V₅ 导联 T 波增高,前支长后支短,符合早期复极心电图改变

(4)二尖瓣型 T 波:部分风心病二尖瓣狭窄及二尖瓣狭窄合并关闭不全的患者,V₂~V₅ 导联出现异常高尖 T 波,酷似高钾血症心电图改变。T 波高耸持续数年,可随病情变化而发生改变(图 2-26)。

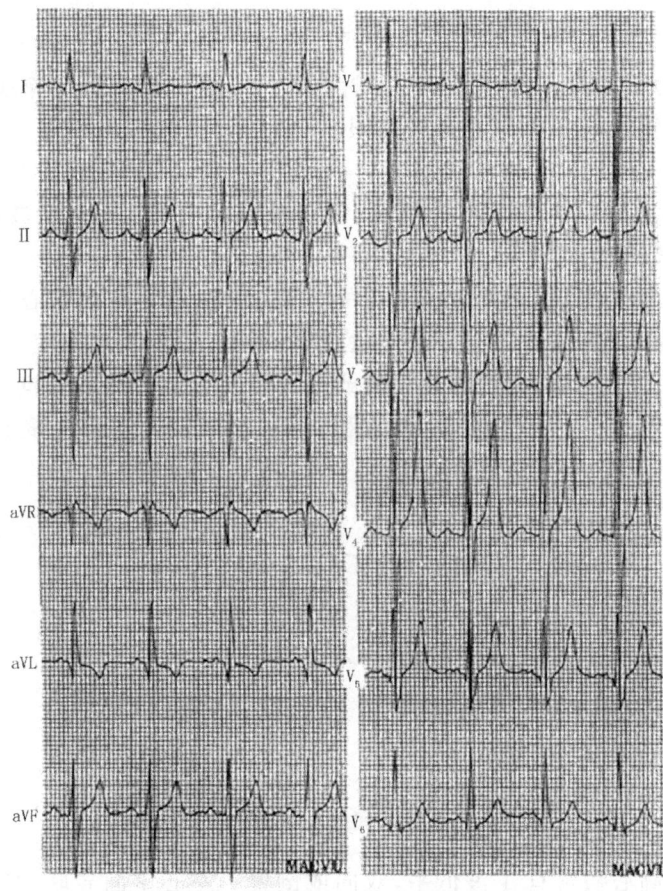

图 2-26 风心病,二尖瓣型 T 波

患者男性,26 岁。风心病,二尖瓣型 T 波

(5)高钾血症:临床上有引起高钾血症的病因,心电图上 P 波低平或消失,QRS 波时间延长呈室内传导阻滞图形(图 2-27),T 波高尖呈"帐篷"状,血液透析以后心电图迅速恢复原状。

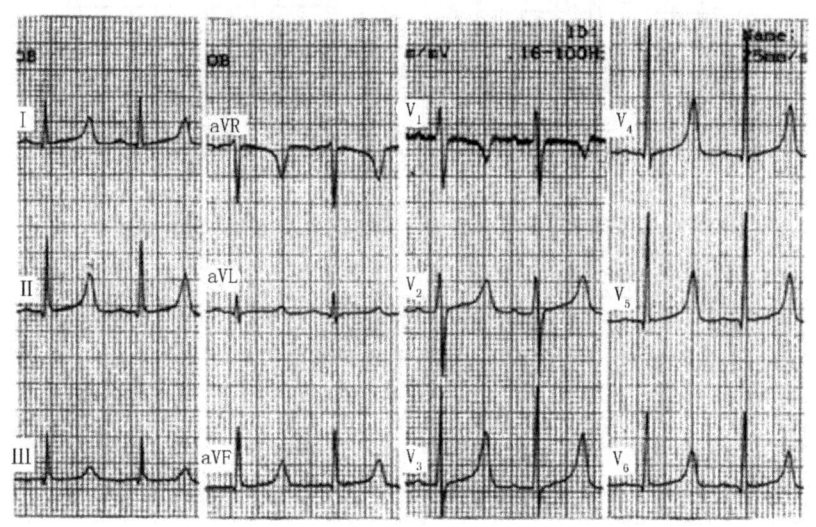

图 2-27　高钾血症

T 波高尖呈"帐篷"状,ST 段延长,提示高钾血症

(6)迷走神经张力增高:迷走神经活动占据优势时,心电图表现为心率缓慢,ST 段斜型抬高0.10～0.30 mV,T 波宽大,QT 间期在正常高限。

2.T 波倒置

(1)冠心病:冠心病缺血性 T 波变化特征:①T 波呈箭头样(冠状 T 波),两肢对称,波峰变尖。②有动态变化。③能定位诊断。

心肌缺血性 T 波的类型:①伴有胸痛出现的 T 波改变,称为有症状心肌缺血。②无症状时发生的T 波改变,称为无症状心肌缺血。③急性期心肌梗死的 T 波演变规律是开始为 T 波高耸,出现梗死 Q 波以后,T 波幅度降低,几小时或几天后 T 波转为正负双向或倒置。T 波倒置由浅入深。持续几天至 3 个月,T 波倒置的程度逐渐减轻,直至恢复梗死前的心电图改变(图 2-28)。

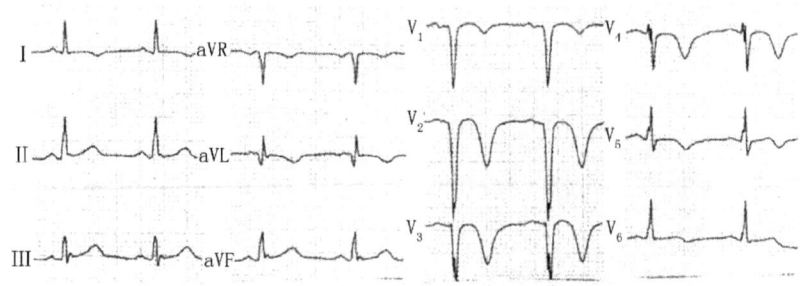

图 2-28　急性前间壁心肌梗死演变过程

(2)高心病:严重高心病常有 T 波低平,双向或倒置。左心室面导联 QRS 波振幅增高,P 波增宽。

(3)心肌病:各型肥厚性心肌病,特别是心尖部肥厚性心肌病,常有 T 波倒置,可酷似急性心内膜下心肌梗死演变期心电图,T波倒置深,但无动态变化,冠脉造影正常。

(4)心室肥大:①右心室收缩期负荷增重,右心室面导联 T 波倒置。②左心室收缩期负荷增重,左心室面导联 T 波倒置。

(5)左束支传导阻滞:左束支传导阻滞,Ⅰ、aVL、V₄~V₆导联 T 波双向或倒置。

(6)预激综合征:预激综合征 T 波方向与预激波相反。预激波向上的导联 T 波倒置,预激波振幅越大,QRS 波时间越宽,T 波倒置越深。预激波消失,T 波逐渐转为直立。

(7)心脏手术:先心病、风心病、冠心病术后,引起心肌损害者,心电图上 T 波倒置。

(8)慢性缩窄性心包炎:心电图改变有右心房扩大,QRS 波振幅减低,T 波普遍低平或倒置。

(9)心肌炎:急性心肌炎典型心电图改变,房室传导阻滞,ST 段抬高或下降,T 波倒置。窦性心动过速及各种类型的心律失常。超声心动图检查显示心脏扩大,收缩无力。

(10)电解质紊乱:严重低钾血症心电图 P 波高尖,ST 段下降,T 波低平或倒置,U 波增高,常见于临床上存在可能引起低钾血症的病因的患者。

(11)药物影响:许多药物可使 T 波发生改变。洋地黄类药物有加速心室肌复极的作用,而使 ST 段呈鱼钩样下降,T 波负正双向,QT 间期缩短,停用洋地黄以后,ST-T 逐渐恢复原状。氨茶碱可使心率加快,T 波转为低平或倒置。应用胺碘酮可使 T 波增宽切迹。奎尼丁可使 T 波低平切迹,QT 间期延长。冠状动脉内注射罂粟碱可出现一过性巨大倒置 T 波,伴一过性 QT 间期延长(图 2-29)。

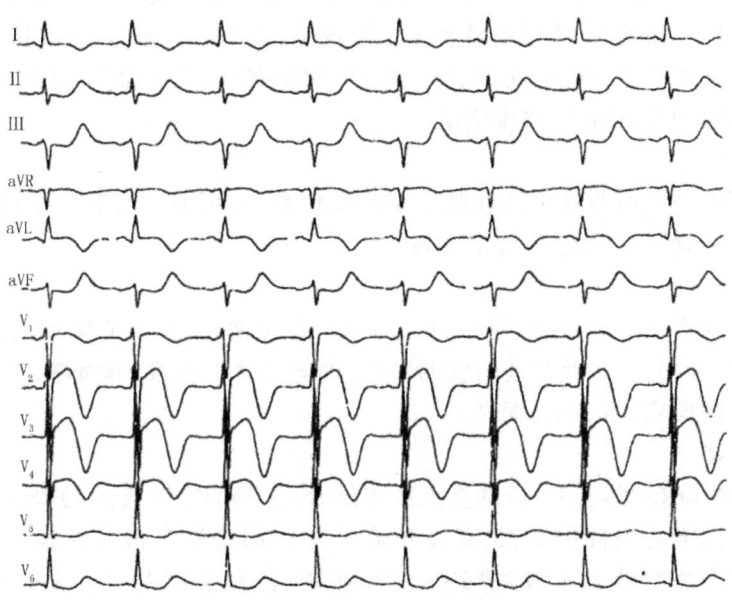

图 2-29 罂粟碱引起一过性巨大倒置 T 波

患者男性,67 岁。Ⅱ、Ⅲ、aVF 导联 P 波倒置,心率 74 次/分。心电图记录于左冠状动脉前降支内注射罂粟碱后即刻,V₂~V₄导联出现一过性巨大倒置 T 波,QT 间期延长,但患者无明显症状

(12)二尖瓣脱垂综合征:心电图改变有 T 波低平,双向或倒置,心律失常。

(13)脑血管意外:脑血管意外可引起巨大 T 波,有的 T 波倒置,有的 T 波直立,QT 间期延长。部分病例有异常 Q 波。

(14)完全性房室传导阻滞:先天性及后天性完全性房室传导阻滞,伴过缓的交界性逸搏心律或室性逸搏心律,T 波宽大切迹,T 波倒置,两肢不对称,QT 间期延长,易发生室性心律失常。

（15）电张调整性 T 波改变：植入起搏器以后，夺获心律的 T 波由直立转为倒置；或者转为窦性心律以后，T 波倒置持续一个阶段，才转为直立。这种现象称为电张调整性 T 波改变。

（16）自主神经功能紊乱：心电图上仅有 T 波低平、双向或倒置变化，无其他器质性心脏病证据。活动平板运动试验阴性，T 波倒置转为直立、低平或双向，或运动后 T 波倒置减浅。多见于青年女性。口服普萘洛尔可使 T 波转为直立。

（五）U 波改变

U 波是体表心电图 T 波后低平的小波，于心室舒张早期出现，在体表导联中以 V_3 最清晰。多年来，对 U 波产生的机制一直有争论，概括起来有以下几种解释：①U 波与浦肯野动作电位 4 相对应，为浦肯野纤维复极波。②动作电位的后电位。③舒张早期快速充盈期心室舒张的后电位，且 U 波异常与心室舒张功能异常有关。④U 波产生于动脉圆锥部，它可能是动脉圆锥部某些组织激动时的复极波。

正常人 U 波振幅 0.02～0.10 mV，U 波时限（20±2）毫秒，U 波上升支较快，下降支较缓慢。

U 波变化，可增大、降低或倒置，或发生 U 波电交替，多数原因是心肌缺血、肥厚、心动周期长短改变，药物和电解质的影响，少数可能由其他病理因素所致。

1.U 波增大

当 U 波振幅＞0.20 mV，或同一导联 U 波≥T 波，或者 T-U 融合认为 U 波振幅增大。长心动间歇后第一个窦性心搏的 U 波振幅增大是正常现象（心室容量越大 U 波振幅越高）。应用某些药物，如洋地黄、奎尼丁、胺磺酮、钙剂、肾上腺素、罂粟碱等，低钾血症、高钙血症、低温、用力呼吸、抬高下肢、运动后均可出现 U 波振幅增大。

2.U 波电交替

U 波电交替可能与心肌收缩强弱和脉压交替变化有关，可能与心肌损害或极慢的心室率有关。用抗心律失常药物后可出现 U 波电交替。

3.U 波倒置

U 波倒置见于高血压性心脏病、冠心病、心绞痛、心肌梗死、左右心室肥大、瓣膜病、先心病、心肌病、充血性心力衰竭、甲亢及某些药物的影响，如异丙肾上腺素、麻黄碱、奎尼丁等，以及引起心室负荷增重的各种疾病（图 2-30，图 2-31）。

（六）J 波的现状

J 点是指心电图 QRS 波与 ST 段的交点或称结合点，是心室除极的 QRS 波终末突然转化为 ST 段的转折点，标志着心室除极结束，复极开始。PJ 间期是从 P 波开始到 J 点，代表心房开始除极到心室除极结束之间的时间，正常 PJ＜270 毫秒，在发生室内和束支传导阻滞时 PJ 间期延长。

当心电图 J 点从基线明显偏移后，形成一定的幅度，持续一定的时间，并呈圆顶状或驼峰形态时，称为 J 波或 Osborn 波。J 波的振幅，持续时限仍无明确的规定和标准。

特异性心室颤动患者的心电图可以出现明显的 J 波，当无引起 J 波的其他原因存在时，称为自发性J 波。特发性 J 波与一般性 J 波形态始终无差异，当伴发室性心动过速，心室颤动时可出现特发性 J 波，其原因不明（图 2-32）。

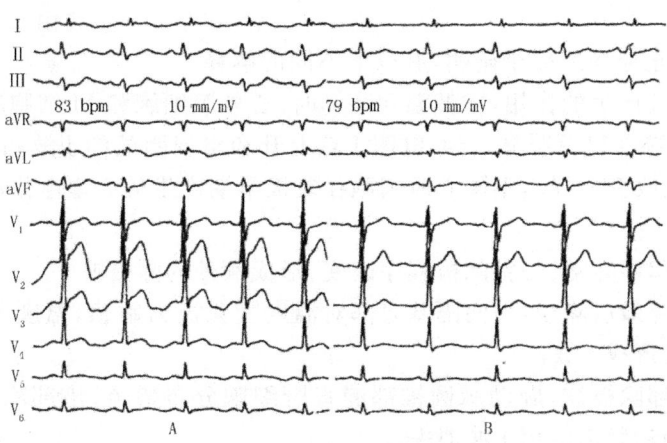

图 2-30　缺血性 U 波倒置

患者男性,54 岁。冠心病、不稳定型心绞痛、前降支病变。A.记录于心肌缺血时,$V_2 \sim V_4$ 导联 ST 段弓背状抬高,$V_3 \sim V_5$ 导联 U 波倒置。B.缺血缓解以后,ST 段复位,U 波消失

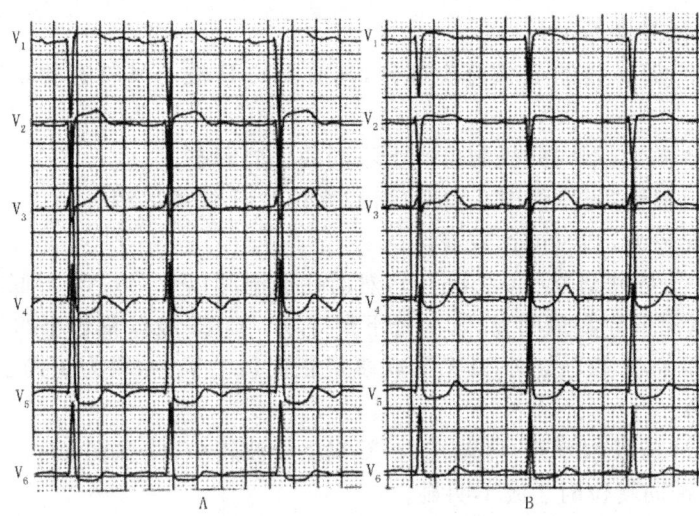

图 2-31　一过性 U 波倒置

患者男性,80 岁。高血压,冠心病。心绞痛时,V_4、V_5 导联 ST 段下降 0.20 mV,U 波倒置

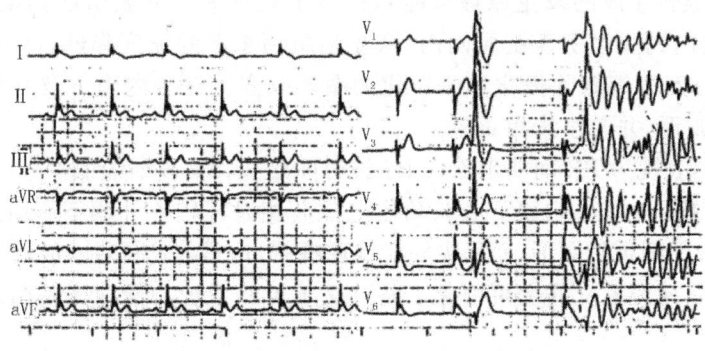

图 2-32　特发性 J 波伴发心室颤动

窦性心律,Ⅰ、Ⅱ、Ⅲ、aVR、aVF、$V_3 \sim V_6$ 导联有明显 J 波,胸导提早的 QRS 波群、室性期前收缩、心室颤动

1.产生机制

J波的产生机制至今尚未完全阐明,有以下不同的解释。

(1)M细胞对J波产生的作用:在低温和高钙时,心外膜细胞和M细胞动作电位的尖峰圆顶形和1、2相之间的切迹变得更明显,与心电图J点上升和出现明显的J波相一致,而心内膜细胞的动作电位仅有轻度改变。提示不同心肌细胞在复极早期产生的心室电位活动可能对J波的出现起一定的作用。

(2)心室肌除极程序异常、心室除极程序改变,形成额外的除极波。

(3)室间隔基底部最后除极:室间隔基底部对温度变化极为敏感,温度下降可使之传导延缓而导致心室最后除极形成J波。

(4)肺动脉圆锥部除极波:肺动脉圆锥部浦肯野细胞分布稀疏,该部除极最晚而产生J波。试验研究显示切除肺动脉圆锥部J波消失。

(5)除极过程与复极过程的重叠波:由于除极过程延缓,心室肌除极尚未结束,部分心室肌已经开始复极,致使除极波与复极波重叠在一起形成J波。

2.心电图特征

J波的心电图特征具体如下。

(1)J波常起始于QRS波的R波降支部分,其前面的R波与其特有的顶部圆钝的波形成尖峰-圆顶状。

(2)J波形态呈多样化,不同的机制可产生不同的J波形态。

(3)J波呈频率依赖性,心率慢时J波明显,心率快时,J波可以消失。

(4)J波幅度变异较大,高时可达数毫伏。

(5)J波以Ⅱ或V_6导联最常见(占85%),然而在低温时以V_3或V_4导联最明显。我们观察到心电图上的J波以前壁导联最明显,其次是下壁导联。QRS波振幅较小的导联最为少见。

(6)V_1、aVR导联J波多为负向,其余导联多呈正向波。V_1导联为正向J波时,又像局限性右束支传导阻滞图形。

(7)低温情况下,J波发生率高,体温在30 ℃以上J波较小,体温在30 ℃以下J波明显增大。

(8)心电图呈顺钟向转位时J波不明显。

3.J波的临床病症

J波最早是在严重冻伤的低温患者的心电图上发现的。随着体温逐渐降低,J波发生率逐渐增高,J波增大。低温性J波的发生原理可能和钙离子流有关。低温引起钙泵活性降低,而胞质内钙增高,并使胞质内钙重吸引至胞质网内,恢复胞质钙水平的速度降低,钙内流受抑制,并影响钠-钾泵的功能,使心室肌细胞除极化和复极化的图形改变。在心内膜下及心外膜下深肌层中可以记录出驼峰状的波形,并与J波相对应。

高钙血症心电图表现为PR间期延长,QRS波时间延长,ST段缩短或消失,T波低平,QT间期缩短,出现J波的原因可能是心内膜下心肌动作电位2相时程较心外膜下心肌显著缩短所致。高血钙引起的J波一般无圆顶状图形,而呈尖峰状或驼峰状,这是与低温性J波的不同之处。

中枢神经及外周神经系统病变可引起J波。交感神经系统功能障碍是引起神经源性J波的原因。

原因不明的J波,称为特发性J波。但有人认为可能与遗传因素或自主神经系统异常有关。

(张　辉)

第五节 动态心电图

一、动态心电图(AECG)

又称 Holter 系统,是指连续记录 24 小时或更长时间的心电图。该项检查首先由美国学者 Holter 应用于临床,故又称之为 Holter 监测。动态心电图是用随身携带的记录器连续记录人体 24 小时、48 小时或更长时间的心电变化,经计算机处理分析及回放打印的心电图。它可以显示监测时间内的心搏总数、最快与最慢心率、平均心率。并能自动测出室上性或室性期前收缩及室上性或室性心动过速。可记录心搏停跳情况及 PR 间期、QRS 波群、ST 段及 T 波的变化,可检出房室传导阻滞、心房颤动、窦房传导阻滞、预激综合征等。动态心电图不仅用于定性、定量心律失常,而且广泛用以检测心肌缺血,筛选高危患者心肌梗死后可能发生的心脏事件,评定药物疗效和随诊起搏器功能等。近年来动态心电图仪增加了心率变异性测定及晚电位分析等功能,使其功能更加完善,已成为临床不可缺少的重要的非创伤性检查。随着电子学和计算机科学的进展,迄今不仅可以记录动态心电图,还可记录动态血压、动态呼吸、动态脑电图等,且记录时间可按需相应延长,由于长时间监测,能发现常规心电图不易发现的心律失常和一过性心肌缺血,弥补了体表心电图的局限性,从而进一步提高了心电图诊断的准确率。

与常规心电图相比,记录的信息量大且可记录患者不同状况下的心电图。为临床提供许多有价值的资料。现已成为临床上广泛使用的无创性心血管病诊断手段之一。但因导联体系不同,以及容易受体位、活动等因素影响,在分析结果时要慎重。

二、组成及应用

(一)动态心电图仪的组成

1.记录系统

记录系统包括导联线和记录器。导联线一端与固定在受检者身上的电极相连,另一端与记录器连接。记录器有磁带式和固态式两种类型。记录器佩戴在受检者身上,并能精确地连续记录和储存24 小时或更长时间的 3 通道或 12 通道心电信号。

2.回放分析系统

主要由计算机系统和心电分析软件组成。回放系统能自动对磁带或固态记录器记录到的 24 小时心电信号进行分析。分析人员通过人机对话对计算机分析的心电图资料进行检查、判定、修改和编辑,打印出异常心电图图例以及有关的数据和图表,做出诊断报告。

(二)导联选择

目前多采用双极导联,电极一般均固定在躯体胸部。导联的选择应根据不同的检测目的而定,常用导联及电极放置部位如下。

1.CM5 导联

正极置于左腋前线、平第 5 肋间处(即 V_5 位置),负极置于右锁骨下窝中 1/3 处。该导联对检出缺血性 ST 段下移最为敏感,且记录到的 QRS 波振幅最高,是常规使用的导联。

2.CM1 导联

正极置于胸骨右缘第 4 肋间（即 V_1 位置）或胸骨上，负极置于左锁骨下窝中 1/3 处。该导联可清楚地显示 P 波，分析心律失常时常用此导联。

3.M_{aVF} 导联

正极置于左腋前线肋缘，负极置于左锁骨下窝内 1/3 处。该导联主要用于检测左心室下壁的心肌缺血改变。

4.CM_2 或 CM_3 导联

正极置于 V_2 或 V_3 的位置，负极置于右锁骨下窝中 1/3 处。怀疑患者有变异性心绞痛（冠状动脉痉挛）时，宜联合选用 CM_3 和 M_{aVF} 导联。无关电极可置胸部的任何部位，一般置于右胸第 5 肋间腋前线或胸骨下段中部。

5.12 导联同步

Holter 是近年来发展起来的无创性心电新技术，共 10 个电极，可连续不间断地记录 24 小时 12 导联同步动态心电图，12 导联同步 Holter 比 3 导联 Holter 在心肌缺血、心肌梗死、心律失常（室性期前收缩、室性心动过速、预激综合征等）定位诊断方面具有明显优势，有取代 3 导联 Holter 的趋势。

（三）临床应用

动态心电图可以获得受检者日常生活状态下连续 24 小时甚至更长时间的心电图资料，因此常可检测到常规心电图检查不易发现的一过性异常心电图改变。还可以结合分析受检者的生活日志，了解患者的症状，活动状态及服用药物等与心电图变化之间的关系。其临床应用范围如下。

（1）心悸、气促、头晕、晕厥、胸痛等症状性质的判断。

（2）对心律失常进行定性和定量诊断。

（3）12 导联同步 Holter 对判定心肌缺血有一定的意义，尤其是发现无症状心肌缺血的重要手段，且能够进行定位诊断，参考标准是"三个一"；ST 段呈水平型或下斜型下降≥1 mm；持续 1 分钟或以上；2 次发作间隔时间至少 1 分钟。

（4）心肌缺血及心律失常药物的疗效评价。

（5）心脏病患者预后的评价，通过观察复杂心律失常等指标，判断心肌梗死后患者及其他心脏病患者的预后。

（6）选择安装起搏器的适应证，评定起搏器的功能，检测与起搏器有关的心律失常。

（7）医学科学研究和流行病学调查，如正常人心率的生理变动范围，宇航员、潜水员、驾驶员心脏功能的研究等。

（四）动态心电图分析注意事项

应要求患者在佩戴记录器检测过程中做好日志，按时间记录其活动状态和有关症状。患者不能填写者，应由医务人员或家属代写。不论有无症状都应认真填写记录。一份完整的生活日志对于正确分析动态心电图资料具有重要参考价值。动态心电图常受监测过程中患者体位、活动、情绪、睡眠等因素的影响，有时在生理与病理之间难以划出明确的分界线。因此，对动态心电图检测到的某些结果，尤其是ST-T 改变，还应结合病史、症状及其他临床资料综合分析以做出正确的诊断。需要指出：动态心电图属于回顾性分析，并不能了解患者即刻的心电变化。由于导联的限制，尚不能反映某些异常心电改变的全貌。对于心脏房室大小的判断、束支传导阻滞、预激综合征的识别，以及心肌梗死的诊断和定位等，仍需要依靠常规 12 导联心电图检查。

（张　辉）

第六节 心电图运动负荷试验

一、概述

运动负荷心电图是心电图负荷试验的重要组成部分,通过程序化不断增加患者的运动水平,同时连续心电监测,从而发现心肌缺血和心律失常。临床应用广泛,是目前对已知或可疑心血管病,尤其冠状动脉粥样硬化性心脏病(简称冠心病)进行临床评估的最重要和最有价值的无创性诊断试验。虽然和其他高端检查方法,包括影像学检查方法相比,它诊断冠心病的特异性和敏感性都不高(分别是55%和75%),但仍然是广泛应用、相对价廉并且可以提供预后信息的检查方法。通常,平板运动试验是冠心病可能性比较小的患者的一项排查方法,但它也常用于确诊冠心病的患者以评估当前治疗的有效性,确定心脏储备功能并提供一般预后判断。对于先天性心脏病儿童,平板运动试验也可用于心功能的定量检查。

二、运动试验基本要求

(1)仔细询问病史,查阅常规心电图和各种临床检查资料,核对适应证及禁忌证。

(2)患者至少要禁食4小时。

(3)诊断冠心病的敏感性取决于运动中心率能达到的水平。试验前通常要停用影响心率的药物(如β受体阻滞剂、钙通道阻滞剂、硝酸酯类药物至少停用48小时,洋地黄类药物至少停用1周)。

三、运动方案

运动在平板或阻力蹬车上进行,特殊情况下也可以用手臂或手阻力器进行。有几种不同的运动方案。所有方案都有一个起始的速度和倾斜度,然后不断同时增加或只增加其中之一以达到目标心率或患者能耐受的程度。通常运动要持续到患者达到最大预计心率的85%[220−年龄±(10～12)]。多数证明心电图变化和冠心病相关的试验都达到了这样的目标心率。患者达到目标心率后,通常还要持续运动到疲劳或有症状体征出现。有时候也把心率乘以收缩压达到25 000作为一个目标值。如果患者没有达到至少5个代谢当量,试验的强度可能不够。血流动力学不稳定、显著心电图改变或者患者出现明显症状,也是终止试验的指征。

试验结束时,患者应逐渐减少运动强度。高强度运动导致四肢的血流量增多,"渐停"(低水平运动)可以让患者在停止运动之前达到再平衡。运动停止后,患者应平卧并继续进行心电监测直到其心率低于100次/分。更重要的是,对于那些运动过程中出现心电图变化或症状的患者,必须监护到这些问题得到解决,即使心率和血压已经恢复到可以接受的水平。运动后监护也可能发现提示缺血性心脏病的心律失常或ST段变化。

四、运动试验阳性标准

心电图的解释必须加上某些警示说明语。虽然标准12导联心电图是可用的,但很多情况下都用模拟 12 导联心电图代替。这包括肢体导联更靠近心脏（比如放置在肩膀上而不是在手臂上）。这种变化导致 ST 段变化更明显,更易于被检查出来。这也可能导致运动心电图的基准和仰卧位的标准导联心电图不同。

如果连续 3 个导联原先正常的 ST 段水平或下斜行压低超过 1 mm,提示心肌缺血。心电图的变化也可以由运动引起的呼吸加快引起。因此运动前后都应做过度通气心电图,以和呼吸加快引起的心电图变化进行鉴别。

平板运动试验提供的预后信息通常十分重要。对于一个特定的患者,这些预后信息对下一步的诊断和治疗也很有用。有好几种运动方案可用,但最常用的还是杜克平板运动。运动时间的长短、ST 段的变化和症状的出现都是影响预后的因素。

踏车运动试验是和平板运动试验相关性很好的方法,可以提供相似的信息。患者以恒定的或逐渐增强的踏车频率不断增加运动强度进行试验。在达到相同心率的情况下,踏车运动比平板运动需要消耗更多的体力。然而,比较这两种运动试验的数据非常有限。必须谨慎评估这两种运动试验提供的不同信息。

五、禁忌证

运动试验的禁忌证包括不稳定的冠状动脉综合征、失代偿的心力衰竭、严重的瓣膜狭窄、肥厚型心肌病、未控制的致命性心律失常和高度的房室传导阻滞(某种情况下,在严格控制下,运动试验也用于主动脉狭窄的患者以评估主动脉置换的适用性)。禁忌证还包括严重高血压[>29.3/160.0 kPa(220/120 mmHg)]、大的动脉瘤、其他系统性疾病如急性肺栓塞和主动脉夹层。对于植入了心脏除颤器的患者,特别是当心电图提示 QRS 波增宽时,也要特别谨慎,因为在这种情况下,除颤器可能会把宽 QRS 波的心动过速当成是室性心动过速。基线心电图就有 ST 段异常的患者应该做负荷影像学检查,因为这种心电图变化对诊断冠心病没有特异性。有显著左心室肥厚或正在服用地高辛的患者有同样的 ST 段异常问题。有些心律失常,比如未控制的心房颤动的运动心电图解释也面临困难甚至不能解释,这样的患者也应该考虑做负荷影像学检查。

（张　辉）

第三章

神经内科疾病

第一节 头 痛

一、概述

头痛是临床最常见的症状之一,在困扰人类的疼痛中,头痛无疑是发病频率最高的,每个人几乎都不止一次地有过头痛的体验。然而,患者述及的头痛常常不能准确定位,实际上头痛是指局限于头颅上半部,包括眉弓、耳轮上缘和枕外隆突连线以上的疼痛。头颅下半部如面部、舌部和咽部疼痛属于颅面痛。

(一)头部痛敏结构

疼痛频发于头部可能有以下原因。首先,为保护颅内重要器官脑的需要,头皮痛觉感受器较身体其他部分更丰富;其次,头面部有鼻通道、口腔、眼和耳等精巧和高度敏感的器官结构,当疾病侵袭时可通过各自独特的方式诱发疼痛;最后,对脑组织及颅内外血管来说,脑肿瘤、脑实质及脑膜炎症、颅内出血及其他脑部病变都可由于病变本身或继发的病理改变引起头痛,血流动力学改变如血压急剧增高、血管痉挛等也可诱发频繁的头痛发作。

头部痛敏结构包括以下几方面:①头皮、皮下组织、帽状腱膜和颅骨骨膜。②头颈部的血管和肌肉,特别是颅外动脉。③眼、耳、鼻腔和鼻窦的精细结构。④颅底动脉及分支、硬脑膜动脉(如脑膜中动脉)、颅内大静脉窦及主要分支。⑤脑底部分硬脑膜、软脑膜和蛛网膜内的动脉,特别是颈内动脉颅内段和大脑前、中动脉近端。⑥视神经、动眼神经、三叉神经、舌咽神经、迷走神经及神经节和颈神经1~3。小脑幕上部由三叉神经支配,该区域病变主要引起面部、额部、颞部及顶前部疼痛;小脑幕下部(颅后窝)由舌咽、迷走神经和 $C_{2\sim3}$ 神经支配,该区域病变主要引起枕部、耳后及耳咽部疼痛。脑组织本身无感觉神经分布,颅骨、蛛网膜、脑室管膜、脉络丛、软脑膜静脉、颅内小血管和颅骨很少或无感觉神经纤维分布,对疼痛不敏感。

头部痛敏结构受到刺激、压迫和牵张,高级神经活动障碍都可引起疼痛,头颈部肌肉持续性收缩、颅内外动脉扩张、收缩或移位,脑神经和颈神经受压、损伤或化学刺激等均是头痛的常见原因。脑膜中动脉扩张导致搏动性疼痛可放射到眼后部和颞区,起自颈内动脉颅内段和大脑前、中动脉近端的疼痛可放射到眼部和眶颞区。

综上所述,幕上结构所致头痛投射到头部前 2/3,三叉神经第Ⅰ、Ⅱ支支配区;幕下结构所致疼痛投射至顶部、头后部及上位颈神经支配区。面神经、舌咽神经、迷走神经可将疼痛投射至鼻眶区、耳区和咽喉等处。有牵涉痛区域可能出现局部头皮触痛,牙齿或颞颌关节痛可引起颅脑牵涉痛,颈内动脉颈段所致头痛可投射至眼眉、眶上区及颈段脊柱上段,有时也可至枕部。颅外疾病所致疼痛一般鲜有头部牵涉痛。

(二)神经递质在头痛中的作用

神经递质如 5-羟色胺(5-HT)、内啡肽和 P 物质等均参与头痛的发病机制及治疗反应。在三叉神经节及颅脑血管中存在 3 种 5-HT 受体,一些是兴奋性受体,另一些是抑制性,均可与受体激动剂如英明格及受体抑制剂如普萘洛尔(心得安)、二甲麦角新碱等起反应。

这些递质存在于中脑导水管周围区域及延髓、脑桥中缝核,可产生内源性疼痛,并对疼痛调控起重要作用。感觉神经及其中枢通路中 γ-氨基丁酸(GABA)门控通道也有致痛或镇痛作用。

(三)病因及发病机制

头痛的病因及发病机制非常复杂,包括以下几方面。

1.颅内病变

如脑肿瘤、脑出血、蛛网膜下腔出血、脑水肿、脑膜炎、脑脓肿和颅内高压症等,颅内占位性病变在病变体积膨胀或牵拉脑部血管及脑底硬脑膜结构时方可致头痛,且通常早于颅内压升高。颅内压升高患者的双侧枕部和/或前额部波动性头痛是由牵拉血管或硬脑膜所致。

2.颅内、外动脉高度扩张及周围结构受累

颅内、外动脉高度扩张及周围结构受累可引起头痛,如偏头痛、发热、缺氧、低血糖、一氧化碳中毒、使用血管扩张药和癫痫大发作之后等,颞动脉炎、枕动脉炎、各类脉管炎和静脉窦炎也可引发严重的持续性头痛,开始时疼痛局限,之后变得弥散。

椎动脉血栓形成所致的头痛多位于耳后,基底动脉血栓形成所致疼痛则投射到枕部,有时也可出现在前额。颈动脉分流所致疼痛多投射到眼、眉及前额,颅内动脉瘤也会引发牵涉痛,后交通动脉损伤多投射到眼部。注射组胺及摄取乙醇后所致头痛均可能为脑血管扩张所致,腌肉中亚硝酸盐引起的所谓热狗性头痛,以及中餐菜肴中使用味精(谷氨酸钠)都可能通过血管扩张机制引发头痛。发热性疾病伴搏动性或持续性头痛可能因血管扩张引起,头痛通常以前额或后枕区为主。压迫颈内动脉常可减轻一侧头痛,压迫颈静脉或向蛛网膜下腔注射生理盐水可减轻两侧头痛,类似于 5-HT 性头痛。摇动头部可加剧脑膜血管搏动,刺激脑底周围痛觉结构,使疼痛加重。嗜铬细胞瘤、恶性高血压、性行为及服用单胺氧化酶抑制剂等出现的双侧严重的搏动性头痛与血压极度升高有关。咳嗽性头痛或用力性头痛也是由颅内血管扩张所致,通常为良性,也可与嗜铬细胞瘤、动静脉畸形等颅内病变有关。

3.功能性或精神性疾病

额、颞、顶、枕和后颈部肌肉可因精神因素、职业、慢性炎症、外伤、劳损或邻近组织病变而发生收缩,引起紧张性头痛,以及临床常见的神经症头痛等。

4.鼻窦感染或阻塞

如上颌窦和额窦炎相应区域皮肤可有触痛,筛窦炎和蝶窦炎疼痛局限于鼻根部以下深部中线处,蝶窦病变有时也可出现顶部疼痛。可能由于压力改变及对痛觉敏感的窦壁刺激所致。额窦炎和筛窦炎疼痛晨醒时最严重,直立后可逐渐缓解,引流后减轻,弯腰和擤鼻可因压力改变而加剧疼痛。鼻窦疼痛有两个明显特征：①搏动性疼痛时压迫同侧颈动脉可减轻或消除。②可有周期性复发及缓解，取决于鼻窦引流状况。拟交感药物如盐酸去甲肾上腺素可减轻肿胀和充血，缓解疼痛，但即使分泌物消失，疼痛仍会存在，可能由于通道闭塞，窦腔中空气被吸收引起真空窦性头痛，在通气恢复正常后头痛可改善。

5.脑膜刺激所致头痛

由于感染或出血使脑膜受刺激所致的头痛常急性发作，较严重，区域泛化，位置较深，呈持续性，并伴颈部强硬，向前屈颈时尤明显。通常认为颅内压升高所致，放出脑脊液后可部分缓解。此外，脑膜血管扩张和炎症及化学物质等对脑膜和大血管痛觉感受器刺激可能是引起头痛及颈强直的重要因素。例如，由表皮样囊肿突然破裂所致的化学性脑膜炎，脑脊液压力基本正常，头痛却异常剧烈。

6.眼源性头痛

弱视和屈光不正等也可引起头痛。通常位于眼眶、前额或颞部，常继发于长时间近距离用眼过度，为持续性酸痛。远视和散光（近视少见）可导致眼外肌及额、颞甚至后枕部肌肉持续性收缩而引起头痛。纠正屈光不正可消除头痛。眼外科手术中牵扯眼外肌或虹膜也会引发疼痛。神经源性疾病导致的复视或一只眼用眼罩遮住而使用单眼的患者常有前额部疼痛，虹膜炎或急性青光眼使眶内压增高，可产生眼球持续性酸痛，并向前额放射。

7.韧带、肌肉及上位脊柱关节病变伴发的头痛

(1)头痛通常牵涉至同侧枕部和颈背部，有时可波及颞部和前额。向所累及的韧带、肌肉及关节腔中注射高渗性盐水可产生疼痛，老年人由于风湿性或肥大性关节炎常频繁发作这类头痛，颈部扭伤或头颈部突然屈曲、伸展及扭转也可发生；如关节炎引起疼痛，经数小时制动后活动时会感觉僵硬和疼痛。

(2)纤维性肌炎所致头痛在靠近颈部及其他肌肉颅骨附着处有明显触痛结节，可能仅在牵涉痛区有深部触痛或不自主性继发性保护性肌肉痉挛，特征是疼痛较稳定，并从一侧逐渐发展至双侧头部，寒冷或通风等可促其发作，有时疼痛严重，但不影响睡眠，肌肉按摩、热敷及痛点封闭疗效不确定，可使部分患者的疼痛缓解。单侧枕部疼痛常被误诊为枕神经痛。

8.全身性疾病

生化或内分泌改变也是头痛的原因，如月经期头痛、绝经期头痛等。

9.腰穿后头痛

由于脑脊液渗漏使颅内压降低引起头痛，压迫颈静脉通常可使头痛加剧，一旦脑脊液渗漏停止，压力恢复，头痛消失。

(四)分类

1.根据发病急缓分类

分为急性头痛（病程在2周内）、亚急性头痛（病程在3个月内）和慢性头痛（病程超过3个月）。

2.根据头痛严重程度分类

分为轻度、中度和重度头痛。

3.根据病因分类

分为原发性头痛（如偏头痛、丛集性头痛、紧张性头痛等）和继发性头痛（如外伤、感染、肿瘤等所致）。

国际头痛协会制订的头痛分类,分为偏头痛、紧张性头痛、丛集性头痛和慢性发作性偏侧头痛等 13 类,均有明确的诊断标准,已在临床广泛采用。表 3-1 为头痛常见的临床特点。

表 3-1　头痛常见的临床特点

	无先兆偏头痛（普通型偏头痛）	有先兆偏头痛（典型偏头痛）	丛集性头痛（组胺性头痛、偏头痛性神经痛）	紧张性头痛	脑膜刺激性头痛,如脑膜炎、SAH	脑肿瘤	颞动脉炎
部位	单侧或双侧额颞部	同无先兆	单侧眶颞部	全头部或头顶部	全头部,或双侧枕部,额部	单侧或全头部	颞部多见,单侧或双侧
年龄性别	多见于青少年、年轻或中年成人,有时见于儿童,女性多见	同无先兆	青少年及成年男性（90%）	成人居多,男女均可发病,女性多见	年龄和性别不限	年龄和性别不限	50 岁以上,男女均可发病
临床表现	呈搏动性;以单侧眼后或耳部为剧,发展为弥漫性钝痛;头皮敏感	同无先兆,常有家族史	剧烈的非搏动性头痛	压迫性（非搏动性）,紧箍感,不适感	剧烈,持续性深部疼痛,颈部较明显	程度各异,持续疼痛,可使患者痛醒	搏动性,发展为持续性疼痛,烧灼感,动脉增粗,有触痛
每天发病规律	睡醒或一天中较晚时间发病;多数持续 4～72 小时,偶可更长	同无先兆	多在夜间,睡后 1～2 小时发病;偶在白天发作	持续性,程度各异,持续数天、数周、数月	快速进展,数分钟至数小时达高峰	持续数分钟至数小时,清晨易加重	先为间歇性,可发展为持续性
病程发作规律	间歇期不规律,可数周和数月发作 1 次,中年及妊娠期减少	同无先兆	每天夜间或白天发作,持续数周至数月,间隔数月或数年后可复发	数月至数年发作一次或多次	单次发作	一生发作 1 次,持续数周至数月	可持续数周到数月
诱发因素	闪光,噪声,紧张,饮酒可诱发;黑暗和睡眠可减轻	同无先兆	某些病例饮酒可诱发	疲劳和神经紧张	无	无;有时与体位有关	无
伴随症状	有时出现恶心,呕吐	闪光,视野缺损,暗点;偏身感觉异常,无力,构音障碍,眩晕,意识模糊罕见	流泪,鼻塞,流涕,结膜充血,眼睑下垂	抑郁,焦虑,紧张	颈强,克氏征和布氏征阳性	视盘水肿,呕吐,意识不清,抽搐,局部体征	视力丧失;风湿性多发性肌痛,发热,体重减轻,血沉增快

	无先兆偏头痛（普通型偏头痛）	有先兆偏头痛（典型偏头痛）	丛集性头痛（组胺性头痛、偏头痛性神经痛）	紧张性头痛	脑膜刺激性头痛，如脑膜炎、SAH	脑肿瘤	颞动脉炎
治疗	麦角胺，英明格、非甾体抗炎药，预防发作可用普萘洛尔或阿米替林	同无先兆	发作前用麦角胺；吸氧，舒马普坦，二甲麦角新碱，皮质类固醇，顽固者可用锂剂	抗焦虑和抗抑郁药	治疗脑膜炎或出血	皮质类固醇、甘露醇	皮质类固醇

(五)诊断

临床应详细询问与头痛有关的线索有助于头痛的病因诊断，病史对慢性复发性头痛诊断尤为重要（表3-2）。

表 3-2　头痛的临床特点与可能的类型或原因的关系

头痛的临床特点		可能的类型及原因
起病年龄	青春期、青年	偏头痛、紧张性头痛
	老年	高血压头痛、颞动脉炎
出现时间	清晨	脑肿瘤、鼻窦炎
	午后	紧张性头痛
	晚上或入睡后	丛集性头痛，睡后痛醒多为颅内器质性疾病
头痛发作频度	发作性	偏头痛
	持续性紧张性头痛、脑肿瘤	蛛网膜下腔出血
	连续数天发作	丛集性头痛
头痛持续时间	数秒至数分钟	脑神经痛（如三叉神经痛、舌咽神经痛）、颈神经痛
	2～3小时至1～2天	偏头痛、紧张性头痛
	数天	低颅内压头痛，耳、鼻性头痛
	持续进行性	脑肿瘤
	脑卒中样发作、持续剧痛	蛛网膜下腔出血、硬膜下血肿
头痛部位	全头痛	脑肿瘤、腰穿后头痛、紧张性头痛
	一侧头痛	偏头痛、颞动脉炎、颅内动脉瘤和耳性、鼻性头痛
	前头痛	丛集性头痛、眼性头痛、三叉神经第1支痛
	后枕部痛	蛛网膜下腔出血、紧张性头痛、枕大神经痛、颈性头痛
头痛性质	搏动样	精神性或心因性头痛
	部位不定	偏头痛、各种原因所致的血管扩张性头痛
	头部发紧似钳夹	紧张性头痛
	电击样	脑神经痛（如三叉神经痛、舌咽神经痛）、颈神经痛
	刀割、钻痛样	蛛网膜下腔出血、硬膜下血肿

头痛的临床特点		可能的类型及原因
头痛诱发及加重因素	用力、咳嗽、打喷嚏	颅内压增高性头痛
	与体位关系	血管扩张型头痛,卧位常加重;低颅内压头痛,卧位减轻或消失;第Ⅲ脑室肿瘤,可因体位改变加重或减轻
	用眼	眼性头痛
	精神紧张	紧张性头痛
头痛合并症状	呕吐	偏头痛及蛛网膜下腔出血、脑膜炎等颅内压增高性头痛
	焦虑、失眠	紧张性头痛
	神经系统局灶性体征	脑肿瘤、硬膜下血肿、颅内动脉瘤等颅内器质性疾病

1.询问病史时应注意

(1)头痛性质:胀痛、钝痛或酸痛,无明确定位,性质多样,多见于功能性或精神性头痛;头部紧箍感、头顶重压感和钳夹样痛,多见于紧张性头痛;电击样、针刺样和烧灼样锐痛,多为神经痛;异常剧烈头痛,伴有呕吐常提示为脑膜刺激性头痛,如蛛网膜下腔出血、偏头痛和丛集样头痛等;搏动性头痛是重要信息,为偏头痛或血管性头痛,患者常主诉跳痛或搏动性头痛,但要注意"跳动"或"跳痛"常代指疼痛加剧,并非指搏动性头痛。

须谨慎评价患者对头痛严重程度的描述,注意他们可能淡化或夸大症状,因对疼痛的体验是主观的,是个人耐受性及心理状态等多因素决定的,为客观反映疼痛严重程度,可询问患者能否坚持日常工作,是否从睡梦中痛醒或因疼痛无法入睡。

(2)头痛起病速度:偏头痛、青光眼、化脓性鼻窦炎和蛛网膜下腔出血的头痛突然发生,数分钟内达到高峰;细菌性或病毒性脑膜炎发病相对较缓慢,1~2天或数天头痛达到高峰;脑肿瘤为亚急性或慢性头痛。眼球或颅骨的冰凿痛或冰激凌头痛是由于咽部冷刺激所致的疼痛,通常迅速发生,持续数秒钟。急性起病且第一次发生的剧烈头痛多为器质性病变,应高度警惕,进一步查明病因。

(3)头痛发生时间与持续时间:某些头痛在特定的时间发生。①有先兆的偏头痛:多发生于清晨或白天,约半小时疼痛程度达到顶点,不经治疗持续4~24小时或更长,一般数周发作1次,1周发作数次者较罕见。②典型丛集样头痛:发生在入睡后1~2小时或白天固定的时间,持续数周至数月,单次发作一般持续10~30分钟。③颅内肿瘤所致头痛:可在白天或晚间任何时间发作,持续数分钟至数小时。④数年规律性反复发作的头痛为血管性或紧张性头痛,血管性头痛为剧烈搏动性头痛伴呕吐,紧张性头痛持续数周、数月甚至更长时间,程度变化不定。

(4)头痛部位:确定头痛部位是单侧或双侧,前部或后部,局限或弥散,颅内或颅外等。①颅外病变导致头痛多局限而表浅,如颅外动脉炎症时头痛局限于血管分布区,颅内病变导致头痛多弥散而深在。②小脑幕以上:病变头痛一般位于额、颞、顶区,小脑幕以下病变头痛通常位于枕部、耳后部和上颈部,也可放射至前额。③鼻窦、牙齿、眼和上位颈椎损伤引发疼痛定位不明确,但患者通常能指出病痛的区域,如前额、上颌和眶周。④颅后窝损伤所致疼痛位于病变同侧后枕部,幕上损伤引发额、颞部和头顶部疼痛。⑤头顶部和枕部疼痛常提示紧张性头痛,较少情况可能是蝶窦、筛窦病变或大的脑静脉血栓形成。

疼痛部位可能具有欺骗性,如前头痛可因青光眼、鼻窦炎、椎-基底动脉血栓形成和颅内压增高等引起;耳部疼痛可为耳本身疾病,也可能指示咽喉部、颈部、颅后窝等处病变;眶周和眶上疼痛除反映局部病变,更可能是颈内动脉颈段异常分流所致。

(5)头痛诱发或缓解因素:头痛可与特定的生物学事件相关,即存在促发或缓解因素。①血管性、高颅内压性、颅内感染性头痛,以及鼻窦炎和脑肿瘤所致头痛常在咳嗽、打喷嚏、大笑、摇头、俯首和弯腰等动作后加剧。②低颅内压性头痛常在卧床时减轻,直立时加重,丛集性头痛则在直立时缓解。③按摩颈肌可明显减轻慢性或职业性颈肌痉挛性头痛,颈椎关节炎活动颈部时可有僵硬感和疼痛,一段制动期后,如夜间睡眠时出现典型肌紧张。④月经期前可出现程度较轻的规律性头痛发作(经前期紧张)或偏头痛发作。⑤高血压性头痛类似脑肿瘤,多清晨时明显,激动或情绪紧张可诱发。⑥鼻窦炎所致头痛发作时间如同定点样准时,多睡醒后或上午 10 时发作,弯腰及气压改变时会加剧。⑦视疲劳性头痛因长时间阅读书籍、凝视耀眼的车灯或注视电视和电脑屏幕等原因所致,闭目休息或经过一夜睡眠之后可明显减轻。⑧饮酒、过劳、负重、弯腰、扭伤、咳嗽及性交等均可致特殊类型头痛发作。⑨关节炎或神经痛正在发作的患者,冷空气可诱发痛。⑩偏头痛患者可因生气、兴奋、焦虑、激动或担心等引起发作,以无先兆的偏头痛多见,有时在一段时期的紧张性活动或极度精神压力后发作,持续数小时或一天,称为周末偏头痛。⑪压迫颈总动脉、颞浅动脉可使头痛暂时减轻或缓解,是偏头痛和颅外动脉扩张性头痛的特征。

2.头痛伴随症状和体征

注意头痛患者有无发热、意识障碍、精神症状,以及恶心、呕吐、眩晕、视力减退、视野缺损、眼肌麻痹、眼底出血、视盘水肿、鼻窦炎症、血压增高、脑膜刺激征、痫性发作和共济失调等,有助于头痛诊断及鉴别。因此,对头痛患者应进行细致的神经系统检查,并检查血压、体温和眼底等,颅脑听诊发现杂音可提示大的动静脉畸形,触诊可发现粗硬的颞动脉伴触痛,以及鼻窦炎出现敏感区或有触痛的脑神经等。

(1)头痛伴视力障碍:①眼源性头痛如青光眼。②偏头痛发作前多有视觉先兆,如闪光性暗点和偏盲等,基底动脉型偏头痛可出现双眼黑矇。③某些脑肿瘤可出现短暂性视力减退或视力模糊,如前额叶眶区肿瘤可出现 Foster-Kennedy 综合征,肿瘤侧视力障碍呈进行性加重。④椎-基底动脉短暂性脑缺血发作。⑤头痛伴有复视可见于动脉瘤、蛛网膜炎和结核性脑膜炎等。

(2)头痛伴呕吐:①典型偏头痛、普通型偏头痛、基底动脉型偏头痛和其他血管性头痛。②颅内感染性头痛,如各种类型的脑膜炎和脑炎等。③脑出血和蛛网膜下腔出血等。④高颅内压综合征,如脑肿瘤、脑脓肿、慢性硬膜下血肿引起的颅内压增高和良性颅内压增高症等。⑤癫痫性头痛多伴有呕吐,患者多为儿童和青少年,以前额、眼眶及两颞部的跳痛为多见,疼痛持续数十秒至数十分钟,还可伴有腹痛、出汗和短暂意识丧失,发作时脑电图可有特异性改变。

(3)头痛伴剧烈眩晕:多见于颅后窝病变,如小脑肿瘤、脑桥小脑角肿瘤、小脑耳源性脓肿、椎-基底动脉供血不全等。

(4)头痛伴精神症状:可见于额叶肿瘤或神经梅毒,病程早期出现淡漠和欣快等精神症状;颅内感染性疾病,如各种类型脑炎或脑膜脑炎等。

(5)体位变化时头痛加重:可见于第三脑室附近肿瘤、脑室内肿瘤、颅后窝或高颈髓病变,并可出现意识障碍。

(6)头痛伴自主神经症状:如面色苍白、多汗、心悸、呕吐、腹泻等,多见于偏头痛。

(7)头痛伴脑神经麻痹及其他神经系统定位体征:多见于脑肿瘤、硬膜下血肿、蛛网膜下腔出血和脑动脉瘤等,慢性硬脑膜下血肿和肿瘤的头痛平躺时加剧,尤其颅前窝病变;假性脑瘤所致头痛通常也在仰卧位时加剧。

3.辅助检查

在神经系统检查基础上,可根据患者具体情况选择合适的辅助检查,如头部 CT 或 MRI、腰椎穿刺及脑脊液检查等。

对某些头、颈椎病变产生的头痛,头颅和/或颈椎 X 线片,头颅 CT、MRI 和脑电图检查等有重要的诊断价值。腰椎穿刺和脑脊液检查也很重要,对颅内炎症性病变、蛛网膜下腔出血、低颅内压等诊断是必不可少的,神经影像学和脑脊液检查的重要性常是其他检查不能取代的。如怀疑头痛可能与头部五官病变有关时应作专科检查。

(六)治疗原则

头痛治疗原则如下。

(1)减轻或终止头痛发作的症状。

(2)预防头痛复发。

(3)力争对头痛进行病因治疗。

二、偏头痛

偏头痛是反复发作的一侧搏动性原发性头痛。西方国家的患病率为 10%,仅次于紧张性头痛。女性多见。

(一)病因与发病机制

主要有 3 种学说。

1.血管学说

认为颅内血管先收缩产生先兆,继之颅外血管剧烈扩张、血流淤滞而头痛。

2.神经血管学说

认为下丘脑和边缘系统的功能障碍与偏头痛的前驱症状有关,先兆及头痛的发生均与神经元功能障碍继发血管改变有关。先兆期脑血流(CBF)降低从枕叶皮质向前扩散,头痛开始后 CBF 增加,并持续到头痛缓解。中脑的中缝背核可能是偏头痛的发生器,其发作与该区被激活和三叉神经末梢受到刺激有关,三叉神经末端释放化学物质如 P 物质,导致局部炎性反应和血管舒张,激发头痛。

3.神经递质学说

5-HT 在偏头痛的发生中具有重要的作用,中脑 5-HT 神经元受到刺激可以出现 CBF 的增加,偏头痛发作中血浆 5-HT 水平降低,以上均提示 5-HT 与偏头痛有关。儿茶酚胺、组胺、血管活性肽、前列环素和内源性阿片物质等也有可能与偏头痛有关。

(二)临床表现

偏头痛的分类:①有先兆的偏头痛。②无先兆的偏头痛:有典型先兆性偏头痛、有典型先兆非偏头痛性头痛、无头痛的典型先兆、家族性偏瘫性偏头痛(FHM)、散发性偏瘫性偏头痛、基底型偏头痛。③其他类型偏头痛:通常为偏头痛前驱症状的儿童周期性综合征、视网膜性偏头痛、偏头痛并发症、可疑的偏头痛。

大多数偏头痛发生在儿童和青年期,男女比为 4∶1。10% 的患者有先兆。临床症状如下。

(1)前驱症状:在偏头痛发作前一天或数天,有些患者会有一些异常现象,如怕光、怕吵、情绪不稳定、困倦等。

(2)先兆症状:主要是视觉症状,如眼前闪光、冒金星、水波纹、城垛形、视野缺损等,持续20~30分钟。有少许患者只有先兆而不头痛。

(3)头痛症状:在先兆症状消失后出现剧烈头痛,单侧、搏动性、中等或重度搏动性或烧灼性头痛,逐渐蔓及一侧头部或全头,伴恶心、呕吐、畏光、畏声,持续4~72小时。患者愿意在黑屋子内休息,睡觉后大多数患者能缓解,日常活动时加重。

(4)头痛后期:发作中止后,患者感到疲劳、无力、烦躁、注意力不集中、食欲差等,但1~2天后就好转。

(三)辅助检查

(1)颅多普勒超声检查(transcranial doppler,TCD):在偏头痛发作期有颅内动脉扩张,血流速度变慢,缓解期正常。

(2)头颅CT和/或MRI:如无结构性异常,所见应正常。

(四)诊断

偏头痛的诊断要点如下。

(1)搏动性头痛意味着跳痛,或随心跳变化。

(2)偏头痛在较小的孩子通常为双侧性,青春期或近成人时表现为单侧性。

(3)排除其他疾病导致头痛的可能。

(4)先兆以可逆的局灶神经系统症状为特点,持续时间不超过60分钟。

(五)鉴别诊断

1.紧张性头痛

由于过度疲劳、精神紧张、姿势不良等原因引起头部颅顶肌、颞肌和颈肌持续收缩而产生的慢性头痛,多为双侧少为单侧,头痛持续30分钟至7天,轻至中等程度紧缩性或压迫性头痛,颈部牵拉、发僵、酸痛,用力活动不会加重头痛,多不伴有恶心、呕吐、畏光、畏声或畏嗅。

2.丛集性头痛

头痛持续15~180分钟,程度剧烈,位于眶部、眶上部、颞部或这些部位的任意组合,每天发作可以多达8次,而且至少伴有以下一项征象,所有症状均发生在同侧:流泪、结膜充血、鼻塞、流涕、面部出汗、眼睑水肿、眼睑下垂或瞳孔缩小,发作时其额动脉突出。

(六)治疗

治疗须根据头痛发作的频率以及有无并存疾病而定。一般来说,治疗可分预防性、急性期治疗。

1.预防性治疗

如果患者的偏头痛每周发作超过一次,应该考虑长期预防性用药。应改变生活习惯,减少诱发原因。具体药物的选用主要凭经验,但也受并存疾病的制约。

(1)β受体阻滞剂:普萘洛尔每次10~40 mg,每天4次;阿替洛尔40~240 mg/d。

(2)钙通道阻滞剂:二线用药,维拉帕米80 mg,每天3次或4次;氟桂利嗪5~10 mg每晚口服;尼莫地平20~40 mg,每天2次。

(3)抗抑郁剂:阿米替林50~75 mg/d,每天3次。

(4)抗惊厥剂:丙戊酸钠250~750 mg,每天2次;苯妥英钠200~400 mg/d。

(5)非甾体抗炎药:阿司匹林;布洛芬400 mg,每天3次。

2.急性治疗

休息,保持安静。

(1)5-羟色胺受体(5-HT 1B/1D 受体)激动剂:舒马曲坦(尤舒)25～50 mg,立即口服或6 mg皮下注射,皮下注射更易见效。

(2)麦角生物碱衍生物:酒石酸麦角胺 0.25～1.0 mg,肌内注射;麦角胺 0.6～1.0 mg 口服。

(3)非甾体抗炎药:阿司匹林 0.6～1.0 mg;布洛芬 0.6～1.2 g;泰诺林 1.3 g,每天 2 次。

(4)甲氧氯普胺与氯丙嗪可能有效。

(5)布桂嗪、吗啡有效但易成瘾,应尽量避免。

(七)预后

大多数患者经积极的急性治疗后,能够终止急性发作,经预防治疗后能够减少发作的次数和程度。部分患者随年龄的增长而自行停止发作。

三、丛集性头痛

丛集性头痛曾称 Horton 头痛、偏头痛样神经痛(睫状神经痛),是原发性神经血管性头痛之一,为较罕见的头痛类型。其特点为密集(群集、丛集)短暂而成串的剧烈锐痛或爆炸样头痛发作,丛集期持续数周至数月。好发于男性。无家族遗传史。

(一)发病机制

发病机制仍不清楚,可能与偏头痛相同,也属原发性神经血管性头痛。与偏头痛不同之处为丛集性头痛的病灶位于下丘脑灰质中,因其调控生物钟的神经元功能发生紊乱所致。

(二)临床表观

发病年龄为 20～50 岁,平均 30 岁。主要见于男性,男女之比为(4～5):1。头痛常突发于凌晨或午睡时,先局限于一侧眶周、球后,可向额、颞、下颌放射,甚至扩展至枕、颈部,呈深部爆炸样剧痛。常伴有同侧眼结合膜充血、流泪、流涕、鼻塞,以及 Horner 综合征,无恶心、呕吐。一次发作持续 15～180 分钟(一般为 30 分钟左右)。发作频度不一,可隔天一次或一天数次。这种成串的头痛发作可连续几周至几个月(一般为 2 周至 3 个月)。在此丛集发作期内,头痛发作十分规律,如每次发作的部位、时间和持续时间几乎固定不变。

在丛集期后,可有较长的间歇期。其复发时间也十分规律,如有的患者好在每年的春季和/或秋季发病。在丛集期,饮酒或血管扩张药可诱发头痛发作。间歇期二者均不会诱发头痛发作。

(三)诊断

目前尚无一种仪器或实验室检查可作为诊断丛集性头痛的依据,故其诊断主要根据临床表现。按国际头痛学会的头痛分类法,丛集性头痛必须符合下述标准,且须注意与偏头痛等进行鉴别。

(1)至少有以下特点的发作 5 次。

(2)重度单侧眼眶、眶上和/或颞部疼痛,若不治疗可持续 15～180 分钟。

(3)头痛侧至少伴随以下症状之一:结合膜充血、流泪、鼻塞、流涕、前额及面部出汗、瞳孔缩小和/或眼裂变窄、眼睑水肿。

(4)辗转不安或激动(因剧痛)。

(5)发作频度,隔天 1 次至每天 1～8 次。

（四）治疗

因本病头痛发作时间十分短暂,一般药物治疗也难以奏效,故多在丛集期的初期就应采用药物进行预防性治疗。一线预防药为盐酸维拉帕米(异搏定)缓释片(60~120 mg 口服,每天 1 次)和碳酸锂(300~900 mg/d,分 2 次口服),二线预防药为丙戊酸钠(500 mg/d,分 2 次服)。在丛集期开始或在发作高峰期,可给予小剂量及短程皮质类固醇治疗,如地塞米松(2~4 mg,每天1~2次)、泼尼松(20 mg,每天1~2 次)等。但均须注意其禁忌证和毒副作用的防治。此外,在间歇期不允许给予预防药物。

四、紧张性头痛

紧张性头痛以前曾被称为肌肉收缩性头痛、应激性头痛、特发性头痛及心因性头痛,是一种慢性隐源性头痛,其发病机制尚不完全清楚。目前认为是由多因素,如精神因素、姿势不良,或头颈部其他疾病引起,是最常见的一种头痛类型。

（一）临床表现

其临床特点是头痛发作频率高,经常天天痛,多为双侧痛,部位无明显界限,多在额颞部、枕部,严重者整个头部甚至牵涉到颈肩部。性质为钝痛、胀痛,头部有压迫感、紧束感。

不伴恶心、呕吐,及视觉前驱症状。对日常活动无明显影响。有的患者伴有精神紧张、抑郁或焦虑。检查除偶然有肌肉痉挛或颈后肌压痛外,无其他异常发现。在临床上可分为发作性紧张性头痛和慢性紧张性头痛两型。发作性紧张性头痛的疼痛部位多在后颈部,主要与附着在颅骨的肌肉长时间收缩有关;而慢性紧张性头痛几乎天天痛,多是双侧弥散性痛,常伴有抑郁或焦虑,每月头痛天数超过 15 天。

（二）诊断

紧张性头痛的诊断某种程度上是排除诊断,需要排除其他原因引起的头痛。

（三）治疗

治疗可用抗抑郁或抗焦虑剂,如百忧解、黛安神,以及镇静剂;抗炎止痛药,如阿司匹林、对乙酰氨基酚(扑热息痛)、吲哚美辛(消炎痛)、布洛芬、萘普生。

（徐　颖）

第二节　三叉神经痛

一、概述

三叉神经痛是指原因未明的三叉神经分布范围内的突发性、短暂性、反复性及刻板性的剧烈的疼痛。

三叉神经痛常见于中年女性。该病的发病率为 5.7/10 万~8.1/10 万。患病率 45.1/10 万。

二、病因及发病机制

三叉神经痛的病因及发病机制目前还不清楚。

(一)周围病变学说

有的学者根据手术、尸体解剖或 MRA 检查的资料,发现很多三叉神经痛的患者在三叉神经入脑桥的地方有异常的血管网压迫,刺激三叉神经根,从而产生疼痛。

(二)中枢性学说

根据患者的发作具有癫痫发作的特点,学者认为患者的病变是在中枢神经系统,是与面部疼痛有关的丘脑-皮质-三叉神经脊束核的刺激性病变所致。

(三)短路学说

三叉神经进入脑桥有一段无髓鞘区,由于受血管压迫等因素的作用,可以造成无髓鞘的神经纤维紧密地结合,在这些神经纤维之间形成假性"突触",相邻神经纤维之间的传入、传出冲动之间发生"短路"(传入、传出的冲动由于"短路",而都可以成为传入的信号)冲动的叠加,容易达到神经元的痛阈,诱发疼痛。

三、病理

有关三叉神经痛的病理报道很少。有的研究发现,患者的三叉神经节细胞有变性,轴突有增生,其髓鞘有节段性的脱失等。

四、临床表现

(一)发病情况

常见于 50 岁左右的女性患者,男女患者的比例为 1：3。

(二)疼痛部位

三叉神经一侧的下颌支疼痛最为常见,其次是上颌支、眼支。有部分患者可以累及两支(多为下颌支和上颌支),甚至三支(有的作者提出,如果疼痛区域在三叉神经第一支,尤其是单独影响三叉神经第一支的,诊断三叉神经痛要特别慎重!)。

(三)疼痛特点

疼痛具有突发性、短暂性、反复性及刻板性的特点。发作前没有先兆,突然发作,发作常常持续数秒,很少超过 2 分钟,每次发作的疼痛性质及部位固定,疼痛的程度剧烈,患者难以忍受,疼痛的性质常常为电击样、刀割样。

(四)伴随症状

疼痛发作时可伴有面部潮红、流泪、结膜充血。

(五)疼痛的扳机点

患者疼痛的发作常常可以由触摸、刺激(如说话、咀嚼、洗脸、刷牙)以下部位诱发:口角、面颊、鼻翼。

(六)诱发因素

因吞咽动作能诱发疼痛,所以可摄取流食。与舌咽神经痛不同,因睡眠中吞咽动作不能诱发疼痛,故睡眠中不出现疼痛发作。温暖时不易疼痛发作,故温水浴可预防疼痛发作,也有的患者愿在洗浴中进食。

(七)体征

神经系统检查没有异常的神经系统体征(除刺激"扳机点"诱发疼痛)。

五、诊断及鉴别诊断

(一)诊断

三叉神经痛的诊断根据患者的临床表现,尤其是其发作特点,诊断并不困难。但是要与继发性的三叉神经痛鉴别。继发性三叉神经痛有以下特点:①疼痛的程度常常不如原发性三叉神经痛剧烈,尤其是在起病的初期;②疼痛往往为持续性隐痛、阵痛,阵发性加剧;③有神经系统的阳性体征(尤其是角膜反射的改变、同侧面部的感觉障碍及三叉神经运动支的功能障碍)。常见的继发性三叉神经痛的病因有鼻咽癌颅内转移、听神经瘤、胆脂瘤及多发性硬化等(表3-3)。

表 3-3　原发性三叉神经痛与继发性三叉神经痛的鉴别

项目	原发性三叉神经痛	继发性三叉神经痛
病因	不明	鼻咽癌颅内转移、听神经瘤、胆脂瘤等
疼痛程度	剧烈	较轻,常为钝痛
疼痛的范围	局限	常累及整个半侧面部
疼痛的持续时间	短暂	持续性痛
扳机点	有	没有
神经系统体征	无	有

(二)鉴别诊断

三叉神经痛还应与以下几种疾病鉴别。

1.颞下颌关节综合征

常常为一侧面部的疼痛,以颞下颌关节处为甚,颞下颌关节活动可以诱发、加重疼痛。患者张口受限,颞下颌关节有压痛。

2.牙痛

很多三叉神经痛的患者被误诊为牙痛,有的甚至拔了多颗牙。牙痛常常为持续性,进食冷、热食品可以诱发、加重疼痛。

3.舌咽神经痛

该病的发作特点及疼痛的性质与三叉神经痛极其相似,但是疼痛的部位有很大的不同。舌咽神经痛的疼痛部位在舌后部及咽部,说话、吞咽及刺激咽部可以诱发疼痛,所以,常有睡眠中疼痛发作。

4.颞动脉炎

常见于老年男性,疼痛为一侧颞部的持续性跳痛、胀痛,常常伴有低热、乏力、精神差等全身症状。查体可见患侧颞动脉僵硬,呈"竹筷"样改变。经激素治疗症状可以缓解、消失。

5.偏头痛

此病的发病率远较三叉神经痛的发病率高:常常见于青年女性,疼痛发作前常常有前驱症状,主要表现为乏力、注意力不集中、精神差等。约65%的患者有先兆症状,主要有视觉的先兆,表现为闪光、暗点、视野的改变等。疼痛表现为一侧头部跳痛,发作以后,疼痛的程度渐进加重,持续数小时到72小时。发作时患者常常有自主神经功能障碍的表现。

六、治疗

(一)药物治疗

目前,三叉神经痛还没有有效的治疗方法。药物治疗控制疼痛的程度及发作的频率仍为首选的治疗方法。药物治疗的原则为:个体化原则,从小剂量开始用药,尽量单一用药并适时注意药物的不良反应。常用的药物有以下几种。

1.卡马西平

由于卡马西平的半衰期为 12～35 小时,故理论上可以每天只服用 2 次。常常从小剂量开始:0.1 g,每天 2 次,3～5 天后根据患者症状控制的程度来决定加量。每次加 0.1 g(早、晚各 0.05 g),直到疼痛控制为止。卡马西平每天的用量不要超过 1.2 g。

卡马西平常见的不良反应有头昏、共济运动障碍,尤其是女性发生率更高。长期用药要注意检测血常规及肝功能的变化。此外,卡马西平可以引起过敏,导致剥脱性坏死性皮炎,所以,用药的初期一定要观察有无皮疹。孕妇忌用。

卡马西平是目前报道的治疗三叉神经痛的有效率最高的药物,其有效率据国内外的报道可为70%～80%。

2.苯妥英钠

苯妥英钠也可以作为治疗三叉神经痛的药物,但是有效率远较卡马西平低。据国内外文献报道,其有效率为 20%～64%。剂量为 0.1 g,口服,每天 3 次。效果不佳时可增加剂量,通常每天增加 0.05 g。最大剂量不超过 0.6 g。

苯妥英钠的常见不良反应有头昏、共济运动障碍、肝功能损害及牙龈增生等。

3.托吡酯

托吡酯系一种多重机制的新型抗癫痫药物。近年来,国内外有文献报道,在用以上两种经典的治疗三叉神经痛的药物治疗无效时,可以选用该药。通常可以从 50 mg,每天 2 次开始,3～5 天症状控制不明显可以加量,每天加 25 mg,观察 3～5 天,直到症状控制为止。每天的最大剂量不要超过 250 mg。

托吡酯的不良反应极少。常见的不良反应有头昏、食欲下降及体重减轻。国内外还有报道,有的患者用药以后出现出汗障碍。

4.氯硝西泮

通常作为备选用的药物。4～6 mg/d。常见的不良反应为头昏、嗜睡、共济运动障碍,尤其在用药的前几天。

5.氯甲酰氮䓬

300 mg/d,分 3 次餐前 30 分钟口服,无效时可增加到 600 mg。该药不良反应发生率高,常见的不良反应有困倦、蹒跚、药疹和粒细胞减少等。有时可见肝功能损害。应用该药治疗应每2 个月进行一次血液检查。

6.中(成)药

如野木瓜片(七叶莲),3 片,每天 4 次。据临床观察,该药单独使用治疗三叉神经痛的有效率不高,但是可以作为以上药物治疗的辅助治疗药物。此外,还有痛宁片,4 片,每天 3 次。

7.常用的方剂

(1)麻黄附子细辛汤加味:麻黄、川芎、附子各 20～30 g,细辛、荆芥、蔓荆子、菊花、桃仁、石膏、白芷各 12 g,全虫 10 g。

(2)面痛化解汤:珍珠母 30 g,丹参 15 g,川芎、当归、赤芍、秦艽、钩藤各 12 g,僵蚕、白芷各 10 g,红花、羌活各 9 g,防风 6 g,甘草 5 g,细辛 3 g。

(二)非药物治疗

三叉神经痛的"标准(经典)"治疗为药物治疗,但以下情况时可以考虑非药物治疗:①经应用各种药物正规的治疗(足量、足疗程)无效;②患者不能耐受药物的不良反应;③患者坚决要求不用药物治疗。非药物治疗的方法很多,主要原理是破坏三叉神经的传导。常用的方法有以下几种。

1.神经阻滞(封闭)治疗

该方法是用一些药物(如无水乙醇、甘油、酚等),选择地注入三叉神经的某一支或三叉神经半月神经节内。现在由于影像技术的发展,在放射诱导下,可以较准确地将药物注射到三叉神经半月节,达到治疗的作用。由于甘油注射维持时间较长,故目前多采用甘油半月神经节治疗。神经阻滞(封闭)治疗的方法,患者面部的感觉通常能保留,没有明显的并发症。但是复发率较高,尤其是 1 年以后。

2.其他方法的三叉神经半月神经节毁坏术

如用射频热凝、伽马刀治疗等。这些方法的远期疗效目前尚未肯定。

3.手术治疗

(1)周围支切除术:通常只适用于三叉神经第一支疼痛的患者。

(2)显微的三叉神经血管减压术:这是目前正在被大家接受的一种手术治疗方法。该方法具有创伤小、安全、并发症少(尤其是对触觉及运动功能的保留)及有效率高的特点。

(3)三叉神经感觉神经根切断:该方法止痛疗效确切。

(4)三叉神经脊束切断术:目前射线(X 刀、伽马刀等)治疗在三叉神经痛的治疗中以其微创、安全、疗效好越来越受到大家的重视。

4.经皮穿刺微球囊压迫(percutaneous microballoon compression,PMC)

自 Mullan 等首次报道使用经皮穿刺微球囊压迫治疗三叉神经痛的技术以来,至今已有大量学者报道他们采用该手段所取得的临床结果。一般认为,PMC 方法与当代使用的微血管减压手术及射频热凝神经根切断术在成功率、并发症及复发率方面都有明显的可比性。其优点是操作简单、安全性高,尤其对于高龄或伴有严重疾病不能耐受较大手术者更是首选方法。其简要的方法:丙酚诱导气管内插管全身麻醉。在整个治疗过程中监测血压和心率。患者取仰卧位,使用 14 号穿刺针进行穿刺,皮肤进入点为口角外侧 2 cm 及上方 0.5 cm。在荧光屏指引下调正方向直至进入卵圆孔。应避免穿透卵圆孔。撤除针芯,放入带细不锈钢针芯的 4 号 Fogarty Catheter 直至其尖端超过穿刺针尖 12~14 cm。去除针芯,在侧位 X 线下用 Omnipaque 造影剂充盈球囊直至突向颅后窝。参考周围的骨性标志(斜坡、蝶鞍、岩骨)检查和判断球囊的形状及位置;必要时排空球囊并重新调整导管位置,直至获得乳头突向颅后窝的理想的梨形出现。球囊充盈容量为 0.4~1.0 mL,压迫神经节 3~10 分钟后,排空球囊,撤除导管,手压穿刺点5分钟。该法具有疗效确切、方法简单及不良反应少等优点。

(吕飞飞)

第三节 舌咽神经痛

舌咽神经痛是一种出现于舌咽神经分布区的阵发性剧烈疼痛,疼痛的性质与三叉神经痛相似。本病远较三叉神经痛少见,为1:(70~85)。

一、病因及发病机制

原发性舌咽神经痛的病因,迄今不明。可能为舌咽及迷走神经的脱髓鞘性病变引起舌咽神经的传入冲动与迷走神经之间发生"短路"所致。以致轻微的触觉刺激即可通过短路传入中枢,中枢传出的脉冲也可通过短路再传入中枢,这些脉冲达到一定总和时,即可激发上神经节及岩神经节、神经根而产生剧烈疼痛。近年来神经血管减压术的开展,发现舌咽神经痛患者椎动脉或小脑后下动脉压迫于舌咽及迷走神经上,解除压迫后症状缓解,这些患者的舌咽神经痛可能与血管压迫有关。造成舌咽神经根部受压的原因可能有多种情况,除血管因素外,还与脑桥小脑角周围的慢性炎症刺激,致蛛网膜炎症改变逐渐增厚,使血管与神经根相互紧靠,促成神经受压的过程。因为神经根部受增厚蛛网膜的粘连,动脉血管也受其粘连发生异位而固定于神经根部敏感区,致使神经受压而缺乏缓冲余地,引起神经的脱髓鞘改变。

继发性原因可能是脑桥小脑角或咽喉部肿瘤,颈部外伤,茎突过长、茎突舌骨韧带骨化等压迫刺激舌咽神经而诱发。

二、临床表现

舌咽神经痛多于中年起病,男女发病率无明显区别,左侧发病高于右侧,偶有双侧发病者。表现为发作性一侧咽部、扁桃体区及舌根部针刺样剧痛,突然开始,持续数秒至数十秒,发作期短,但疼痛难忍,可反射到同侧舌面或外耳深部,伴有唾液分泌增多。说话、反复吞咽、舌部运动、触摸患侧咽壁、扁桃体、舌根及下颌角均可引起发作。2%丁卡因麻醉咽部,可暂时减轻或止住疼痛。按疼痛的部位一般可分为两型。

(一)口咽型

疼痛区始于咽侧壁、扁桃体、软腭及舌后1/3,而后放射到耳区,此型最为多见。

(二)耳型

疼痛区始于外耳、外耳道及乳突,或介于下颌角与乳突之间,很少放射到咽侧,此型少见。疼痛程度轻重不一,有如电击、刀割、针刺,发作短暂,间歇期由数分钟到数月不等,少数甚至长达2~3年。一般发作期越来越短,痛的时间也越来越长。严重时可放射到头顶和枕背部。个别患者发生昏厥,可能由颈动脉窦神经过敏引起心脏停搏所致。

神经系统检查无阳性体征。

三、诊断

根据疼痛发作的性质和特点不难做出本病的临床诊断。有时为了进一步明确诊断,可刺激扁桃体窝的"扳机点",能否诱发疼痛;或用1%丁卡因喷雾咽后壁、扁桃体窝等处,如能遏止发作,则可以证实诊断。如果经喷雾上述药物后,舌咽处的疼痛虽然消失,但耳痛却仍然保留,则可封闭颈静脉孔,若能收效,说明不仅为舌咽神经痛,而且有迷走神经的耳后支参与。

临床表现呈持续性疼痛或有神经系统阳性体征的患者,应当考虑为继发性舌咽神经痛,需要进一步检查明确病因。

四、鉴别诊断

临床上应与三叉神经痛、喉上神经痛、蝶腭神经痛及颅底、鼻咽部和脑桥小脑角肿瘤等病变引起的继发性舌咽神经痛相鉴别。

(一)三叉神经痛

两者的疼痛性质与发作情况完全相似,部位也与其毗邻,三叉神经第三支疼痛时易与舌咽神经痛相混淆。二者的鉴别点为三叉神经痛位于三叉神经分布区、疼痛较浅表,"扳机点"在睑、唇或鼻翼;说话、洗脸、刮胡须可诱发疼痛发作。舌咽神经痛位于舌咽神经分布区,疼痛较深在,"扳机点"多在咽后壁、扁桃体窝、舌根;咀嚼、吞咽等动作常诱发疼痛发作。

(二)喉上神经痛

喉深部、舌根及喉上区间歇性疼痛,可放射到耳区和牙龈,说话和吞咽动作可以诱发,在舌骨大角间有压痛点。用1%丁卡因涂抹梨状窝区及舌骨大角处,或用2%普鲁卡因神经封闭,均能完全抑制疼痛等特点可与舌咽神经痛相鉴别。

(三)蝶腭神经节痛

此病的临床表现主要是在鼻根、眼眶周围、牙齿、颜面下部及颞部阵发性剧烈疼痛,其性质似刀割、烧灼及针刺样,并向颌、枕及耳部等放射。每天发作数次至数十次,每次持续数分钟至数小时不等。疼痛发作时多伴有流泪、流涕、畏光、眩晕和鼻塞等,有时伴有舌前1/3味觉减退。疼痛发作无明显诱因,也无"扳机点"。用1%丁卡因麻醉中鼻甲后上蝶腭神经节处,5分钟后疼痛即可消失为本病特点。

(四)继发性舌咽神经痛

颅底、鼻咽部及脑桥小脑角肿物或炎症等病变均可引起舌咽神经痛,但多呈持续性痛伴有其他颅神经障碍及神经系统局灶体征。X线颅底拍片,头颅CT扫描及MRI等影像学检查有助于寻找病因。

五、治疗

(一)药物治疗

卡马西平为最常用的药物,苯妥英钠也常用来治疗舌咽神经痛,其他的镇静止痛药物(地西泮)及传统中草药对该病也有一定的疗效。有研究发现NMDA受体在舌咽神经痛的发病机制中起一定作用,所以NMDA受体阻滞剂可有效地减轻疼痛,如氯胺酮。也有学者报道加巴喷丁可升高中枢神经系统5-HT水平,抑制痛觉,同时参与NMDA受体的调制,在神经病理性疼痛中发挥作用。这些药物为舌咽神经痛的药物治疗开辟了一个新领域。

(二)封闭疗法

维生素 B_{12} 和地塞米松等周围神经封闭偶有良效。有人用95%乙醇或5%酚甘油于颈静脉孔处行舌咽神经封闭。但舌咽神经与颈内动脉、静脉、迷走神经、副神经等相邻,封闭时易损伤周围神经血管,故应慎用。

（三）手术治疗

对发作频繁或疼痛剧烈者,若保守治疗无效可考虑手术治疗。常用的手术方式有以下几种。

1.微血管减压术（MVD）

国内外学者行血管减压术治疗本病收到了良好的效果,因此有学者认为采用神经血管减压术是最佳治疗方案。可保留神经功能,避免了神经切断术所致的病侧咽部干燥、感觉消失和复发的弊端。

2.经颅外入路舌咽神经切断术

术后复发率较高,建议对不能耐受开颅的患者可试用这种方法。

3.经颅舌咽神经切断术

如术中探查没有明显的血管压迫神经,则可选用舌咽神经切断术。

4.经皮穿刺射频热凝术

在 CT 引导下可大大减少其并发症的发生。另外舌咽神经传入纤维在脑桥处加入了三叉神经的下支,开颅在此毁损可阻止舌咽神经痛的传导通路。

六、预后

舌咽神经痛如不给予治疗,一般不会自然好转,疼痛发作次数频繁,持续时间越来越少,严重影响患者的生活及工作。

（吕飞飞）

第四节　前庭蜗神经疾病

前庭蜗神经包括蜗神经和前庭神经,两者通常一起讨论。

一、蜗神经疾病

（一）病因

各种急、慢性迷路炎,药物中毒（如链霉素、新霉素、庆大霉素等）,颞骨,内耳外伤,噪声,听神经炎,脑膜炎,蛛网膜炎,脑桥小脑角肿瘤,脑桥病变,动脉硬化症,神经衰弱,遗传因素和全身性疾病（贫血和高血压等）等。

（二）临床表现

最常见的症状是耳鸣、听觉过敏和耳聋（听力减退或丧失）。根据耳鸣和耳聋的特点可鉴别传导性和神经性。低音调耳鸣（轰轰、嗡嗡似雷声、飞机声）通常是传导器的病变。高音调耳鸣（吱吱声、蝉鸣声、鸟叫声）常为感音器的病变。神经性耳聋听力障碍的共同特点是以高音频率为主,气导大于骨导,Weber 试验偏向健侧。

（三）治疗

首先是病因治疗。其他对症治疗包括应用 B 族维生素、扩张血管药物及能量合剂等。还可行针灸治疗,严重者的听力障碍应佩戴助听器。

二、前庭神经疾病

前庭神经的功能是调节机体平衡和对各种加速度的反应。当前庭功能受到异常刺激和功能障碍时,可出现一系列的症状和体征。

(一)病因

迷路炎、内耳眩晕病、迷路动脉血液供应障碍及药物中毒;脑桥小脑角肿瘤和脑桥小脑角蛛网膜炎;听神经炎和前庭神经元炎;各种原因所致的脑干病变;心血管系统的病变等。

(二)临床表现

1.眩晕

患者感觉自身或外界物体旋转或晃动(或称为运动幻觉)常伴有眼球震颤和共济失调,以及迷走神经的刺激症状如面色苍白、恶心和呕吐、出汗及血压脉搏的变化,严重时可出现晕厥。

2.眼球震颤

通常为自发性眼球震颤,由快相和慢相组成,快相代表眼球震颤的方向。前庭周围性眼球震颤多为水平性,而且伴有明显的眩晕,闭眼后症状并不能减轻。

3.自发性肢体偏斜

表现为站立不稳或向一侧倾倒。肢体偏斜的方向与前庭周围神经病变侧和眼球震颤的慢相是一致的。而前庭中枢性损害三者的方向是不定的。

(三)诊断和鉴别诊断

首先应确定病变是否位于前庭神经,前庭神经损害的部分患者通常伴有听力障碍。其次是根据眩晕的性质和伴发症状、自发性眼球震颤的特点、肢体倾倒的方向及各种前庭功能试验的结果鉴别是前庭周围性病变还是中枢性病变。最后结合以上临床特点和借助于各种辅助检测手段对病变进行进一步的定性诊断或病因诊断。

(四)治疗

1.病因治疗

根据不同的病因采取针对性的治疗,如肿瘤行手术切除;炎症进行抗感染;缺血性病变用扩张血管药物等。

2.对症治疗

(1)常规剂量的各种镇静剂。

(2)常规剂量的抗组胺类药物,如盐酸苯海拉明、氯苯那敏、异丙嗪等。

(3)伴有严重呕吐的患者可肌内注射东莨菪碱 0.3 mg,或阿托品 0.5 mg。

(4)维生素、谷维素等。

(吕飞飞)

第五节　面肌痉挛

一、概述

面肌痉挛又称面肌抽搐,以一侧面肌阵发性不自主抽动为表现。发病率约为 64/10 万。

二、病因与病理生理

病因未明。多数认为是面神经行程的某一部位受到刺激或压迫导致异位兴奋或为突触传导所致,邻近血管压迫较多见。

三、诊断步骤

(一)病史采集要点

1.起病情况

慢性起病,多见于中老年人,女性多见。

2.主要临床表现

从眼轮匝肌的轻微间歇性抽动开始,逐渐扩散至口角、一侧面肌,严重时可累及同侧颈阔肌。疲劳、精神紧张可诱发症状加剧,入睡后抽搐停止。

3.既往病史

少数患者曾有面神经炎病史。

(二)体格检查要点

(1)一般情况:好。

(2)神经系统检查:可见一侧面肌阵发性不自主抽搐,无其他阳性体征。

(三)门诊资料分析

根据典型的临床表现和无其他阳性体征,可以做出诊断。

(四)进一步检查项目

在必要时可行下列检查。

(1)肌电图检查:可见肌纤维震颤和肌束震颤波。

(2)脑电图检查:结果正常。

(3)极少数患者的颅脑 MRI 可以发现小血管对面神经的压迫。

四、诊断对策

(一)诊断要点

一侧面肌阵发性抽动、无神经系统阳性体征可以诊断。

(二)鉴别诊断要点

1.继发性面肌痉挛

炎症、肿瘤、血管性疾病、外伤等均可出现面肌痉挛,但常常伴有其他神经系统阳性体征,不难鉴别,颅脑 CT/MRI 检查可以帮助明确诊断。

2.部分运动性发作癫痫

面肌抽搐幅度较大,多伴有头颈、肢体的抽搐。脑电图可有癫痫波发放,颅脑 CT/MRI 可有阳性发现。

3.睑痉挛-口下颌肌张力障碍综合征

多见于老年女性,双侧眼睑痉挛,伴有口舌、面肌、下颌和颈部的肌张力障碍。

4.舞蹈病

可出现双侧性面肌抽动,伴有躯干、四肢的不自主运动。

5.习惯性面肌抽搐

多见于儿童和青少年,为短暂的面肌收缩,常为双侧,可由意志力短时控制,发病和精神因素有关。肌电图和脑电图正常。

6.功能性眼睑痉挛

多见于中年以上女性,局限于双侧的眼睑,不累及下半面部。

五、治疗对策

(一)治疗原则

消除痉挛,病因治疗。

(二)治疗计划

1.药物治疗

药物治疗可用抗癫痫药或镇静药。

(1)卡马西平:开始每次 0.1 g,每天 2～3 次,口服,逐渐增加剂量,最大量不能超过 1.2 g/d。

(2)巴氯芬:开始每次 5 mg,每天 2～3 次,口服,以后逐渐增加剂量至 30～40 mg/d,最大量不超过 80 mg/d。

(3)氯硝西泮,0.5～6 mg/d;维生素 B_{12} 每次 500 μg,每天3 次,口服,可酌情选用。

2.A 型肉毒毒素(BTXA)注射治疗

本法是目前最安全有效的治疗方法。BTXA 作用于局部胆碱能神经末梢的突触前膜,抑制乙酰胆碱囊泡的释放,减弱肌肉收缩力,缓解肌肉痉挛。根据受累的肌肉可注射于眼轮匝肌、颊肌、颧肌、口轮匝肌、颏肌等,不良反应有注射侧面瘫、视蒙、暴露性角膜炎等。疗效可维持 3～6 个月,复发可重复注射。

3.面神经梳理术

通过手术对茎乳孔内的面神经主干进行梳理,可缓解症状,但有不同程度的面瘫,数月后可能复发。

4.面神经阻滞

可用乙醇、维生素 B_{12} 等对面神经主干或分支注射以缓解症状。伴有面瘫,复发后可重复治疗。

5.微血管减压术

通过手术将面神经和相接触的微血管隔开以解除症状,并发症有面瘫、听力下降等。

(三)治疗方案的选择

对于早期症状轻的患者可先予药物治疗,效果欠佳可用 BTXA 局部注射治疗,无禁忌也可考虑手术治疗。

六、病程观察及处理

定期复诊,记录治疗前后的痉挛强度分级的评分(0 级,无痉挛;1 级,外部刺激引起瞬目增多;2 级轻度,眼睑面肌轻微颤动,无功能障碍;3 级中度,痉挛明显,有轻微功能障碍;4 级重度,严重痉挛和功能障碍,如行走困难、不能阅读等)变化,评估疗效。

七、预后评估

本症一般不会自愈,积极治疗疗效满意,如 BTXA 注射治疗的有效率高达 95%。

(吕飞飞)

第六节　特发性面神经炎

一、概述

特发性面神经炎是指原因未明的、茎乳突孔内面神经非化脓性炎症引起的、急性发病的面神经麻痹。发病率为 20/10 万～42.5/10 万,患病率为 258/10 万。

二、病因与病理生理

病因未明。可能因受到风寒、病毒感染或自主神经功能障碍,局部血管痉挛致骨性面神经管内的面神经缺血、水肿、受压而发病。

三、诊断步骤

(一)病史采集要点

1.起病情况

急性起病,数小时至 3～4 天达到高峰。

2.主要临床表现

多数患者在洗漱时感到一侧面颊活动不灵活,口角漏水、面部㖞斜,部分患者病前有同侧耳后或乳突区疼痛。

3.既往病史

病前常有受凉或感冒、疲劳的病史。

(二)体格检查要点

(1)一般情况好。

(2)查体可见一侧周围性面瘫的表现:病侧额纹变浅或消失,不能皱额或蹙眉,眼裂变大,闭眼不全或不能,试闭目时眼球转向外上方,露出白色巩膜称贝耳现象;鼻唇沟变浅,口角下垂,示齿时口角歪向健侧,鼓腮漏气,吹口哨不能,食物常滞留于齿颊之间。

(3)鼓索神经近端病变,可有舌前 2/3 味觉减退或消失,唾液减少。

(4)镫骨肌神经病变,出现舌前 2/3 味觉减退或消失与听觉过敏。

(5)膝状神经节病变,除上述表现外还有乳突部疼痛,耳郭和外耳道感觉减退,外耳道或鼓膜出现疱疹,见于带状疱疹引起的膝状神经节炎,称 Hunt 综合征。

(三)门诊资料分析

根据急性起病,典型的周围性面瘫症状和体征,可以做出诊断。但是必须排除中枢性面神经麻痹、耳源性面神经麻痹、脑桥病变、吉兰-巴雷综合征等。

(四)进一步检查项目

(1)如果疾病演变过程或体征不符合特发性面神经炎时,可行颅脑 CT/MRI、腰穿脑脊液检查,以利于鉴别诊断。

(2)病程中的电生理检查可对预后做出估计。

四、诊断对策

(一)诊断要点

急性起病,出现一侧周围性面瘫的症状和体征可以诊断。

(二)鉴别诊断要点

1.中枢性面神经瘫

局限于下面部的表情肌瘫痪,而上面部的表情肌运动如闭目、皱眉等动作正常,且常伴有肢体瘫痪等症状,不难鉴别。

2.吉兰-巴雷综合征

可有周围性面瘫,但多为双侧性,可以很快出现其他颅神经损害,有对称性四肢弛缓性瘫痪、感觉和自主神经功能障碍,脑脊液呈蛋白-细胞分离。

3.耳源性面神经麻痹

多并发中耳炎、乳突炎、迷路炎等,有原发病的症状和体征,头颅或耳部 CT 或 X 线片有助于鉴别。

4.颅后窝病变

如肿瘤、感染、血管性疾病等,起病相对较慢,有其他脑神经损害和原发病的表现,颅脑 MRI 对明确诊断有帮助。

5.莱姆病

莱姆病是由蜱传播的螺旋体感染性疾病,可有面神经和其他脑神经损害,可单侧或双侧,伴有多系统损害表现,如皮肤红斑、血管炎、心肌炎、脾大等。

6.其他

如结缔组织病、各种血管炎、多发性硬化、局灶性结核性脑膜炎等,可有面神经损害,伴有原发病的表现,要注意鉴别。

五、治疗对策

(一)治疗原则

减轻面神经水肿和压迫,改善局部循环,促进功能恢复。

(二)治疗计划

1.药物治疗

(1)皮质类固醇:起病早期 1～2 周应用,有助于减轻水肿。泼尼松 30～60 mg/d,连用 5～7 天后逐渐减量。地塞米松 10～15 mg/d,静脉滴注,1 周后改口服渐减量。

(2)神经营养药:维生素 B_{12}(每次 500 μg,隔天 1 次,肌内注射)、维生素 B_1(每次 100 mg,每天 1 次,肌内注射)、地巴唑(30 mg/d,口服)等可酌情选用。

(3)抗病毒治疗:对疑似病毒感染所致的面神经麻痹,应尽早使用阿昔洛韦(1～2 g/d),连用 10～14 天。

2.辅助疗法

(1)保护眼睛:采用消炎性眼药水或眼药膏点眼,戴眼罩等预防暴露性角膜炎。

(2)物理治疗:如红外线照射、超短波透热等治疗。

(3)运动治疗:可采用增强肌力训练、自我按摩等治疗。

（4）针灸和低脉冲电疗：一般在发病 2～3 周后应用，以促进神经功能恢复。

3.手术治疗

病后半年或 1 年以上仍不能恢复者，可酌情施行面-舌下神经或面-副神经吻合术。

（三）治疗方案的选择

对于药物治疗和辅助疗法，可以数种联用，以期促进神经功能恢复，针灸和低脉冲电疗应在水肿消退后再行选用。恢复不佳者可考虑手术治疗。

六、病程观察及处理

治疗期间定期复诊，记录体征的变化，调整激素等药物的使用。鼓励患者自我按摩，配合治疗，早日康复。

七、预后评估

70％的患者在 1～2 个月可完全恢复，20％的患者基本恢复，10％的患者恢复不佳，再发者约占0.5％。少数患者可遗留有面肌痉挛、面肌联合运动、耳颞综合征和鳄泪综合征等后遗症状。

（吕飞飞）

第七节　脑蛛网膜炎

脑蛛网膜炎又称浆液性脑膜炎、局灶性粘连性蛛网膜炎，是脑的蛛网膜发生炎症，慢性者可粘连或形成囊肿，可引起脑组织损害及脑脊液循环障碍。

本病多数继发于急性或慢性软脑膜感染，以结核最为常见，颅脑外伤，蛛网膜下腔异物刺激，颅外感染也可引起，以蛛网膜急慢性炎症性损害为病理基础。

一、病因

引起本病的主要原因大致包括 3 个方面。

（1）特发性蛛网膜炎：部分患者的病因尚不明确。

（2）继发性蛛网膜炎：既可继发于颅内疾病，又可继发于颅外的疾病，颅内见于蛛网膜下腔出血、急性或慢性脑膜感染、颅脑外伤、脑寄生虫病等；颅外分为局灶性和全身性感染，前者如中耳炎、鼻及鼻窦炎、乳突炎、龋齿、咽喉部感染等；后者如结核、流行性感冒、梅毒、流行性腮腺炎、风湿热、伤寒、百日咳、白喉、败血症、疟疾等，其中以结核、流行性感冒最常见。

（3）医源性蛛网膜炎：见于诊疗操作过程中所引起的蛛网膜炎，如脑室或髓鞘内药物注射、脑池造影检查、颅脑手术及介入治疗等。

二、病理

蛛网膜呈弥漫性或局限性增厚，常与硬脑膜、软脑膜，甚至脑组织，脑神经发生粘连。有的形成囊肿，其中含脑脊液。脑蛛网膜炎粘连可以影响脑脊液循环及吸收，从而引起脑室扩大，形成脑积水。镜下见大量的炎性细胞浸润，网状结构层呈现纤维增殖型变化。脑部病变部位主要侵犯大脑半球凸面、脑底部、小脑半球凸面及脑桥小脑角。

三、临床表现

任何年龄均可发病,以中年多见,大多数患者以慢性或亚急性起病,少部分急性发病。根据起病的形式和病变部位不同,临床表现可以分为下列 5 种类型。

(一)急性弥漫型

主要为急性脑膜炎综合征的表现,但程度较轻,局灶性神经系统体征不明显。症状数天或数周内可改善,或呈波动性发病。

(二)慢性弥漫型

慢性起病,除脑膜炎综合征的表现外,常伴有颅内压增高和脑神经损害的症状。

(三)半球凸面型

常有局限性癫痫,单瘫、偏瘫、失语、感觉障碍、精神及行为异常,临床表现与脑肿瘤相似。此外,还可伴有颅内压增高的症状。

(四)幕上脑底型

病变主要累及视交叉与第二脑室底部。视交叉损害表现为头痛、视力减退或失明、视野缺损,视神经检查可见一侧或两侧视力下降,单侧或双颞侧偏盲,中心暗点、旁中心暗点或向心性周边视野缩小,眼底可见视神经盘水肿或视神经萎缩。第三脑室底部损害表现为烦渴、尿崩、肥胖、嗜睡、糖代谢异常等。

(五)颅后窝型

病变堵塞第四脑室出口可造成阻塞性脑积水,常表现为颅内高压征、眼球震颤、共济失调及外展神经麻痹。病变累及脑桥小脑角常出现第 V、VI、VII、VIII 对脑神经损害及小脑体征等。

四、辅助检查

(一)实验室检查

脑脊液:压力正常或增高,细胞数及蛋白含量轻度增高,多数患者完全正常。

(二)影像学检查

CT 和 MRI 显示颅底部脑池闭塞及脑室扩大。脑 MRI 在 T_2 加权像上可见脑表面局部脑脊液贮积与囊肿形成。

(三)放射性核素脑显像

放射性核素脑池扫描可见核素在脑池及蛛网膜颗粒内淤积,吸收延迟。

五、诊断

根据发病前有蛛网膜下腔出血、头部外伤、颅内或颅外感染。脑室内介入治疗史,起病的形式,症状缓解与复发的特点,结合颅脑 CT 或 MRI 影像学改变,可以做出诊断。病因方面在排除继发性和医源性的蛛网膜炎外,应考虑特发性的可能。

六、治疗

(一)病因治疗

对已明确的细菌或结核菌感染者必须应用抗生素或抗结核药物治疗。

(二)抗感染治疗

对弥漫性蛛网膜炎患者可应用肾上腺皮质激素治疗,如地塞米松 5～10 mg/d,静脉滴注,连用7～14 天。

(三)抗粘连治疗

解除粘连可用糜蛋白酶 5 mg 或胰蛋白酶 5～10 mg 肌内注射,每天 1 次。严重粘连的患者可髓鞘内注射糜蛋白酶或地塞米松,每周一次。药物治疗无效者可根据病情进行蛛网膜粘连松解术。

(四)颅内高压处理

有颅内高压者应给予高渗性脱水剂,如 20％甘露醇、甘油果糖等。经药物治疗无效、脑积水进行性加重或颅内压增高脑疝形成的早期患者,可施行脑脊液分流术。

(五)手术治疗

造成明显压迫症状的蛛网膜囊肿,可考虑手术摘除。

(徐　颖)

第八节　流行性脑脊髓膜炎

流行性脑脊髓膜炎(简称流行性脑膜炎或流脑)是由脑膜炎双球菌引起的急性化脓性脑脊髓膜炎,具有发病急、变化多、传播快、流行广、危害大、死亡率高等特点。本病在临床上以突起发热、头痛、呕吐、皮肤黏膜瘀点和脑膜刺激征阳性,以及脑脊液呈化脓性改变为主要特征。严重者可出现感染性中毒性休克及脑实质损害,并危及生命。脑膜炎的主要病变部位在软脑膜和蛛网膜,表现为脑膜血管充血、炎症、水肿,可引起颅内压升高。暴发型脑膜脑炎病变主要在脑实质,引起脑组织充血、坏死、出血及水肿,颅内压显著升高,严重者发生脑疝而死亡。

流行病学调查表明,本病可见于世界各国,呈散发或大、小流行,以儿童发病率为高。世界各大洲年发病率在 1/10 万～10/10 万,全世界年新发流脑病例 30 万～35 万人,病死率为 5％～10％。从流脑的发病趋势看,发展中国家发病率高于发达国家,非洲撒哈拉以南的地区有"流脑流行带"之称,在流行年度可为 400/10 万～800/10 万。我国发病率低于 1/10 万,病死率在 6％以下,呈周期性流行,一般3～5 年为小流行,7～10 年为大流行。近年来,由于我国流动人口的增加,导致城镇发病年龄组发生变化,流行年发病人群在向高龄组转移。

一、病因与发病机制

(一)病因

脑膜炎双球菌自鼻咽部侵入人体后,其发展过程取决于人体与病原菌之间的相互作用。如果人体健康且免疫力正常,则可迅速将病菌消灭或成为带菌者;如果机体缺乏特异性杀菌抗体,或者细菌的毒力强,病菌则从鼻咽部侵入血流形成菌血症或败血症,随血液循环再侵入脑脊髓膜形成化脓性脑脊髓膜炎。目前认为先天性或获得性 IgM 缺乏或减少,补体 C_3 或 C_3～C_9 缺乏易引起发病,甚至是反复发作或呈暴发型。此外,有人认为特异性 IgA 增多及其与病菌形成的免疫复合物也是引起发病的因素。

脑膜炎双球菌属奈瑟菌属,为革兰染色阴性双球菌,菌体呈肾形或豆形,多成对排列,或四个相连。该菌营养要求较高,用血液琼脂或巧克力培养基,在 $35\sim37$ ℃、含 $5\%\sim10\%CO_2$、pH $7.4\sim7.6$ 环境中易生长。低于 32 ℃或高于 41 ℃不能生长。传代 $16\sim18$ 小时细菌生长旺盛,抗原性最强。本菌含自溶酶,如不及时接种易溶解死亡。本菌对外界环境抵抗力弱,不耐热,温度高于 56 ℃及干燥环境中极易死亡。对寒冷有一定的耐受力,对一般消毒剂敏感,如漂白粉、乳酸等 1 分钟死亡,紫外线照射 15 分钟死亡。

本菌的荚膜多糖是分群的依据,分为 A、B、C、D、X、Y、Z、29E、W135、H、I、K、L13 个菌群。此外,尚有部分菌株不能被上述菌群抗血清所凝集,称之为未定群,在带菌者分离的脑膜炎双球菌中占 $20\%\sim50\%$,一般无致病能力。根据细菌壁脂蛋白多糖成分不同,还可进一步分成不同血清亚群。其中以 A、B、C 群最常见,占 90% 以上,C 群致病力最强,B 群次之,A 群最弱。国内调查显示,流行期间 A 群带菌率与流脑发病呈平行关系,是主要流行菌株。但近年来流脑流行菌群的变迁研究结果显示,中国流脑患者及健康人群携带菌株中,C 群流脑菌株的比例呈上升趋势,流脑流行菌群正在发生从 A 群到 C 群的变化,C 群流脑在中国已经逐渐成为流行的优势菌群。

(二)发病机制

脑膜炎双球菌从鼻咽部进入人体后,如人体健康或有免疫力,大多数情况下只在鼻咽部生长繁殖,而无临床症状(带菌状态)。部分可出现上呼吸道轻度炎症,出现流涕、咽痛、咳嗽等症状,而获免疫力。如人体免疫力低下、一时性下降或病菌毒力强时,细菌可经鼻咽部黏膜进入毛细血管和小动脉,侵入血液循环,部分感染者表现为暂时性菌血症,出现皮肤黏膜出血点,仅极少数患者由于缺乏特异性抗体,细菌通过自身荚膜多糖所具有的抗吞噬屏障作用避免自身被宿主清除,发展为败血症并出现迁徙性病灶(如脑膜炎、关节炎、心肌炎、心包炎、肺炎等),其中以脑膜炎最多见。

引起脑膜炎和暴发型脑膜炎的物质主要是细菌释放的内毒素及肽聚糖,而不是病菌的整体作用。内毒素导致血管内皮细胞、巨噬细胞、星形细胞和胶质细胞损伤,使其产生大量的细胞因子、血管脂类和自由基等炎症介质,使血-脑屏障的通透性增高,引起脑膜的炎症反应。同时,这些炎症介质可引起脑血管循环障碍,导致脑血管痉挛、缺血及出血。内毒素还可以引起休克和弥散性血管内凝血(DIC),还可因皮肤、内脏广泛出血,造成多器官衰竭。严重脑水肿时,脑组织向小脑幕及枕骨大孔突出形成脑疝,出现昏迷加深、瞳孔变化及呼吸衰竭。

二、临床表现

本病可发生于任何年龄,5 岁以下儿童容易罹患,2 岁左右的婴幼儿患病率比较高,但近年来青年人发病的也不少见,因此,应高度警惕,加强防范。发病季节一般从冬末春初开始,4 月达到高峰,5 月下旬逐步减少,冬春季为流行高峰期,急性或暴发性发病,病前常有上呼吸道感染史,潜伏期多为 $2\sim3$ 天。临床上病情常复杂多变,轻重不一。

(一)症状与体征

1.症状

发热、头痛、肌肉酸痛、食欲缺乏、精神萎靡等毒血症症状;幼儿哭啼吵闹、烦躁不安等。重者剧烈头痛、恶心,呕吐呈喷射样等高颅内压征,意识障碍表现为谵妄、昏迷等。

2.体征

主要表现有脑膜刺激征,如颈项强直,或角弓反张,凯尔尼格征和布鲁津斯基征阳性。

(二)临床分型与分期

根据临床表现分为普通型、暴发型、轻型和慢性败血症型。

1.普通型

占90%左右。病程经过分为4期。

(1)前驱期:大多数患者可无任何症状,部分患者有低热、咽喉疼痛、鼻咽黏膜充血、分泌物增多及咳嗽,少数患者常在唇周及其他部位出现单纯疱疹。此期采取鼻咽拭子做培养可以发现脑膜炎双球菌阳性,前驱期可持续1~2天。

(2)败血症期:患者常无明显前驱症状,突然出现寒战、高热,伴头痛、肌肉酸痛、食欲减退及精神萎靡等毒血症症状;幼儿则有哭啼吵闹、烦躁不安、皮肤感觉过敏及惊厥等。半数以上患者皮肤黏膜可见瘀点或瘀斑,严重者瘀点或瘀斑成片,散在于全身皮肤。危重患者瘀斑迅速扩大,中央坏死或形成大疱,多数患者于1~2天发展为脑膜炎期。

(3)脑膜炎期:症状多与败血症期症状同时出现,除持续高热和毒血症症状外,以中枢神经系统症状为主;大多数患者于发病后24小时左右出现脑膜刺激征,如颈后疼痛、颈项强直、角弓反张、凯尔尼格征和布鲁津斯基征阳性,1~2天后患者进入昏迷状态。此期持续高热,头痛剧烈,呕吐频繁,皮肤感觉过敏,怕光,狂躁及惊厥、昏迷等。

婴幼儿发病常不典型,除高热、拒乳、烦躁及哭啼不安外,脑膜刺激征可缺如。但惊厥、腹泻及咳嗽较成人多见,由于颅内压增高,可有前囟突出,但有时往往因呕吐频繁、高热失水而反见前囟下陷,给临床诊断带来一定困难,应加以鉴别。多数患者通常在2~5天进入恢复期。

(4)恢复期:经治疗后体温逐渐降至正常,皮疹开始消退,症状逐渐好转,神经系统检查正常,约10%的患者出现口唇疱疹,患者一般在1~3周痊愈。

2.暴发型

少数患者起病急骤,病情凶险,如不及时抢救,常于24小时之内死亡。病死率高达50%,婴幼儿可达80%。

(1)休克型:本型多见于儿童。突起高热、头痛、呕吐,精神极度萎靡。常在短期内全身出现广泛瘀点、瘀斑,且迅速融合成大片,皮下出血,或继以大片坏死。面色苍灰,唇周及指端发绀,四肢厥冷,皮肤呈花纹样,脉搏细速,血压明显下降。脑膜刺激征大都缺如,易并发DIC。脑脊液大多清亮,细胞数正常或轻度增加,血液及瘀点培养常为阳性。若不及时抢救多在24小时内死亡。

(2)脑膜脑炎型:也多见于儿童。除具有严重的中毒症状外,患者频繁惊厥迅速陷入昏迷;有阳性锥体束征及两侧反射不等;血压持续升高,部分患者出现脑疝,如小脑扁桃体疝入枕骨大孔内,压迫延髓,此时患者昏迷加深,瞳孔先缩小很快散大;双侧肌张力增高或强直,上肢多内旋,下肢伸展呈去大脑强直状态;呼吸不规则,快慢深浅不匀,或为抽泣样,或为点头样,或为潮式,此类呼吸常提示呼吸有突然停止的可能。

(3)混合型:是本病最严重的一型,病死率常高达80%,兼有两种暴发型的临床表现,常同时或先后出现。

3.轻型

多发生于流行性脑脊髓膜炎流行后期,起病较缓,病变轻微,临床表现为低热、轻微头痛及咽痛等上呼吸道症状,皮肤可有少数细小出血点和脑膜刺激征,脑脊液多无明显变化,咽拭子培养可有病原菌。

4.慢性败血症型

本型不多见,多发于成人,病程迁延数周或数月。临床表现为间歇性发热,反复出现寒战、高热,皮肤瘀点、瘀斑,少数患者脾大,关节疼痛也多见,发热时关节疼痛加重呈游走性。也可发生化脓性脑膜炎、心内膜炎或肾炎导致病情恶化。

三、辅助检查

(一)血常规

白细胞计数明显增高,一般在 $20\times10^9/L$ 左右,高者可为 $40\times10^9/L$ 或以上。以中性粒细胞增多为主,有时高达 90%,核左移,有时出现类白血病反应。并发 DIC 者血小板计数减少。

(二)脑脊液检查

脑脊液检查是诊断流脑的重要依据。对颅内压增高的患者,腰椎穿刺时要慎重,穿刺时不宜将针芯全部拔出,而应缓慢放出少量脑脊液做检查。穿刺后患者应平卧 6～8 小时,以防引起脑疝。必要时先给予脱水剂。

脑脊液在病程初期可见压力升高、外观仍清亮,稍后则浑浊似脓样,细胞数、蛋白质含量和葡萄糖含量尚无变化,白细胞计数常达 $1\,000\times10^6/L$,以中性粒细胞为主。在典型的脑膜炎期,压力明显升高,外观呈浑浊米汤样或脓样,白细胞计数常明显升高,绝大多数为中性粒细胞。蛋白质含量显著增高,葡萄糖含量明显降低,有时甚或测不出,氯化物含量降低。如临床上表现为脑膜炎而病程早期脑脊液检查正常者,则应于 12～24 小时后再复查脑脊液,以免漏诊。

(三)细菌学检查

1.涂片检查

涂片检查包括皮肤瘀点和脑脊液沉淀涂片检查。皮肤瘀点检查时,用针尖刺破瘀点上的皮肤,挤出少量血液和组织液涂于载玻片上,革兰染色后镜检,阳性率为 60%～80%。此法简便易行,是早期诊断的重要方法之一;脑脊液沉淀涂片染色,有脑膜炎症状的患者阳性率为 50%,无症状患者阳性率小于 25%。

2.细菌培养

抽取患者静脉血 5 mL 进行血培养,皮肤瘀点刺出液或脑脊液培养,阳性率约为 30%。应在使用抗菌药物前进行检测,阳性结果可确诊,还可进行分群鉴定,应同时做药物敏感试验。

(四)血清免疫学检查

1.抗原测定

测定细菌抗原的免疫学试验主要有对流免疫电泳、乳胶凝集试验、金黄色葡萄球菌 A 蛋白协同凝集试验、酶联免疫吸附试验或免疫荧光法、反向被动血凝试验等,其用以检测血液、脑脊液或尿液中的荚膜多糖抗原。一般在病程 1～3 天可出现阳性。较细菌培养阳性率高,方法简便、快速、敏感、特异性强,有助于早期诊断。

2.抗体测定

测定抗体的免疫学试验有间接血凝试验(indirect hemagglutination test,IHT)、杀菌抗体试验及放射免疫分析法(radioimmunoassay,RIA)检测,阳性率约在 70%。固相放射免疫分析法(SPRIA)可定量检测 A 群脑膜炎双球菌特异性抗体,阳性率高达 90%,明显高于其他方法,但因抗体升高较晚,故不能作为早期诊断指标。如恢复期血清效价大于急性期 4 倍以上,则有诊断价值。

(五)其他实验室检查

1.奈瑟菌属鉴定

用专有酶进行快速鉴定 APINH 系统,鉴定奈瑟菌属细菌的时间已由 48 小时缩短到 4 小时,是比较快速的一种鉴定方法。

2.放射免疫分析法(RIA)检测脑脊液微球蛋白

此项检测更敏感,早期脑脊液检查尚正常时此项检测即可升高,恢复期可正常,故有助于早期诊断、鉴别诊断、病情检测及预后判断。

3.核酸检测

应用聚合酶链反应(PCR)检测患者急性期血清或脑脊液中脑膜炎双球菌的 DNA 特异片段是更敏感的方法,且不受早期抗生素治疗的影响。常规 PCR 的特异性为 95%,敏感性为 100%,可用于可疑性流脑病例的快速诊断,但仍有许多局限性;而荧光定量 PCR 更具有常规 PCR 无法比拟的优点。

(六)影像学检查

1.颅脑 CT 扫描

早期或轻型脑膜炎,CT 可无异常表现。若持续感染,CT 平扫可显示基底池、纵裂池和蛛网膜下腔密度轻度增高,原因是脑膜血管增生,炎症渗出。脑室变小、蛛网膜下腔消失,可能是脑皮质充血和白质水肿引起弥漫性脑肿胀。由于脑膜血管充血和血-脑屏障破坏,脑膜和脑皮质在静脉注射造影剂后可以有异常的带状或脑回样强化。同时 CT 检查还有助于发现化脓性脑膜炎的并发症和后遗症。

2.颅脑 MRI 扫描

对脑膜炎的早期非常敏感,早期炎症表现为病灶边界不清、范围较大的 T_1WI 低信号、T_2WI 高信号。同时可见斑片状不均匀轻度强化。脑膜炎早期表面的炎症波及脑膜,局部脑膜有强化;后期呈 T_1WI 稍高信号,T_2WI 稍低信号。

(七)脑电图检查

以弥漫性或局限性异常慢波化背景活动为特征,少数有棘波、棘慢综合波,某些患者也可脑电图正常。

四、诊断与鉴别诊断

(一)诊断

(1)本病在冬春季节流行,多见于儿童,大流行时成人也不少见。

(2)突起高热、头痛、呕吐,皮肤黏膜瘀点、瘀斑(在病程中增多并迅速扩大),脑膜刺激征阳性,当患者迅速出现脑实质损害或感染性休克临床症状时提示暴发型,应引起重视。

(3)血常规中白细胞计数明显增高,脑脊液检查及细菌学检查阳性即可确诊,免疫学检查阳性率较高,有利于早期诊断。

(二)鉴别诊断

1.流行性乙型脑炎

夏秋季流行,发病多集中于 7 月、8 月、9 月,有蚊虫叮咬史,起病后脑实质损害严重,惊厥、昏迷较多见,皮肤一般无瘀点。脑脊液早期清亮,晚期微浑浊,细胞数多在 $(100\sim500)\times10^6/L$,很少超过 $1\,000\times10^6/L$,中性多核细胞占多数,以后淋巴细胞占多数;蛋白质含量稍增加,糖含量正常或略高,氯化物含量正常。确诊有赖于双份血清补体结合试验、血凝抑制试验等,以及脑组织分离病毒。

2.虚性脑膜炎

某些急性严重感染患者(如伤寒、大叶性肺炎,以及其他细菌所致的败血症等)有显著毒血症时,可产生神经系统症状及脑膜刺激征,脑脊液除压力增高外,一般无其他变化。

3.病毒性脑膜炎

多种病毒可引起脑膜炎,多于 2 周内恢复。脑脊液检查时外观正常,白细胞计数多在 $1\,000\times10^6$/L 以内,一般在 $(50\sim100)\times10^6$/L 或 200×10^6/L,淋巴细胞为 90%～100%。糖及氯化物含量正常,蛋白含量稍增加。涂片及细菌培养检查无细菌发现。外周血白细胞计数不高。

4.中毒性痢疾

发病更急,一开始即有高热,抽搐发生较早,有些患者有脓血便,如无大便,可用生理盐水灌肠后,留取粪便标本镜检,可发现脓细胞。

5.结核性脑膜炎

多有结核史,可能发现肺部结核病灶,起病缓慢,伴有低热、盗汗、消瘦等症状,无瘀点和疱疹。结核菌素试验阳性,脑脊液的细胞数为数十至数百个左右,以淋巴细胞为主。脑脊液在试管内放置12～24 小时有薄膜形成,薄膜和脑脊液沉淀涂片抗酸染色可检出结核杆菌。

6.其他化脓性脑膜炎

患者身体其他部位可同时存在化脓性病灶或出血点。脑脊液浑浊或脓性,白细胞计数多在 $2\,000\times10^6$/L 以上,有大量脓细胞,涂片或细菌培养检查可发现致病菌。确切的诊断需有赖于脑脊液、血液细菌学和免疫学检查。

7.流行性腮腺炎脑膜脑炎

多有接触腮腺炎患者的病史,多发生在冬春季,注意检查腮腺是否肿胀。临床上有先发生脑膜脑炎后出现腮腺肿大者,如腮腺肿胀不明显,可做血和尿淀粉酶测定。

五、治疗

流行性脑脊髓膜炎的西医治疗以大剂量磺胺嘧啶、青霉素、头孢菌素类、氯霉素等抗菌治疗为主,并注意抗休克、纠正血压、纠正酸中毒、减轻脑水肿、止痉等对症治疗。

(一)一般治疗

必须强调早期诊断,就地住院隔离治疗。保持病室环境安静,室内空气流通,卧床休息,饮食以高热量、富于营养的流质或半流质为宜。对昏迷不能进食的患者,可适当静脉输入液体,注意纠正水、电解质及酸碱平衡紊乱,使每天尿量保持在 1 000 mL 以上。昏迷者应加强口腔和皮肤黏膜的清洁护理,防止压疮、呼吸道感染、泌尿道感染及角膜溃疡发生。密切观察血压、脉搏、体温、意识、瞳孔、呼吸等生命体征的变化。

(二)抗生素

一旦高度怀疑脑膜炎双球菌感染,应在 30 分钟内给予抗生素治疗,做到早期足量应用抗生素,病情严重者可联合应用两种以上抗菌药物。

1.青霉素

青霉素在脑脊液中的浓度为血液浓度的 10%～30%,大剂量静脉滴注使脑脊液内迅速达到有效杀菌浓度。维持时间长达 4 小时。迄今未发现耐青霉素菌株。青霉素剂量为儿童每天

20 万～40 万 U/kg,成人每天 20 万 U/kg,分次静脉滴注,可每次用 320 万～400 万 U,静脉滴注,每 8 小时 1 次;疗程 5～7 天。青霉素不宜行鞘内注射,因可引起发热、肌肉颤搐、惊厥、脑膜刺激征、呼吸困难、循环衰竭等严重不良反应。

2.磺胺药

磺胺嘧啶易透过血-脑屏障,在脑脊液中的浓度较高,是治疗普通型的常用药物。但本药对败血症期患者疗效欠佳,有较大的不良反应,一般用于对青霉素过敏者、轻症患者或流行期间大面积治疗者。常用量为成人 6～8 g/d,儿童 75～100 mg/(kg·d),分 4 次口服,首次加倍。由于原药在偏酸性的尿液中易析出结晶,可损伤肾小管而引起结晶尿、血尿、腰痛、少尿、尿闭,甚至尿毒症,故应用时给予等量碳酸氢钠及足量水分(使成人每天尿量保持在 1 200 mL 以上)。注意血尿、粒细胞减少、药物疹及其他毒性反应的发生。对病情较重,或频繁呕吐,不能口服的患者,可用 20%磺胺嘧啶钠注射液 50 mg/kg 稀释后静脉滴注或静脉推注,病情好转后改为口服。疗程为 5～7 天。其次,磺胺甲基嘧啶、磺胺二甲基嘧啶或磺胺甲噁唑也可选用,疗程 5～7 天,重症患者可适当延长。停药以临床症状消失为指标,不必重复腰椎穿刺。如菌株对磺胺药敏感,患者于用药后 1～2 天体温下降,神志转为清醒,脑膜刺激征于 2～3 天减轻而逐渐消失。若用药后一般情况及脑膜刺激征在 1～2 天无好转或加重者,可能为耐磺胺药菌株引起,改用其他抗生素,必要时重复腰椎穿刺及再次脑脊液常规培养、做药物敏感试验。近年来,脑膜炎双球菌耐磺胺药菌株不断增加,故提倡改青霉素为首选药物。

3.氯霉素

易透过血-脑屏障,在脑脊液中的浓度为血液浓度的 30%～50%,适用于青霉素过敏和不宜用磺胺药的患者,或病情危重需要用两种抗菌药物及原因未明的化脓性脑膜炎患者。脑膜炎双球菌对其非常敏感,剂量为成人 2～3 g/d,儿童 40～50 mg/(kg·d),分次口服或肌内注射,疗程 5～7 天。重症患者可联合应用青霉素、氯霉素。使用氯霉素应密切注意其不良反应,尤其对骨髓的抑制,新生儿、老人慎用。

4.氨苄西林

氨苄西林对脑膜炎双球菌、流感嗜血杆菌和肺炎链球菌均有较强的抗菌作用,故适用于病原菌尚未明确的 5 岁以下的流脑患儿。剂量为肌内注射,每天按体重 50～100 mg/kg,分 4 次给药;静脉滴注或静脉注射,每天按体重 100～200 mg/kg,分 2～4 次给药,疗程 5～7 天。本品不良反应与青霉素相仿,以变态反应较常见,大剂量氨苄西林静脉给药可发生抽搐等神经系统毒性症状,应予以注意。

5.第三代头孢菌素

此类药物对脑膜炎双球菌抗菌活性强,易透过血-脑屏障,不良反应少,适用于病情危重,且又不能使用青霉素 G 或氯霉素的患者。①头孢曲松钠:抗菌活性强,重症患者对青霉素过敏或耐药者可选用。成人和 12 岁以上儿童 2～4 g/d,儿童 75～100 mg/(kg·d),分 1～2 次静脉滴注或静脉注射,疗程 5～7 天。②头孢噻肟钠:常用量成人 2～6 g/d,儿童 50～100 mg/(kg·d),分 2～3 次静脉滴注或静脉注射。成人严重感染者每 6～8 小时 2～3 g,每天最高剂量不超过 12 g,疗程 5～7 天。

(三)控制脑水肿

头部降温以防治脑水肿。及时控制减轻脑水肿的关键是早期发现颅内压增高,以及时脱水治疗,防止脑疝。

1.甘露醇

20％甘露醇 125 mL 静脉滴注,每天 4～6 次。对于有脑疝先兆者,用甘露醇 250 mL 快速静脉滴注或静脉推注,可同时交替合用呋塞米,每次 20～40 mg,直到颅内高压症状好转。

2.甘油果糖

10％甘油果糖 250 mL,每天 1～2 次,静脉滴注。

3.七叶皂苷钠

七叶皂苷钠 20～25 mg 加入 5％葡萄糖注射液 250 mL 静脉滴注,每天 1 次。七叶皂苷钠有抗感染、抗渗出、增加静脉张力、降低水肿及改善微循环的作用。在用药过程中,应注意循环血容量的补充,可使患者保持轻度脱水状态。为减轻毒血症,降低颅内压,加强脱水疗效,可同时应用糖皮质激素。

4.人血清蛋白

5～10 g,每天 1～2 次,静脉滴注。

(四)呼吸衰竭治疗

吸氧,吸痰,给予洛贝林、尼可刹米、二甲弗林、哌甲酯等呼吸中枢兴奋剂。呼吸停止时应立即行气管插管或气管切开,进行间歇正压呼吸。

(五)抗休克治疗

休克患者的变化十分迅速。抗休克治疗必须抢时间,抓关键,全力以赴地采用各种措施,力求改善微循环功能,恢复正常代谢。如患者面色青灰、皮肤湿冷、花斑、发绀、眼底动脉痉挛、血压下降,呈休克状态时,可应用微循环改善剂。大量反复应用有颜面潮红、躁动不安、心率增快、尿潴留等不良反应。

1.补充血容量

有效血容量不足是感染性休克的突出矛盾,只有及时补足血容量,改善微循环和每搏排出量,才能力争短时期内改善微循环,逆转休克。静脉快速滴注右旋糖酐-40,每天 500～1 000 mL。然后根据休克纠正程度、血压、尿量、中心静脉压等,加用平衡液、葡萄糖氯化钠注射液。可根据先盐后糖、先快后慢,见尿补钾,适时补充血浆、清蛋白等胶体溶液。

2.扩容改善微循环

(1)山莨菪碱(654-2):每次 10～20 mg,静脉注射;儿童每次 0.5～1.0 mg/kg,每 15～30 分钟注射 1 次。直至血压上升、面色红润、四肢转暖、眼底动脉痉挛缓解后,可延长至 0.5～1.0 小时注射 1 次;待血压稳定,病情好转后改为 1～4 小时注射 1 次。

(2)东莨菪碱:成人每次用量 1 mg,儿童为每次 0.01～0.02 mg/kg,静脉注射,10～30 分钟注射 1 次,减量同上。

(3)阿托品:每次 0.03～0.05 mg/kg,以 0.9％氯化钠注射液稀释静脉注射,每 10～30 分钟注射 1 次,减量同上。

在经上述处理后,如休克仍未纠正,可应用血管活性药物,一般首选多巴胺,剂量为每分钟 2～6 μg/kg,根据血压情况调整速度和浓度。其他还有酚妥拉明 5～10 mg 或酚苄明每次 0.5～1.0 mg/kg,加入液体内缓慢静脉滴注。

上述药物应用后,若动脉痉挛有所缓解,而血压仍有波动或不稳定,可给予间羟胺 20～30 mg 静脉滴注或与多巴胺联合应用。

3.抗凝治疗

经积极抗休克治疗,病情未见好转,临床疑有 DIC,皮肤黏膜出血点即使未见增加,也应考虑有 DIC 存在,应做有关凝血及纤溶的检查,并开始肝素治疗;若皮肤瘀点不断增多,且有融合成瘀斑的趋势,不论有无休克,均可应用肝素治疗,剂量每次为 0.5～1 mg/kg,静脉推注或加于 100 mL 溶液内缓慢静脉滴注,以后每 4～6 小时可重复 1 次,一般 1～2 次即可。用肝素时应做试管法凝血时间测定,使凝血时间控制在正常 2 倍左右(15～30 分钟)。用肝素后可输新鲜血液以补充被消耗的凝血因子。如果有继发纤溶征象,可试用6-氨基己酸 4～6 g 加入 10%葡萄糖注射液 100 mL 内静脉滴注,或氨甲苯酸 0.1～0.2 g 加入 10%葡萄糖注射液内静脉滴注或静脉注射。低凝、消耗伴纤溶亢进则应输新鲜全血、血浆、维生素 K 等,以补充被消耗的凝血因子。

(六)糖皮质激素

糖皮质激素有抗炎、抗过敏、抗休克、减轻脑水肿、降颅内压等作用,对重症流脑患者可大剂量、短疗程、冲击应用。该类药可增强心肌收缩力,解除细菌内毒素造成的血管痉挛,从而减轻外周血管阻力,稳定细胞的溶酶体膜和减轻毒血症,并可抑制血小板凝集,对感染中毒性休克合并 DIC 者也有一定作用。常用量:地塞米松,成人 10～20 mg,儿童按 0.2～0.5 mg/(kg·d),分 1～2 次静脉滴注;氢化可的松 100～500 mg/d,静脉滴注。病情控制后迅速减量停药。用药不得超过 3 天。

(七)对症治疗

1.镇静止痛

高热、头痛明显者,可用解热镇痛药如阿司匹林或吲哚美辛。痫性发作者给予地西泮、氯硝西泮、苯妥英钠、卡马西平及丙戊酸钠治疗等。

2.纠正酸中毒

感染中毒性休克往往伴有严重酸中毒,如不及时纠正,可使病情恶化和加重,可用 5%碳酸氢钠注射液(儿童每次 3 mL/kg;成人轻症 200～500 mL/d,危重者可用 500～800 mL/d)静脉滴注。也可先给总量的 1/3～1/2,以后根据病情及实验室检查结果酌情补充。

3.强心药物

心功能不全或心力衰竭者应及时给予洋地黄类强心药物,如毛花苷 C 0.2～0.4 mg 加 0.9%氯化钠注射液 20 mL 缓慢静脉注射。

(徐 颖)

第九节 脑 出 血

脑出血(intracerebral hemorrhage,ICH)是指原发性非外伤性脑实质内出血,故又称原发性或自发性脑出血。脑出血系脑内的血管病变破裂而引起的出血,绝大多数是高血压伴发小动脉微动脉瘤在血压骤升时破裂所致,称为高血压性脑出血。主要病理特点为局部脑血流变化、炎症反应,以及脑出血后脑血肿的形成和血肿周边组织受压、水肿、神经细胞凋亡。80%的脑出血发生在大脑半球,20%发生在脑干和小脑。脑出血起病急骤,临床表现为头痛、呕吐、意识障碍、偏瘫、偏身感觉障碍等。在所有脑血管疾病患者中,脑出血占 20%～30%,年发病率为(60～80)/10 万,急性期病死率为 30％～40％,是病死率和致残率很高的常见疾病。该病常发生于 40～70 岁,其中 ＞50 岁的人群发病率最高,达 93.6％,但近年来发病年龄有越来越年轻的趋势。

一、病因与发病机制

(一)病因

高血压及高血压合并小动脉硬化是 ICH 的最常见病因,约 95％的 ICH 患者患有高血压。其他病因有先天性动静脉畸形或动脉瘤破裂、脑动脉炎血管壁坏死、脑瘤出血、血液病并发脑内出血、烟雾病、脑淀粉样血管病变、梗死性脑出血、药物滥用、抗凝或溶栓治疗等。

(二)发病机制

尚不完全清楚,与下列因素相关。

1.高血压

持续性高血压引起脑内小动脉或深穿支动脉壁脂质透明样变性和纤维蛋白样坏死,使小动脉变脆,血压持续升高引起动脉壁疝或内膜破裂,导致微小动脉瘤或微夹层动脉瘤。血压骤然升高时血液自血管壁渗出或动脉瘤壁破裂,血液进入脑组织形成血肿。此外,高血压引起远端血管痉挛,导致小血管缺氧坏死、血栓形成、斑点状出血及脑水肿,继发脑出血,可能是子痫时高血压脑出血的主要机制。脑动脉壁中层肌细胞薄弱,外膜结缔组织少且缺乏外层弹力层,豆纹动脉等穿动脉自大脑中动脉近端呈直角分出,受高血压血流冲击易发生粟粒状动脉瘤,使深穿支动脉成为脑出血的主要好发部位,故豆纹动脉外侧支称为出血动脉。

2.淀粉样脑血管病

它是老年人原发性非高血压性脑出血的常见病因,好发于脑叶,易反复发生,常表现为多发性脑出血。发病机制不清,可能为血管内皮异常导致渗透性增加,血浆成分包括蛋白酶侵入血管壁,形成纤维蛋白样坏死或变性,导致内膜透明样增厚,淀粉样蛋白沉积,使血管中膜、外膜被淀粉样蛋白取代,弹性膜及中膜平滑肌消失,形成蜘蛛状微血管瘤扩张,当情绪激动或活动诱发血压升高时血管瘤破裂引起出血。

3.其他因素

血液病如血友病、白血病、血小板减少性紫癜、红细胞增多症、镰状细胞病等可因凝血功能障碍引起大片状脑出血。肿瘤内异常新生血管破裂或侵蚀正常脑血管也可导致脑出血。维生素 B_1、维生素 C 缺乏或毒素(如砷)可引起脑血管内皮细胞坏死,导致脑出血,出血灶特点通常为斑点状而非融合成片。结节性多动脉炎、病毒性和立克次体性疾病等可引起血管床炎症,炎症致血管内皮细胞坏死、血管破裂发生脑出血。脑内小动、静脉畸形破裂可引起血肿,脑内静脉循环障碍和静脉破裂也可导致出血。血液病、肿瘤、血管炎或静脉窦闭塞性疾病等所致脑出血也常表现为多发性脑出血。

(三)脑出血后脑水肿的发生机制

脑出血后机体和脑组织局部发生一系列病理生理反应,其中自发性脑出血后最重要的继发性病理变化之一是脑水肿。由于血肿周围脑组织形成水肿带,继而引起神经细胞及其轴突的变性和坏死,成为患者病情恶化和死亡的主要原因之一。目前认为,ICH 后脑水肿与占位效应、血肿内血浆蛋白渗出和血凝块回缩、血肿周围继发缺血、血肿周围组织炎症反应、水通道蛋白-4 (AQP-4)及自由基级联反应等有关。

1.占位效应

主要是通过机械性压力和颅内压增高引起。巨大血肿可立即产生占位效应,造成周围脑组织损害,并引起颅内压持续增高。早期主要为局灶性颅内压增高,随后发展为弥散性颅内压增高,而颅内压的持续增高可引起血肿周围组织广泛性缺血,并加速缺血组织的血管通透性改变,引发脑水肿形成。同时,脑血流量降低、局部组织压力增加可促发血管活性物质从受损的脑组织中释放,破坏血-脑屏障,引发脑水肿形成。因此,血肿占位效应虽不是脑水肿形成的直接原因,但可通过影响脑血流量、周围组织压力及颅内压等因素,间接地在脑出血后脑水肿形成机制中发挥作用。

2.血肿内血浆蛋白渗出和血凝块回缩

血肿内血液凝结是脑出血超急性期血肿周围组织脑水肿形成的首要条件。在正常情况下,脑组织细胞间隙中的血浆蛋白含量非常低,但在血肿周围组织细胞间隙中却可见血浆蛋白和纤维蛋白聚积,这可导致细胞间隙胶体渗透压增高,使水分渗透到脑组织内形成水肿。此外,血肿形成后由于血凝块回缩,使血肿腔静水压降低,这也将导致血液中的水分渗透到脑组织间隙形成水肿。凝血连锁反应激活、血凝块回缩(血肿形成后血块分离成 1 个红细胞中央块和 1 个血清包绕区)及纤维蛋白沉积等,在脑出血后血肿周围组织脑水肿形成中发挥着重要作用。血凝块形成是脑出血血肿周围组织脑水肿形成的必经阶段,而血浆蛋白(特别是凝血酶)则是脑水肿形成的关键因素。

3.血肿周围继发缺血

脑出血后血肿周围局部脑血流量显著降低,而脑血流量的异常降低可引起血肿周围组织缺血。一般脑出血后 6~8 小时,血红蛋白和凝血酶释出细胞毒性物质,兴奋性氨基酸释放增多等,细胞内钠聚集,则引起细胞毒性水肿;出血后 4~12 小时,血-脑屏障开始破坏,血浆成分进入细胞间液,则引起血管源性水肿。同时,脑出血后形成的血肿在降解过程中,产生的渗透性物质和缺血的代谢产物,也使组织间渗透压增高,促进或加重脑水肿,从而形成血肿周围半暗带。

4.血肿周围组织炎症反应

脑出血后血肿周围中性粒细胞、巨噬细胞和小胶质细胞活化,血凝块周围活化的小胶质细胞和神经元中白细胞介素-1(IL-1)、白细胞介素-6(IL-6)、细胞间黏附因子-1(ICAM-1)和肿瘤坏死因子-α(TNF-α)表达增加。临床研究采用双抗夹心酶联免疫吸附试验检测 41 例脑出血患者脑脊液 IL-1 和 S100 蛋白含量发现,急性患者脑脊液 IL-1 水平显著高于对照组,提示 IL-1 可能促进了脑水肿和脑损伤的发展。ICAM-1 在中枢神经系统中分布广泛。Gong 等的研究证明,脑出血后 12 小时神经细胞开始表达 ICAM-1,3 天达高峰,持续 10 天逐渐下降;脑出血后 1 天时血管内皮开始表达 ICAM-1,7 天达高峰,持续 2 周。表达 ICAM-1 的白细胞活化后能产生大量蛋白水解酶,特别是基质金属蛋白酶,促使血-脑屏障通透性增加,血管源性脑水肿形成。

5.AQP-4 与脑水肿

过去一直认为水的跨膜转运是通过被动扩散实现的,而水通道蛋白(aquaporin,AQP)的发现完全改变了这种认识。现在认为,水的跨膜转运实际上是一个耗能的主动过程,是通过 AQP 实现的。AQP 在脑组织中广泛存在,可能是脑脊液重吸收、渗透压调节、脑水肿形成等生理、病理过程的分子生物学基础。迄今已发现的 AQP 至少存在 10 种亚型,其中 AQP-4 和 AQP-9 可能参与血肿周围脑组织水肿的形成。实验研究脑出血后不同时间点大鼠脑组织 AQP-4 的表达分布发现,对照组和实验组未出血侧 AQP-4 在各时间点的表达均为弱阳性,而水肿区从脑出血后 6 小时开始表达增强,3 天时达高峰,此后逐渐回落,1 周后仍明显高于正常组。另外,随着出血时间的推移,出血侧 AQP-4 表达范围不断扩大,表达强度不断增强,并且与脑水肿严重程度呈正相关。以上结果提示,脑出血能导致细胞内外水和电解质失衡,细胞内外渗透压发生改变,激活位于细胞膜上的 AQP-4,进而促进水和电解质通过 AQP-4 进入细胞内导致细胞水肿。

6.自由基级联反应

脑出血后脑组织缺血缺氧发生一系列级联反应造成自由基浓度增加。自由基通过攻击脑内细胞膜磷脂中多聚不饱和脂肪酸和脂肪酸的不饱和双键,直接造成脑损伤发生脑水肿;同时引起脑血管通透性增加,也加重脑水肿从而加重病情。

二、病理

(一)肉眼所见

脑出血病例尸检时脑外观可见到明显动脉粥样硬化,出血侧半球膨隆肿胀,脑回宽、脑沟窄,有时可见少量蛛网膜下腔积血,颞叶海马与小脑扁桃体处常可见脑疝痕迹,出血灶一般为 2～8 cm,绝大多数为单灶,仅 1.8%～2.7%为多灶。常见的出血部位为壳核出血,出血向内发展可损伤内囊,出血量大时可破入侧脑室。丘脑出血时,血液常穿破第三脑室或侧脑室,向外可损伤内囊。脑桥和小脑出血时,血液可穿破第四脑室,甚至可经中脑导水管逆行进入侧脑室。原发性脑室出血,出血量小时只侵及单个脑室或多个脑室的一部分;大量出血时全部脑室均可被血液充满,脑室扩张积血形成铸型。脑出血血肿周围脑组织受压,水肿明显,颅内压增高,脑组织可移位。幕上半球出血,血肿向下破坏或挤压丘脑下部和脑干,使其变形、移位和继发出血,并常出现小脑幕疝;如中线部位下移可形成中心疝;颅内压增高明显或小脑出血较重时均易发生枕骨大孔疝,这些都是导致患者死亡的直接原因。急性期后,血块溶解,含铁血黄素和破坏的脑组织被吞噬细胞清除,胶质增生,小出血灶形成胶质瘢痕,大者形成囊腔,称为中风囊,腔内可见黄色液体。

(二)显微镜所见

(1)出血期:可见大片出血,红细胞多新鲜。出血灶边缘多出现坏死。软化的脑组织,神经细胞消失或呈局部缺血改变,常有多形核白细胞浸润。

(2)吸收期,出血 24～36 小时即可出现胶质细胞增生,小胶质细胞及来自血管外膜的细胞形成格子细胞,少数格子细胞含铁血黄素。星形胶质细胞增生及肥胖变性。

(3)修复期,血液及坏死组织渐被清除,组织缺损部分由胶质细胞、胶质纤维及胶原纤维代替,形成瘢痕。出血灶较小可完全修复,较大则遗留囊腔。血红蛋白代谢产物长久残存于瘢痕组织中,呈现棕黄色。

三、临床表现

(一)症状与体征

1.意识障碍

多数患者发病时很快出现不同程度的意识障碍,轻者可呈嗜睡,重者可昏迷。

2.高颅内压征

表现为头痛、呕吐。头痛以病灶侧为重,意识朦胧或浅昏迷者可见患者用健侧手触摸病灶侧头部;呕吐多为喷射性,呕吐物为胃内容物,如合并消化道出血可为咖啡样物。

3.偏瘫

病灶对侧肢体瘫痪。

4.偏身感觉障碍

病灶对侧肢体感觉障碍,主要是痛觉、温度觉减退。

5.脑膜刺激征

见于脑出血已破入脑室、蛛网膜下腔及脑室原发性出血之时,可有颈项强直或强迫头位,克氏征(Kernig 征)阳性。

6.失语症

优势半球出血者多伴有运动性失语症。

7.瞳孔与眼底异常

瞳孔可不等大、双瞳孔缩小或散大。眼底可有视网膜出血和视盘水肿。

8.其他症状

如心律不齐、呃逆、呕吐咖啡色样胃内容物、呼吸节律紊乱、体温迅速上升及心电图异常等变化。脉搏常有力或缓慢,血压多升高,可出现肢端发绀,偏瘫侧多汗,面色苍白或潮红。

(二)不同部位脑出血的临床表现

1.基底节区出血

基底节区出血为脑出血中最多见者,占 60%～70%。其中壳核出血最多,约占脑出血的60%,主要是豆纹动脉尤其是其外侧支破裂引起;丘脑出血较少,约占 10%,主要是丘脑穿动脉或丘脑膝状体动脉破裂引起;尾状核及屏状核等出血少见。虽然各核出血有其特点,但出血较多时均可侵及内囊,出现一些共同症状。现将常见的症状分轻、重两型叙述如下。

(1)轻型:多属壳核出血,出血量一般为数毫升至 30 mL,或为丘脑小量出血,出血量仅数毫升,出血限于丘脑或侵及内囊后肢。患者突然头痛、头晕、恶心呕吐、意识清楚或轻度障碍,出血灶对侧出现不同程度的偏瘫,也可出现偏身感觉障碍及偏盲(三偏征),两眼可向病灶侧凝视,优势半球出血可有失语。

(2)重型:多属壳核大量出血,向内扩展或穿破脑室,出血量为 30～160 mL;或丘脑较大量出血,血肿侵及内囊或破入脑室。发病突然,意识障碍重,鼾声明显,呕吐频繁,可吐咖啡样胃内容物(由胃部应激性溃疡所致)。丘脑出血病灶对侧常有偏身感觉障碍或偏瘫,肌张力低,可引出病理反射,平卧位时,患侧下肢呈外旋位。但感觉障碍常先于或重于运动障碍,部分病例病灶对侧可出现自发性疼痛。常有眼球运动障碍(眼球向上注视麻痹,呈下视内收状态)。瞳孔缩小或不等大,一般为出血侧散大,提示已有小脑幕疝形成;部分病例有丘脑性失语(言语缓慢而不清、重复言语、发音困难、复述差,朗读正常)或丘脑性痴呆(记忆力减退、计算力下降、情感障碍、人格改变等)。如病情发展,血液大量破入脑室或损伤丘脑下部及脑干,昏迷加深,出现去大脑强直或四肢弛缓,面色潮红或苍白,出冷汗,鼾声大作,中枢性高热或体温过低,甚至出现肺水肿、上消化道出血等内脏并发症,最后多发生枕骨大孔疝死亡。

2.脑叶出血

脑叶出血又称皮质下白质出血。应用 CT 以后,发现脑叶出血约占脑出血的 15%,发病年龄在 11～80 岁,40 岁以下占 30%,年轻人多由血管畸形(包括隐匿性血管畸形)、烟雾病引起,老年人常见于高血压动脉硬化及淀粉样血管病等。脑叶出血以顶叶最多见,以后依次为颞叶、枕叶、额叶,40% 为跨叶出血。脑叶出血除意识障碍、颅内高压和抽搐等常见症状外,还有各脑叶的特异表现。

（1）额叶出血：常有一侧或双侧的前额痛、病灶对侧偏瘫。部分病例有精神行为异常、凝视麻痹、言语障碍和癫痫发作。

（2）顶叶出血：常有病灶侧颞部疼痛；病灶对侧的轻偏瘫或单瘫、深浅感觉障碍和复合感觉障碍；体象障碍、手指失认和结构失用症等，少数病例可出现下象限盲。

（3）颞叶出血：常有耳部或耳前部疼痛，病灶对侧偏瘫，但上肢瘫重于下肢，中枢性面、舌瘫可有对侧上象限盲；优势半球出血可出现感觉性失语或混合性失语；可有颞叶癫痫、幻嗅、幻视、兴奋躁动等精神症状。

（4）枕叶出血：可出现同侧眼部疼痛，同向性偏盲和黄斑回避现象，可有一过性黑矇和视物变形。

3.脑干出血

（1）中脑出血：中脑出血少见，自 CT 应用于临床后，临床已可诊断。轻症患者表现为突然出现复视、眼睑下垂、一侧或两侧瞳孔扩大、眼球不同轴、水平或垂直眼震，同侧肢体共济失调，也可表现大脑脚综合征（Weber 综合征）或红核综合征（Benedikt 综合征）。重者出现昏迷、四肢迟缓性瘫痪、去大脑强直，常迅速死亡。

（2）脑桥出血：占脑出血的 10% 左右。病灶多位于脑桥中部的基底部与被盖部之间。患者表现突然头痛，同侧第 Ⅵ、Ⅶ、Ⅷ 对脑神经麻痹，对侧偏瘫（交叉性瘫痪），出血量大或病情重者常有四肢瘫，很快进入意识障碍、针尖样瞳孔、去大脑强直、呼吸障碍，多迅速死亡。可伴中枢性高热、大汗和应激性溃疡等。一侧脑桥小量出血可表现为脑桥腹内侧综合征（Foville 综合征）、闭锁综合征和脑桥腹外侧综合征（Millard-Gubler综合征）。

（3）延髓出血：延髓出血更为少见，突然意识障碍，血压下降，呼吸节律不规则，心律失常，轻症病例可呈延髓背外侧综合征（Wallenberg综合征），重症病例常因呼吸心跳停止而死亡。

4.小脑出血

小脑出血约占脑出血的 10%。多见于一侧半球的齿状核部位，小脑蚓部也可发生。发病突然，眩晕明显，频繁呕吐，枕部疼痛，病灶侧共济失调，可见眼球震颤，同侧周围性面瘫，颈项强直等，如不仔细检查，易误诊为蛛网膜下腔出血。当出血量不大时，主要表现为小脑症状，如病灶侧共济失调，眼球震颤，构音障碍和吟诗样语言，无偏瘫。出血量增加时，还可表现有脑桥受压体征，如展神经麻痹、侧视麻痹等，以及肢体偏瘫和/或锥体束征。病情如继续加重，颅内压增高明显，昏迷加深，极易发生枕骨大孔疝死亡。

5.脑室出血

脑室出血分原发与继发两种，继发性是指脑实质出血破入脑室者；原发性指脉络丛血管出血及室管膜下动脉破裂出血，血液直流入脑室者。以前认为脑室出血罕见，现已证实占脑出血的 3%～5%。55% 的患者出血量较少，仅部分脑室有血，脑脊液呈血性，类似蛛网膜下腔出血。临床常表现为头痛、呕吐、项强、Kernig 征阳性、意识清楚或一过性意识障碍，但常无偏瘫体征，脑脊液血性，酷似蛛网膜下腔出血，预后良好，可以完全恢复正常；出血量大，全部脑室均被血液充满者，其临床表现符合既往所谓脑室出血的症状，即发病后突然头痛、呕吐、昏迷、瞳孔缩小或时大时小，眼球浮动或分离性斜视，四肢肌张力增高，病理反射阳性，早期出现去大脑强直，严重者双侧瞳孔散大，呼吸深，鼾声明显，体温明显升高，面部充血多汗，预后极差，多迅速死亡。

四、辅助检查

(一)头颅 CT

发病后 CT 平扫可显示近圆形或卵圆形均匀高密度的血肿病灶,边界清楚,可确定血肿部位、大小、形态及是否破入脑室,血肿周围有无低密度水肿带及占位效应(脑室受压、脑组织移位)和梗阻性脑积水等。早期可发现边界清楚、均匀的高度密度灶,CT 值为 60～80 Hu,周围环绕低密度水肿带。血肿范围大时可见占位效应。根据 CT 影像估算出血量可采用简单易行的多田计算公式:出血量(mL)=0.5×最大面积长轴(cm)×最大面积短轴(mL)×层面数。出血后 3～7 天,血红蛋白破坏,纤维蛋白溶解,高密度区向心性缩小,边缘模糊,周围低密度区扩大。病后 2～4 周,形成等密度或低密度灶。病后 2 个月左右,血肿区形成囊腔,其密度与脑脊液近乎相等,两侧脑室扩大;增强扫描,可见血肿周围有环状高密度强化影,其大小、形状与原血肿相近。

(二)头颅 MRI/MRA

MRI 的表现主要取决于血肿所含血红蛋白量的变化。发病 1 天内,血肿呈 T_1 等信号或低信号,T_2 呈高信号或混合信号;第 2 天～1 周,T_1 为等信号或稍低信号,T_2 为低信号;第 2～4 周,T_1 和 T_2 均为高信号;4 周后,T_1 呈低信号,T_2 为高信号。此外,磁共振血管成像(MRA)可帮助发现脑血管畸形、肿瘤及血管瘤等病变。

(三)数字减影血管造影(DSA)

对脑叶出血、原因不明或怀疑脑血管畸形、血管瘤、烟雾病和血管炎等患者有意义,尤其血压正常的年轻患者应通过 DSA 查明病因。

(四)腰椎穿刺检查

在无条件做 CT 时,且患者病情不重,无明显颅内高压者可进行腰椎穿刺检查。脑出血者脑脊液压力常增高,若出血破入脑室或蛛网膜下腔者脑脊液多呈均匀血性。有脑疝及小脑出血者应禁做腰椎穿刺检查。

(五)TCD

由于简单及无创性,可在床边进行检查,已成为监测脑出血患者脑血流动力学变化的重要方法。①通过检测脑动脉血流速度,间接监测脑出血的脑血管痉挛范围及程度,脑血管痉挛时其血流速度增高。②测定血流速度、血流量和血管外周阻力可反映颅内压增高时脑血流灌注情况,如颅内压超过动脉压时收缩期及舒张期血流信号消失,无血流灌注。③提供脑动静脉畸形、动脉瘤等病因诊断的线索。

(六)脑电图(EEG)

EEG 可反映脑出血患者脑功能状态。意识障碍可见两侧弥散性慢活动,病灶侧明显;无意识障碍时,基底节和脑叶出血出现局灶性慢波,脑叶出血靠近皮质时可有局灶性棘波或尖波发放;小脑出血无意识障碍时脑电图多正常,部分患者同侧枕颞部出现慢活动;中脑出血多见两侧阵发性同步高波幅慢活动;脑桥出血患者昏迷时可见 8～12 Hz α 波、低波幅 β 波、纺锤波或弥散性慢波等。

(七)心电图

可及时发现脑出血合并心律失常或心肌缺血,甚至心肌梗死。

(八)血液检查

重症脑出血急性期白细胞数可增至(10～20)×10⁹/L,并可出现血糖含量升高、蛋白尿、尿糖、血尿素氮含量增加,以及血清肌酶含量升高等。但均为一过性,可随病情缓解而消退。

五、诊断与鉴别诊断

(一)诊断要点

1.一般性诊断要点

(1)急性起病,常有头痛、呕吐、意识障碍、血压增高和局灶性神经功能缺损症状,部分病例有眩晕或抽搐发作。饮酒、情绪激动、过度劳累等是常见的发病诱因。

(2)常见的局灶性神经功能缺损症状和体征包括偏瘫、偏身感觉障碍、偏盲等,多于数分钟至数小时内达到高峰。

(3)头颅 CT 扫描可见病灶中心呈高密度改变,病灶周边常有低密度水肿带。头颅MRI/MRA有助于脑出血的病因学诊断和观察血肿的演变过程。

2.各部位脑出血的临床诊断要点

(1)壳核出血:①对侧肢体偏瘫,优势半球出血常出现失语。②对侧肢体感觉障碍,主要是痛觉、温度觉减退。③对侧偏盲。④凝视麻痹,呈双眼持续性向出血侧凝视。⑤尚可出现失用、体象障碍、记忆力和计算力障碍、意识障碍等。

(2)丘脑出血:①丘脑型感觉障碍,对侧半身深浅感觉减退、感觉过敏或自发性疼痛。②运动障碍,出血侵及内囊可出现对侧肢体瘫痪,多为下肢重于上肢。③丘脑性失语,言语缓慢而不清、重复言语、发音困难、复述差,朗读正常。④丘脑性痴呆,记忆力减退、计算力下降、情感障碍、人格改变。⑤眼球运动障碍,眼球向上注视麻痹,常向内下方凝视。

(3)脑干出血:①中脑出血,突然出现复视,眼睑下垂;一侧或两侧瞳孔扩大,眼球不同轴,水平或垂直眼震,同侧肢体共济失调,也可表现 Weber 综合征或 Benedikt 综合征;严重者很快出现意识障碍,去大脑强直。②脑桥出血,突然头痛,呕吐,眩晕,复视,眼球不同轴,交叉性瘫痪或偏瘫、四肢瘫等。出血量较大时,患者很快进入意识障碍,针尖样瞳孔,去大脑强直,呼吸障碍,并可伴有高热、大汗、应激性溃疡等,多迅速死亡;出血量较少时可表现为一些典型的综合征,如Foville 综合征、Millard-Gubler 综合征和闭锁综合征等。③延髓出血,突然意识障碍,血压下降,呼吸节律不规则,心律失常,继而死亡。轻者可表现为不典型的 Wallenberg 综合征。

(4)小脑出血:①突发眩晕、呕吐、后头部疼痛,无偏瘫。②有眼震,站立和步态不稳,肢体共济失调、肌张力降低及颈项强直。③头颅 CT 扫描示小脑半球或小脑蚓高密度影及第四脑室、脑干受压。

(5)脑叶出血:①额叶出血,前额痛、呕吐、痫性发作较多见;对侧偏瘫、共同偏视、精神障碍;优势半球出血时可出现运动性失语。②顶叶出血,偏瘫较轻,而偏侧感觉障碍显著;对侧下象限盲,优势半球出血时可出现混合性失语。③颞叶出血,表现为对侧中枢性面、舌瘫及上肢为主的瘫痪;对侧上象限盲;优势半球出血时可有感觉性或混合性失语;可有颞叶癫痫、幻嗅、幻视。④枕叶出血,对侧同向性偏盲,并有黄斑回避现象,可有一过性黑矇和视物变形;多无肢体瘫痪。

(6)脑室出血:①突然头痛、呕吐,迅速进入昏迷或昏迷逐渐加深;②双侧瞳孔缩小,四肢肌张力增高,病理反射阳性,早期出现去大脑强直,脑膜刺激征阳性;③常出现丘脑下部受损的症状及体征,如上消化道出血、中枢性高热、大汗、应激性溃疡、急性肺水肿、血糖增高、尿崩症等;④脑脊液压力增高,呈血性;⑤轻者仅表现头痛、呕吐、脑膜刺激征阳性,无局限性神经体征。临床上易误诊为蛛网膜下腔出血,需通过头颅 CT 检查来确定诊断。

(二)鉴别诊断

1.脑梗死

脑梗死发病较缓,或病情呈进行性加重;头痛、呕吐等颅内压增高症状不明显;典型病例一般不难鉴别;但脑出血与大面积脑梗死、少量脑出血与脑梗死临床症状相似,鉴别较困难,常需头颅CT鉴别。

2.脑栓塞

脑栓塞起病急骤,一般缺血范围较广,症状常较重,常伴有风湿性心脏病、心房颤动、细菌性心内膜炎、心肌梗死或其他容易产生栓子来源的疾病。

3.蛛网膜下腔出血

蛛网膜下腔出血好发于年轻人,突发剧烈头痛,或呈爆裂样头痛,以颈枕部明显,有的可痛牵颈背、双下肢。呕吐较频繁,少数严重患者呈喷射状呕吐。约50%的患者可出现短暂、不同程度的意识障碍,尤以老年患者多见。常见一侧动眼神经麻痹,其次为视神经、三叉神经和展神经麻痹,脑膜刺激征常见,无偏瘫等脑实质损害的体征,头颅CT可帮助鉴别。

4.外伤性脑出血

外伤性脑出血是闭合性头部外伤所致,发生于受冲击颅骨下或对冲部位,常见于额极和颞极,外伤史可提供诊断线索,CT可显示血肿外形不整。

5.内科疾病导致的昏迷

(1)糖尿病昏迷:①糖尿病酮症酸中毒,多数患者在发生意识障碍前数天有多尿、烦渴多饮和乏力,随后出现食欲缺乏、恶心、呕吐,常伴头痛、嗜睡、烦躁、呼吸深快,呼气中有烂苹果味(丙酮)。随着病情进一步发展,出现严重失水,尿量减少,皮肤弹性差,眼球下陷,脉细速,血压下降,至晚期时各种反射迟钝甚至消失,嗜睡甚至昏迷。尿糖、尿酮体呈强阳性,血糖和血酮体均有升高。头部CT结果阴性。②高渗性非酮症糖尿病昏迷,起病时常先有多尿、多饮,但多食不明显,或反而食欲缺乏,以致常被忽视。失水随病程进展逐渐加重,出现神经精神症状,表现为嗜睡、幻觉、定向障碍、偏盲、上肢拍击样粗震颤、痫性发作(多为局限性发作)等,最后陷入昏迷。尿糖强阳性,但无酮症或较轻,血尿素氮及肌酐升高。突出地表现为血糖常高至33.3 mmol/L(600 mg/dL)以上,一般为33.3~66.6 mmol/L(600~1 200 mg/dL);血钠升高可达155 mmol/L;血浆渗透压显著增高330~460 mmol/L,一般在350 mmol/L以上。头部CT结果阴性。

(2)肝性昏迷:有严重肝病和/或广泛门体侧支循环,精神紊乱、昏睡或昏迷,明显肝功能损害或血氨升高,扑翼(击)样震颤和典型的脑电图改变(高波幅的δ波,每秒少于4次)等,有助于诊断与鉴别诊断。

(3)尿毒症昏迷:少尿(<400 mL/d)或无尿(<50 mL/d),血尿,蛋白尿,管型尿,氮质血症,水电解质紊乱和酸碱失衡等。

(4)急性乙醇中毒:①兴奋期,血乙醇浓度达到11 mmol/L(50 mg/dL)即感头痛、欣快、兴奋。血乙醇浓度超过16 mmol/L(75 mg/dL),健谈、饶舌、情绪不稳定、自负、易激怒,可有粗鲁行为或攻击行动,也可能沉默、孤僻;浓度达到22 mmol/L(100 mg/dL)时,驾车易发生车祸。②共济失调期,血乙醇浓度达到33 mmol/L(150 mg/dL)时,肌肉运动不协调,行动笨拙,言语含糊不清,眼球震颤,视力模糊,复视,步态不稳,出现明显共济失调。浓度达到43 mmol/L(200 mg/dL)时,出现恶心、呕吐、困倦。③昏迷期,血乙醇浓度升至54 mmol/L(250 mg/dL)时,患者进入昏迷期,表现昏睡、瞳孔散大、体温降低。血乙醇浓度超过87 mmol/L(400 mg/dL)

时,患者陷入深昏迷,心率快、血压下降,呼吸慢而有鼾音,可出现呼吸、循环麻痹而危及生命。实验室检查可见血清乙醇浓度升高,呼出气中乙醇浓度与血清乙醇浓度相当;动脉血气分析可见轻度代谢性酸中毒;电解质失衡,可见低血钾、低血镁和低血钙;血糖可降低。

(5)低血糖昏迷:低血糖昏迷是指各种原因引起的重症的低血糖症。患者突然昏迷、抽搐,表现为局灶神经系统症状的低血糖易被误诊为脑出血。化验血糖低于 2.8 mmol/L,推注葡萄糖后症状迅速缓解,发病后 72 小时复查头部 CT 结果阴性。

(6)药物中毒:①镇静催眠药中毒,有服用大量镇静催眠药史,出现意识障碍和呼吸抑制及血压下降。胃液、血液、尿液中检出镇静催眠药。②阿片类药物中毒,有服用大量吗啡或哌替啶的阿片类药物史,或有吸毒史,除了出现昏迷、针尖样瞳孔(哌替啶的急性中毒瞳孔反而扩大)、呼吸抑制"三联征"等特点外,还可出现发绀、面色苍白、肌肉无力、惊厥、牙关紧闭、角弓反张,呼吸先浅而慢,后叹息样或潮式呼吸、肺水肿、休克、瞳孔对光反射消失,死于呼吸衰竭。血、尿阿片类毒物成分,定性试验呈阳性。使用纳洛酮可迅速逆转阿片类药物所致的昏迷、呼吸抑制、缩瞳等毒性作用。

(7)CO 中毒:①轻度中毒,血液碳氧血红蛋白(COHb)可为 10%～20%。患者有剧烈头痛、头晕、心悸、口唇黏膜呈樱桃红色、四肢无力、恶心、呕吐、嗜睡、意识模糊、视物不清、感觉迟钝、谵妄、幻觉、抽搐等。②中度中毒,血液 COHb 浓度可为 30%～40%。患者出现呼吸困难、意识丧失、昏迷,对疼痛刺激可有反应,瞳孔对光反射和角膜反射可迟钝,腱反射减弱,呼吸、血压和脉搏可有改变。经治疗可恢复且无明显并发症。③重度中毒,血液 COHb 浓度可高于 50%。深昏迷,各种反射消失。患者可呈去大脑皮质状态(患者可以睁眼,但无意识,不语,不动,不主动进食或大小便,呼之不应,推之不动,肌张力增强),常有脑水肿、惊厥、呼吸衰竭、肺水肿、上消化道出血、休克和严重的心肌损害,出现心律失常,偶可发生心肌梗死。有时并发脑局灶损害,出现锥体系或锥体外系损害体征。监测血中 COHb 浓度可明确诊断。

应详细询问病史,内科疾病导致昏迷者有相应的内科疾病病史,仔细查体,局灶体征不明显;脑出血者则同向偏视,一侧瞳孔散大、一侧面部船帆现象、一侧上肢出现扬鞭现象、一侧下肢呈外旋位,血压升高。CT 检查可助鉴别。

六、治疗

急性期的主要治疗原则是保持安静,防止继续出血;积极抗脑水肿,降低颅内压;调整血压;改善循环;促进神经功能恢复;加强护理,防治并发症。

(一)一般治疗

1.保持安静

(1)卧床休息 3～4 周,脑出血发病后 24 小时内,特别是 6 小时内可有活动性出血或血肿继续扩大,应尽量减少搬运,就近治疗。重症需严密观察体温、脉搏、呼吸、血压、瞳孔和意识状态等生命体征变化。

(2)保持呼吸道通畅,头部抬高 15°～30°角,切忌无枕仰卧;疑有脑疝时应床脚抬高 45°角,意识障碍患者应将头歪向一侧,以利于口腔、气道分泌物及呕吐物流出;痰稠不易吸出,则要行气管切开,必要时吸氧,以使动脉血氧饱和度维持在 90%以上。

(3)意识障碍或消化道出血者宜禁食 24～48 小时,发病后 3 天,仍不能进食者,应鼻饲以确保营养。过度烦躁不安的患者可适量用镇静药。

(4)注意口腔护理,保持大便通畅,留置导尿管的患者应做膀胱冲洗以预防尿路感染。加强护理,经常翻身,预防压疮,保持肢体功能位置。

(5)注意水、电解质平衡,加强营养:注意补钾,液体量应控制在 2 000 mL/d 左右,或以尿量加 500 mL 来估算,不能进食者鼻饲各种营养品。对于频繁呕吐、胃肠道功能减弱或有严重的应激性溃疡者,应考虑给予肠外营养。如有高热、多汗、呕吐或腹泻者,可适当增加入液量,或 10% 脂肪乳 500 mL 静脉滴注,每天 1 次。如需长期采用鼻饲,应考虑胃造瘘术。

(6)脑出血急性期血糖含量增高可以是原有糖尿病的表现或是应激反应。高血糖和低血糖都能加重脑损伤。当患者血糖含量增高超过 11.1 mmol/L 时,应立即给予胰岛素治疗,将血糖控制在 8.3 mmol/L 以下。同时应监测血糖,若发生低血糖,可用葡萄糖口服或注射纠正低血糖。

2.亚低温治疗

能够减轻脑水肿,减少自由基的产生,促进神经功能缺损恢复,改善患者预后。降温方法:立即行气管切开,静脉滴注冬眠肌松合剂(0.9%氯化钠注射液 500 mL+氯丙嗪 100 mg+异丙嗪 100 mg),同时冰毯机降温。行床旁监护仪连续监测体温(T)、心率(HR)、血压(BP)、呼吸(R)、脉搏(P)、血氧饱和度(SPO_2)、颅内压(ICP)。直肠温度(RT)维持在 34~36 ℃,持续 3~5 天。冬眠肌松合剂用量和速度根据患者 T、HR、BP、肌张力等调节。保留自主呼吸,必要时应用同步呼吸机辅助呼吸,维持 SPO_2 在 95% 以上,10~12 小时将 RT 降至 34~36 ℃。当 ICP 降至正常后 72 小时,停止亚低温治疗。采用每天恢复 1~2 ℃,复温速度每小时不超过 0.1 ℃。在 24~48 小时内,将患者 RT 复温至 36.5~37.0 ℃。局部亚低温治疗实施越早,效果越好,建议在脑出血发病 6 小时内使用,治疗时间最好持续 48~72 小时。

(二)调控血压和防止再出血

脑出血患者一般血压都高,甚至比平时更高,这是因为颅内压增高时机体保证脑组织供血的代偿性反应,当颅内压下降时血压也随之下降,因此一般不应使用降血压药物,尤其是注射利血平等强有力降压剂。目前理想的血压控制水平还未确定,主张采取个体化原则,应根据患者年龄、病前有无高血压、病后血压情况等确定适宜血压水平。但血压过高时,容易增加再出血的危险性,则应及时控制高血压。一般来说,当收缩压≥26.7 kPa(200 mmHg),舒张压≥15.3 kPa(115 mmHg)时,应降血压治疗,使血压控制于治疗前原有血压水平或略高水平。当收缩压≤24.0 kPa(180 mmHg)或舒张压≤15.3 kPa(115 mmHg)时,或平均动脉压≤17.3 kPa(130 mmHg)时可暂不使用降压药,但需密切观察。收缩压在 24.0~30.7 kPa(180~230 mmHg)或舒张压在 14.0~18.7 kPa(105~140 mmHg)宜口服卡托普利、美托洛尔等降压药,收缩压 24.0 kPa(180 mmHg)以内或舒张压 14.0 kPa(105 mmHg)以内,可观察而不用降压药。急性期过后(约 2 周),血压仍持续过高时可系统使用降压药,急性期血压急骤下降表明病情严重,应给予升压药物以保证足够的脑供血量。

止血剂及凝血剂对脑出血并无效果,但如合并消化道出血或有凝血障碍时仍可使用。消化道出血时,还可经胃管鼻饲或口服云南白药、三七粉、氢氧化铝凝胶和/或冰牛奶、冰盐水等。

(三)控制脑水肿

脑出血后 48 小时水肿达到高峰,维持 3~5 天或更长时间后逐渐消退。脑水肿可使 ICP 增高和导致脑疝,是影响功能恢复的主要因素和导致早期死亡的主要死因。积极控制脑水肿、降低 ICP 是脑出血急性期治疗的重要环节,必要时可行 ICP 监测。治疗目标是使 ICP 降至 2.7 kPa

(20 mmHg)以下,脑灌注压大于9.3 kPa(70 mmHg),应首先控制可加重脑水肿的因素,保持呼吸道通畅,适当给氧,维持有效脑灌注,限制液体和盐的入量等。应用皮质类固醇减轻脑出血后脑水肿和降低ICP,其有效证据不充分;脱水药只有短暂作用,常用20％甘露醇、利尿药如呋塞米等。

1.20％甘露醇

20％甘露醇为渗透性脱水药,可在短时间内使血浆渗透压明显升高,形成血与脑组织间渗透压差,使脑组织间液水分向血管内转移,经肾脏排出,每8 g甘露醇可由尿带出水分100 mL,用药后20～30分钟开始起效,2～3小时作用达峰。常用剂量125～250 mL,1次/6～8小时,疗程为7～10天。如患者出现脑疝征象可快速加压经静脉或颈动脉推注,可暂时缓解症状,为术前准备赢得时间。冠心病、心肌梗死、心力衰竭和肾功能不全者慎用,注意用药不当可诱发肾衰竭和水盐及电解质失衡。因此,在应用甘露醇脱水时,一定要严密观察患者尿量、血钾和心肾功能,一旦出现尿少、血尿、无尿时应立即停用。

2.利尿剂

呋塞米注射液较常用,脱水作用不如甘露醇,但可抑制脑脊液产生,用于心肾功能不全不能用甘露醇的患者,常与甘露醇合用,减少甘露醇用量。每次20～40 mg,每天2～4次,静脉注射。

3.甘油果糖氯化钠注射液

该药为高渗制剂,通过高渗透性脱水,能使脑水分含量减少,降低颅内压。本品降低颅内压作用起效较缓,持续时间较长,可与甘露醇交替使用。推荐剂量为每次250～500 mL,每天1～2次,静脉滴注,连用7天左右。

4.10％人血清蛋白

通过提高血浆胶体渗透压发挥对脑组织脱水降颅内压作用,改善病灶局部脑组织水肿,作用持久。适用于低蛋白血症的脑水肿伴高颅内压的患者。推荐剂量每次10～20 g,每天1～2次,静脉滴注。该药可增加心脏负担,心功能不全者慎用。

5.地塞米松

地塞米松可防止脑组织内星形胶质细胞肿胀,降低毛细血管通透性,维持血-脑屏障功能。抗脑水肿作用起效慢,用药后12～36小时起效。剂量每天10～20 mg,静脉滴注。由于易并发感染或使感染扩散,可促进或加重应激性上消化道出血,影响血压和血糖控制等,临床不主张常规使用,病情危重、不伴上消化道出血者可早期短时间应用。

若药物脱水、降颅内压效果不明显,出现颅高压危象时可考虑转外科手术开颅减压。

(四)控制感染

发病早期或病情较轻时通常不需使用抗生素,老年患者合并意识障碍易并发肺部感染,合并吞咽困难易发生吸入性肺炎,尿潴留或导尿易合并尿路感染,可根据痰液或尿液培养、药物敏感试验等选用抗生素治疗。

(五)维持水电解质平衡

患者液体的输入量最好根据其中心静脉压(CVP)和肺毛细血管楔压(PCWP)来调整,CVP保持在0.7～1.2 kPa(5～12 mmHg)或者PCWP维持在1.3～1.9 kPa(10～14 mmHg)。无此条件时每天液体输入量可按前1天尿量＋500 mL估算。每天补钠50～70 mmol/L,补钾40～50 mmol/L,糖类13.5～18 g。使用液体种类应以0.9％氯化钠注射液或复方氯化钠注射液(林格液)为主,避免用高渗糖水,若用糖时可按每4 g糖加1 U胰岛素后再使用。由于患者使用大量脱水药、进食少、合并感染等原因,极易出现电解质紊乱和酸碱失衡,应加强监护和及时纠正,意识障碍患者可通过鼻饲管补充足够热量的营养和液体。

(六)对症治疗

1.中枢性高热

宜先行物理降温,如头部、腋下及腹股沟区放置冰袋,戴冰帽或睡冰毯等。效果不佳者可用多巴胺受体激动剂如溴隐亭 3.75 mg/d,逐渐加量至 7.5～15.0 mg/d,分次服用。

2.痫性发作

可静脉缓慢推注(注意患者呼吸)地西泮 10～20 mg,控制发作后可予卡马西平片,每次 100 mg,每天 2 次。

3.应激性溃疡

丘脑、脑干出血患者常合并应激性溃疡和引起消化道出血,机制不明,可能是出血影响边缘系统、丘脑、丘脑下部及下行自主神经纤维,使肾上腺皮质激素和胃酸分泌大量增加,黏液分泌减少及屏障功能削弱。常在病后第 2～14 天突然发生,可反复出现,表现呕血及黑便,出血量大时常见烦躁不安、口渴、皮肤苍白、湿冷、脉搏细速、血压下降、尿量减少等外周循环衰竭表现。可采取抑制胃酸分泌和加强胃黏膜保护治疗,用 H_2 受体拮抗剂:①雷尼替丁,每次 150 mg,每天 2 次,口服。②西咪替丁,0.4～0.8 g/d,加入 0.9％氯化钠注射液,静脉滴注。③注射用奥美拉唑钠,每次 40 mg,每 12 小时静脉注射 1 次,连用 3 天。还可用硫糖铝,每次 1 g,每天 4 次,口服;或氢氧化铝凝胶,每次 40～60 mL,每天 4 次,口服。若发生上消化道出血可用去甲肾上腺素4～8 mg 加冰盐水 80～100 mL,每天 4～6 次,口服;云南白药,每次 0.5 g,每天 4 次,口服。保守治疗无效时可在胃镜下止血,须注意呕血引起窒息,并补液或输血维持血容量。

4.心律失常

心房颤动常见,多见于病后前 3 天。心电图复极改变常导致易损期延长,易损期出现的期前收缩可导致室性心动过速或心室颤动。这可能是脑出血患者易发生猝死的主要原因。心律失常影响心排血量,降低脑灌注压,可加重原发脑病变,影响预后。应注意改善冠心病患者的心肌供血,给予常规抗心律失常治疗,及时纠正电解质紊乱,可试用β受体阻滞剂和钙通道阻滞剂治疗,维护心脏功能。

5.大便秘结

脑出血患者,由于卧床等原因,常会出现便秘。用力排便时腹压增高,从而使颅内压升高,可加重脑出血症状。便秘时腹胀不适,使患者烦躁不安,血压升高,也可使病情加重,故脑出血患者便秘的护理十分重要。便秘可用甘油灌肠剂(支),患者侧卧位插入肛门内 6～10 cm,将药液缓慢注入直肠内 60 mL,5～10 分钟即可排便;缓泻剂如酚酞 2 片,每晚口服,也可用中药番泻叶3～9 g 泡服。

6.稀释性低钠血症

稀释性低钠血症又称血管升压素分泌异常综合征,10％的脑出血患者可发生。因血管升压素分泌减少,尿排钠增多,血钠降低,可加重脑水肿,每天应限制水摄入量在 800～1 000 mL,补钠9～12 g;宜缓慢纠正,以免导致脑桥中央髓鞘溶解症。另有脑耗盐综合征,是心钠素分泌过高导致低钠血症,应输液补钠治疗。

7.下肢深静脉血栓形成

急性脑卒中患者易并发下肢和瘫痪肢体深静脉血栓形成,患肢进行性水肿和发硬,肢体静脉血流图检查可确诊。勤翻身、被动活动或抬高瘫痪肢体可预防;治疗可用肝素 5 000 U,静脉滴注,每天 1 次;或低分子量肝素,每次 4 000 U,皮下注射,每天 2 次。

(七)外科治疗

外科治疗可挽救重症患者的生命及促进神经功能恢复,手术宜在发病后 6~24 小时进行,预后直接与术前意识水平有关,昏迷患者通常手术效果不佳。

1.手术指征

(1)脑叶出血:患者清醒、无神经障碍和小血肿(<20 mL)者,不必手术,可密切观察和随访。患者意识障碍、大血肿和在 CT 片上有占位征,应手术。

(2)基底节和丘脑出血:大血肿、神经障碍者应手术。

(3)脑桥出血:原则上内科治疗。但对非高血压性脑桥出血如海绵状血管瘤,可手术治疗。

(4)小脑出血:血肿直径≥2 cm 者应手术,特别是合并脑积水、意识障碍、神经功能缺失和占位征者。

2.手术禁忌证

(1)深昏迷患者(GCS 3~5 级)或去大脑强直。

(2)生命体征不稳定,如血压过高、高热、呼吸不规则,或有严重系统器质病变者。

(3)脑干出血。

(4)基底节或丘脑出血影响到脑干。

(5)病情发展急骤,发病数小时即深昏迷者。

3.常用手术方法

(1)小脑减压术:是高血压性小脑出血最重要的外科治疗,可挽救生命和逆转神经功能缺损,病程早期患者处于清醒状态时手术效果好。

(2)开颅血肿清除术:占位效应引起中线结构移位和初期脑疝时外科治疗可能有效。

(3)钻孔扩大骨窗血肿清除术。

(4)钻孔微创颅内血肿清除术。

(5)脑室出血脑室引流术。

(八)早期康复治疗

原则上应尽早开始。在神经系统症状不再进展,没有严重精神、行为异常,生命体征稳定,没有严重的并发症、合并症时即可开始康复治疗的介入,但需注意康复方法的选择。早期康复治疗对恢复患者的神经功能,提高生活质量是十分有利的。早期对瘫痪肢体进行按摩及被动运动,开始有主动运动时即应根据康复要求按阶段进行训练,以促进神经功能恢复,避免出现关节挛缩、肌肉萎缩和骨质疏松;对失语患者需加强言语康复训练。

(九)加强护理,防治并发症

常见的并发症有肺部感染、上消化道出血、吞咽困难和水电解质紊乱、下肢静脉血栓形成、肺栓塞、肺水肿、冠状动脉性疾病和心肌梗死、心脏损伤、痫性发作等。脑出血预后与急性期护理有直接关系,合理的护理措施十分重要。

1.体位

头部抬高 15°~30°角,既能保持脑血流量,又能保持呼吸道通畅。切忌无枕仰卧。凡意识障碍患者宜采用侧卧位,头稍前屈,以利口腔分泌物流出。

2.饮食与营养

营养不良是脑出血患者常见的易被忽视的并发症,应充分重视。重症意识障碍患者急性期应禁食 1～2 天,静脉补给足够能量与维生素,发病 48 小时后若无活动性消化道出血,可鼻饲流质饮食,应考虑营养合理搭配与平衡。患者意识转清、咳嗽反射良好、能吞咽时可停止鼻饲,应注意喂食时宜取 45°角半卧位,食物宜做成糊状,流质饮料均应选用茶匙喂食,喂食出现呛咳可拍背。

3.呼吸道护理

脑出血患者应保持呼吸道通畅和足够通气量,意识障碍或脑干功能障碍患者应行气管插管,指征是 $PaO_2 < 8.0$ kPa(60 mmHg)、$PaCO_2 > 6.7$ kPa(50 mmHg)或有误吸危险者。鼓励勤翻身、拍背,鼓励患者尽量咳嗽,咳嗽无力痰多时可超声雾化治疗,呼吸困难、呼吸道痰液多、经鼻抽吸困难者可考虑气管切开。

4.压疮防治与护理

昏迷或完全性瘫痪患者易发生压疮,预防措施包括定时翻身,保持皮肤干燥清洁,在骶部、足跟及骨隆起处加垫气圈,经常按摩皮肤及活动瘫痪肢体促进血液循环,皮肤发红可用 70%乙醇溶液或温水轻柔,涂以 3.5%安息香酊。

七、预后与预防

(一)预后

脑出血的预后与出血量、部位、病因及全身状况等有关。脑干、丘脑及大量脑室出血预后差。脑水肿、颅内压增高及脑疝、并发症及脑-内脏(脑-心、脑-肺、脑-肾、脑-胃肠)综合征是致死的主要原因。早期多死于脑疝,晚期多死于中枢性衰竭、肺炎和再出血等继发性并发症。影响本病的预后因素有:①年龄较大;②昏迷时间长和程度深;③颅内压高和脑水肿重;④反复多次出血和出血量大;⑤小脑、脑干出血;⑥神经体征严重;⑦出血灶多和生命体征不稳定;⑧伴癫痫发作、去大脑皮质强直或去大脑强直;⑨伴有脑-内脏联合损害;⑩合并代谢性酸中毒、代谢障碍或电解质紊乱者,预后差。及时给予正确的中西医结合治疗和内外科治疗,可大大改善预后,减少病死率和致残率。

(二)预防

总的原则是定期体检,早发现、早预防、早治疗。脑出血是多危险因素所致的疾病。研究证明,高血压是最重要的独立危险因素,心脏病、糖尿病是肯定的危险因素。多种危险因素之间存在错综复杂的相关性,它们互相渗透、互相作用、互为因果,从而增加了脑出血的危险性,也给预防和治疗带来困难。目前,我国仍存在对高血压知晓率低、用药治疗率低和控制率低等"三低"现象,恰与我国脑卒中患病率高、致残率高和病死率高等"三高"现象形成鲜明对比。因此,加强高血压的防治宣传教育是非常必要的。在高血压治疗中,轻型高血压可选用尼群地平和吲达帕胺,对其他类型的高血压则应根据病情选用钙通道阻滞剂、β受体阻滞剂、血管紧张素转化酶抑制剂(ACEI)、利尿剂等联合治疗。

有些危险因素是先天决定的,而且是难以改变甚至不能改变的(如年龄、性别);有些危险因素是环境造成的,很容易预防(如感染);有些是人们生活行为的方式,是完全可以控制的(如抽烟、酗酒);还有些疾病常常是可治疗的(如高血压)。虽然大部分高血压患者都接受过降压治疗,但规范性、持续性差,这样非但没有起到降低血压、预防脑出血的作用,反而使血压忽高忽低,易于引发脑出血。所以控制血压除进一步普及治疗外,重点应放在正确的治疗方法上。预防工作不可简单、单一化,要采取突出重点、顾及全面的综合性预防措施,才能有效地降低脑出血的发病率、病死率和复发率。

除针对危险因素进行预防外,日常生活中须注意经常锻炼、戒烟酒,合理饮食,调理情绪。饮食上提倡"五高三低",即高蛋白质、高钾、高钙、高纤维素、高维生素及低盐、低糖、低脂。锻炼要因人而异,方法灵活多样,强度不宜过大,避免激烈运动。

(刘秀锦)

第十节 脑 梗 死

脑梗死是缺血性脑血管病的最主要类型,是指局部脑组织由于血液供应缺乏导致脑组织缺血缺氧性坏死,出现相应神经功能缺损。脑梗死约占全部脑血管病的70%。依据脑梗死的发病机制和临床表现,通常将脑梗死分为脑血栓形成、脑栓塞、腔隙性脑梗死。不同类型的脑梗死的病因既有共性,又存在一定的差异。脑梗死最常见的病因有动脉粥样硬化、动脉迂曲、动脉炎、心源性和非心源性栓子、高血压、血液成分改变、血流动力学改变等。

脑梗死的诊断主要根据病史、临床症状和体征、神经影像学检查。脑梗死的临床症状及体征与脑缺血损伤部位及缺血损伤范围有关。不同类型脑梗死的治疗和预防:急性期治疗方法主要是根据发病时间、疾病的严重程度、伴发的基础疾病及出现的并发症的不同进行选择,实施个体化治疗方案。脑梗死的预防性治疗也应依据梗死的类型、危险因素的种类,给予个体化的治疗,根据病情变化及时调整治疗措施。

一、脑血栓形成

脑血栓形成是脑梗死的主要类型,在各种病因引起的血管壁病变基础上,脑动脉管腔狭窄、闭塞或血栓形成,引起局部脑血流减少或中断,导致脑组织缺血缺氧性坏死,出现局灶性神经功能缺损的症状和体征。

(一)病因及发病机制

1.动脉粥样硬化

年龄、高血压病、糖尿病和血脂异常可加速动脉粥样硬化的发展。动脉粥样硬化主要波及颅内外管径 500 μm 以上的动脉,其斑块导致管腔狭窄或血栓形成。颈内动脉和椎-基底动脉系统动脉粥样硬化常见部位为颈动脉窦部、大脑中动脉、椎动脉起始部、椎动脉颅内段、基底动脉。

2.动脉炎

结缔组织病、细菌、病毒、螺旋体感染均可导致动脉炎,使动脉管腔狭窄或闭塞。

3.其他病因

其他病因包括药源性(如可卡因、苯丙胺、海洛因);血液疾病(如红细胞增多症、血小板增多症、血栓栓塞性血小板减少性紫癜、弥散性血管内凝血、镰状细胞病、抗凝血酶Ⅲ缺乏、纤溶酶原激活物不全释放伴发的高凝状态、蛋白 C 和蛋白 S 异常);脑淀粉样血管病、烟雾病、肌纤维发育不良和动脉夹层等。另外尚有极少数不明原因者。

（二）病理及病理生理

1.病理

脑血栓形成发生率在颈内动脉系统约占 80％，椎-基底动脉系统约占 20％。好发的血管依次为颈内动脉、大脑中动脉、大脑后动脉、大脑前动脉及椎-基底动脉等。闭塞血管内可见动脉粥样硬化或血管炎改变、血栓形成或栓子。大面积脑梗死常继发出血，出现出血性脑梗死。缺血缺氧性损害表现为神经细胞坏死和凋亡两种形式。

脑缺血性病变的病理分期如下。①超早期（1～6 小时）：病变脑组织变化不明显，可见部分血管内皮细胞、神经细胞及星形胶质细胞肿胀，线粒体肿胀空化；②急性期（6～24 小时）：缺血区脑组织苍白伴轻度肿胀，神经细胞、胶质细胞及内皮细胞呈明显缺血改变；③坏死期（24～48 小时）：大量神经细胞脱失，胶质细胞坏变，中性粒细胞、淋巴细胞、巨噬细胞浸润，脑组织明显水肿；④软化期（3 天至 3 周）：病变脑组织液化变软；⑤恢复期（3 周后）：液化坏死脑组织被格子细胞清除，脑组织萎缩，小病灶形成胶质瘢痕，大病灶形成中风囊，此期持续数月至 2 年。

2.病理生理

神经元对缺血缺氧性损害非常敏感。脑血流中断 30 秒发生脑代谢改变，超过 5 分钟即可造成脑组织坏死。不同神经元对缺血损伤耐受程度不同，轻度缺血时仅有某些神经元坏死，完全持久缺血将导致缺血区各种神经元、胶质细胞及内皮细胞全部坏死。

急性脑梗死病灶由中心坏死区及周围的缺血半暗带组成。缺血半暗带是指围绕在梗死不可逆损伤周边的区域，表现为神经电生理活动消失，但尚能维持自身离子平衡的脑组织。坏死区中神经元死亡，但缺血半暗带由于存在侧支循环，尚有大量存活的神经元。如果能在短时间内迅速恢复缺血半暗带血流供应，则该区脑组织损伤是可逆的，神经元可存活并恢复功能。缺血半暗带神经元损伤的可逆性是缺血性脑卒中患者急诊溶栓的病理学基础。

缺血半暗带神经元损伤的可逆性是有时间限制的，即治疗时间窗。如果脑血流再通超过治疗时间窗，脑损伤可继续加剧，甚至产生缺血再灌注损伤。研究证实，脑缺血超早期治疗时间窗一般不超过 6 小时。目前认为，缺血再灌注损伤主要是通过引起各种自由基的过度产生及其"瀑布式"连锁反应、神经细胞内钙超载及兴奋性氨基酸细胞毒性作用等一系列变化导致神经元损伤。

（三）临床表现

1.一般特点

中老年脑梗死多由动脉粥样硬化造成，中青年脑梗死则常见于动脉夹层、动脉炎。脑梗死常在安静或睡眠中发病，部分患者有 TIA 前驱症状，神经系统局灶性体征多在发病后十余小时或1～2 天达到高峰，临床表现取决于梗死灶的大小和部位。当发生大面积脑梗死或基底动脉闭塞梗死时，患者病情危重，可出现意识障碍，严重时危及生命。

2.脑血管不同部位闭塞的临床特点

（1）颈内动脉闭塞：因有颈内-外动脉吻合支、大脑动脉环（Willis 环）等侧支循环的存在，颈内动脉闭塞所致脑梗死的临床严重程度差异较大。颈内动脉闭塞常发生在颈内动脉分叉后，30％～40％的患者可无症状。症状性闭塞可出现单眼一过性黑矇，偶见永久性失明（视网膜动脉缺血）或 Horner 征（颈上交感神经节后纤维受损）。远端大脑中动脉血液供应不良，可以出现对侧偏瘫、偏身感觉障碍和/或同向性偏盲等，优势半球受累可伴失语症，非优势半球受累可有体象障碍。体检可闻及颈动脉搏动减弱或血管杂音。

（2）大脑中动脉闭塞：①主干闭塞，出现"三偏"症状，即病灶对侧偏瘫（中枢性面舌瘫和肢体瘫痪）、偏身感觉障碍及偏盲，伴头、眼向病灶侧凝视，优势半球受累出现失语，非优势半球受累出现体象障碍，患者可以出现意识障碍。②皮质支闭塞，上部分支闭塞导致病灶对侧面部、上下肢瘫痪和感觉缺失，但下肢瘫痪较上肢轻，而且足部不受累，头、眼向病灶侧凝视程度轻，伴 Broca 失语（优势半球）和体象障碍（非优势半球），通常不伴意识障碍。下部分支闭塞较少单独出现，导致对侧同向性上 1/4 视野缺损，伴 Wernicke 失语（优势半球），急性意识模糊状态（非优势半球），无偏瘫。③深穿支闭塞，最常见的是纹状体内囊梗死，表现为病灶对侧中枢性偏瘫、对侧偏身感觉障碍，可伴对侧同向性偏盲。优势半球病变出现皮质下失语，常为底节性失语，表现自发性言语受限，音量小，语调低。

（3）大脑前动脉闭塞：单侧大脑前动脉闭塞，可不出现临床症状，也可以导致对侧下肢的感觉和运动障碍；可因旁中央小叶缺血受损出现尿失禁，额极与胼胝体受损出现淡漠、反应迟钝、欣快和缄默、病变对侧强握及吸吮反射和痉挛性强直。双侧大脑前动脉起始部闭塞可造成双侧大脑半球的前、内侧梗死，导致意识缺失、运动性失语综合征和额叶人格改变等。

（4）大脑后动脉闭塞：单侧皮质支闭塞可引起对侧同向性偏盲，上部视野较下部视野受累常见，黄斑区视力不受累。优势半球受累可出现失读（伴或不伴失写）、命名性失语、失认等。双侧皮质支闭塞可导致完全型皮质盲，有时伴有不成形的视幻觉、记忆受损（累及颞叶）、不能识别熟悉面孔（面容失认症）等。

大脑后动脉起始段的脚间支闭塞：可引起垂直性凝视麻痹，同侧动眼神经麻痹和对侧偏瘫，或对侧共济失调、震颤。大脑后动脉深穿支闭塞可导致丘脑穿通动脉闭塞产生红核丘脑综合征，可表现为病灶侧舞蹈样不自主运动等症状和体征；丘脑膝状体动脉闭塞产生丘脑综合征可表现为对侧深感觉障碍、自发性疼痛和舞蹈-手足徐动症等。

（5）椎-基底动脉闭塞：血栓性闭塞多发生于基底动脉中部，栓塞性通常发生在基底动脉尖。基底动脉或双侧椎动脉闭塞是危及生命的严重脑血管事件，引起脑干梗死，出现眩晕、呕吐、延髓麻痹、四肢瘫痪和昏迷等。脑桥病变出现针尖样瞳孔。①脑桥腹内侧综合征：基底动脉的旁中央支闭塞，同侧周围性面瘫、对侧偏瘫和双眼向病变同侧同向运动不能。②脑桥腹外侧综合征：基底动脉短旋支闭塞，表现为同侧面神经、展神经麻痹和对侧偏瘫。③闭锁综合征：基底动脉的脑桥支闭塞致双侧脑桥基底部梗死。④基底动脉尖综合征：基底动脉尖端分出小脑上动脉和大脑后动脉，闭塞后导致眼球运动障碍及瞳孔异常、觉醒和行为障碍、肢体瘫痪，可伴有记忆力丧失、对侧偏盲或皮质盲。中老年患者突发意识障碍，出现瞳孔改变、动眼神经麻痹、垂直凝视麻痹，偏瘫或四肢瘫，应考虑基底动脉尖综合征。⑤延髓背外侧综合征：由小脑后下动脉或椎动脉供应延髓外侧的分支动脉闭塞所致，表现为眩晕、言语含混不清、吞咽困难、患侧软腭声带麻痹、患侧小脑性共济失调、患侧面部麻木、痛觉减退、对侧肢体痛觉减退、眼球震颤、患侧 Horner 征。

3.特殊类型的脑梗死

（1）大面积脑梗死：通常由颈内动脉主干、大脑中动脉主干闭塞或皮质支完全性卒中所致，表现为病灶对侧完全性偏瘫、偏身感觉障碍及向病灶对侧凝视麻痹。病程呈进行性加重，易出现明显的脑水肿和颅内压增高征象，甚至发生脑疝死亡。

（2）分水岭脑梗死：由相邻血管供血区交界处或分水岭区局部缺血导致，也称边缘带脑梗死，多因血流动力学原因所致。典型患者发生于颈内动脉严重狭窄或闭塞伴全身血压降低时，也可源于心源性或动脉源性栓塞。

分水岭脑梗死可分为以下类型。①皮质前型：见于大脑前、中动脉分水岭脑梗死，病灶位于额中回，可沿前后中央回上部带状走行，直达顶上小叶。②皮质后型：见于大脑中、后动脉或大脑前、中、后动脉皮质支分水岭区梗死，病灶位于顶、枕、颞交界区。③皮质下型：见于大脑前、中、后动脉皮质支与深穿支分水岭区梗死或大脑前动脉回返支与大脑中动脉豆纹动脉分水岭区梗死，病灶位于大脑深部白质、壳核和尾状核等。

（3）出血性脑梗死：由于脑梗死病灶内动脉血管壁损伤，脑血流恢复后血液从损伤血管壁渗出，常见于大面积脑梗死后。

（4）多发性脑梗死：指两个或两个以上不同供血系统脑血管闭塞引起的梗死，一般由反复多次发生脑梗死所致。

（四）辅助检查

1.实验室血液检查

血常规、血流变、血脂、血糖、肾功能、肝功能等。

2.影像学检查

头颅 CT/MRI、头颈部 CTA/MRA 等检查可以直观显示脑梗死的范围、部位、头颈部血管情况、有无出血、病灶的新旧等。

发病后及时行头颅 CT 检查，排除脑出血。头颅 CT 检查多数患者发病 24 小时后逐渐显示低密度梗死灶，发病后 2～15 天可见均匀片状或楔形的明显低密度灶。大面积脑梗死有脑水肿和占位效应，出血性梗死呈混杂密度。增强扫描有诊断意义，梗死后 5～6 天出现增强现象，1～2 周最明显，约 90% 的梗死灶显示不均匀强化。

MRI 可清晰显示早期脑梗死，梗死灶 T_1 呈低信号、T_2 呈高信号，出血性脑梗死时 T_1 相有高信号混杂。MRI 弥散加权成像（DWI）可发现超早期缺血病灶（发病 2 小时内），结合 PWI，可初步判断缺血半暗带区，为早期治疗提供重要信息。

CTA、MRA 和血管造影（DSA）可以发现闭塞血管、血管狭窄及其他血管病变，如动脉炎、脑底异常血管网病、动脉瘤和动静脉畸形等，可以为卒中的血管内治疗提供依据。其中 DSA 是脑血管病变检查的金标准。

3.TCD

对评估颅内外血管血流动力学变化及治疗提供依据。

4.超声心动图检查

可发现心脏附壁血栓、心房黏液瘤和二尖瓣脱垂，对脑梗死不同类型间鉴别诊断有意义。

（五）诊断及鉴别诊断

1.诊断

中年以上的高血压及动脉粥样硬化患者，静息状态下或睡眠中急性起病，一天至数天内出现局灶性脑损伤的症状和体征，并能用某一动脉供血区功能损伤来解释，临床应考虑急性脑梗死可能。CT 或 MRI 检查发现梗死灶可明确诊断。

2.鉴别诊断

（1）脑出血：脑出血常于活动中起病、病情进展快、发病当时血压明显升高，CT 检查发现出血灶可明确诊断（表 3-4）。

表 3-4　脑梗死与脑出血的鉴别要点

鉴别项目	脑梗死	脑出血
起病状态	休息或睡眠中	活动或情绪激动时
起病速度	十余小时或 1～2 天症状达到高峰	10 分钟至数小时症状达到高峰
一般情况	轻或无	常出现嗜睡、头痛、恶心、呕吐
意识障碍	无或较轻	多见且较重
神经体征	多为非均等性偏瘫	多为均等性偏瘫
CT 检查	早期无明显异常密度影，或低密度影	颅内高密度影

(2)脑栓塞:常有栓子来源的基础疾病,如心脏疾病(心房纤颤、风湿性心脏病、冠心病、心肌梗死、亚急性细菌性心内膜炎等)、骨折外伤史(空气、脂肪滴等)、动脉粥样硬化症。

(3)颅内其他病变:颅内肿瘤、硬膜下血肿和脑脓肿可呈卒中样发病,出现偏瘫等局灶性体征,颅内压增高征象不明显时易与脑梗死混淆,头颅 CT/MRI 检查有助确诊。

(六)治疗

治疗原则是发病后及时就诊,尽早选用超早期溶栓治疗,同时进行对症、支持治疗(控制血压、血糖、防治并发症)和早期康复治疗。

1.一般治疗

(1)吸氧和通气支持:轻症、无低氧血症的卒中患者无须常规吸氧,对脑卒中和大面积梗死等病情危重患者或有气道受累者,需要气道支持和辅助通气。

(2)控制血压:脑梗死急性期血压应控制在正常范围以内,血压不能控制太低,若原有高血压病者,当血压＞29.3/16.0 kPa(220/120 mmHg),可给予降压处理,血压下降幅度不能过快,发病 24 小时内血压下降幅度控制在 15%～25%。如口服降压效果不好,可选用静脉降压药物。如果出现持续性的低血压,首先寻找发生低血压的原因,可以使用生理盐水补充血容量和增加心排血量,如上述措施无效时可酌情使用升压药。急性脑梗死发病 24 小时内尽量避免使用葡萄糖注射液。

(3)控制血糖:脑卒中急性期高血糖较常见,可以是原有糖尿病的表现或应激反应。应常规检查血糖,将血糖控制在 8.3 mmol/L 以下。

2.溶栓治疗

(1)静脉溶栓治疗:①适应证有年龄 18～80 岁;临床明确诊断缺血性卒中,并且造成明确的神经功能障碍(NIHSS＞4 分);症状开始出现至静脉干预时间＜3 小时;卒中症状持续至少 30 分钟,且治疗前无明显改善。②禁忌证有 CT 证实颅内出血;神经功能障碍非常轻微或迅速改善;发病超过 3 小时或无法确定;伴有明确癫痫发作;既往有颅内出血、动静脉畸形或颅内动脉瘤病史;最近 3 个月内有颅内手术、头外伤或卒中史;最近 21 天内有消化道、泌尿系统等内脏器官活动性出血史;最近 14 天内有外科手术史;最近 7 天内有腰穿或动脉穿刺史;有明显出血倾向:血小板计数＜100×10⁹/L;48 小时内接受肝素治疗并且 APTT 高于正常值上限;近期接受抗凝治疗(如华法林)并且 INR＞1.5;血糖＜2.7 mmol/L,收缩压＞24.0 kPa(180 mmHg)或舒张压＞13.3 kPa(100 mmHg)或需要积极的降压来达到要求范围。③常用溶栓药物包括以下几种。重组组织型纤溶酶原激活物一次用量 0.9 mg/kg,最大剂量＜90 mg,先予 10%的剂量静脉推注,其余剂量在约 60 分钟内持续静脉滴注。尿激酶常用 100 万～150 万 IU 加到 0.9% 生理盐水 100～200 mL 中,持续静脉滴注 30 分钟。④溶栓并发症有梗死灶继发性出血或身体其他部位出血;再灌注损伤和脑水肿;溶栓后再闭塞。

(2)动脉溶栓及取栓:对颈内动脉、大脑中动脉等大动脉闭塞引起的严重卒中患者,如果发病时间在 6 小时内(椎-基底动脉血栓可适当放宽治疗时间窗至 12 小时),可进行动脉内溶栓治疗。常用药物为重组组织型纤溶酶原激活物和尿激酶。动脉溶栓与静脉溶栓相比,可将微导管直接送入闭塞血管处,溶栓效果更好,但是需要在神经介入中心的 DSA 操作下进行。若血管闭塞严重,经动静脉溶栓处理仍不能再通者,可考虑进行动脉内取栓。动脉溶栓的适应证、禁忌证及并发症与静脉溶栓基本相同。

3.抗血小板聚集治疗

未能进行溶栓的急性脑梗死患者应及时服用阿司匹林,100 mg/d,或氯吡格雷,75 mg/d,但一般不在溶栓后 24 小时内应用,以免增加出血风险。不建议将氯吡格雷与阿司匹林联合应用治疗急性脑梗死。

4.抗凝与降纤治疗

主要包括肝素、低分子肝素和华法林。一般不推荐急性脑梗死后急性期应用抗凝药来预防卒中复发、阻止病情恶化或改善预后。但对于长期卧床,特别是合并高凝状态有形成深静脉血栓和肺栓塞趋势者,可以使用低分子肝素预防治疗。对于心房纤颤的患者可以应用华法林治疗。降纤治疗疗效尚不明确。可选药物有巴曲酶和降纤酶等,使用中应注意出血并发症。

5.脑水肿的治疗

脑水肿的治疗多见于大面积梗死,脑水肿常于发病后 3～5 天达高峰。治疗目标是降低颅内压、维持足够脑灌注和预防脑疝发生。可应用 20%甘露醇每次 125～250 mL 静脉滴注,6～8 小时 1 次;对心、肾功能不全患者可改用呋塞米 20～40 mg 静脉注射,6～8 小时 1 次;可酌情同时应用甘油果糖每次 250～500 mL 静脉滴注,1～2 次/天;还可用清蛋白进行脱水治疗。

6.并发症的处理

(1)控制感染:急性脑梗死患者在急性期容易发生呼吸道、泌尿系统感染,导致病情加重。因此患者采用适当的体位,经常翻身叩背及防止误吸是预防呼吸道感染的重要措施。呼吸道感染的治疗主要是呼吸支持和抗生素;尿路感染主要继发于尿失禁和留置导尿管,尽可能避免留置导尿管,间歇导尿和酸化尿液可减少尿路感染,一旦发生应及时根据细菌培养和药物敏感试验应用敏感抗生素。

(2)上消化道出血的处理:高龄和重症脑卒中患者急性期容易发生应激性溃疡,建议常规应用静脉抑酸剂;对已发生消化道出血患者,应暂时禁食,进行冰盐水洗胃,局部应用止血药(如口服或鼻饲云南白药、凝血酶等);出血量过多引起失血性休克者,及时输注新鲜全血或红细胞成分。

(3)维持水电解质平衡紊乱:急性脑梗死时由于神经内分泌功能紊乱、禁食、进食减少、呕吐及脱水治疗常并发水电解质紊乱,主要包括低钾血症、低钠血症和高钠血症。应对脑卒中患者常规进行水电解质监测并及时加以纠正,纠正低钠不宜过快,24 小时内血钠上升速度不应超过 24 mmol/L,以 12 mmol/L 为佳,防止脑桥中央髓鞘溶解症。

(4)防治心脏疾病:主要包括急性心肌缺血、心肌梗死、心律失常及心力衰竭。急性脑梗死急性期应密切观察心脏情况,必要时进行动态心电监测和心肌酶谱检查,及时发现心脏病变,给予及时治疗。处理措施包括:减轻心脏负荷,慎用增加心脏负担的药物;注意输液速度及输液量;对高龄患者或原有心脏病患者甘露醇用量减半或改用其他脱水剂;积极处理心肌缺血、心肌梗死、心律失常或心力衰竭等心脏损伤。

(5)深静脉血栓形成的防治:高龄、严重瘫痪和心房纤颤均增加深静脉血栓形成的危险性,同时 DVT 增加了发生肺栓塞的风险。应鼓励患者尽早活动,下肢抬高,避免下肢静脉输液(尤其是瘫痪侧)。对有发生 DVT 和 PE 风险的患者可预防性药物治疗,首选低分子肝素 4 000 IU 皮下注射,1~2 次/天;对发生近端 DVT、抗凝治疗症状无缓解者应给予溶栓治疗。

7.神经元保护治疗

神经元保护剂包括自由基清除剂、阿片受体阻滞剂、钙通道阻滞剂、兴奋性氨基酸受体阻滞剂和镁离子等,可通过降低脑代谢、干预缺血引发细胞毒性机制减轻缺血性脑损伤。大多数神经元保护剂在动物实验中显示有效,尚缺乏多中心、随机双盲的临床试验研究证据。

8.外科手术治疗

幕上大面积脑梗死伴有严重脑水肿、占位效应明显和脑疝形成征象者,可行去骨瓣减压术;小脑梗死使脑干受压导致病情恶化时,可行抽吸梗死小脑组织和颅后窝减压术以挽救患者生命。

9.康复治疗

应早期进行,制定短期和长期治疗计划,分阶段、因地制宜地选择治疗方法,对患者进行针对性体能和技能训练,降低致残率,增进神经功能恢复,提高生活质量。

10.动脉狭窄支架介入治疗及颈动脉内膜剥脱术

对于颈动脉、椎动脉狭窄>70%,而神经功能缺损与之相关者,可考虑行动脉狭窄支架介入治疗及颈动脉内膜剥脱术。

(七)预后

急性脑梗死的病死率约为 10%,致残率达 50%。存活者中 40% 以上可复发,且复发次数越多病死率和致残率越高。

二、脑栓塞

脑栓塞是指由于因各种原因形成的栓子(固体、液体、气体)随血流循环进入颅内动脉或供应脑部血液的颈部动脉导致血管内血流急性阻塞引起相应供血区脑组织缺血性坏死及神经功能障碍,占脑梗死的 15%~20%。

(一)病因及发病机制

栓子来源可分为心源性、非心源性和来源不明性三种。

1.心源性脑栓塞

心源性脑栓塞占脑栓塞的 60%~75%,心源性脑栓塞患者中约 1/2 为慢性风湿性心脏病伴二尖瓣狭窄,栓子在心内膜和瓣膜产生,脱落入脑后致病。主要见于以下几种情况。①心房颤动:是心源性脑栓塞最常见的原因,其中瓣膜病性房颤占 20%,非瓣膜病性房颤占 70%,其余 10% 无心脏病。心房颤动时左心房收缩性降低,血流缓慢淤滞,易导致附壁血栓,栓子脱落入脑动脉而引起脑栓塞。②心脏瓣膜病:先天性发育异常或后天疾病引起的心脏瓣膜病变,可以影响血流动力学,累及心房或心室内膜即可导致附壁血栓的形成。③心肌梗死:面积较大的心肌梗死或合并慢性心功能衰竭,可导致血液循环淤滞形成附壁血栓。④其他:心房黏液瘤、二尖瓣脱垂、心内膜纤维变性、先心病或瓣膜手术等均可形成附壁血栓。

2.非心源性脑栓塞

由于心脏以外的栓子随血流进入脑内造成脑栓塞。常见病因有以下几种:①动脉粥样硬化斑块脱落性栓塞:主动脉弓或颈动脉粥样硬化斑块脱落形成栓子,沿颈内动脉或椎-基底动脉入脑。②脂肪栓塞:常见于长骨骨折或手术后。③空气栓塞:主要见于大静脉穿刺、潜水减压、人工气胸等。④癌栓塞:浸润性生长的恶性肿瘤,可以破坏血管壁,癌细胞入血形成癌栓。⑤其他:少见的感染性脓栓、寄生虫栓和异物栓等也可引起脑栓塞。

3.来源不明性脑栓塞

少数患者在临床检查甚至尸检时,仍查不到栓子的来源。

(二)病理

脑栓塞的神经病理变化与脑血栓形成基本相同,但由于栓塞是突然发生,机体没有时间建立侧支循环,因此栓塞性脑梗死较脑血栓形成起病急、发展快、病变范围更大。脑栓塞引起的脑组织坏死分为缺血性、出血性和混合性梗死,其中出血性更常见,占 $30\%\sim50\%$,推测与栓塞血管的栓子破碎后向远端前移,恢复血流后栓塞区缺血坏死的血管壁在血压作用下发生出血。患者除脑梗死外,还可在身体其他部位如肺、脾、肾、肠系膜、四肢、皮肤和巩膜等发现栓塞病灶。

(三)临床表现

脑栓塞可发生于任何年龄,以青壮年多见。多在活动中急骤发病,无前驱症状,局灶性神经体征在数秒至数分钟达到高峰,多表现为完全性卒中。大多数患者伴有风湿性心脏病、冠心病和严重心律失常等,或存在心脏手术、长骨骨折、血管内介入治疗等栓子来源病史。有些患者同时并发肺栓塞(气急、发绀、胸痛、咯血和胸膜摩擦音等)、肾栓塞(腰痛、血尿等)、肠系膜栓塞(腹痛、便血等)和皮肤栓塞(出血点或瘀斑等)等疾病表现。有无意识障碍取决于栓塞血管的大小和梗死的面积。不同部位血管栓塞会造成相应的血管闭塞综合征。与脑血栓形成相比,脑栓塞易导致多发性梗死和出血。病情波动较大,病初严重,但因为血管的再通,部分患者临床症状可迅速缓解;有时因并发出血,临床症状可急剧恶化;有时因栓塞再发,稳定或一度好转的局灶性体征可再次加重。本病如因感染性栓子栓塞所致,若并发颅内感染则多病情危重。

(四)辅助检查

1.神经影像学检查

CT/MRI 检查可显示缺血性梗死或出血性梗死改变,合并出血性梗死高度支持脑栓塞诊断。CT 检查在发病后 $24\sim48$ 小时可见病变部位呈低密度改变,发生出血性梗死时可见低密度梗死区出现 1 个或多个高密度影。MRI 可清晰显示早期缺血灶,缺血部位 T_1 呈低信号、T_2 呈高信号,出血性梗死时 T_1 相有高信号混杂。头颈部 CTA/MRA 可发现病变部位血管闭塞。

2.心电图检查

每位患者均应将心电图作为常规检查,作为确定心肌梗死和心律失常的依据。脑栓塞作为心肌梗死首发症状并不少见,更需注意无症状性心肌梗死。超声心动图检查可证实是否存在心源性栓子,CTA 和颈部血管超声检查可评价颈部动脉管腔狭窄程度及动脉硬化斑块情况,对证实颈动脉源性栓塞有意义。

(五)诊断及鉴别诊断

1.诊断

根据骤然出现偏瘫、失语等局灶性神经功能缺损,病情在数秒至数分钟达高峰,既往有栓子来源的基础疾病如心脏病、动脉粥样硬化、严重的骨折等病史,基本可做出临床诊断,如合并其他脏器栓塞更支持诊断。CT/MRI检查可确定脑栓塞部位、数目及是否伴发出血,进一步明确诊断。

2.鉴别诊断

注意与脑血栓形成、脑出血鉴别,迅速的起病过程和栓子来源可提供脑栓塞的诊断证据。

(六)治疗

1.脑栓塞治疗原则

脑栓塞治疗原则与脑血栓形成治疗原则基本相同,主要是改善循环、减轻脑水肿、防止出血、减小梗死范围。注意在合并出血性梗死时,应停用溶栓、抗凝和抗血小板药,防止出血加重。

2.原发病治疗

针对性治疗原发病有利于脑栓塞病情控制和防止复发。对感染性栓塞应当使用抗生素,并禁用溶栓和抗凝治疗,防止感染扩散;对脂肪栓塞,可采用肝素、5%碳酸氢钠及脂溶剂,有助于脂肪颗粒溶解;有心律失常者,予以纠正;空气栓塞者可进行高压氧治疗。

3.抗凝治疗

心房纤颤或有再栓塞风险的心源性疾病、颈动脉和椎动脉夹层或高度狭窄的患者可用肝素预防再栓塞或栓塞继发血栓形成。最近研究证据表明,脑栓塞患者抗凝治疗导致脑梗死区出血对最终转归带来的不良影响较小,治疗中要定期监测凝血功能并调整剂量。抗凝药物用法见前述,抗血小板聚集药阿司匹林也可试用。本病由于易并发出血,因此溶栓治疗应严格掌握适应证。

(七)预后

脑栓塞预后与被栓塞血管大小、栓子数目及栓子性质有关。脑栓塞急性期病死率为5%～15%,多死于严重脑水肿、脑疝、肺部感染和心力衰竭。心肌梗死所致脑栓塞预后较差,存活的脑栓塞患者多数会遗留严重后遗症。如栓子来源不能消除,10%～20%的脑栓塞患者可能在病后1～2周再发,再发病死率高。

三、腔隙性脑梗死

腔隙性脑梗死是缺血性脑梗死的常见亚型,是指大脑半球或脑干深部的深穿支动脉,在长期高血压基础上,血管壁发生病变,最终管腔闭塞,导致缺血性脑梗死,形成小腔隙软化灶,病灶直径多在2.0～15.0 mm,最大不超过20 mm。主要累及脑的深部白质、基底节、丘脑和脑桥等部位,形成腔隙状脑梗死灶。部分患者的病灶位于脑的相对静区,无明显的神经缺损症状,神经影像学检查或尸体解剖时才得以证实,故称为静息性梗死或无症状性梗死。腔隙性脑梗死占全部脑梗死的20%～30%。腔隙性脑梗死的发病率存在明显的人种差异,亚洲黄种人的发病率明显高于欧洲、北美白种人,黑种人的发病率也明显高于白种人。

(一)病因及发病机制

病因为高血压导致小动脉及微小动脉壁脂质透明变性,管腔闭塞产生腔隙性病变,有资料认为舒张压增高对于多发性腔隙性梗死的形成更为重要。病变血管多为直径100～200 μm的深穿支,如豆纹动脉、丘脑穿通动脉及基底动脉旁中央支,多为终末动脉,侧支循环差。高血压性小动脉硬化引起管腔狭窄时,继发血栓形成或脱落的栓子阻断血流,会导致脑供血区的梗死。多次发病后脑内可形成多个病灶。

（二）病理

腔隙性脑梗死灶呈不规则圆形、卵圆形或狭长形，直径多在 2.0～20.0 mm。病灶常位于脑深部核团（壳核约 37％、丘脑 14％、尾状核 10％）、脑桥（16％）和内囊后肢（10％）、内囊前肢和小脑较少发生。

病理解剖大体标本可见腔隙为含液体小腔洞样软化灶；镜下可见腔内有纤细的结缔组织小梁、吞噬细胞和微血管瘤，病变血管可见透明变性玻璃样脂肪变、玻璃样小动脉坏死、血管壁坏死和小动脉硬化等。

（三）临床表现

1.一般特点

腔隙性脑梗死多见于中老年患者，男性多于女性，半数以上的患者有高血压病史。多数患者可无临床症状及体征，常由神经影像学检查而发现。通常症状较轻，体征单一，预后较好。

2.常见的腔隙综合征

（1）单纯运动性轻偏瘫：为最常见类型，约占 60％，病变多位于内囊、放射冠或脑桥。表现为对侧面部及上下肢大体相同程度轻偏瘫，无感觉障碍、视觉障碍和皮质功能障碍如失语等；若为脑干病变不出现眩晕、耳鸣、眼震、复视及小脑性共济失调等，通常突然发病，数小时内进展，患者可遗留受累肢体的笨拙或运动缓慢。

（2）单纯感觉性卒中：较常见，特点是偏身感觉缺失，可伴感觉异常，如麻木、烧灼或沉重感、刺痛、僵硬感等；病变主要位于对侧丘脑腹后外侧核。

（3）共济失调性轻偏瘫：病变对侧轻偏瘫伴小脑性共济失调，偏瘫下肢重于上肢，共济失调不能用无力来解释，可伴锥体束征。病变位于脑桥基底部、内囊或皮质下白质。

（4）构音障碍-手笨拙综合征：约占 20％，起病突然，症状迅速达高峰，表现为构音障碍、吞咽困难、病变对侧中枢性面舌瘫、面瘫同侧手肌力下降和精细动作笨拙（书写时易发现）、指鼻试验完成困难、轻度平衡障碍。病变位于脑桥基底部、内囊前肢及膝部。

（5）感觉运动性卒中：以偏身感觉障碍起病，再出现轻偏瘫，病灶位于丘脑腹后核及邻近内囊后肢，是丘脑膝状体动脉分支或脉络膜后动脉丘脑支闭塞所致。

腔隙状态是本病反复发作引起多发性腔隙性梗死，累及双侧皮质脊髓束和皮质脑干束，出现严重精神障碍、认知功能下降、假性延髓性麻痹、双侧锥体束征、类帕金森综合征和尿便失禁等。

（四）辅助检查

CT 可见内囊基底节区、皮质下白质单个或多个圆形、卵圆形或长方形低密度病灶，边界清晰，无占位效应。

MRI 呈 T_1 低信号、T_2 高信号，可较 CT 更为清楚地显示腔隙性脑梗死病灶。

（五）诊断及鉴别诊断

1.诊断

中老年发病，有长期高血压病史。急性起病，可出现局灶性神经功能缺损症状。CT 或 MRI 检查证实有与神经功能缺失一致的脑部腔隙病灶。患者可隐匿起病，无明显临床症状，仅在影像学检查时发现。

2.鉴别诊断

与脑出血、颅内感染、多发性硬化、脑囊虫病、烟雾病、脑脓肿和颅内转移瘤等鉴别。

（六）治疗

临床症状体征明显的患者可参照脑血栓形成治疗原则。主要是控制脑血管病危险因素，防止脑血栓形成。积极控制高血压，可以应用抗血小板聚集剂如阿司匹林，也可用钙通道阻滞剂如尼莫地平等治疗，目前没有证据表明抗凝治疗有效。

（七）预后

腔隙性脑梗死临床表现较轻，近期预后较好。

（刘秀锦）

第十一节　高血压脑病

高血压脑病（hypertensive encephalopathy，HE）是指血压突然显著升高而引起的一种急性脑功能障碍综合征。可发生于各种原因所致的动脉性高血压患者，其发病率约占高血压患者的5％。发病时血压突然升高，收缩压、舒张压均升高，以舒张压升高为主。临床上出现剧烈头痛、烦躁、恶心呕吐、视力障碍、抽搐、意识障碍甚至昏迷等症状，也可出现暂时性偏瘫、失语、偏身感觉障碍等。本病的特点是起病急、病程短，经及时降低血压，所有症状在数分钟或数天内可完全消失，而不留后遗症，否则可导致严重的脑功能损害，甚至死亡。病理特征：主要是脑组织不同程度的水肿，镜下可出现玻璃样变性，即小动脉管壁发生纤维蛋白样坏死。

本病可发生于各种原因导致的动脉性高血压患者，成人舒张压＞18.7 kPa（140 mmHg），儿童、孕妇或产妇血压＞24.0/16.0 kPa（180/120 mmHg）可导致发病。新近发病或急速发病的高血压患者可在血压相对较低的水平发生本病，如儿童急性肾小球肾炎或子痫患者血压在21.3/13.3 kPa（160/100 mmHg）左右即可发病。高血压脑病起病急，病死率高，故对其防治的研究显得尤为重要，目前西医治疗高血压脑病已取得了较好的成效。

一、病因与发病机制

（一）病因

（1）原发性高血压，当受情绪或精神影响时，血压迅速升高，可发生高血压脑病。

（2）继发性高血压，包括肾性高血压、嗜铬细胞瘤、原发性醛固酮增多症、皮质醇增多症、某些肾上腺酶的先天缺陷、妊娠高血压、主动脉狭窄等引起的高血压及收缩期高血压。

（3）少部分抑郁症患者在服用单胺氧化酶抑制剂时可发生高血压脑病，吃过多富含酪胺的食物（奶油、干酪、扁豆、腌鱼、红葡萄酒、啤酒等）也可诱发高血压脑病。

（4）急慢性脊髓损伤的患者，因膀胱充盈或胃肠潴留等过度刺激自主神经可诱发高血压脑病。

（5）突然停用高血压药物，特别是停用可乐亭也可导致高血压脑病。

（6）临床上应用环孢素时若出现头痛、抽搐、视觉异常等症状时，也应考虑为高血压脑病的可能。

总之，临床上任何原因引起的急进型恶性高血压均可能成为高血压脑病的发病因素。

(二)发病机制

1.脑血管自动调节机制崩溃学说

正常情况下,血压波动时可通过小动脉的自动调节维持恒定的脑血流量,即 Bayliss 效应,此调节范围限制在平均动脉压 8.0～24.0 kPa(60～180 mmHg),在此范围内小动脉会随着血压的波动自动调节保持充足的脑血流量。而当平均动脉压迅速升高达 24.0 kPa(180 mmHg)时,可引起其自动调节机制破坏,使脑血管由收缩变为被动扩张,脑血流量迅速增加,血管内压超出脑间质压,血管内液体外渗,迅速出现脑水肿及颅内压增高,从而导致毛细血管壁变性坏死,出现点状出血及微梗死。

2.脑血管自动调节机制过度学说

脑血管自动调节机制过度学说又称小动脉痉挛学说,血压迅速升高,导致 Bayliss 效应过强,小动脉痉挛,血流量反而减少,血管壁缺血变性,通透性增加,血管内液外渗,引起水肿、点状出血及微梗死等。高血压脑病患者尸检时可见脑组织极度苍白,血管内无血,表明高血压脑病患者脑血管有显著的痉挛。高血压脑病发生时,还可见身体其他器官也发生局限性血管痉挛,也支持小动脉痉挛的看法。

3.脑水肿学说

(1)有学者认为,上述两种机制可能同时存在。血压急剧升高后,先出现脑小动脉广泛的痉挛,继而出现扩张,造成小血管缺血变性,血管内液和血细胞外渗,引起广泛的脑水肿,从而出现点状出血及微血栓形成,甚至继发较大的动脉血栓形成,严重时因脑疝形成而致死。

(2)高血压脑病是急性过度升高的血压迫使血管扩张,通过动脉壁过度牵伸破坏了血-脑屏障,毛细血管通透性增加,使血浆成分和水分子外溢,细胞外液增加,继发血管源性水肿,导致神经功能缺损。

目前多数学者认为血管自动调节障碍是高血压脑病发病的主要因素。

二、病理

(一)肉眼观察

脑组织不同程度的水肿是高血压脑病的主要病理表现。严重脑水肿者,脑的重量可增加20％～30％。脑的外观呈苍白色,脑回变平,脑沟变浅,脑室变小,脑干常因颅内压增高而疝入枕骨大孔,导致脑干发生圆锥形的变形,脑的表面可有出血点,周围有大量的脑脊液外渗,浅表部位动脉、毛细血管及静脉可见扩张。切面呈白色,可见脑室变小、点状及弥散性小出血灶或微小狭长的裂隙状出血灶或腔隙性脑梗死灶。

(二)镜下观察

脑部小动脉管壁发生纤维蛋白样坏死,即玻璃样变性,血管内皮增殖,中层肥厚,外膜增生,血管腔变小或阻塞,形成本病所特有的小动脉病变。毛细血管壁变性或坏死,血-脑屏障结构破坏。血管周围有明显的渗出物,组织细胞间隙增宽,部分神经细胞变性坏死,但胶质细胞增生不多。长期高血压者,还可见到较大的脑动脉壁中层肥大,内膜呈粥样硬化。此外,也可在皮质及基底节区见到少数胶质细胞肿胀、神经元的缺血性改变及神经胶质的瘢痕形成。

三、临床表现

高血压脑病起病急骤,常因过度劳累、精神紧张或情绪激动诱发,病情发展迅速,急骤加重。

起病前常先有动脉压显著增高,并有严重头痛、精神错乱、意识改变、周身水肿等前驱症状,一般经 12～48 小时发展成高血压脑病,严重者仅需数分钟。大部分患者在出现前驱症状时,立即嘱其卧床休息,并给予适当的降压治疗后,脑病往往可以消失而不发作;若血压继续升高则可转变为高血压脑病。本病发病年龄与病因有关,平均年龄为 40 岁;因急性肾小球性肾炎引起本病者多见于儿童或青年;因慢性肾小球肾炎引起者则以成年人多见;恶性高血压在 30～45 岁间最多见。高血压脑病的症状一般持续数分钟到数小时,最长可至 1～2 个月。若不进行及时降压或原发病治疗,使脑病症状持续较长时间,可造成不可逆的神经功能损伤,重者可因继发癫痫持续状态、心力衰竭或呼吸障碍而死亡。本病可反复发作,症状可有所不同。

(一)急性期

1.动脉压升高

原已有高血压者,发病时血压再度增高,舒张压往往升高至 16.0 kPa(120 mmHg)以上,平均动脉压常在 20.0～26.7 kPa(150～200 mmHg)。对于妊娠毒血症的妇女或急性肾小球肾炎儿童,发生高血压脑病时,血压波动范围较已有高血压的患者为小,收缩压可不高于24.0 kPa(180 mmHg),舒张压也可不高于 16.0 kPa(120 mmHg)。新近起病的高血压患者脑病发作时的血压水平要比慢性高血压患者发作时的血压低。

2.颅内压增高

颅内压增高表现为剧烈头痛,呕吐,颈项强直及视盘水肿等颅内高压症;并出现高血压性视网膜病变,表现为眼底火焰状出血和动脉变窄及绒毛状渗出物。脑脊液压力可显著增高,甚至在腰椎穿刺时脑脊液可喷射而出,此时腰椎穿刺可促进脑疝的发生,故应慎行。

(1)头痛:为高血压脑病的早期症状,以前额或后枕部为主,咳嗽、紧张、用力时加重。头痛多出现于早晨,程度与血压水平相关,经降压及休息等相应治疗后头痛可缓解。

(2)呕吐:常在早晨与头痛伴发,可以呈喷射性,恶心可以不明显。其原因可能由于颅内压增高刺激迷走神经核所致,也可能是由于颅内高压、脑内的血液供应不足、延髓的呕吐中枢缺血缺氧而致。

(3)视盘水肿:指视盘表面和筛板前区神经纤维的肿胀,镜检发现视盘周围有毛刺样边界不清,随着水肿的发展,视盘边缘逐渐模糊、充血,颜色呈红色,视盘隆起,常超过 2 个屈光度,生理凹陷消失,视网膜静脉充盈、曲张、搏动消失,颅内压持续增高可出现血管周围点状或片状出血。眼底视网膜荧光照相可见视盘中央及其周边区有异常和扩张的毛细血管网,且有液体漏出。轻度视盘水肿可在颅内压增高几小时内形成,高度视盘水肿一般需要几天的时间,此期患者可出现视力模糊、偏盲或黑矇等视力障碍症状,可能与枕叶水肿、大脑后动脉或大脑中动脉痉挛有关。颅高压解除之后,视盘水肿即开始消退。

3.抽搐

抽搐是高血压脑病的常见症状,其发生率为 10.5％～41.0％,是由于颅内高压、脑部缺血缺氧、脑神经异常放电所致。表现为发作性意识丧失、瞳孔散大、两眼上翻、口吐白沫、呼吸暂停、皮肤发紫、肢体痉挛,并可有舌头咬破及大小便失禁等。发作多为全身性,也可为局限性,一般持续 1 分钟后,痉挛停止。有的患者频繁发作,最后发展为癫痫持续状态,有些患者则因抽搐诱发心力衰竭而死亡。

4.脑功能障碍

(1)意识障碍:表现为兴奋,烦躁不安,继而精神萎靡、嗜睡、神志模糊等。若病情继续进展可在数小时或 1～2 天出现意识障碍加重甚至昏迷。

(2)精神症状:表现强哭、强笑、定向障碍、判断力障碍、冲动行为,甚至谵妄、痴呆等症状。

(3)脑局灶性病变:表现短暂的偏瘫、偏盲、失语、听力障碍和偏身感觉障碍等神经功能缺损症状。

5.阵发性呼吸困难

可能由于呼吸中枢血管痉挛、局部脑组织缺血及局部酸中毒引起。

6.高血压脑病的全身表现

(1)视网膜和眼底改变:视网膜血管出现不同程度的损害,如血管痉挛、硬化、渗出和出血等。血管痉挛是视网膜血管对血压升高的自身调节反应;渗出是小血管壁通透性增高和血管内压增高所致;出血则是小血管在高血压作用下管壁破裂的结果。

(2)肾脏和肾功能:持续性高血压可引起肾小动脉和微动脉硬化、纤维组织增生,促成肾大血管的粥样硬化与血栓形成,从而使肾缺血、肾单位萎缩和纤维化。轻者出现多尿、夜尿等,重者导致肾衰竭。若为肾性高血压,血压快速升高后,又可通过肾小血管的功能和结构改变,加重肾缺血,加速肾脏病变和肾衰竭。

(二)恢复期

血压下降至正常后症状消失,辅助检查指标转入正常,一般可在数天内完全恢复正常。

四、辅助检查

(一)血液、尿液检查

高血压脑病本身无特异性的血、尿改变,若合并肾功能损害,可出现氮质血症,血中酸碱度及电解质紊乱,尿中可出现蛋白尿、白细胞、红细胞、管型等改变。

(二)脑脊液检查

外观正常;多数患者脑脊液压力增高,多为中度增高,少数正常;细胞数多数正常,少数可有少量红细胞、白细胞;蛋白含量多数轻度增高,个别可达 1.0 g/L。

(三)脑电图检查

可见弥散性慢波或者癫痫样放电。急性期脑电图可出现两侧同步的尖、慢波,尤以枕部明显。严重的脑水肿可出现广泛严重的慢节律脑电活动波;当出现局灶性脑电波时可能存在有局灶病变。脑电图表现可以间接反映高血压脑病的严重程度。

(四)CT、MRI 检查

颅脑 CT 可见脑水肿所致的弥散性白质密度降低,脑室变小;部分患者脑干及脑实质内可见弥散性密度减低,环池狭窄;MRI 显示脑水肿呈长 T_1 与长 T_2 信号;这种信号可以在脑实质或脑干内出现,而且在 FLAIR 不被抑制,而呈更明显的高信号;CT 和 MRI 的这种改变通常在病情稳定后 1 周左右消失。

五、诊断与鉴别诊断

(一)诊断依据

(1)有原发或继发性高血压等病史,发病前常有过度疲劳、精神紧张、情绪激动等诱发因素。急性或亚急性起病,病情发展快,常在 12～48 小时达高峰;突然出现明显的血压升高,尤以舒张压升高为主[常大于 16.0 kPa(120 mmHg)]。

(2)出现头痛、抽搐、意识障碍、呕吐、视盘水肿、偏瘫、失语、高血压性视网膜病变等症状和体征;眼底显示 3～4 级高血压视网膜病变。

(3)头颅 CT 或 MRI 显示特征性顶枕叶水肿。脑脊液清晰,部分患者压力可能增高,可有少量红细胞或白细胞,蛋白含量可轻度增高;合并尿毒症者尿中可见蛋白及管型,血肌酐、尿素氮可升高。

(4)经降低颅内压和血压后症状可迅速缓解,一般不遗留任何脑损害后遗症。

(5)需排除高血压性脑出血、特发性蛛网膜下腔出血及颅内占位性病变。

(二)鉴别诊断

1.高血压危象

(1)指高血压病程中全身周围小动脉发生暂时性强烈痉挛,导致血压急剧升高,引起全身多脏器功能损伤的一系列症状和体征。

(2)出现头痛烦躁、恶心呕吐、心悸气促及视力模糊等症状。伴靶器官病变者可出现心绞痛、肺水肿或高血压脑病。

(3)血压以收缩压显著升高为主,常＞26.7 kPa(200 mmHg),也可伴有舒张压升高。

2.高血压性脑出血

(1)多发生于 50 岁以上的老年人,有较长时间的高血压动脉硬化病史。

(2)于体力活动或情绪激动时突然发病,有不同程度的头痛、恶心、呕吐、意识障碍等症状。

(3)病情进展快,几分钟或几小时内迅速出现肢体功能障碍及颅内压增高的症状。

(4)查体有神经系统定位体征。

(5)颅脑 CT 检查可见脑内高密度血肿区。

3.特发性蛛网膜下腔出血

(1)意识障碍常在发病后立即出现,血压升高不明显。

(2)有头痛、呕吐等颅内压增高的症状和脑膜刺激征阳性体征,伴或不伴有意识障碍。

(3)眼底检查可发现视网膜新鲜出血灶。脑脊液压力增高,为均匀血性脑脊液。

(4)脑 CT 可发现在蛛网膜下腔内或出血部位有高密度影。

4.原发性癫痫

(1)无高血压病史,临床症状与血压控制程度无关。

(2)具有发作性、短暂性、重复性、刻板性的临床特点。

(3)出现突发意识丧失、瞳孔散大、两眼上翻、口吐白沫、四肢抽搐等表现。

(4)脑电图见尖波、棘波、尖-慢波或棘-慢波等痫样放电。

(5)部分癫痫患者有明显的家族病史。

六、治疗

(一)高血压脑病急性期治疗

主要应降低血压和管理血压,降压药物使用原则应做到迅速、适度、个体化。①发作时应在数分钟至 1 小时内使血压下降,原有高血压的患者舒张压应降至 14.7 kPa(110 mmHg)以下,原血压正常者舒张压应降至 10.7 kPa(80 mmHg)以下,维持 1～2 周,以利脑血管自动调节功能的恢复。②根据患者病情及心肾功能情况选用降压药物,以作用快、有可逆性、无中枢抑制作用、毒性小为原则。③在用药过程中,严密观察血压变化,避免降压过快过猛,以防血压骤降而出现休克,导致心脑肾等重要靶器官缺血或功能障碍如失明、昏迷、心绞痛、心肌梗死、脑梗死或肾小管坏死等。④血压降至一定程度时,若无明显神经功能改善甚至加重或出现新的神经症状,应考虑是否有脑缺血的可能,可将血压适当提高。⑤老年人个体差异大,血压易波动,故降压药应从小剂量开始,逐渐加大剂量,使血压缓慢下降。⑥注意血压、意识状态、尿量及尿素氮的变化,如降压后出现意识障碍加重,尿少,尿素氮升高,提示降压不当,应加以调整。⑦一般首选静脉给药,待血压降至适当水平后保持恒定 2～3 天,再逐渐改为口服以巩固疗效。

1.降压药物

(1)硝普钠:能扩张周围血管、降低外周阻力而使血压下降,能减轻心脏前负荷,不增加心率和心排血量;作用快而失效也快,应在血压监护下使用。硝普钠 50 mg,加入 5％葡萄糖注射液 500 mL 中静脉滴注,滴速为 1 mL/min(开始每分钟按体重 0.5 μg/kg,根据治疗反应以每分钟 0.5 μg/kg 递增,逐渐调整剂量,常用剂量为每分钟按体重 3 μg/kg,极量为每分钟按体重 10 μg/kg),每 2～3 分钟测血压一次,根据血压值调整滴速使血压维持在理想水平;本药很不稳定,必须新鲜配制,应在 12 小时内使用。

(2)硝酸甘油:5～10 mg 加入 5％葡萄糖注射液 250～500 mL 中静脉滴注,开始 10 μg/min,每 5 分钟可增加 5～10 μg,根据血压值调整滴速。硝酸甘油作用迅速,且不良反应小,适于合并有冠心病、心肌供血不足和心功能不全的患者使用。以上两药因降压迅猛,静脉滴注过程也应使用血压监护仪,时刻监测血压,以防血压过度下降。

(3)利血平:通过耗竭交感神经末梢儿茶酚胺的贮藏、降低周围血管阻力、扩张血管而起到降血压作用,该药使用较安全,不必经常监护血压,但药量个体差异较大,从 250～500 mg 或更大剂量开始,而且起效较缓慢、降压力量较弱,不作为首选,可用于快速降压后维持用药。

(4)硫酸镁:有镇静、止痉及解除血管痉挛而降压的作用,可用于各种原因所致的高血压脑病,一般为妊娠高血压综合征所致子痫的首选药物。25％硫酸镁注射液 10 mL 肌内注射,必要时可每天2～3 次;或以 25％硫酸镁注射液溶于 500 mL 液体中静脉滴注。但应注意硫酸镁使用过量会出现呼吸抑制,一旦出现立即用 10％葡萄糖酸钙注射液 10～20 mL 缓慢静脉注射以对抗。

(5)卡托普利:12.5 mg 舌下含服,无效 0.5 小时后可重复 1～2 次,有一定的降压效果。

(6)尼莫地平:针剂 50 mL 通过静脉输液泵以每小时 5～10 mL 的速度输入,较安全,个别患者使用降压迅速,输入过程也应使用血压监护仪,根据血压调整输入速度,以防血压过度下降。

2.降低颅内压

要选降低颅内压快的药物。

(1)20％甘露醇:125～250 mL 快速静脉滴注,每 4～6 小时1 次,心肾功能不全者慎用,使用期间密切监控肾功能变化,注意监控水、电解质变化。

(2)甘油果糖:250 mL,每天 1～2 次,滴速不宜过快,以免发生溶血反应,心肾功能不全者慎用或禁用,其降颅内压持续时间比甘露醇约长 2 小时,并无反跳现象,更适用于慢性高颅内压、肾功能不全或需要较长时间脱水的患者;使用期间需密切监控血常规变化。

(3)呋塞米:20～40 mg,肌内注射或缓慢静脉滴注,1.0～1.5 小时后视情况可重复给药。

3.控制抽搐

首选地西泮注射液,一般用量为 10 mg,缓慢静脉注射,速度应小于 2 mg/min,如无效可于5 分钟后使用同一剂量再次静脉注射;或氯硝西泮,成人剂量为 1～2 mg,缓慢静脉注射,或用氯硝西泮 4～6 mg 加入 0.9％氯化钠注射液 48 mL 通过静脉输液泵输入(每小时 4～6 mL),可根据抽搐控制情况调整泵入速度;或苯巴比妥 0.1～0.2 g,肌内注射,以后每 6～8 小时重复注射 0.1 g;或 10％水合氯醛 30～40 mL,保留灌肠。用药过程应严密观察呼吸等情况。待控制发作后可改用丙戊酸钠或卡马西平等口服,维持 2～3 个月以防复发。

4.改善脑循环和神经营养

由于脑水肿与脑缺血,故在高血压脑病急性期治疗后,可给予改善脑循环和神经营养的药物,如神经细胞活化剂:脑活素、胞磷胆碱等。

5.病因治疗

积极对高血压脑病的原发病进行治疗,对于高血压脑病的控制及恢复尤显重要。

(二)高血压脑病恢复期治疗

血压控制至理想水平后,可改口服降压剂以巩固治疗,积极防治水电解质及酸碱平衡失调;对有心力衰竭、癫痫、肾炎等病症时,应进行相应处理。

七、预后与预防

(一)预后

与以下因素有关。

1.病因

高血压脑病的预后视致病的原因而定,病因成为影响高血压脑病预后的重要因素。因而积极治疗原发病是本病治疗的关键。

2.复发

高血压脑病复发频繁者预后不良,如不及时处理,则会演变成急性脑血管疾病,甚至死亡。

3.治疗

高血压脑病的治疗重在早期及时治疗,预后一般较好,若耽误治疗时间,则预后不良。发作时病情凶险,但若能得到及时的降压治疗,预后一般较好。

4.并发症

高血压脑病若无并发症则预后较好,若并发脑出血或脑梗死则加重脑部损伤;合并高血压危象,可造成全身多脏器损害,更加重病情,预后不良。

5.降压

血压控制情况直接影响高血压脑病的预后,若降压效果不好,可使脑功能继续受到损伤;若血压降得太低,又可造成脑缺血性损伤,更加重脑损伤。

(二)预防

本病可发生于各种原因导致的动脉性高血压患者,成人舒张压＞18.7 kPa(140 mmHg),儿童、孕妇或产妇血压＞24.0/16.0 kPa(180/120 mmHg),可导致发病。新近发病或急速发病的高血压患者可在血压相对较低的水平发生本病,如儿童急性肾小球肾炎或子痫患者血压在 21.3/13.3 kPa(160/100 mmHg)即可发生。高血压脑病起病急、病死率高,故对其预防显得尤为重要。

(1)控制高血压:积极治疗各种原因导致的动脉性高血压患者,使血压控制在正常水平。

(2)控制体重:所有高血压肥胖者,减轻体重可使血压平均下降约 15％。强调低热量饮食必须与鼓励体育活动紧密结合,并持之以恒。

（3）饮食方面：限制食盐量，食盐日摄入量控制在 5 g 左右，并提高钾摄入，有助于轻、中度高血压患者血压降低；限制富含胆固醇的食物，以防动脉粥样硬化的发生和发展；避免服用单胺氧化酶抑制剂或进食含酪胺的食物，以防诱发高血压脑病。

（4）增强体质：经常坚持适度体力活动可预防和控制高血压。

（5）积极治疗和控制各种容易引起高血压脑病的诱因。

（黄令强）

第十二节　脊神经疾病

脊神经疾病是指各种原因引起的脊神经支配区的疾病。主要临床表现是按照受损神经支配区分布的运动、感觉和自主神经功能障碍。根据病因分为外伤、卡压、感染、中毒、营养障碍、遗传等；根据损伤范围分为单神经病、多发神经病等。

一、单神经病

（一）定义

单神经病是单一神经受损产生与该神经分布一致的运动、感觉功能缺失症状和体征。

（二）病因和发病机制

单神经病可因局部性原因或全身性原因引起。局部性原因主要有急性创伤、缺血、机械性卡压、高温、电击和射线损伤等。全身性原因可为代谢性疾病和中毒，在这种情况下，神经对局部压迫更为敏感，受压后更易出现神经损害。

周围神经卡压综合征是指周围神经经过某些解剖上的特定部位受到卡压，如经过肌肉的腱性起点，穿过肌肉，绕过骨性隆起，或经过骨纤维鞘管及异常纤维束带处，因这些部位较硬韧，神经在这些部位反复摩擦造成局部水肿等炎症反应，引起血液循环障碍，发生髓鞘脱失，造成不同程度的感觉及运动功能障碍。

（三）临床表现及治疗

1.正中神经麻痹

正中神经由来自 $C_5 \sim T_1$ 的纤维组成，沿肱二头肌内侧沟伴肱动脉下降至前臂之后分支，支配旋前圆肌、桡侧腕屈肌、各指屈肌、掌长肌、拇对掌肌及拇短展肌。

正中神经的常见损伤原因是肘前区静脉注射时，药物外渗引起软组织损伤，肱骨或前臂骨折或腕部割伤，或腕管综合征的卡压所致。正中神经受损部位不同，表现不同：①正中神经受损部位在上臂时，前臂不能旋前，桡侧 3 个手指屈曲功能丧失，握拳无力，拇指不能对掌、外展。鱼际肌出现萎缩后手掌平坦，拇指紧靠示指而状如猿手。掌心、鱼际、桡侧 3 个半手指掌面和 2、3 指末节背面的皮肤感觉减退或丧失。由于正中神经富含自主神经纤维，损害后常出现灼性神经痛。②当损伤位于前臂中下部时，运动障碍仅有拇指的外展、屈曲与对指功能丧失。③腕管综合征：是临床上最常见的正中神经损害。正中神经在腕部经由腕骨与腕横韧带围成的骨纤维通道——腕管，到达手部。多见于中年女性，右侧多见。手和腕长期过度使用引起腕横韧带及内容肌腱慢性损伤性炎症，使管腔狭窄，导致正中神经受压，产生桡侧手掌及桡侧 3 个半指的疼痛、麻木、感觉减退、手指运动无力和鱼际肌麻痹、萎缩。腕管掌侧卡压点有压痛及放射痛,疼痛可放射到前臂甚至肩部。甩手后疼痛减轻或消失是其特点,有鉴别诊断价值。治疗轻症采用局部夹板固定制动,服用非甾体抗炎药,配合腕管内注射泼尼松龙可有效缓解症状;严重者需手术离断腕横韧带以解除正中神经受压。

2.尺神经麻痹

尺神经由 $C_7 \sim T_1$ 的纤维组成,初在肱动脉内侧下行,继而向后下进入尺神经沟,再沿前臂掌面尺侧下行,主要支配尺侧腕屈肌、指深屈肌尺侧半、小鱼际肌、拇收肌与骨间肌,还支配手掌面 1 个半指,背面2 个半指的皮肤感觉。

尺神经损伤可由于腕、肘部外伤,尺骨鹰嘴部骨折、肘部受压等所致。尺神经损伤的主要表现如下。①运动障碍:手部小肌肉的运动丧失,精细动作困难;屈腕能力减弱并向桡侧偏斜;拇指不能内收,其余各指不能内收和外展;多数手肌萎缩,小鱼际平坦,骨间肌萎缩,骨间隙加深。拇指以外和各掌指关节过伸,第 4、5 指的指间关节弯曲,形成"爪形手"。②感觉障碍:以小指感觉减退或丧失最明显。

尺神经在肘管内受压的临床表现称为肘管综合征。肘管是由肱骨内上髁、尺骨鹰嘴和肘内侧韧带构成的纤维-骨性管道,其管腔狭窄,屈肘时内容积更小,加之位置浅表,尺神经易于此处受到嵌压。主要表现小指及环指尺侧感觉障碍,小肌肉萎缩,肘关节活动受限,肘部尺神经增粗及肘内侧压痛等。

腕部尺管内有尺神经和尺动、静脉通过,尺神经在其内受压引起"尺管综合征"。病因以腱鞘囊肿最多,常见于需要长期用手根部尺侧重压或叩击工具的职业人员和长时间手持鼠标操作电脑者。若尺神经浅支受累可引起尺神经支配区感觉障碍;深支卡压可致手的内侧肌萎缩,无力,手深部胀痛和灼痛,夜间痛显著,拇指内收及其他四指收展无力,环指、小指可表现为爪形畸形,夹纸试验阳性。以上症状极易与肘部尺管综合征相混淆,可检查小指掌背侧感觉,如小指背侧感觉正常,可以排除肘部尺神经压迫,因为手背皮支是在尺神经进入腕部尺管之前分出的。治疗主要包括关节制动、应用非甾体抗炎药及手术减压。

3.桡神经麻痹

桡神经源自 $C_5 \sim C_8$ 神经根,行于腋动脉后方,继而与肱深动脉伴行入桡神经沟,转向外下至肱骨外上髁上方,于肱桡肌与肱肌间分为浅、深两终支分布于前臂及手背。所支配各肌的主要功能是伸肘、伸腕及伸指。由于其位置浅表,是臂丛神经中最易受损的神经。

桡神经损伤的常见病因是骨折、外伤、炎症或睡眠时以手代枕手术中上肢长时间外展和受压上肢被缚过紧等。近年来,醉酒深睡导致的桡神经受压损伤发病率有所增加。桡神经损伤的典型表现是腕下垂,但受损伤部位不同,症状也有差异:①高位损伤时上肢所有伸肌瘫痪,肘关节、腕关节和掌指关节均不能伸直;上肢伸直的情况下前臂不能旋后,手呈旋前位,垂腕至腕关节不能固定,因而握力减弱;②在上臂中1/3以下损伤时,伸肘功能保留;③在前臂上部损伤时伸肘、伸腕功能保留;④前臂中 1/3 以下损伤时,仅出现伸指功能丧失而无垂腕;⑤腕关节部损伤时仅出现感觉障碍。桡神经损伤的感觉障碍一般轻微,多仅限于手的虎口区,其他部位因邻近神经的重叠支配而无明显症状。

4.腓总神经麻痹

腓总神经源自 $L_4 \sim S_3$ 神经根,在大腿下 1/3 从坐骨神经分出,是坐骨神经的两个主要分支之一。其下行至腓骨头处转向前方,分出腓肠外侧皮神经,支配小腿外侧面感觉,在腓骨颈前分为腓深和腓浅神经,前者支配胫骨前肌、跗长伸肌、跗短伸肌和趾短伸肌,后者支配腓骨长肌和腓骨短肌及足背 2～5 趾背面皮肤。在腓骨颈外侧,腓总神经位置浅表,又贴近骨面,因而最易受损。

腓总神经麻痹的最常见原因为各种原因的压迫,也可因腓骨头或腓骨颈部外伤、骨折等引起;糖尿病、感染、乙醇中毒和铅中毒也是致病的原因。临床表现包括足与足趾不能背屈,足下垂并稍内翻,行走时为使下垂的足尖抬离地面而用力抬高患肢,并以足尖先着地呈跨阈步态。不能用足跟站立和行走,感觉障碍在小腿前外侧和足背。

5.胫神经麻痹

胫神经由 L_4～S_3 神经根组成。在腘窝上角自坐骨神经分出,在小腿后方下行达内踝后方,在屈肌支持带深面踝管内,分为足底内、外侧两终末支,支配腓肠肌、比目鱼肌、腘窝、跖肌、趾长屈肌和跗长屈肌及足底的所有短肌。其感觉分支分布于小腿下 1/3 后侧与足底皮肤。

胫神经麻痹多为药物、乙醇中毒,糖尿病等引起,也见于局部囊肿压迫及小腿损伤。主要表现是足与足趾不能屈曲,不能用足尖站立和行走,感觉障碍主要在足底。当胫神经及其终末支在踝管处受压时可引起特征性表现——足与踝部疼痛及足底部感觉减退,称为"踝管综合征"。其病因包括穿鞋不当、石膏固定过紧、局部损伤后继发的创伤性纤维化及腱鞘囊肿等。

6.臂丛神经痛

臂丛由 C_5～T_1 脊神经的前支组成,包含运动、感觉和自主神经纤维,主要支配上肢的运动和感觉。臂丛神经痛是由多种病因引起的臂丛支配区以疼痛、肌无力和肌萎缩为主要表现的综合征。常见的病因是臂丛神经炎、神经根型颈椎病、颈椎间盘突出、颈椎及椎管内肿瘤、胸廓出口综合征、肺尖部肿瘤及臂丛神经外伤。

(1)臂丛神经炎:也称为原发性臂丛神经病或神经痛性肌萎缩,多见于成人,男性多于女性。半数患者有前驱感染史,如上呼吸道感染、流感样症状,或接受免疫治疗,或接受外科手术。因而多数学者认为这是一种变态反应性疾病。少数患者有家族史。

本病起病呈急性或亚急性,主要是肩胛部和上肢的剧烈疼痛,常持续数小时至2周,肩与上肢的活动可明显加重疼痛,而后逐渐减轻,但肌肉无力则逐渐加重,在2～3周时达高峰。肌无力多限于肩胛骨区和上臂近端,臂丛完全损害者少见。数周后肌肉有不同程度的萎缩及皮肤感觉障碍。部分患者双侧臂丛受累。急性期治疗可用糖皮质激素,如口服泼尼松 20～40 mg/d,连用1～2 周或静脉滴注地塞米松 5～10 mg/d,待病情好转后逐渐减量。可口服非甾体解热止痛剂,也可应用物理疗法或局部封闭疗法止痛。恢复期注意患肢功能锻炼,给予促进神经细胞代谢药物及针灸等。90%患者在 3 年内康复。

(2)神经根型颈椎病:是继发性臂丛神经病最常见的病因,因椎间盘退行性变及椎体骨质增生性病变,压迫颈神经根和/或脊髓导致的临床综合征,表现为颈痛及强迫头位、臂丛神经痛及脊髓压迫症状,可单独或先后合并出现,其中臂丛神经痛最常见。

颈椎病多在 40～50 岁起病,男性较多见,病程缓慢,常反复发作。表现为 C_5～C_7 神经根受压引起臂丛神经痛,压迫运动神经根产生肌痛性疼痛,根性痛表现为发麻或触电样疼痛,位于上肢远端,与神经根支配节段分布一致,相应区域可有感觉减退。肌痛性疼痛常在上肢近端、肩部和/或肩胛等区域,表现持续性钝痛和/或短暂的深部钻刺样不适感,许多患者因疼痛引起肩部运动受限,病程较长可导致凝肩,肩部附近常有肌腱压痛,肱二头肌、肱三头肌反射可减低。颈椎 X 线侧位片可见生理前凸消失,椎间隙变窄,斜位片可见椎间孔变小狭窄。颈椎 CT 或 MR 可较清晰地显示神经根与周围解剖结构的关系,可为诊断与鉴别诊断提供重要依据。肌电图检查有助于确定根性受损的诊断,同侧椎旁肌可出现失神经支配现象。根据以上临床表现和辅助检查,神经根型颈椎病不难诊断,但需注意与周围神经卡压综合征相鉴别。

颈椎病引起的神经根损害大多数采用非手术综合治疗即可缓解,需注意平卧时枕头不宜过高,避免颈部过伸、过屈,不宜使头位固定在某一位置,时间太久等。局部理疗、针灸等措施,颈椎牵引及用颈托支架或吊带牵引以减少颈部活动,均有助于减轻病情及促进功能恢复。药物治疗可以口服非甾体消炎止痛药。疼痛较重者,可用局部麻醉剂加醋酸泼尼松龙 25 mg 在压痛点局部注射。有以下情况可考虑手术治疗:①临床与放射学证据提示伴有脊髓病变;②经适当地综合治疗疼痛不缓解;③受损神经根支配的肌群呈进行性无力。

(3)胸廓出口综合征:是指一组臂丛和锁骨下血管在由第一肋骨所形成的胸腔出口处遭受压迫所致的综合征,是臂丛神经受卡压的常见原因。在此部位可能产生致压作用的既有骨性的,如颈肋、第 1 肋;也有软组织性的,如前斜角肌、中斜角肌、锁骨下肌及连接颈肋和第 1 肋的纤维束带等。主要表现为患侧颈肩部疼痛不适,由于臂丛下干受压出现尺神经分布区麻木、疼痛,并向前臂及手部尺侧放射,小鱼际肌及骨间肌萎缩或瘫痪,有时累及正中神经可致动作失调,持物易落等,当同时伴锁骨下动脉受压时,可出现肢体怕冷、发凉,上举时苍白,脉细触摸不到等表现。检查发现患侧锁骨上区饱满,可触及前斜角肌紧张。存在颈肋时锁骨上窝可消失,触之有隆起感,并出现压痛及放射痛。过度外展试验阳性。但此征必须注意与颈椎疾病相鉴别。

7.肋间神经痛

肋间神经痛是肋间神经支配区的疼痛。原发性者罕见,继发性者可见于邻近组织感染(如胸椎结核、胸膜炎、肺炎)、外伤、肿瘤(如肺癌、纵隔肿瘤、脊髓肿瘤)、胸椎退行性变、肋骨骨折等。带状疱疹病毒感染也是常见原因。临床特点:①由后向前沿一个或多个肋间呈半环形的放射性疼痛;②呼吸、咳嗽、打喷嚏、打哈欠或脊柱活动时疼痛加剧;③相应肋骨边缘压痛;④局部皮肤感觉减退或过敏。水疱带状疱疹病毒引起者发病数天内在患处出现带状疱疹。胸部与胸椎影像学检查、腰穿检查可提示继发性肋间神经痛的部分病因。

治疗原则如下。①病因治疗:继发于带状疱疹者给予抗病毒治疗,如用阿昔洛韦 5～10 mg/kg静脉滴注,8 小时 1 次;肿瘤、骨折等病因者按其治疗原则行手术、化学药物治疗及放射治疗。②镇静止痛:可用地西泮类药物、布洛芬、双氯芬酸等药物。③B 族维生素与血管扩张药物,如维生素 B_1、维生素 B_{12}、烟酸、地巴唑。④理疗:可改善局部血液循环,促进病变组织恢复,但结核和肿瘤病患者不宜使用。⑤局部麻醉药行相应神经的封闭治疗。

8.股外侧皮神经病

股外侧皮神经病也称为感觉异常性股痛,是临床最常见的皮神经炎。股外侧皮神经由 L_2～L_3 脊神经后根组成,是纯感觉神经,分布于股前外侧皮肤。

股外侧皮神经病的主要病因是受压与外伤,长期用硬质腰带或盆腔肿瘤、妊娠子宫等均是可能的因素。其他,如感染、糖尿病、乙醇及药物中毒、动脉硬化等也是常见病因。临床表现为本病男性多于女性,起病可急可缓,多为单侧;大腿前外侧面皮肤感觉异常,包括麻木、针刺样疼痛、烧灼感,可有局部感觉过敏。行走、站立症状加重;查体可有髂前上棘内侧或其下方的压痛点,股外侧皮肤可有限局性感觉减退或缺失。对症状持续者应结合其他专业的检查及盆腔 X 线检查,以明确病因。

治疗除针对病因外,可给予口服 B 族维生素,也可给予止痛药物。局部理疗、封闭也有疗效。疼痛严重者可手术切开压迫神经的阔筋膜或腹股沟韧带。

9.坐骨神经痛

坐骨神经痛是沿着坐骨神经通路及其分布区域内以疼痛为主的综合征。坐骨神经是人体中最长的神经，由 $L_4 \sim S_3$ 的脊神经前支组成，在腘窝上角附近分为胫神经和腓总神经，支配大腿后侧和小腿肌群，并传递小腿与足部的皮肤感觉。

坐骨神经痛有原发性和继发性两类，原发性坐骨神经痛也称为坐骨神经炎，为感染或中毒等原因损害坐骨神经引起。继发性者临床更为多见，是由坐骨神经通路受病变的压迫或刺激所致。根据发病部位可分为根性、丛性和干性。根性坐骨神经痛病变主要在椎管内及脊椎，如腰椎间盘突出、椎管内肿瘤、脊椎骨结核与骨肿瘤，腰椎黄韧带肥厚、粘连性脊髓蛛网膜炎等；丛性、干性坐骨神经痛的病变主要在椎管外，常为腰骶神经丛及神经干邻近组织病变，如骶髂关节炎、盆腔疾病（肿瘤、子宫附件炎）、妊娠子宫压迫、臀部药物注射位置不当及梨状肌病变造成的坐骨神经卡压等。

临床表现：①青壮年男性多见，急性或亚急性起病。②沿坐骨神经走行区的疼痛，自腰部、臀部向大腿后侧、小腿后外侧和足部放射，呈持续性钝痛并阵发性加剧，也有呈刀割样或烧灼样疼痛者，夜间疼痛加剧。③患者为减轻疼痛，常采取特殊姿势：卧位时卧向健侧，患侧下肢屈曲；平卧位欲坐起时先使患侧下肢屈曲；坐下时以健侧臀部着力；站立时腰部屈曲，患侧屈髋屈膝，足尖着地；俯身拾物时，先屈曲患侧膝关节。以上动作均是为避免坐骨神经受牵拉而诱发疼痛加重所采取的强迫姿势。④直腿抬高试验（Lasègue征）阳性。⑤根性坐骨神经痛以腰骶部疼痛明显，在咳嗽、打喷嚏和排便用力等产生 Valsalva 动作的状态时疼痛加重。在 L_4、L_5 棘突旁有明显压痛，于坐骨神经干走行区的臀点、股后点、腓点及踝点可有轻压痛；丛性坐骨神经痛以骶部疼痛明显，疼痛除沿坐骨神经放射外，还可放射至股前及会阴部，于坐骨神经干走行区各点压痛明显；干性坐骨神经痛以臀部以下疼痛为特点，沿坐骨神经干走行区各点压痛明显。⑥神经系统检查可有轻微体征，如患侧臀肌松弛、小腿轻度肌萎缩，踝反射减弱或消失。小腿外侧与足背外侧可有轻微感觉减退。辅助检查的主要目的是寻找病因。包括腰骶部 X 线、腰部脊柱 CT、MRI 等影像学检查；脑脊液常规、生化及动力学检查；肌电图与神经传导速度测定等。

坐骨神经痛的诊断根据疼痛的分布区域、加重的诱因、减痛的姿势、压痛部位、Lasègue 征阳性及踝反射改变一般无困难，同时应注意区分是神经根还是神经干受损。诊断中的重点是明确病因，应详细询问病史，全面进行体格检查，注意体内是否存在感染病灶，重点检查脊柱、骶髂关节、髋关节及盆腔内组织的情况，针对性地进行有关辅助检查。鉴别诊断主要区别局部软组织病变引起的腰、臀及下肢疼痛，如腰肌劳损、急性肌纤维组织炎、髋关节病变引起的局部疼痛。

治疗首先应针对病因。如局部占位病变者，应尽早手术治疗。结核感染患者需抗结核治疗，引起腰椎间盘突出者大多数经非手术治疗可获缓解。对症处理包括以下几种：①卧硬板床休息；②应用消炎止痛药物，如布洛芬；③B 族维生素；④局部封闭；⑤局部理疗可用于肺结核、肿瘤的患者；⑥在无禁忌的前提下可短期口服或静脉应用糖皮质激素治疗。

二、多发性神经病

(一)定义

多发性神经病曾称作末梢神经炎，是由不同病因引起的，以四肢末端对称性感觉、运动和自主神经功能障碍为主要表现的临床综合征。

(二)病因及病理

引起本病的病因都是全身性的。

1.代谢障碍与营养缺乏

糖尿病、尿毒症、血卟啉病、淀粉样变性等疾病由于代谢产物在体内的异常蓄积或神经滋养血管受损均可引起神经功能障碍;妊娠、慢性胃肠道疾病或胃肠切除术后,长期酗酒、营养不良等均可因维持神经功能所需的营养物质缺乏而致病。

2.各类毒物中毒

(1)药物:呋喃唑酮、呋喃西林、异烟肼、乙胺丁醇、甲硝唑、氯霉素、链霉素、胺碘酮、甲巯咪唑、丙米嗪、长春新碱、顺铂等。

(2)工业毒物:丙烯酰胺、四氯化碳、三氯乙烯、二硫化碳、正己烷、有机磷和有机氯农药、砷制剂、菊酯类农药等。

(3)重金属:铅、汞、铊、铂、锑等。

(4)生物毒素:白喉、伤寒、钩端螺旋体病等。

3.遗传性疾病

遗传性疾病有遗传性运动感觉性神经病(hereditary motor sensory neuropathy,HMSN)、遗传性共济失调性多发性神经病(Refsum 病)、遗传性淀粉样变性神经病、异染色性脑白质营养不良等。

4.结缔组织病

结缔组织病有在系统性红斑狼疮、结节性多动脉炎、类风湿关节炎、硬皮病和结节病,多发性神经病是疾病表现的组成部分,多因血管炎而致病。

5.其他

恶性肿瘤、麻风病、莱姆病与 POEMS 综合征等出现多发性神经病的机制与致病因子引起自身免疫反应有关。

病理改变无病因特异性,主要为轴突变性与节段性脱髓鞘,以轴突变性更为多见。通常轴突变性从远端开始,向近端发展,即逆死或称为远端轴突病。

(三)临床表现

多发性神经病可发生于任何年龄。由于病因不同,起病可表现为急性和慢性过程,部分患者呈缓解-复发的病程。常在数周至数月达到高峰。主要症状、体征如下。

1.感觉障碍

感觉障碍为肢体远端对称性感觉异常和深浅感觉缺失,呈手套袜子形分布。感觉异常可表现为刺痛、灼痛、蚁行感、麻木感等,常有感觉过敏。

2.运动障碍

肢体远端不同程度肌力减弱,呈对称性分布,肌张力减低。病程长者可有肌肉萎缩,常发生于骨间肌、蚓状肌、鱼际肌和小鱼际肌、胫前肌和腓骨肌。可有垂腕、垂足和跨阈步态。

3.腱反射减低或消失

以踝反射明显且较膝反射减低出现更早。上肢的桡骨膜、肱二头肌、肱三头肌反射也可减低或消失。

4.自主神经功能障碍

肢体远端皮肤变薄、干燥、苍白或发绀,皮温低。

由于病因不同,临床表现也略有不同,后面将分述部分常见的多发性神经病。

(四)辅助检查

1.电生理检查

肌电图与神经传导速度测定可鉴别神经源性损害与肌源性损害,鉴别轴突病变与节段性脱髓鞘,也可用于疗效观察及随访。轴突变性主要表现为运动诱发波幅的降低和失神经支配肌电图表现,脱髓鞘则主要表现神经传导速度减慢。

2.血生化检测

重点注意检查血糖、尿素氮、肌酐、T_3、T_4、维生素 B_{12} 等代谢物质及激素水平。可疑毒物中毒者需做相应的毒理学测定。

3.免疫检查

对疑有自身免疫性疾病者可做自身抗体系列检查,疑有生物性致病因子感染者,应做病原体或相应抗体测定。

4.脑脊液常规与生化检查

检查结果显示大多正常,偶有蛋白增高。

5.神经活组织检查

疑为遗传性疾病者可行周围神经活组织检查,可提供重要的诊断证据。

(五)诊断与鉴别诊断

根据四肢远端对称性运动、感觉和自主神经功能障碍可诊断。但应进一步寻找病因,这主要依靠详细的病史、病程特点、伴随症状和辅助检查结果。亚急性联合变性的发病早期表现与本病相似,应注意鉴别。该病的早期症状为四肢末端对称性感觉异常,如刺痛、麻木、烧灼感,感觉减退呈手套袜子形分布,随病情进展逐渐出现双下肢软弱无力,步态不稳,双手动作笨拙等。早期巴宾斯基征可为阴性,随病情进展转为阳性。深感觉性共济失调是其临床特点之一。肌张力增高、腱反射亢进、锥体束征阳性及深感觉性共济失调是区别于多发性神经病的主要鉴别点。

(六)治疗

1.病因治疗

(1)中毒性多发性神经病治疗原则:应尽快停止与毒物的接触,补液、应用解毒剂,促进体内毒物的清除;药物引起者应停药,异烟肼引起者如神经病变不重,可在应用大量维生素 B_6 治疗时继续使用。重金属砷中毒可应用二巯丙醇 3 mg/kg,肌内注射,4~6 小时 1 次,2~3 天后改为 2 次/天,连用 10 天;铅中毒用二巯丁二钠 1 g/d,加入 5% 葡萄糖液 500 mL 静脉滴注,5~7 天为 1 个疗程,可重复 2~3 个疗程;也可用依地酸钙钠 1 g/d,稀释后静脉滴注,3~4 天为 1 个疗程,停 2~4 天后重复应用,一般可用 3~4 个疗程。

(2)营养缺乏与代谢性多发性神经病治疗原则:积极治疗原发病,糖尿病应严格控制血糖;尿毒症可血液透析或肾移植;黏液性水肿用甲状腺素有效;肿瘤所致者可用手术、化学治疗、放射治疗等手段治疗;麻风性神经病可用砜类药物治疗;与自身免疫性疾病相关者需采用激素、免疫球蛋白治疗或血浆置换疗法。

2.药物治疗

(1)糖皮质激素:泼尼松 10 mg,3 次/天口服;地塞米松 0.75 mg,3 次/天口服,7~14 天后逐渐减量,1 个月为 1 个疗程。重症患者也可用地塞米松 10~20 mg/d,静脉滴注,连续 2~3 周后改为口服。

（2）B族维生素药物及其他营养神经药物：补充水溶性维生素如维生素 B_1、甲钴胺或氰钴胺、维生素 B_6，适用于 B 族维生素缺乏及大部分原因引起的周围神经病，重症患者可合用辅酶A、ATP 及神经生长因子等。

3.一般治疗

急性期应卧床休息；加强营养，调节饮食，多摄入富含维生素的蔬菜、水果、奶类、豆制品等；疼痛明显者可用各种止痛剂，严重者可用卡马西平或苯妥英钠；对重症患者须加强护理，四肢瘫痪的患者应定期翻身，维持肢体的功能位，预防瘫痪肢体的挛缩和畸形；恢复期可增加理疗、康复训练及针灸等综合治疗手段。

（七）几种常见多发性神经病的临床表现

1.糖尿病性周围神经病（diabetic neuropathy,DNP）

糖尿病性周围神经病是糖尿病的代谢障碍导致的周围神经病，此组病变是糖尿病最常见和最复杂的并发症。超过 50% 的糖尿病患者有糖尿病神经病变，最常见的是慢性感觉运动性的对称性 DNP 和糖尿病自主神经病变。以下主要介绍慢性感觉运动性的对称性糖尿病周围神经病变。

（1）临床分类：美国糖尿病学会（ADA）推荐将糖尿病神经病变分为以下几类。①全身对称性多发神经病变：急性感觉性神经病变少见，主要见于急性并发症（如酮症酸中毒）或血糖急剧波动时，在胰岛素治疗时因血糖变化过大引起的特殊情况称为胰岛素性神经病变。急性感觉性神经病变的特点是症状严重，但往往无阳性的客观检查指标和体征。慢性感觉运动性 DNP 是糖尿病神经病变最常见类型。常见症状有烧灼样疼痛、电击或刀刺疼、麻木、感觉过敏和深部肌肉痛等，以下肢多见，夜间加剧。②局灶或多局灶神经病变：或称为单神经病变，主要累及正中神经、尺神经、桡神经和第Ⅲ、Ⅳ、Ⅵ、Ⅶ对脑神经。病因为微小血管梗死，大多数会在数月后自愈。③糖尿病自主神经病变：常见症状有静息时心动过速、运动耐受降低、直立性低血压、性功能低下、低血糖时缺乏自主神经反应等，有较高的致死率。

（2）病因及发病机制如下：①微血管病变学说，血糖过高及代谢障碍可能导致神经小动脉内膜及毛细血管基底膜增厚，血管内皮细胞增生。管壁内脂肪和多糖类沉积使管腔狭窄，血液黏滞度增高使血管易被纤维蛋白与血小板聚集堵塞，引起神经纤维缺血、营养障碍及神经变性等。②生化和代谢异常学说，糖尿病患者体内持续高血糖抑制钠依赖性肌醇转运，使神经组织磷脂酰肌醇和神经磷酸肌醇代谢紊乱，磷酸肌醇减少，Na^+-K^+-ATP酶活性降低，引起轴索变性，运动神经传导速度减慢；在胰岛素不足的情况下，葡萄糖在醛糖还原酶作用下转化为山梨醇和果糖，神经组织内山梨醇、果糖含量增高和大量沉积，使细胞内渗透压增高，导致神经节段性脱髓鞘；施万细胞髓鞘蛋白合成障碍，轴索内逆向转运减少导致周围神经远端轴索变性。

（3）临床表现：本病表现为感觉、运动、自主神经功能障碍，通常感觉障碍较突出，如出现四肢末端自发性疼痛呈隐痛、刺痛、灼痛，可伴有麻木、蚁行感，夜间症状更重，影响睡眠。症状以下肢更多见。也可出现肢体远端对称性感觉消失、营养不良性足跖溃疡、沙尔科关节。肢体无力通常较轻。查体可有手套袜套样痛觉障碍，部分患者振动觉与关节位置觉消失。瞳孔和泪腺功能异常，瞳孔缩小及光反射减弱，瞳孔光反射潜伏期延长可作为糖尿病性自主神经病的早期诊断指标。发汗和血管反射异常，常见腰部以下少汗或无汗，足底皮肤干燥无汗，头部、躯干上部大汗淋漓，可出现胃肠蠕动减慢、恶心、呕吐、尿便失禁，以及阳痿、弛缓性膀胱，逼尿肌无力和残余尿增多易导致尿路感染。50% 慢性 DNP 患者无症状，10%～20% 的患者存在轻微的症状。诊断

DNP 不能单凭一个简单的症状、体征,至少需要两项不正常表现(症状、体征、神经传导异常、感觉和自主神经的定量检查异常)。

(4)治疗方法如下:①控制血糖,用胰岛素严格控制血糖可以延迟发生糖尿病神经病变,但过量应用胰岛素可引起反复低血糖及痛性神经病。近年来研究发现,长期慢性高血糖的患者,当血糖戏剧性下降且伴有糖化血红蛋白突然降低时,患者会出现糖尿病神经病变,或原有症状加重,应该寻找最佳的血糖控制速度,在合理的时间窗内以适当的速度降低糖化血红蛋白。②病因治疗,营养神经药物甲钴胺是蛋氨酸合成酶辅酶,促进细胞内核酸、蛋白和脂质的合成,从而修复受损的神经组织,并促进髓鞘形成和轴突再生,临床证实可改善 DNP 的症状。轻者可口服,每次500 mg,3 次/天;重者肌内注射,500 μg/d,两周或更长为 1 个疗程。神经节苷脂是神经细胞膜正常组分,40 mg 肌内注射,每周注射 5 天,共 6 周。改善神经血液微循环药物,前列腺素 E_1 及其类似物可增加神经内膜血流,如前列地尔 10 μg 静脉注射,2 次/天,10 天为 1 个疗程。血管紧张素转换酶抑制剂和钙通道阻滞剂等可增加神经血流量及神经内毛细血管密度,改善神经缺血、缺氧。阿司匹林、噻氯匹定等具有抗血小板聚集及血管扩张作用。抗氧化药物,α-硫辛酸可增加周围神经血流量,改善血供;清除自由基,减少自由基对神经损伤;减少山梨醇,避免神经纤维水肿、坏死;促进神经元生长,减少神经功能病变。中药,很多具有抗凝、扩血管、降低血小板黏附性作用的活血化瘀类中药,如川芎嗪、复方丹参、葛根素、刺五加等。③疼痛治疗,抗惊厥药物主要有苯妥英和卡马西平,但疗效不理想。目前广泛应用的是加巴喷丁,需注意不良反应的发生。拉莫三嗪是谷氨酸受体阻滞剂,起始剂量为 25 mg/d,逐渐加至最大维持剂量 400 mg/d,可有效改善 DNP 的症状,且不良反应少,安全性好。三环类抗抑郁药,如丙米嗪、阿米替林通常有效,常规剂量 50～150 mg/d,但可加重直立性低血压;5-羟色胺再摄取抑制剂舍曲林、氟西汀等耐受性较好。

预防糖尿病性神经病并发症糖尿病足给予足部护理,感觉缺失的患者应注意保护,以防发生足部无痛性溃疡。

2.尿毒症性多发性神经病

尿毒症性多发性神经病是慢性肾衰竭最常见并发症。病因尚不清楚,可能与甲基胍嘧啶、肌醇等毒素聚集有关。表现为无痛性、进展性和对称性感觉运动麻痹,通常先累及下肢,然后累及上肢。有些患者最初出现足部烧灼样感觉障碍或下肢蚁走感、瘙痒感,症状在夜间加重,活动时减轻,颇似不安腿综合征。病情继续进展则出现双下肢麻木、感觉缺失、肌力减弱,严重者可有四肢远端肌肉萎缩。神经病变通常在数月内缓慢进展,偶可为亚急性。经长期血液透析后,神经病变的症状和体征可趋于稳定,但仍有少数患者病情进展加快。患者成功接受肾脏移植后,通常经6～12 个月周围神经功能可望得到完全恢复。

3.营养缺乏性多发性神经病

消化系统疾病引起的吸收功能障碍、长期酗酒、剧烈的妊娠呕吐、慢性消耗性疾病、甲状腺功能亢进症等导致营养缺乏,主要是维生素 B_1 的缺乏。表现为两腿沉重感、腓肠肌压痛或痛性痉挛。可有双足踝部刺痛、灼痛及蚁行感,呈袜套样改变。病情进展可出现小腿肌肉无力,表现为垂足,行走时呈跨阈步态。腱反射早期亢进,后期减弱或消失。

乙醇营养障碍性神经病是长期大量酗酒导致营养障碍,引起慢性对称性感觉运动性多发性神经病。与 B 族维生素尤其是维生素 B_1 的缺乏有关。慢性乙醇中毒患者起病缓慢,症状及体征下肢较上肢重,以感觉障碍为主,深感觉常常受累,表现为双足踝部灼痛、刺痛及蚁走感,呈袜套样改变,部分患者腓肠肌压痛较明显,下肢位置觉、振动觉减退或消失,出现走路踩棉花感和共济失调等。传导深感觉的神经纤维对慢性乙醇毒性较敏感,其受累引起的振动觉的改变可出现在没有临床症状的长期饮酒的人群中。运动神经受累较晚,表现为下肢末端无力,腱反射减弱或消失,跟腱反射改变比膝反射早,病变严重者可有肌萎缩。偶有患者出现脑神经受损,如动眼、外展及前庭神经损害,也可有自主神经调节功能异常。电生理检查,运动神经传导速度(MCV)、感觉神经传导速度(SCV)可有不同程度减慢。本病应于戒酒同时补充大剂量 B 族维生素,症状及体征可有缓解。

4.呋喃类药物中毒

常见的呋喃类药物有呋喃唑酮、呋喃妥因等。肾功能障碍者可因血药浓度增高而发病。症状常在用药后 5～14 天出现,首先表现为肢体远端感觉异常、感觉减退和肢端疼痛。肢端皮肤多汗,可有色素沉着。肌肉无力与肌萎缩相对轻微。应用此类药物时应密切观察周围神经症状。尤应注意不可超过正常剂量及长时间使用此类药物。

5.异烟肼中毒

本病多发生于长期服用异烟肼的患者。临床表现以双下肢远端感觉异常和感觉缺失为主,可有肌力减弱与腱反射消失。其发病机制与异烟肼干扰维生素 B_6 的正常代谢有关。病情严重者应停药,服用维生素 B_6。异烟肼引起者如神经病变不重,可在应用维生素 B_6 治疗时继续服用异烟肼。

6.正己烷中毒性周围神经病

正己烷是一种常用工业有机溶剂,用于工业粘胶配制、油脂萃取、制鞋等多个行业。作业人员长期接触低浓度正己烷且缺乏有效地防护可诱发正己烷中毒性周围神经病。其发病机制可能与轴索骨架蛋白、能量代谢障碍及神经生长因子信号转导通路等有关。

本病潜伏期 8 个月,接触程度高时潜伏期较短。前驱症状有头痛、头昏、食欲缺乏、体重减轻等,然后四肢远端缓慢出现上行性的感觉障碍和运动障碍,表现为四肢末端麻木、触电样、蚁走样或"胀大变厚"感,肢体远端痛、触觉减弱或消失、音叉振动觉减弱或消失。多数患者出现肌腱反射减弱或消失,跟腱反射异常出现最早。肌力减退多见于下肢,患者行走呈跨阈步态。可以出现肌萎缩,以鱼际肌和掌骨间肌萎缩最常见,部分患者伴小腿及前臂肌群萎缩。可伴有自主神经功能障碍,如心率增快和手足湿冷等。偶有患者出现眼底异常和视力障碍。神经肌电图检查即可显示神经源性损害,潜伏期减慢、波幅下降、MCV 及 SCV 减慢,可呈典型失神经支配现象,表明损伤主要在轴索。病理检查也发现损害以轴索肿胀和轴索变性为特征。

正己烷在体内主要代谢产物之一为 2,5-己二酮,其尿中浓度只反映人体近期接触正己烷的程度,不能作为慢性正己烷中毒的诊断依据。慢性正己烷中毒的诊断应结合接触史、临床表现和神经肌电图结果。治疗应用 B 族维生素、神经生长因子,辅以理疗和四肢运动功能锻炼等,多数患者可以痊愈。部分患者脱离接触后 3～4 个月病情仍继续恶化,然后进入恢复。该病病程长达数月或 1 年以上。

7.POEMS 综合征

POEMS 综合征是一组以多发性周围神经病和单克隆浆细胞增生为主要表现的临床综合征。病名由 5 种常见临床表现的英文字头组成,即多发性神经病、脏器肿大、内分泌病、M 蛋白和皮肤损害。多中年以后起病,男性较多见。起病隐袭、进展慢。依照症状、体征出现频率可有下列表现:①慢性进行性感觉运动性多神经病,脑脊液蛋白含量增高。②皮肤改变:因色素沉着变黑,并有皮肤增厚与多毛。③内分泌改变:男性出现阳痿、女性化乳房,女性出现闭经、痛性乳房增大和溢乳,可合并糖尿病。④内脏肿大:肝、脾大,周围淋巴结肿大。⑤水肿:视盘水肿;胸腔积液、腹水、下肢指凹性水肿。⑥异常球蛋白血症:血清蛋白电泳出现 M 蛋白,尿检可有本周蛋白。⑦骨骼改变:可在脊柱、骨盆、肋骨及肢体近端发现骨硬化性改变,为本病影像学特征,也可有溶骨性病变,骨髓检查可见浆细胞增多或骨髓瘤。⑧低热、多汗、杵状指。治疗用皮质激素、免疫抑制剂,近期对水肿、内脏肿大、内分泌改变等效果较好,但周围神经损害改善不明显,骨髓瘤的化疗＋放射治疗(简称放射治疗)、手术切除,各症状可有所改善。

(黄令强)

第四章

心内科疾病

第一节　扩张型心肌病

扩张型心肌病(DCM)是以一侧或双侧心腔扩大,收缩性心力衰竭为主要特征的一组疾病。病因不明者称为原发性扩张型心肌病,由于主要表现为充血性心力衰竭,以往又被称为充血性心肌病,该病常伴心律失常,5年存活率低于50%,发病率为5/10万~10/10万,近年来有增高的趋势,男多于女,男女发病比例为2.5:1.0。

一、病因

(一)遗传因素

遗传因素包括单基因遗传和基因多态性。前者包括显性和隐性两种,根据基因所在的染色体进一步分为常染色体和性染色体遗传。致病基因已经清楚者归为家族性心肌病,未清楚而又有希望的基因是编码 *dystrophin* 和 *cardiotrophin* -1 的基因。基因多态性目前以 ACE 的 DD 型研究较多,但与原发性扩张型心肌病的关系尚有待进一步证实。

(二)病毒感染

主要是柯萨奇病毒,此外尚有巨细胞病毒、腺病毒(小儿多见)和埃柯病毒等。以柯萨奇病毒研究较多。病毒除直接引起心肌细胞损伤外,尚可通过免疫反应,包括细胞因子和抗体损伤心肌细胞。

(三)免疫障碍

免疫障碍分两大部分:一是引起机体抵抗力下降,机体易于感染,尤其是嗜心肌病毒如柯萨奇病毒感染;二是以心肌为攻击靶位的自身免疫损伤,目前已知的有抗β受体抗体,抗 M 受体抗体,抗线粒体抗体,抗心肌细胞膜抗体,抗 ADP/ATP 载体蛋白抗体等。有些抗体具强烈干扰心肌细胞功能作用,如抗β受体抗体的儿茶酚胺样作用较去甲肾上腺素强 100 倍以上,抗ADP/ATP抗体严重干扰心肌能量代谢等。

(四)其他

某些营养物质、毒物的作用或叠加作用应注意。

二、病理及病理生理

(一)大体解剖

心腔大、室壁相对较薄、附壁血栓,瓣膜及冠状动脉正常,随着病情发展,心腔逐渐变为球形。

(二)组织病理

心肌细胞肥大、变长、变性坏死、间质纤维化。组化染色(抗淋巴细胞抗体)淋巴细胞计数增多,约 46% 符合 Dallas 心肌炎诊断标准。

(三)细胞病理(超微结构)

(1)收缩单位变少,排列紊乱。

(2)线粒体增多变性,细胞化学染色示线粒体嵴排列紊乱、脱失及融合;线粒体分布异常,膜下及核周分布增多,而肌纤维间分布减少。

(3)脂褐素增多。

(4)严重者心肌细胞空泡变性,脂滴增加。

在上述病理改变的基础上,原发扩张型心肌病的病理生理特点可用一句话概括:收缩功能障碍为主,继发舒张功能障碍。扩张型心肌病的可能发生机制如图 4-1 所示。

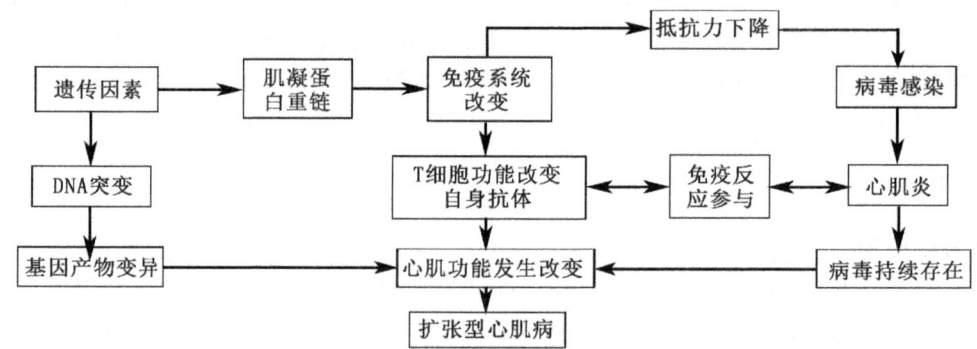

图 4-1 扩张型心肌病发病机制

三、临床表现

(1)充血性心力衰竭的临床表现。

(2)心律失常:快速、缓慢心律失常及各种传导阻滞,以室内阻滞较有特点。

(3)栓塞:以肺栓塞多见。绝大部分是细小动脉多次反复栓塞,表现为少量咯血或痰中带血,肺动脉高压等。周围动脉栓塞在国内较少见,可表现为脑、脾、肾、肠系膜动脉及肢体动脉栓塞。有栓塞者预后一般较差。

四、辅助检查

(一)超声心动图检查

房室腔内径扩大,瓣膜正常,室壁搏动减弱、呈"大腔小口"样改变是其特点。早期仅左心室和左心房大,晚期全心大。可伴二、三尖瓣功能性反流,很少见附壁血栓。

(二)ECG 检查

QRS 可表现为电压正常、增高(心室大)和减低。有室内阻滞者 QRS 增宽。可见病理性 Q

波,多见于侧壁和高侧壁。左心室极度扩大者,胸前导联 R 波呈马鞍形改变,即 V_3、V_4 呈 rS,$V_{1R}>V_{2R}$,$V_{5R}>V_{4R}>V_{3R}$。可见继发 ST-T 改变。有各种心律失常,常见的有室性期前收缩、室性心动过速、房室传导阻滞、室内传导阻滞、心房颤动、心房扑动等。

(三)X 线检查

普大心影,早期肺淤血明显,晚期由于肺动脉高压和/或右心衰竭,肺野透亮度可增加,肺淤血不明显,左、右心室同时衰竭者肺淤血也可不明显。伴有心力衰竭(简称心衰)者常有胸腔积液,以右侧或双侧多见,单左侧胸腔积液十分少见。

(四)SPECT 检查

核素心血池显像示左心室舒张末容积(EDV)扩大,严重者可达 800 mL,EF 下降<40%,严重者仅3%～5%,心肌显像左心室大或左、右心室均大,左心室壁显影稀疏不均,呈花斑样。

(五)心肌损伤标志

CK-MB、cTnT、cTnI 可增高。心肌损伤标志阳性者往往提示近期疾病活动、心衰加重,也提示有病毒及免疫因素参加心肌损伤。

(六)其他检查

其他检查包括肝功能、肾功能、血常规、电解质、血沉异常等。

五、诊断及鉴别诊断

原发性扩张型心肌病目前尚无公认的诊断标准。可采用下列顺序:①心脏大,心率快,奔马律等心衰表现;②EF<40%(UCG、SPECT、LVG);③超声心动图表现为"大腔小口"样改变,左心室舒张末内径指数≥27 mm/m²,瓣膜正常;④SPECT 提示 EDV 增大,心肌显像呈花斑样改变;⑤以上表现用其他原因不能解释,即除外继发性心脏损伤。在临床上遇到难以解释的充血性心力衰竭首先应想到本病,通过病史询问、查体及上述检查符合①～④,且仍未找到可解释的原因即可诊断本病。

鉴别诊断:①应与所有引起心脏普大的原因鉴别;②ECG 有病理性 Q 波者应与陈旧性心梗鉴别。

六、治疗

与心力衰竭治疗基本相同,但强调的是 β 受体阻滞剂及保护心肌药物(如辅酶 Q_{10}、B 族维生素)的应用。

(赵鲁艳)

第二节 肥厚型心肌病

肥厚型心肌病是指心室壁明显肥厚而又不能用血流动力学负荷解释,或无引起心室肥厚原因的一组疾病。肥厚可发生在心室壁的任何部位,可以是对称性,也可以是非对称性,室间隔、左心室游离壁及心尖部较多见,右心室壁罕见。根据有无左心室内梗阻,可分为梗阻性和非梗阻性。根据梗阻部位又可分为左心室中部梗阻和左心室流出道梗阻,后者又称为特发性肥厚型主动脉瓣下狭窄,以室间隔明显肥厚,左心室流出道梗阻为其特点,此种类型约占肥厚型心肌病的1/4。

一、病因

本病30％～40％有明确家族史,余为散发。梗阻性肥厚型心肌病有家族史者更多见,可高达60％。目前认为系常染色体显性遗传疾病,收缩蛋白基因突变是主要的致病因素。儿茶酚胺代谢异常、高血压和高强度体力活动可能是本病的促进因素。

二、病理生理

收缩功能正常乃至增强,舒张功能障碍为其共同特点。梗阻性肥厚型心肌病在心室和主动脉之间可出现压力阶差,在心室容量和外周阻力减小、心脏收缩加强时压力阶差增大。

三、临床表现

与发病年龄有关,发病年龄越早,临床表现越严重。部分可无任何临床表现,仅在体检或尸检时才发现。心悸、劳力性呼吸困难、心绞痛、劳力性晕厥、猝死是常见的临床表现。目前认为,晕厥及猝死的主要原因是室性心律失常,剧烈活动是其常见诱因。心脏查体可见心界轻度扩大,有病理性第四心音。晚期由于心房扩大,可发生心房颤动。也有少数演变为扩张型心肌病者,出现相应的体征。梗阻性肥厚型心肌病可在胸骨左缘第3～4肋间和心尖区听到粗糙混合性杂音,该杂音既具喷射性杂音的性质,也有反流性杂音的特点。目前认为,该杂音系不对称肥厚的室间隔造成左心室流出道梗阻,血液高速流过狭窄的左心室流出道,由于Venturi效应(流体的流速越快,压力越低)将二尖瓣前叶吸引至室间隔,加重梗阻,同时造成二尖瓣关闭不全所造成的。该杂音受心肌收缩力、左心室容量和外周阻力影响明显。凡能增加心肌收缩力、减少左心室容量和外周阻力的因素均可使杂音加强,反之则减弱。如含服硝酸甘油片或体力活动使左心室容量减少或增加心肌收缩力,均可使杂音增强,使用β受体阻滞剂或下蹲位,使心肌收缩力减弱或左心室容量增加,则均可使杂音减弱。

四、辅助检查

(一)心电图检查

最常见的表现为左心室肥大和继发性ST-T改变,病理性Q波也较常见,多出现在Ⅱ、Ⅲ、aVF、aVL、V_5、V_6导联,偶有V_{1R}增高。上述改变可出现在超声心动图发现室壁肥厚之前,其机制不清。以V_3、V_4为中心的巨大倒置T波是心尖肥厚型心肌病的常见心电图表现。此外,尚有室内阻滞、心房颤动及期前收缩等表现。

(二)超声心动图检查

对本病具诊断意义,且可以确定肥厚的部位。梗阻性肥厚型心肌病室间隔厚度与左心室后壁之比≥1.3(图4-2A,图4-2B,图4-2D);室间隔肥厚部分向左心室流出道突出,二尖瓣前叶在收缩期前向运动(SAM)(图4-2C)。主动脉瓣在收缩期呈半开放状态。二尖瓣多普勒超声血流图示A峰＞E峰,提示舒张功能低下。

(三)心导管检查和心血管造影

左心室舒张末压升高,左心室腔与左心室流出道压力阶差＞2.7 kPa(20 mmHg)者则可诊断梗阻存在。Brockenbrough 现象为梗阻性肥厚型心肌病的特异性表现。该现象系指具完全代偿期间的室性期前收缩后心搏增强、心室内压增高而主动脉内压降低的反常现象。这是由于心搏增强加重左心室流出道梗阻造成。心室造影显示左心室腔变形,呈香蕉状(室间隔肥厚)、舌状或黑桃状(心尖肥厚)。冠状动脉造影多为正常,供血肥厚区域的冠状动脉分支常较粗大。

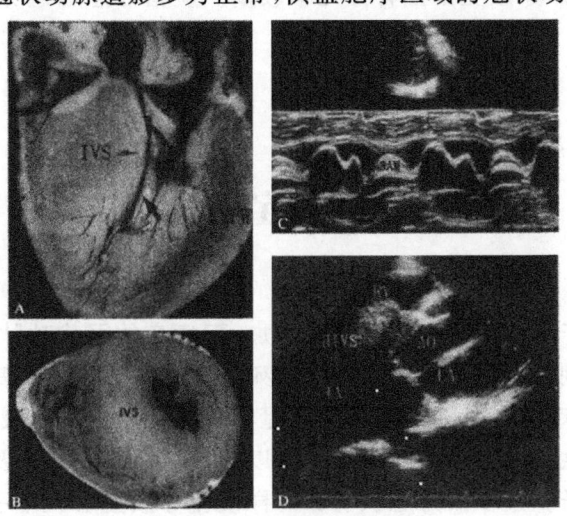

图 4-2　肥厚型心肌病

A.心脏纵切面观,室间隔厚度与之比＞1.3;B.梗阻性肥厚心肌病横截面;C.梗阻性肥厚心肌病 M 超声心动图 SAM 征;D.左心室游离壁梗阻性肥厚心肌病 B 超心动图 HIVS 征象,HIVS:室间隔肥厚。RV:右心室。LV:左心室。IVS:室间隔。AO:主动脉。LVPW:左心室后壁。SAM:收缩期前向运动

(四)同位素心肌显像

可显示肥厚的心室壁及室壁显影稀疏,提示心肌代谢异常。此与心脏淀粉样变性心室壁厚而显影密度增高相鉴别。

(五)心肌 MRI

可显示心室壁肥厚和心腔变形。

(六)心内膜心肌活检(病理改变)

心肌细胞肥大、畸形、排列紊乱。

五、诊断及鉴别诊断

临床症状、体征及心电图可提供重要的诊断线索。诊断主要依靠超声心动图、同位素心肌显像、心脏 MRI 等影像学检查,心导管检查对梗阻性肥厚型心肌病也具诊断意义,而 X 线心脏拍片对肥厚型心肌病诊断帮助不大。心绞痛及心电图 ST-T 改变需与冠心病鉴别。心室壁肥厚需与负荷过重引起的室壁肥厚及心脏淀粉样变性室壁肥厚鉴别。冠心病缺乏肥厚型心肌病心室壁肥厚的影像特征,通过冠状动脉造影可显示冠状动脉狭窄。后负荷过重引起的心室壁肥厚可查出后负荷过重疾病,如高血压、主动脉狭窄、主动脉缩窄等;心脏淀粉样变性心室壁肥厚时,心电图表现为低电压,可资鉴别。

六、治疗及预后

基本治疗原则为改善舒张功能,防止心律失常的发生。可用 β 受体阻滞剂及主要作用于心

脏的钙通道阻滞剂。对重症梗阻性肥厚型心肌病[左心室腔与左心室流出道压力阶差≥8.0 kPa（60 mmHg）]患者可安装 DDD 型起搏器,室间隔化学消融及手术切除肥厚的室间隔心肌等方法治疗。本病的预后因人而异。一般而言,发病年龄越早,预后越差。成人多死于猝死,小儿多死于心力衰竭,其次是猝死。家族史阳性者猝死率较高。应指导患者避免剧烈运动、持重及屏气,以减少猝死发生。

（赵鲁艳）

第三节　稳定型心绞痛

稳定型心绞痛是由于劳力引起心肌耗氧量增加,而病变的冠状动脉不能及时调整和增加血流量,从而引起可逆性心肌缺血,但不引起心肌坏死。这是由于心肌供氧与耗氧之间暂时失去平衡而发生心肌缺血的临床症状,是在一定条件下冠状动脉所供应的血液和氧不能满足心肌需要的结果。本病多见于男性,多数患者年龄在 40 岁以上,常合并高血压、吸烟、糖尿病、脂质代谢异常等心血管疾病危险因子。大多数为冠状动脉粥样硬化导致血管狭窄引起,还可由主动脉瓣病变、梅毒性主动脉炎、肥厚型心肌病、先天性冠状动脉畸形、风湿性冠状动脉炎、心肌桥等引起。

一、发病机制

心肌内没有躯体神经分布,因此机械性刺激并不引起疼痛。心肌缺血时产生痛觉的机制仍不明确。当冠状动脉的供氧与心肌的氧耗之间发生矛盾时,心肌急剧的、暂时的缺血缺氧,导致心肌的代谢产物如乳酸、丙酮酸、磷酸等酸性物质及一些类似激肽的多肽类物质在心肌内大量积聚,刺激心脏内自主神经传入纤维末梢,经第 1～5 胸交感神经节和相应的脊髓段,传至大脑,产生疼痛感觉。因此,与心脏自主神经传入处于相同水平脊髓段的脊神经所分布的区域,如胸骨后、胸骨下段、上腹部、左肩、左上肢内侧等部位可以出现痛觉,这就是牵涉痛产生的可能原因。由于心绞痛并非躯体神经传入,所以常不是锐痛,不能准确定位。

心肌产生能量的过程需要大量的氧供,心肌耗氧量（MVO_2）的增加是引起稳定型心绞痛发作的主要原因之一。心肌耗氧量由心肌张力、心肌收缩强度和心率所决定,常用心率与收缩压的乘积作为评估心肌耗氧程度的指标。在正常情况下,冠状循环有强大的储备力量,在剧烈运动时,其血流量可增加到静息时的 6～7 倍,在缺氧状况下,正常的冠状动脉可以扩张,也能使血流量增加 4～5 倍。动脉粥样硬化而致冠状动脉狭窄或部分分支闭塞时,冠状动脉对应激状态下血流的调节能力明显减弱。在稳定型心绞痛患者,虽然冠状动脉狭窄,心肌的血液供应减少,但在静息状态下,仍然可以满足心脏的需要,故安静时患者无症状;当心脏负荷突然增加,如劳力、激动、寒冷刺激、饱食等,使心肌张力增加（心腔容积增加、心室舒张末期压力增高）、心肌收缩力增加（收缩压增高、心室压力曲线最大压力随时间变化率增加）或心率增快,均可引起心肌耗氧量增加,引起心绞痛的发作。

在其他情况下,如严重贫血、肥厚型心肌病、主动脉瓣狭窄/关闭不全等,由于血液携带氧的能力下降,或心肌肥厚致心肌氧耗增加,或心排血量过少/舒张压过低,均可以造成心肌氧供和氧耗之间的失平衡,心肌血液供给不足,遂引起心绞痛发作。在多数情况下,稳定型心绞痛常在同样的心肌耗氧量的情况下发生,即患者每次在某一固定运动强度的诱发下发生症状,因此症状的出现很具有规律性。当发作的规律性在短期内发生显著变化时(如诱发症状的运动强度明显减低),常提示患者出现了不稳定型心绞痛。

二、病理和病理生理

一般来说,至少 1 支冠状动脉狭窄程度＞70％才会导致心肌缺血。

(一)心肌缺血、缺氧时的代谢与生化改变

在正常情况下,心肌主要通过脂肪氧化的途径获得能量,供能的效率比较高。但相对于对糖的利用供能来说,对脂肪的利用需要消耗更多的氧。

1.心肌的缺氧代谢及其对能量产生和心肌收缩力的影响

缺血缺氧引起心肌代谢的异常改变。心肌在缺氧状态下无法进行正常的有氧代谢,从三磷酸腺苷(ATP)或肌酸磷酸(CP)产生的高能磷酸键减少,导致依赖能源的心肌收缩和膜内外离子平衡发生障碍。缺血时由于乳酸和丙酮酸不能进入三羧酸循环进行氧化,无氧糖酵解增强,乳酸在心肌内堆积,冠状静脉窦乳酸含量增高。由于无氧酵解供能效率较低,而且乳酸的堆积限制了无氧糖酵解的进行,心肌能量产生障碍及乳酸积聚引起心肌内的乳酸性酸中毒,均可导致心肌收缩功能的下降。

2.心肌细胞离子转运的改变对心肌收缩及舒张功能的影响

正常心肌细胞受激动而除极时,细胞内钙离子浓度增高,钙离子与原肌凝蛋白上的肌钙蛋白 C 结合后,解除了肌钙蛋白 I 的抑制作用,促使肌动蛋白和肌浆球蛋白合成肌动球蛋白,引起心肌收缩。当心肌细胞缺氧时,细胞膜对钠离子的渗透性异常增高,细胞内钠离子增多及细胞内的酸中毒,使肌浆网内的钙离子流出障碍,细胞内钙离子浓度降低并妨碍钙离子与肌钙蛋白的结合,使心肌收缩功能发生障碍。缺氧也使心肌松弛发生障碍,可能因心肌高能磷酸键的储备降低,导致细胞膜上钠-钙离子交换系统功能的障碍及肌浆网钙泵对钙离子的主动摄取减少,因此钙离子与肌钙蛋白的解离缓慢,心肌舒张功能下降,左心室顺应性减低,心室充盈的阻力增加。

3.心肌缺氧对心肌电生理的影响

肌细胞受缺血性损伤时,钠离子在细胞内积聚而钾离子向细胞外漏出,使细胞膜在静止期处于部分除极化状态,当心肌细胞激动时,由于除极不完全,从而产生损伤电流。在心电图上表现为 ST 段的偏移。由于心腔内的压力,在冠状动脉血供不足的情况下,心内膜下的心肌更容易发生急性缺血。受急性缺血性损伤的心内膜下心肌,其静息电位较外层为高(部分除极化状态),而在心肌除极后其电位则较外层为低(除极不完全);因此,在左心室表面记录的心电图上出现 ST 段的压低。当心肌缺血发作时主要累及心外膜下心肌,则心电图可以表现为 ST 段抬高。

(二)左心室功能及血流动力学改变

缺血部位心室壁的收缩功能,在心肌缺血发生时明显减弱甚至暂时完全丧失,而正常心肌区域代偿性收缩增强,可以表现为缺血部位收缩期膨出。但存在大面积的心肌缺血时,可影响整个左心室的收缩功能,心室舒张功能受损,充盈阻力增加。在稳定型心绞痛患者,各种心肌代谢和功能障碍是暂时、可逆性的,心绞痛发作时患者自动停止活动,使缺血部位心肌的血液供应恢复平衡,从而减轻或缓解症状。

三、临床表现

稳定型心绞痛通常均为劳力性心绞痛,其发作的性质通常在 3 个月内并无改变,即每天和每

周疼痛发作次数大致相同,诱发疼痛的劳力和情绪激动程度相同,每次发作疼痛的性质和部位无改变,用硝酸甘油后,也在相同时间内发生疗效。

(一)症状

稳定型心绞痛的发作具有其较为特征性的临床表现,对临床的冠心病诊断具有重要价值,可以通过仔细的病史询问获得这些有价值的信息。心绞痛以发作性胸痛为主要临床表现,疼痛的特点有以下几点。

1.性质

心绞痛发作时,患者常无明显的疼痛,而表现为压迫、发闷或紧缩感,也可有烧灼感,但不尖锐,非针刺样或刀割样痛,偶伴濒死、恐惧感。发作时,患者往往不自觉地停止活动,至症状缓解。

2.部位

主要位于心前区、胸骨体上段或胸骨后,界限不清楚,约有手掌大小。常放射至左肩、左上肢内侧达无名指和小指、颈、咽或下颌部,也可以放射至上腹部甚至下腹部。

3.诱因

常由体力劳动或情绪激动(如愤怒、焦急、过度兴奋等)、饱食、寒冷、吸烟、心动过速等诱发。疼痛发生于劳力或激动的当时,而不是在劳累以后。典型的稳定型心绞痛常在类似活动强度的情况下发生。早晨和上午是心肌缺血的好发时段,可能与患者体内神经体液因素在此阶段的激活有关。

4.持续时间和缓解因素

心绞痛出现后常逐步加重,在患者停止活动后3～5分钟逐渐消失。舌下含服硝酸甘油症状也能在2～3分钟缓解。如果患者在含服硝酸甘油后10分钟内无法缓解症状,则认为硝酸甘油无效。

5.发作频率

稳定型心绞痛可数天或数星期发作一次,也可一天内发作多次。一般来说,发作频率固定,如短时间内发作频率较以前明显增加,应该考虑不稳定型心绞痛(恶化劳力型)。

(二)体征

稳定型心绞痛患者在心绞痛发作时常见心率增快、血压升高。通常无其他特殊发现,但仔细的体格检查可以明确患者存在的心血管病危险因素。体格检查对鉴别诊断有很大的意义,例如,在胸骨左缘闻及粗糙的收缩期杂音应考虑主动脉瓣狭窄或肥厚梗阻型心肌病的可能。在胸痛发作期间,体格检查可能发现乳头肌缺血和功能失调引起的二尖瓣关闭不全的收缩期杂音;心肌缺血发作时可能出现左心室功能障碍,听诊时有时可闻及第四心音或第三心音奔马律、第二心音逆分裂或出现交替脉。

四、辅助检查

(一)心电图检查

心电图是发现心肌缺血、诊断心绞痛最常用、最便宜的检查方法。

1.静息心电图检查

稳定型心绞痛患者静息心电图多数是正常的,所以静息心电图正常并不能除外冠心病。一些患者可以存在 ST-T 改变,包括 ST 段压低(水平型或下斜型),T 波低平或倒置,可伴有或不伴有陈旧性心肌梗死的表现。单纯、持续的 ST-T 改变对心绞痛并无显著的诊断价值,可以见于高血压、心室肥厚、束支传导阻滞、糖尿病、心肌病变、电解质紊乱、抗心律失常药物或化学治疗药物治疗、吸烟、心脏神经官能症患者。因此，单纯根据静息心电图诊断心肌缺血很不可靠。虽然冠心病患者可以出现静息心电图 ST-T 异常，并可能与冠状动脉病变的严重程度相关，但绝对不能仅根据心电图存在 ST-T 的异常即诊断冠心病。

心绞痛发作时特征性的心电图异常是 ST-T 较发作前发生明显改变，在发作以后恢复至发作前水平。由于心绞痛发作时心内膜下心肌缺血常见，心电图改变多表现为 ST 段压低（水平型或下斜型）0.1 mV 以上，T 波低平或倒置，ST 段改变往往比 T 波改变更具特异性；少数患者在发作时原来低平、倒置的 T 波变为直立（假性正常化），也支持心肌缺血的诊断。虽然 T 波改变对心肌缺血诊断的特异性不如 ST 段改变，但如果发作时的心电图与发作之前比较有明显差别，发作后恢复，也具有一定的诊断意义。部分稳定型心绞痛患者可以表现为心脏传导系统功能异常，最常见的是左束支传导阻滞和左前分支传导阻滞。此外，心绞痛发作时还可以出现各种心律失常。

2.心电图负荷试验

心电图负荷试验是对疑有冠心病的患者，通过给心脏增加负荷（运动或药物）而激发心肌缺血来诊断冠心病。运动试验的阳性标准为运动中出现典型心绞痛，运动中或运动后出现 ST 段水平或下斜型下降≥1 mm（J 点后 60～80 毫秒），或运动中出现血压下降者。心电图负荷试验检查的指征为：临床上怀疑冠心病，为进一步明确诊断；对稳定型心绞痛患者进行危险分层；冠状动脉搭桥及心脏介入治疗前后的评价；陈旧性心肌梗死患者对非梗死部位心肌缺血的监测。禁忌证包括急性心肌梗死；高危的不稳定型心绞痛；急性心肌、心包炎；严重高血压〔收缩压≥26.7 kPa（200 mmHg）和/或舒张压≥14.7 kPa（110 mmHg）〕心功能不全；严重主动脉瓣狭窄；肥厚型梗阻性心肌病；静息状态下有严重心律失常；主动脉夹层。负荷试验终止的指标为 ST-T 降低或抬高≥0.2 mV；心绞痛发作；收缩压超过 29.3 kPa（220 mmHg）；血压较负荷前下降；室性心律失常（多源性、连续 3 个室性期前收缩和持续性室性心动过速）。

通常，运动负荷心电图的敏感性可达到 70%，特异性 70%～90%。有典型心绞痛并且负荷心电图阳性，诊断冠心病的准确率达 95%。运动负荷试验为最常用的方法，运动方式主要为分级踏板或蹬车，其运动强度可逐步分期升级。目前，通常是以达到按年龄预计的最大心率（HR_{max}）或 85%～90% 的最大心率为目标心率，前者为极量运动试验，后者为次极量运动试验。运动中应持续监测心电图、血压的改变并记录，运动终止后即刻和此后每 2 分钟均应重复心电图记录，直至心率恢复运动前水平。

Duke 活动平板评分是可以用来进行危险分层的指标。

Duke 评分＝运动时间（min）－5×ST 段下降（mm）－（4×心绞痛指数）

心绞痛指数：0.运动中无心绞痛；1.运动中有心绞痛；2.因心绞痛需终止运动试验。

Duke 评分≥5 分低危，1 年病死率 0.25%；－10～＋4 分中危，1 年病死率 1.25%；≤－11 高危，1 年病死率 5.25%。Duke 评分系统适用于 75 岁以下的冠心病患者。

3.心电图连续监测（动态心电图）

连续记录 24 小时的心电图，可从中发现心电图 ST-T 改变和各种心律失常，通过将 ST-T 改变出现的时间与患者症状的对照分析，从而确定患者症状与心电图改变的意义。心电图中显示缺血性 ST-T 改变而当时并无心绞痛发作者称为无痛性心肌缺血，诊断无痛性心肌缺血时，ST 段呈水平或下斜型压低≥0.1 mV，并持续 1 分钟以上。进行 12 导联的动态心电图监测对心肌缺血的诊断价值较大。

(二)超声心动图检查

稳定型心绞痛患者的静息超声心动图检查大部分无异常表现,但在心绞痛发作时,如果同时进行超声心动图检查,可以发现节段性室壁运动异常,并可以出现一过性心室收缩与舒张功能障碍的表现。超声心动图负荷试验是诊断冠心病的手段之一,可以帮助识别心肌缺血的范围和程度,敏感性和特异性均高于心电图负荷试验。超声心动图负荷试验按负荷的性质可分为药物负荷试验(常用多巴酚丁胺)、运动负荷试验、心房调搏负荷试验及冷加压负荷试验。根据负荷后室壁的运动情况,可将室壁运动异常分为运动减弱、运动消失、矛盾运动及室壁瘤。

(三)放射性核素检查

^{201}Tl-静息和负荷心肌灌注显像:^{201}Tl 随冠状动脉血流很快被正常心肌所摄取。静息时铊显像所示灌注缺损主要见于心肌梗死后瘢痕部位;而负荷心肌灌注显像可以在运动诱发心肌缺血时,显示出冠状动脉供血不足导致的灌注缺损。不能运动的患者可做双嘧达莫试验,静脉注射双嘧达莫使正常或较正常的冠状动脉扩张,引起"冠状动脉窃血",产生狭窄血管供应的局部心肌缺血,可取得与运动试验相似的效果。近年,还用腺苷或多巴酚丁胺做药物负荷试验。近年用^{99m}Tc-MIBI 做心肌显像取得良好效果,并已推广,它在心肌内分布随时间变化相对固定,无明显再分布,显像检查可在数小时内进行。

(四)多层 CT 或电子束 CT 平扫

多层 CT 或电子束 CT 平扫可检出冠状动脉钙化并进行积分。人群研究显示钙化与冠状动脉病变的高危人群相联系,但钙化程度与冠状动脉狭窄程度却并不一致。因此,不推荐将钙化积分常规用于心绞痛患者的诊断。

CT 冠状动脉造影(CTA)为显示冠状动脉病变及形态的无创检查方法,具有较高的阴性预测价值,若 CTA 未见狭窄病变,一般无须进行有创检查。但 CT 冠状动脉造影对狭窄部位病变程度的判断仍有一定局限性,特别当存在明显的钙化病变时,会显著影响狭窄程度的判断,而冠状动脉钙化在冠心病患者中相当普遍。因此,CTA 对冠状动脉狭窄程度的显示仅能作为参考。

(五)左心导管检查

左心导管检查主要包括冠状动脉造影术和左心室造影术,是有创性检查方法,前者目前仍然是诊断冠心病的金标准。左心导管检查通常采用穿刺股动脉(Judkins 技术)、肱动脉(Sones 技术)或桡动脉的方法。选择性冠状动脉造影将导管插入左、右冠状动脉口,注射造影剂使冠状动脉主支及其分支显影,可以较准确地反映冠状动脉狭窄的程度和部位。左心室造影术是将导管送入左心室,用高压注射器将造影剂以 12~15 mL/s 的速度注入左心室以评价左心室整体收缩功能及局部室壁运动状况。心导管检查的风险与疾病的严重程度及术者经验直接相关,并发症大约为 0.1%。根据冠状动脉的灌注范围,将冠状动脉分为左冠状动脉优势型、右冠状动脉优势型和均衡型。"优势型"是指哪一支冠状动脉供应左心室间隔和左心室后壁;85% 为右冠状动脉优势型,7% 为右冠状动脉和左冠的回旋支共同支配,即均衡型,8% 为左冠状动脉优势型。

五、危险分层

通过危险分层,定义出发生冠心病事件的高危患者,对采取个体化治疗,改善长期预后具有重要意义。根据以下各个方面对稳定型心绞痛患者进行危险分层。

(一)临床评估

患者病史、症状、体格检查及实验室检查可为预后提供重要信息。冠状动脉病变严重、有外周血管疾病、心力衰竭者预后不良。心电图有陈旧性心肌梗死、完全性左束支传导阻滞、左心室肥厚、二至三度房室传导阻滞、心房颤动、分支阻滞者,发生心血管事件的危险性也增高。

(二)负荷试验

Duke 活动平板评分可以用来进行危险分层。此外,运动早期出现阳性(ST 段压低>1 mm)、试验过程中 ST 段压低>2 mm、出现严重室律失常时,预示患者高危。超声心动图负荷试验有很好的阴性预测价值,年死亡或心肌梗死发生率<0.5%。而静息时室壁运动异常、运动引发更严重的室壁运动异常者高危。

核素检查显示运动时心肌灌注正常则预后良好,年心脏性猝死、心肌梗死的发生率<1%,与正常人群相似;运动灌注明显异常提示有严重的冠状动脉病变,预示患者高危,应动员患者行冠状动脉造影及血运重建治疗。

(三)左心室收缩功能

左心室射血分数(LVEF)<35%的患者年病死率>3%。男性稳定型心绞痛伴心功能不全者 5 年存活率仅 58%。

(四)冠状动脉造影

冠状动脉造影显示的病变部位和范围决定患者预后。CASS 注册登记资料显示正常冠状动脉 12 年的存活率 91%,单支病变 74%,双支病变 59%,三支病变 50%,左主干病变预后不良,左前降支近端病变也能降低存活率,但血运重建可以降低病死率。

六、诊断和鉴别诊断

(一)诊断

根据典型的发作特点,结合年龄和存在的其他冠心病危险因素,除外其他疾病所致的胸痛,即可建立诊断。发作时典型的心电图改变为:以 R 波为主的导联中,ST 段压低,T 波平坦或倒置,发作过后数分钟内逐渐恢复。心电图无改变的患者可考虑做心电图负荷试验。发作不典型者,诊断要依靠观察硝酸甘油的疗效和发作时心电图的变化,如仍不能确诊,可以考虑做心电图负荷试验或 24 小时的动态心电图连续监测。诊断困难者可考虑行超声心动图负荷试验、放射性核素检查和冠状动脉 CTA。考虑介入治疗或外科手术者必须行选择性冠状动脉造影。在有CTA 设备的医院,单纯进行冠心病的诊断已经很少使用选择性冠状动脉造影检查。

(二)鉴别诊断

稳定型心绞痛尤其需要与以下疾病进行鉴别。

1.心脏神经症

患者胸痛常为短暂(几秒钟)的刺痛或持久(几小时)的隐痛,胸痛部位多在左胸乳房下心尖部附近,部位常不固定。症状多在劳力之后出现,而不在劳力的当时发生。患者症状多在安静时出现,体力活动或注意力转移后症状反而缓解,常可以耐受较重的体力活动而不出现症状。含服硝酸甘油无效或在十多分钟后才"见效",常伴有心悸、疲乏及其他神经衰弱的症状,常喜欢叹息性呼吸。

2.不稳定型心绞痛和急性心肌梗死不稳定型心绞痛

不稳定型心绞痛和急性心肌梗死不稳定型心绞痛包括初发型心绞痛、恶化劳力性心绞痛、静息型心绞痛等。通常疼痛发作较频繁、持续时间延长、对药物治疗反应差,常伴随出汗、恶心呕吐、濒死感等症状。

3.肋间神经痛

本病疼痛常累及第1～2个肋间,沿肋间神经走向,疼痛性质为刺痛或灼痛,持续性而非发作性,咳嗽、用力呼吸和身体转动可使疼痛加剧,局部有压痛。

4.其他疾病

其他疾病包括主动脉严重狭窄或关闭不全、冠状动脉炎引起的冠状动脉口狭窄或闭塞、肥厚型心肌病、X综合征等疾病均可引起心绞痛,要根据其他临床表现来鉴别。此外,还需与胃食管反流、食管动力障碍、食管裂孔疝等食管疾病及消化性溃疡、颈椎病等鉴别。

七、治疗

治疗有两个主要目的:一是预防心肌梗死和猝死,改善预后;二是减轻症状,提高生活质量。

(一)一般治疗

症状出现时立刻休息,在停止活动后3～5分钟症状即可消除。应尽量避免各种确知的诱发因素,如过度的体力活动、情绪激动、饱餐等,冬天注意保暖。调节饮食,特别是一次进食不宜过饱,避免油腻饮食,禁绝烟酒。调整日常生活与工作量;减轻精神负担;同时治疗贫血、甲状腺功能亢进等相关疾病。

(二)药物治疗

药物治疗的目的是预防心肌梗死和猝死,改善生存率;减轻症状和缺血发作,改善生活质量。在选择治疗药物时,应首先考虑预防心肌梗死和死亡。此外,应积极处理心血管病危险因素。

1.预防心肌梗死和死亡的药物治疗

(1)抗血小板治疗:冠状动脉内血栓形成是急性冠心病事件发生的主要特点,而血小板的激活和白色血栓的形成,是冠状动脉内血栓的最早期形式。因此,在冠心病患者,抑制血小板功能对于预防事件、降低心血管死亡具有重要意义。

阿司匹林:通过抑制血小板环氧化酶从而抑制血栓素A_2(TXA$_2$)诱导的血小板聚集,防止血栓形成。研究表明,阿司匹林治疗能使稳定型心绞痛患者心血管不良事件的相对危险性降低33%,在所有缺血性心脏病的患者,无论有否症状,只要没有禁忌证,应常规、终身服用阿司匹林75～150 mg/d。阿司匹林不良反应主要是胃肠道症状,并与剂量有关。阿司匹林引起消化道出血的年发生率为1‰～2‰,禁忌证包括过敏、严重未经治疗的高血压、活动性消化性溃疡、局部出血和出血体质。因胃肠道症状不能耐受阿司匹林的患者,在使用氯吡格雷代替阿司匹林的同时,应使用质子泵抑制剂(如奥美拉唑)。

二磷酸腺苷(ADP)受体拮抗剂:通过ADP受体抑制血小板内Ca^{2+}活性,从而发挥抗血小板作用,主要抑制ADP诱导的血小板聚集。常用药物包括氯吡格雷和噻氯匹定,氯吡格雷的应用剂量为75 mg,每天1次;噻氯匹定为250 mg,1～2次/天。由于噻氯匹定可以引起白细胞计数、中性粒细胞和血小板计数减少,因此要定期做血常规检查,目前已经很少使用。在使用阿司匹林有禁忌证时可口服氯吡格雷。在稳定型心绞痛患者,目前尚无足够证据推荐联合使用阿司匹林和氯吡格雷。

(2)β受体阻滞剂:β受体阻滞剂对冠心病病死率影响的荟萃分析显示,心肌梗死后患者长期接受β受体阻滞剂治疗,可以使病死率降低24%。而具有内在拟交感活性的β受体阻滞剂心脏保护作用较差,故推荐使用无内在拟交感活性的β受体阻滞剂(如美托洛尔、比索洛尔、阿罗洛尔、普萘洛尔等)。β受体阻滞剂的使用剂量应个体化,从较小剂量开始,逐级增加剂量,以达到缓解症状、改善预后的目的。β受体阻滞剂治疗过程中,以清醒时静息心率不低于50次/分为宜。

β受体阻滞剂长期应用可以显著降低冠心病患者心血管事件的患病率和病死率,为冠心病二级预防的首选药物,应终身服用。如果必须停药时应逐步减量,突然停用可能引起症状反跳,甚至诱发急性心肌梗死。对慢性阻塞性肺疾病/支气管哮喘、心力衰竭、外周血管病患者,应谨慎使用β受体阻滞剂,对显著心动过缓(用药前清醒时心率<50次/分)或高度房室传导阻滞者不用为宜。

(3)HMG-CoA还原酶抑制药(他汀类药物):他汀类药物通过抑制胆固醇合成,在治疗冠状动脉粥样硬化中起重要作用,大量临床研究和荟萃分析均证实,降低胆固醇(主要是低密度脂蛋白胆固醇,LDL-C)治疗与冠心病病死率和总病死率的降低有明显的相关性。他汀类药物还可以改善血管内皮细胞的功能、抑制炎症反应、稳定斑块、促使动脉粥样硬化斑块消退,从而发挥调脂以外的心血管保护作用。稳定型心绞痛的患者(高危)应长期接受他汀类治疗,建议将LDL-C降低至2.6 mmol/L(100 mg/dL)以下,对合并糖尿病者(极高危),应将LDL-C降低至2.1 mmol/L(80 mg/dL)以下。

(4)血管紧张素转换酶抑制药(ACEI):ACEI治疗在降低稳定型冠心病缺血性事件方面有重要作用。ACEI能逆转左心室肥厚、血管增厚,延缓动脉粥样硬化进展,能减少斑块破裂和血栓形成,另外有利于心肌氧供/氧耗平衡和心脏血流动力学,并降低交感神经活性。推荐用于冠心病患者的二级预防,尤其是合并高血压、糖尿病和心功能不全的患者。HOPE、PEACE和EUROPA研究的荟萃分析显示,ACEI用于稳定型心绞痛患者,与安慰剂相比,可以使所有原因导致的死亡降低14%、非致死性心肌梗死降低18%、所有原因导致的卒中降低23%。下述情况不应使用:收缩压<12.0 kPa(90 mmHg)、肾衰竭、双侧肾动脉狭窄和过敏者。其不良反应包括干咳、低血压和罕见的血管性水肿。

2.抗心绞痛和抗缺血治疗

(1)β受体阻滞剂:通过阻断儿茶酚胺对心率和心收缩力的刺激作用。减慢心率、降低血压、抑制心肌收缩力,从而降低心肌氧耗量,预防和缓解心绞痛的发作。由于心率减慢后心室射血时间和舒张期充盈时间均延长,舒张末心室容积(前负荷)增加,在一定程度上抵消了心率减慢引起的心肌耗氧量下降,因此与硝酸酯类药物联合可以减少舒张期静脉回流,而且β受体阻滞剂可以抑制硝酸酯给药后对交感神经系统的兴奋作用,获得药物协同作用。

(2)硝酸酯类药物:这类药物通过扩张容量血管、减少静脉回流、降低心室容量、心腔内压和心室壁张力,同时对动脉系统有轻度扩张作用,降低心脏后负荷,从而降低心肌耗氧量。此外,硝酸酯可以扩张冠状动脉,增加心肌供氧,从而改善心肌氧供和氧耗的失平衡,缓解心绞痛症状。近期研究发现,硝酸酯还具有抑制血小板聚集的作用,其临床意义有待于进一步证实。①硝酸甘油:为缓解心绞痛发作,可使用起效较快的硝酸甘油舌下含片,1~2片(0.3~0.6 mg),舌下含化,通过口腔黏膜迅速吸收,给药后1~2分钟即开始起作用,约10分钟后作用消失。大部分患者在给药3分钟内见效,如果用药后症状仍持续10分钟以上,应考虑舌下硝酸甘油无效。延迟见效或无效时,应考虑药物是否过期或未溶解,或应质疑患者的症状是否为稳定型心绞痛。硝酸甘油口腔气雾剂也常用于缓解心绞痛发作,作用方式同舌下含片。用2%硝酸甘油油膏或贴片(含5~10 mg)涂或贴在胸前或上臂皮肤而缓慢吸收,适用于预防心绞痛发作。②二硝酸异山梨酯:二硝酸异山梨酯口服 3 次/天,每次 5~20 mg,服后半小时起作用,持续 3~5 小时。本药舌下含化后 2~5 分钟见效,作用维持 2~3 小时,每次 5~10 mg。口服二硝酸异山梨酯肝脏首过效应明显,生物利用度仅 20%~30%。气雾剂通过黏膜直接吸收,起效迅速,生物利用度相对较高。③5-单硝酸异山梨酯:为二硝酸异山梨酯的两种代谢产物之一,半衰期长至 4~6 小时,口服吸收完全,普通剂型每天给药 2 次,缓释剂型每天给药 1 次。

硝酸酯药物持续应用的主要问题是产生耐药性,其机制尚未明确,可能与体内巯基过度消耗、肾素-血管紧张素-醛固酮(RAS)系统激活等因素有关。防止发生耐药的最有效方法是偏心给药,保证每天足够长(8~10 小时)的无硝酸酯期。硝酸酯药物的不良作用有头晕、头胀痛、头部跳动感、面红、心悸等,偶有血压下降(静脉给药时相对多见)。

(3)钙通道阻滞剂:本类药物抑制钙离子进入心肌内,抑制心肌细胞兴奋收缩偶联中钙离子的作用。因而抑制心肌收缩;扩张周围血管,降低动脉压,降低心脏后负荷,因此减少心肌耗氧量。钙通道阻滞剂可以扩张冠状动脉,解除冠状动脉痉挛,改善心内膜下心肌的供血。此外,实验研究发现钙通道阻滞剂还可以降低血黏度,抑制血小板聚集,改善心肌的微循环。常用制剂包括二氢吡啶类钙通道阻滞剂(氨氯地平、硝苯地平等)和非二氢吡啶类钙通道阻滞剂(硫氮草酮等)。

钙通道阻滞剂在减轻心肌缺血和缓解心绞痛方面,与 β 受体阻滞剂疗效相当。在单用 β 受体阻滞剂症状控制不满意时,二氢吡啶类钙通道阻滞剂可以与 β 受体阻滞剂合用,获得协同的抗心绞痛作用。与硝酸酯联合使用,也有助于缓解症状。应避免将非二氢吡啶类钙通道阻滞剂与 β 受体阻滞剂合用,以免两类药物的协同作用导致对心脏的过度抑制。

推荐使用控释、缓释或长效剂型,避免使用短效制剂,以免明显激活交感神经系统。常见的不良反应包括胫前水肿、便秘、头痛、面色潮红、嗜睡、心动过缓和房室传导阻滞等。

(三)经皮冠状动脉介入治疗

经皮冠状动脉介入术(PCI)包括经皮冠状动脉球囊成形术(PTCA)、冠状动脉支架植入术和粥样斑块销蚀技术。首例 PTCA 应用于临床以来,PCI 成为冠心病治疗的重要手段之一。COURAGE 研究显示,与单纯理想的药物治疗相比,PCI+理想药物治疗能减少血运重建的次数,提高患者的生活质量(活动耐量增加),但是心肌梗死的发生和病死率与单纯药物治疗无显著差异。对 COURAGE 研究进一步分析显示,对左心室缺血面积>10% 的患者,PCI+理想药物治疗对硬终点的影响优于单纯药物治疗。随着新技术的出现,尤其是药物洗脱支架(DES)及新型抗血小板药物的应用,远期疗效明显提高。冠状动脉介入治疗不仅可以改善生活质量,而且可明显降低高危患者的心肌梗死发生率和病死率。

(四)冠状动脉旁路移植术

冠状动脉旁路移植术(CABG)是使用患者自身的大隐静脉、内乳动脉或桡动脉作为旁路移植材料,一端吻合在主动脉,另一端吻合在有病变的冠状动脉段的远端,通过引流主动脉血流以改善病变冠状动脉所供血心肌区域的血流供应。CABG 术前进行选择性冠状动脉造影,了解冠状动脉病变的程度和范围,以供制订手术计划(包括决定移植血管的根数)的参考。目前,在发达的国家和地区,CABG 已成为最普通的择期心脏外科手术,对缓解心绞痛、改善冠心病长期预后有很好效果。随着动脉化旁路手术的开展,极大提高了移植血管桥的远期开通率;微创冠状动脉手术及非体外循环的 CABG 均在一定程度上减少创伤及围术期并发症的发生,患者能够很快恢复。目前,CABG 总的手术死亡率为 1%~4%。

对于低危(年病死率<1%)的患者,CABG 并不比药物治疗给患者更多的预后获益。因此,CABG 的适应证主要包括以下几种:①冠状动脉多支血管病变,尤其是合并糖尿病的患者。②冠状动脉左主干病变。③不适合于行介入治疗的严重冠状血管病变患者。④心肌梗死后合并室壁瘤,需要进行室壁瘤切除的患者。⑤闭塞段的远段管腔通畅,血管供应区有存活心肌。

八、预后

稳定型心绞痛患者在接受规律的冠心病二级预防后,大多数患者的冠状动脉粥样斑块能长期保持稳定,患者能够长期存活。决定稳定型心绞痛患者预后的主要因素包括冠状动脉病变的部位和范围、左心室功能、合并的心血管危险因子(如吸烟、糖尿病、高血压等)控制情况、是否坚持规律的冠心病二级预防治疗。一旦患者心绞痛发作在短期内变得频繁、程度严重、对药物治疗反应差,应考虑发生急性冠脉综合征,应采取更积极的药物治疗和血运重建治疗。

(曹培征)

第四节　不稳定型心绞痛

一、定义

临床上,将原来的初发型心绞痛、恶化型心绞痛和各型自发性心绞痛广义地统称为不稳定型心绞痛(UAP)。其特点是疼痛发作频率增加、程度加重、持续时间延长、发作诱因改变,甚至休息时也出现持续时间较长的心绞痛。含化硝酸甘油效果差,或无效。本型心绞痛介于稳定型心绞痛和急性心肌梗死之间,易发展为心肌梗死,但无心肌梗死的心电图及血清酶学改变。

不稳定型心绞痛是介于稳定型心绞痛和急性心肌梗死之间的一组临床心绞痛综合征。有学者认为除了稳定的劳力性心绞痛为稳定型心绞痛外,其他所有的心绞痛均属于不稳定型心绞痛,包括初发劳力性心绞痛、恶化劳力性心绞痛、卧位型心绞痛、夜间发作的心绞痛、变异型心绞痛、梗死前心绞痛、梗死后心绞痛和混合型心绞痛。如果劳力性和自发性心绞痛同时发生在一个患者身上,则称为混合型心绞痛。

不稳定型心绞痛具有独特的病理生理机制及临床预后,如果得不到恰当及时的治疗,可能发展为急性心肌梗死。

二、病因及发病机制

目前认为有 5 种因素与产生不稳定型心绞痛有关,它们相互关联。

(一)冠脉粥样硬化斑块上有非阻塞性血栓

其为最常见的发病原因,冠脉内粥样硬化斑块破裂诱发血小板聚集及血栓形成,血栓形成和自溶过程的动态不平衡过程,导致冠脉发生不稳定的不完全性阻塞。

(二)动力性冠脉阻塞

在冠脉器质性狭窄基础上,病变局部的冠脉发生异常收缩、痉挛导致冠脉功能性狭窄,进一步加重心肌缺血,产生不稳定型心绞痛。这种局限性痉挛与内皮细胞功能紊乱、血管收缩反应过度有关,常发生在冠脉粥样硬化的斑块部位。

(三)冠状动脉严重狭窄

冠脉以斑块导致的固定性狭窄为主,不伴有痉挛或血栓形成,见于某些冠脉斑块逐渐增大、管腔狭窄进行性加重的患者,或 PCI 术后再狭窄的患者。

(四)冠状动脉炎症

近年来研究认为斑块发生破裂与其局部的炎症反应有十分密切的关系。在炎症反应中感染因素可能也起一定作用,其感染物可能是巨细胞病毒和肺炎衣原体。这些患者炎症递质标志物水平检测常有明显增高。

(五)全身性疾病加重的不稳定型心绞痛

在原有冠脉粥样硬化性狭窄基础上,由于外源性诱发因素影响冠脉血管导致心肌氧的供求失衡,心绞痛恶化加重。常见原因如下:①心肌需氧增加,如发热、心动过速、甲状腺功能亢进等。②冠脉血流减少,如低血压、休克。③心肌氧释放减少,如贫血、低氧血症。

三、临床表现

(一)症状

临床上,不稳定型心绞痛可表现为新近发生(1 个月内)的劳力性心绞痛,或原有稳定型心绞痛的主要特征近期内发生了变化,如心前区疼痛发作更频繁、程度更严重、时间也延长,轻微活动甚至在休息也发作。少数不稳定型心绞痛患者可无胸部不适表现,仅表现为颌、耳、颈、臂或上胸部发作性疼痛不适,或表现为发作性呼吸困难,其他还可表现为发作性恶心、呕吐、出汗和不能解释的疲乏症状。

(二)体格检查

一般无特异性体征。心肌缺血发作时可发现反常的左心室心尖冲动,听诊有心率增快和第一心音减弱,可闻及第三心音、第四心音或二尖瓣反流性杂音。当心绞痛发作时间较长,或心肌缺血较严重时,可发生左心室功能不全的表现,如双肺底细小水泡音,甚至急性肺水肿或伴低血压。也可发生各种心律失常。

体检的主要目的是努力寻找诱发不稳定型心绞痛的原因,如难以控制的高血压、低血压、心律失常、梗阻性肥厚型心肌病、贫血、发热、甲状腺功能亢进、肺部疾病等,并确定心绞痛对患者血流动力学的影响,如对生命体征、心功能、乳头肌功能或二尖瓣功能等的影响,这些体征的存在高度提示预后不良。

体检对胸痛患者的鉴别诊断至关重要,有几种疾病状态如得不到及时准确诊断,即可能出现严重后果。如背痛、胸痛、脉搏不整,心脏听诊发现主动脉瓣关闭不全的杂音,提示主动脉夹层破裂,心包摩擦音提示急性心包炎,而奇脉提示心脏压塞,气胸表现为气管移位、急性呼吸困难、胸膜疼痛和呼吸音改变等。

(三)临床类型

1.静息心绞痛

心绞痛发生在休息时,发作时间较长,含服硝酸甘油效果欠佳,病程 1 个月以内。

2.初发劳力性心绞痛

新近发生的严重心绞痛(发病时间在 1 个月以内),加拿大心脏病学会的劳力性心绞痛分级标准(CCS,表 4-1)分级,Ⅲ级以上的心绞痛为初发性心绞痛,尤其注意近 48 小时内有无静息心绞痛发作及其发作频率变化。

表 4-1 加拿大心脏病学会的劳力性心绞痛分级标准

分级	特点
Ⅰ级	一般日常活动例如走路、登楼不引起心绞痛,心绞痛发生在剧烈、速度快或长时间的体力活动或运动后
Ⅱ级	日常活动轻度受限,心绞痛发生在快步行走、登楼、餐后行走、冷空气中行走、逆风行走或情绪波动后活动
Ⅲ级	日常活动明显受限,心绞痛发生在一般速度行走时
Ⅳ级	轻微活动即可诱发心绞痛患者不能做任何体力活动,但休息时无心绞痛发作

3.恶化劳力性心绞痛

既往诊断的心绞痛,最近发作次数频繁、持续时间延长或痛阈降低(CCS 分级增加Ⅰ级以上或 CCS 分级Ⅲ级以上)。

4.心肌梗死后心绞痛

急性心肌梗死 24 小时以后至 1 个月内发生的心绞痛。

5.变异型心绞痛

休息或一般活动时发生的心绞痛,发作时 ECG 显示暂时性 ST 段抬高。

四、辅助检查

(一)心电图检查

不稳定型心绞痛患者中,常有伴随症状而出现的短暂的 ST 段偏移伴或不伴有 T 波倒置,但不是所有不稳定型心绞痛患者都发生这种 ECG 改变。ECG 变化随着胸痛的缓解而常完全或部分恢复。症状缓解后,ST 段抬高或降低,或 T 波倒置不能完全恢复,是预后不良的标志。伴随症状产生的 ST 段、T 波改变持续超过 12 小时者可能提示非 ST 段抬高心肌梗死。此外,临床表现拟诊为不稳定型心绞痛的患者,胸导联 T 波呈明显对称性倒置($\geqslant$0.2 mV),高度提示急性心肌缺血,可能由前降支严重狭窄所致。胸痛患者 ECG 正常也不能排除不稳定型心绞痛可能。若发作时倒置的 T 波呈伪性改变(假正常化),发作后 T 波恢复原倒置状态;或以前心电图正常者近期内出现心前区多导联 T 波深倒,在排除非 Q 波性心肌梗死后结合临床也应考虑不稳定型心绞痛的诊断。

不稳定型心绞痛患者中有 75%～88%的一过性 ST 段改变不伴有相关症状,为无痛性心肌缺血。动态心电图检查不仅有助于检出上述心肌缺血的动态变化,还可用于不稳定型心绞痛患者常规抗心绞痛药物治疗的评估及是否需要进行冠状动脉造影和血管重建术的参考指标。

(二)心脏生化标志物

心脏肌钙蛋白:肌钙蛋白复合物包括 3 个亚单位,即肌钙蛋白 T(TnT)、肌钙蛋白 I(TnI)和肌钙蛋白 C(TnC),目前只有 TnT 和 TnI 应用于临床。约有 35%不稳定型心绞痛患者显示血清 TnT 水平增高,但其增高的幅度与持续的时间与急性心肌梗死(AMI)有差别。AMI 患者 TnT＞3 ng/mL 者占 88%,非 Q 波心肌梗死中仅占 17%,不稳定型心绞痛中无 TnT＞3.0 ng/mL 者。因此,TnT 升高的幅度和持续时间可作为不稳定型心绞痛与 AMI 的鉴别诊断之参考。

不稳定型心绞痛患者 TnT 和 TnI 升高者较正常者预后差。临床怀疑不稳定型心绞痛者 TnT 定性试验为阳性结果者表明有心肌损伤(相当于 TnT＞0.05 μg/L),但如为阴性结果并不能排除不稳定型心绞痛的可能性。

(三)冠状动脉造影

目前仍是诊断冠心病的金标准。在长期稳定型心绞痛的基础上出现的不稳定型心绞痛常提示为多支冠脉病变，而新发的静息心绞痛可能为单支冠脉病变。冠脉造影结果正常提示可能是冠脉痉挛、冠脉内血栓自发性溶解、微循环系统异常等原因引起，或冠脉造影病变漏诊。

不稳定型心绞痛有以下情况时应视为冠脉造影强适应证：①近期内心绞痛反复发作，胸痛持续时间较长，药物治疗效果不满意者可考虑及时行冠状动脉造影，以决定是否急诊介入性治疗或急诊冠状动脉旁路移植术（CABG）。②原有劳力性心绞痛近期内突然出现休息时频繁发作者。③近期活动耐量明显减低，特别是低于 Bruce Ⅱ级或 4METs 者。④梗死后心绞痛。⑤原有陈旧性心肌梗死，近期出现由非梗死区缺血所致的劳力性心绞痛。⑥严重心律失常、LVEF＜40％或充血性心力衰竭。

(四)螺旋 CT 血管造影(CTA)

近年来，多层螺旋 CT 尤其是 64 排螺旋 CT 冠状动脉成像（CTA）在冠心病诊断中正在推广应用。CTA 能够清晰显示冠脉主干及其分支狭窄、钙化、开口起源异常及桥血管病变。有资料显示，CTA 诊断冠状动脉病变的灵敏度 96.33％、特异度 98.16％，阳性预测值 97.22％，阴性预测值 97.56％。其中对左主干、左前降支病变及＞75％的病变灵敏度最高，分别达到 100％和 94.4％。CTA 对冠状动脉狭窄病变、桥血管、开口畸形、支架管腔、斑块形态均显影良好，对钙化病变诊断率优于冠状动脉造影，阴性者可排除冠心病，阳性者应进一步行冠状动脉造影检查。另外，CTA 也可以作为冠心病高危人群无创性筛选检查及冠脉支架术后随访手段。

(五)其他

其他非创伤性检查包括运动平板试验、运动放射性核素心肌灌注扫描、药物负荷试验、超声心动图等，也有助于诊断。通过非创伤性检查可以帮助决定冠状动脉造影单支临界性病变是否需要做介入性治疗，明确缺血相关血管，为血运重建治疗提供依据。同时可以提供有否存活心肌的证据，也可作为经皮腔内冠状动脉成形术（PTCA）后判断有否再狭窄的重要对比资料。但不稳定型心绞痛急性期应避免做任何形式的负荷试验，这些检查宜放在病情稳定后进行。

五、诊断

(一)诊断依据

对同时具备下述情形者，应诊断为不稳定型心绞痛。

(1)临床新出现或恶化的心肌缺血症状表现（心绞痛、急性左心衰竭）或心电图心肌缺血图形。

(2)无或仅有轻度的心肌酶（肌酸激酶同工酶）或 TnT、TnI 增高（未超过 2 倍正常值），且心电图无 ST 段持续抬高。应根据心绞痛发作的性质、特点、发作时体征和发作时心电图改变及冠心病危险因素等，结合临床综合判断，以提高诊断的准确性。心绞痛发作时心电图 ST 段抬高或压低的动态变化或左束支阻滞等具有诊断价值。

(二)危险分层

不稳定型心绞痛的诊断确立后，应进一步进行危险分层，以便于对其进行预后评估和干预措施的选择。

1.中华医学会心血管分会关于不稳定型心绞痛的危险度分层

根据心绞痛发作情况，发作时 ST 段下移程度及发作时患者的一些特殊体征变化，将不稳定型心绞痛患者分为高、中、低危险组（表 4-2）。

表 4-2 不稳定型心绞痛临床危险度分层

组别	心绞痛类型	发作时 ST 降低幅度(mm)	持续时间(min)	肌钙蛋白 T 或 I
低危险组	初发、恶化劳力型,无静息时发作	≤1	<20	正常
中危险组	1 个月内出现的静息心绞痛,但 48 小时内无发作者(多数由劳力性心绞痛进展而来)或梗死后心绞痛	>1	<20	正常或轻度升高
高危险组	48 小时内反复发作静息心绞痛或梗死后心绞痛	>1	>20	升高

注:①陈旧性心肌梗死患者其危险度分层上调一级,若心绞痛是由非梗死区缺血所致时,应视为高危险组。②左心室射血分数(LVEF)<40%,应视为高危险组。③若心绞痛发作时并发左心功能不全、二尖瓣反流、严重心律失常或低血压[SBP≤12.0 kPa(90 mmHg)],应视为高危险组。④当横向指标不一致时,按危险度高的指标归类。例如:心绞痛类型为低危险组,但心绞痛发作时 ST 段压低>1 mm,应归入中危险组。

2.美国 ACC/AHA 关于不稳定型心绞痛/非 ST 段抬高心肌梗死危险分层

其见表 4-3。

表 4-3 ACC/AHA 关于不稳定型心绞痛/非 ST 段抬高心肌梗死的危险分层

危险分层	高危(至少有下列特征之一)	中危(无高危特点但有以下特征之一)	低危(无高中危特点但有下列特点之一)
(1)病史	近 48 小时内加重的缺血性胸痛发作	既往 MI、外围血管或脑血管病,或 CABG,曾用过阿司匹林	近 2 周内发生的 CCS 分级Ⅲ级或以上伴有高、中度冠脉病变可能者
(2)胸痛性质	静息心绞痛>20 分钟	静息心绞痛>20 分钟,现已缓解,有高、中度冠脉病变可能性,静息心绞痛<20 分钟,经休息或含服硝酸甘油缓解	无自发性心绞痛>20 分钟持续发作
(3)临床体征或发现	第三心音、新的或加重的奔马律,左心室功能不全(EF<40%),二尖瓣反流,严重心律失常或低血压[SBP≤12.0 kPa(90 mmHg)]或存在与缺血有关的肺水肿,年龄>75 岁	年龄>75 岁	
(4)ECG 变化	休息时胸痛发作伴 ST 段变化>0.1 mV;新出现 Q 波,束支传导阻滞;持续性室性心动过速	T 波倒置 > 0.2 mV,病理性 Q 波	胸痛期间 ECG 正常或无变化
(5)肌钙蛋白监测	明显增高(TnT 或 TnI>0.1 μg/mL)	轻度升高(即 TnT>0.01,但<0.1 μg/mL)	正常

六、鉴别诊断

在确定患者为心绞痛发作后,还应对其是否稳定做出判断。

与稳定型心绞痛相比,不稳定型心绞痛症状特点是短期内疼痛发作频率增加、无规律,程度加重、持续时间延长、发作诱因改变或不明显,甚至休息时也出现持续时间较长的心绞痛,含化硝酸甘油效果差,或无效,或出现了新的症状如呼吸困难、头晕,甚至昏厥等。不稳定型心绞痛的常见临床类型包括初发劳力性心绞痛、恶化劳力性心绞痛、卧位性心绞痛、夜间发作的心绞痛、变异型心绞痛、梗死前心绞痛、梗死后心绞痛和混合型心绞痛。

临床上,常将不稳定型心绞痛和非 ST 段抬高心肌梗死(NSTEMI)及 ST 段抬高心肌梗死(STEMI)统称为急性冠脉综合征。

不稳定型心绞痛和非 ST 段抬高心肌梗死(NSTEMI)是在病因和临床表现上相似、但严重程度不同而又密切相关的两种临床综合征,其主要区别在于缺血是否严重到导致足够量的心肌损害,以至于能检测到心肌损害的标志物肌钙蛋白(TnI、TnT)或肌酸激酶同工酶(CK-MB)水平升高。如果反映心肌坏死的标志物在正常范围内或仅轻微增高(未超过 2 倍正常值),就诊断为不稳定型心绞痛,而当心肌坏死标志物超过正常值 2 倍时,则诊断为 NSTEMI。

不稳定型心绞痛和 ST 段抬高心肌梗死(STEMI)的区别,在于后者在胸痛发作的同时出现典型的ST 段抬高并具有相应的动态改变过程和心肌酶学改变。

七、治疗

不稳定型心绞痛的治疗目标是控制心肌缺血发作和预防急性心肌梗死。治疗措施包括内科药物治疗、冠状动脉介入治疗(PCI)和外科冠状动脉旁路移植术(CABG)。

不稳定型心绞痛的危险分层和治疗过程可以参考图 4-3。

(一)一般治疗

对于符合不稳定型心绞痛诊断的患者应及时收住院治疗(最好收入监护病房),急性期卧床休息1～3 天,吸氧,持续心电监测。对于低危险组患者留观期间未再发生心绞痛,心电图也无缺血改变,无左心衰竭的临床证据,留观 12～24 小时期间未发现有 CK-MB 升高,TnT 或 TnI 正常者,可在留观 24～48 小时后出院。对于中危或高危组的患者特别是 TnT 或 TnI 升高者,住院时间相对延长,内科治疗也应强化。

(二)药物治疗

1.控制心绞痛发作

(1)硝酸酯类:硝酸甘油主要通过扩张静脉,减轻心脏前负荷来缓解心绞痛发作。心绞痛发作时应舌下含化硝酸甘油,初次含硝酸甘油的患者以先含 0.5 mg 为宜。对于已有含服经验的患者,心绞痛发作时若含0.5 mg无效,可在 3～5 分钟追加 1 次,若连续含硝酸甘油 1.5～2.0 mg仍不能控制疼痛症状,需应用强镇痛药以缓解疼痛,并随即采用硝酸甘油或硝酸异山梨酯静脉滴注,硝酸甘油的剂量以 5 μg/min 开始,以后每5～10 分钟增加 5 μg/min,直至症状缓解或收缩压降低 1.3 kPa(10 mmHg),最高剂量一般不超过80～100 μg/min,一旦患者出现头痛或血压降低[SBP<12.0 kPa(90 mmHg)]应迅速减少静脉滴注的剂量。维持静脉滴注的剂量以 10～30 μg/min 为宜。对于中危和高危险组的患者,硝酸甘油持续静脉滴注 24～48 小时即可,以免产生耐药性而降低疗效。

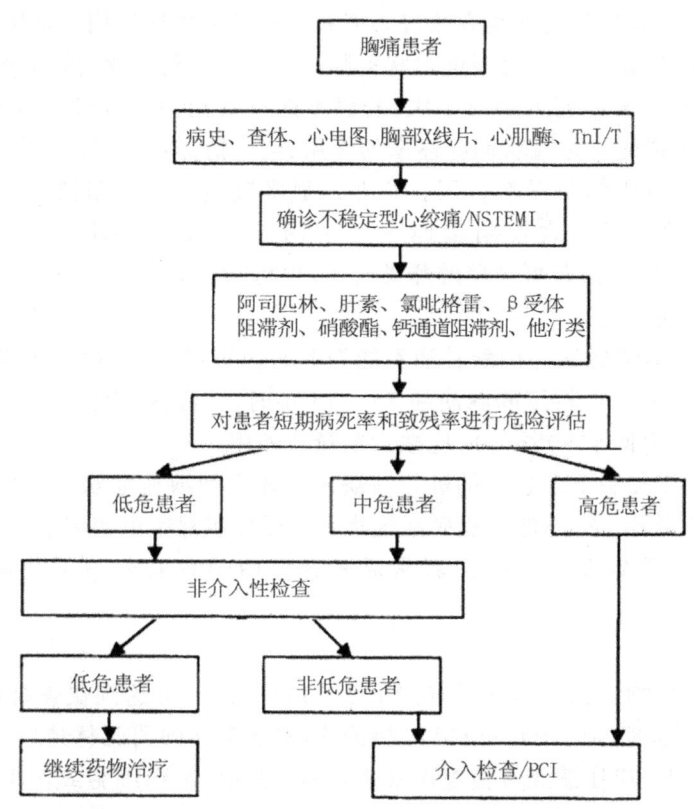

图 4-3　不稳定型心绞痛/非 ST 段抬高心肌梗死危险分层和处理流程

　　常用口服硝酸酯类药物:心绞痛缓解后可改为硝酸酯类口服药物。常用药物有硝酸异山梨酯(消心痛)和 5-单硝酸异山梨酯。硝酸异山梨酯作用的持续时间为 4~5 小时,故以每天 3~4 次口服为妥,对劳力性心绞痛患者应集中在白天给药。5-单硝酸异山梨酯可采用每天 2 次给药。若白天和夜间或清晨均有心绞痛发作者,硝酸异山梨酯可每 6 小时给药 1 次,但宜短期治疗以避免耐药性。对于频繁发作的不稳定型心绞痛患者口服硝酸异山梨酯短效药物的疗效常优于服用 5-单硝类的长效药物。硝酸异山梨酯的使用剂量可以从每次 10 mg 开始,当症状控制不满意时可逐渐加大剂量,一般不超过每次 40 mg,只要患者心绞痛发作时口含硝酸甘油有效,即是增加硝酸异山梨酯剂量的指征,若患者反复口含硝酸甘油不能缓解症状,常提示患者有极为严重的冠状动脉阻塞病变,此时即使加大硝酸异山梨酯剂量也不一定能取得良好效果。

　　(2)β受体阻滞剂:通过减慢心率、降低血压和抑制心肌收缩力而降低心肌耗氧量,从而缓解心绞痛症状,对改善近、远期预后有益。

　　对不稳定型心绞痛患者控制心绞痛症状及改善其近、远期预后均有好处,除有禁忌证外,主张常规服用。首选具有心脏选择性的药物,如阿替洛尔、美托洛尔和比索洛尔等。除少数症状严重者可采用静脉推注β受体阻滞剂外,一般主张直接口服给药。剂量应个体化,根据症状、心率及血压情况调整剂量。阿替洛尔常用剂量为 12.5~25.0 mg,每天 2 次,美托洛尔常用剂量为 25~50 mg,每天 2 或 3 次,比索洛尔常用剂量为 5~10 mg,每天 1 次,不伴有劳力性心绞痛的变异性心绞痛不主张使用。

　　(3)钙通道阻滞剂:通过扩张外周血管和解除冠状动脉痉挛而缓解心绞痛,也能改善心室舒张功能和心室顺应性。非二氢吡啶类有减慢心率和减慢房室传导作用。常用药物有两类。①二氢吡啶类钙通道阻滞剂：硝苯地平对缓解冠状动脉痉挛有独到的效果，故为变异性心绞痛的首选用药，一般剂量为10～20 mg，每6小时1次，若仍不能有效控制变异性心绞痛的发作还可与地尔硫䓬合用，以产生更强的解除冠状动脉痉挛的作用，当病情稳定后可改为缓释和控释制剂。对合并高血压病者，应与β受体阻滞剂合用。②非二氢吡啶类钙通道阻滞剂：地尔硫䓬有减慢心率、降低心肌收缩力的作用，故较硝苯地平更常用于控制心绞痛发作。一般使用剂量为30～60 mg，每天3～4次。该药可与硝酸酯类合用，也可与β受体阻滞剂合用，但与后者合用时需密切注意心率和心功能变化。

如心绞痛反复发作，静脉滴注硝酸甘油不能控制时，可试用地尔硫䓬短期静脉滴注，使用方法为5～15 μg/(kg·min)，可持续静脉滴注24～48小时，在静脉滴注过程中需密切观察心率、血压的变化，如静息心率低于50次/分，应减少剂量或停用。

钙通道阻滞剂用于控制下列患者的进行性缺血或复发性缺血症状：①已经使用足量硝酸酯类和β受体阻滞剂的患者。②不能耐受硝酸酯类和β受体阻滞剂的患者。③变异性心绞痛的患者。因此，对于严重不稳定型心绞痛患者常需联合应用硝酸酯类、β受体阻滞剂和钙通道阻滞剂。

2.抗血小板治疗

阿司匹林为首选药物。急性期剂量应在150～300 mg/d，可达到快速抑制血小板聚集的作用，3天后可改为小剂量即50～150 mg/d维持治疗，对于存在阿司匹林禁忌证的患者，可采用氯吡格雷替代治疗，使用时应注意经常检查血常规，一旦出现明显白细胞或血小板计数降低应立即停药。

（1）阿司匹林：阿司匹林对不稳定型心绞痛治疗目的是通过抑制血小板的环氧化酶快速阻断血小板中血栓素 A_2 的形成。因小剂量阿司匹林（50～75 mg）需数天才能发挥作用。故目前主张：①尽早使用，一般应在急诊室服用第一次。②为尽快达到治疗性血药浓度，第一次应采用咀嚼法，促进药物在口腔颊部黏膜吸收。③剂量300 mg，每天1次，3天后改为100 mg，每天1次，很可能需终身服用。

（2）氯吡格雷：为第二代抗血小板聚集的药物，通过选择性地与血小板表面腺苷酸环化酶偶联的 ADP 受体结合而不可逆地抑制血小板的聚集，且不影响阿司匹林阻滞的环氧化酶通道，与阿司匹林合用可明显增加抗凝效果，对阿司匹林过敏者可单独使用。噻氯匹定的最严重不良反应是中性粒细胞减少，见于连续治疗2周以上的患者，易出现血小板减少和出血时间延长，也可引起血栓性血小板减少性紫癜，而氯吡格雷则不明显，目前在临床上已基本取代噻氯匹定。目前，对于不稳定型心绞痛患者和接受介入治疗的患者多主张强化血小板治疗，即二联抗血小板治疗，在常规服用阿司匹林的基础上立即给予氯吡格雷治疗至少1个月，也可延长至9个月。

（3）血小板糖蛋白Ⅱb/Ⅲa受体抑制药：为第三代血小板抑制药，主要通过占据血小板表面的糖蛋白Ⅱb/Ⅲa受体，抑制纤维蛋白原结合而防止血小板聚集。但其口服制剂疗效及安全性令人失望。静脉制剂主要有阿昔单抗和非抗体复合物替洛非班、拉米非班、塞米非班等，其在注射停止后数小时作用消失。目前，临床常用药物有盐酸替罗非班注射液，是一种非肽类的血小板糖蛋白Ⅱb/Ⅲa受体的可逆性拮抗剂，能有效地阻止纤维蛋白原与血小板表面的糖蛋白Ⅱb/Ⅲa受体结合，从而阻断血小板的交联和聚集。盐酸替罗非班对血小板功能的抑制的时间与药物的血浆浓度相平行，停药后血小板功能迅速恢复到基线水平。在不稳定型心绞痛患者盐酸替罗非班静脉输注可分两步,在肝素和阿司匹林应用条件下,可先给予负荷量 0.4 μg/(kg·min)(30 分钟),而后以 0.1 μg/(kg·min)维持静脉滴注 48 小时。对于高度血栓倾向的冠脉血管成形术患者盐酸替罗非班两步输注方案为负荷量 10 μg/kg 于 5 分钟内静脉推注,然后以 0.15 μg/(kg·min)维持 16～24 小时。

3.抗凝血酶治疗

目前,临床使用的抗凝药物有普通肝素、低分子肝素和水蛭素,其他人工合成或口服的抗凝药正在研究或临床观察中。

(1)普通肝素:是常用的抗凝药,通过激活抗凝血酶而发挥抗栓作用,静脉滴注肝素会迅速产生抗凝作用,但个体差异较大,故临床需化验部分凝血活酶时间(APTT)。一般将 APTT 延长至 60～90 秒作为治疗窗口。多数学者认为,在 ST 段不抬高的急性冠状动脉综合征,治疗时间为 3～5 天,具体用法为 75 U/kg 体重,静脉滴注维持,使 APTT 在正常的 1.5～2 倍。

(2)低分子肝素:低分子肝素是由普通肝素裂解制成的小分子复合物,相对分子量 2 500～7 000,具有以下特点:抗凝血酶作用弱于肝素,但保持了抗因子Ⅹa 的作用,因而抗因子Ⅹa 和凝血酶的作用更加均衡;抗凝效果可以预测,不需要检测 APTT;与血浆和组织蛋白的亲和力弱,生物利用度高;皮下注射,给药方便;促进更多的组织因子途径抑制物生成,更好地抑制因子Ⅶ和组织因子复合物,从而增加抗凝效果等。许多研究均表明低分子肝素在不稳定型心绞痛和非ST 段抬高心肌梗死的治疗中起作用至少等同或优于经静脉应用普通肝素。低分子肝素因生产厂家不同而规格各异,一般推荐量按不同厂家产品以千克体重计算皮下注射,连用一周或更长。

(3)水蛭素:是从药用水蛭唾液中分离出来的第一个直接抗凝血酶制药,通过重组技术合成的是重组水蛭素。重组水蛭素理论上优点有无须通过 AT-Ⅲ 激活凝血酶;不被血浆蛋白中和;能抑制凝血块黏附的凝血酶;对某一剂量有相对稳定的 APTT,但主要经肾脏排泄,在肾功能不全者可导致不可预料的蓄积。多数试验证实水蛭素能有效降低死亡与非致死性心肌梗死的发生率,但出血危险有所增加。

(4)抗血栓治疗的联合应用:①阿司匹林加 ADP 受体拮抗剂,阿司匹林与 ADP 受体拮抗剂的抗血小板作用机制不同,一般认为,联合应用可以提高疗效。CURE 试验表明,与单用阿司匹林相比,氯吡格雷联合使用阿司匹林可使致死性和非致死性心肌梗死降低 20%,减少冠状动脉重建需要和心绞痛复发。②阿司匹林加肝素,RISC 试验结果表明,男性非 ST 段抬高心肌梗死患者使用阿司匹林明显降低死亡或心肌梗死的危险,单独使用肝素没有受益,阿司匹林加普通肝素联合治疗的最初 5 天事件发生率最低。目前资料显示,普通肝素或低分子肝素与阿司匹林联合使用疗效优于单用阿司匹林;阿司匹林加低分子肝素等同于甚至可能优于阿司匹林加普通肝素。③肝素加血小板 GPⅡb/Ⅲa 抑制药,PUR-SUTT 试验结果显示,与单独应用血小板 GPⅡb/Ⅲa 抑制药相比,未联合使用肝素的患者事件发生率较高。目前,多主张联合应用肝素与血小板 GPⅡb/Ⅲa 抑制药。由于两者连用可延长 APTT,肝素剂量应小于推荐剂量。④阿司匹林加肝素加血小板 GPⅡb/Ⅲa 抑制药,目前,合并急性缺血的非 ST 段抬高心肌梗死的高危患者,主张三联抗血栓治疗,是目前最有效地抗血栓治疗方案。持续性或伴有其他高危特征的胸痛患者及准备做早期介入治疗的患者,应给予该方案。

4.调脂治疗

血脂增高的干预治疗除调整饮食、控制体重、体育锻炼、控制精神紧张、戒烟、控制糖尿病等非药物干预手段外,调脂药物治疗是最重要的环节。近代治疗急性冠脉综合征的最大进展之一就是 3-羟基-3 甲基戊二酰辅酶 A（HMGCoA）还原酶抑制药（他汀类）药物的开发和应用,该类药物除降低总胆固醇(TC)、低密度脂蛋白胆固醇(LDL-C)、甘油三酯(TG)和升高高密度脂蛋白胆固醇(HDL-C)外,还有缩小斑块内脂质核、加固斑块纤维帽、改善内皮细胞功能、减少斑块炎性细胞数目、防止斑块破裂等作用,从而减少冠脉事件,另外还能通过改善内皮功能减弱凝血倾向,防止血栓形成,防止脂蛋白氧化,起到了抗动脉粥样硬化和抗血栓作用。随着长期的大样本的实验结果出现,已经显示他汀类强化降脂治疗和 PTCA 加常规治疗可同样安全有效地减少缺血事件。所有他汀类药物均有相同的不良反应,即胃肠道功能紊乱、肌痛及肝损害,儿童、孕妇及哺乳期妇女不宜应用。常见他汀类降调脂药见表 4-4。

表 4-4　临床常见他汀类药物剂量

药　　物	常用剂量(mg)	用法
阿托伐他汀(立普妥)	10～80	每天 1 次,口服
辛伐他汀(舒将之)	10～80	每天 1 次,口服
洛伐他汀(美将之)	20～80	每天 1 次,口服
普伐他汀	20～40	每天 1 次,口服
氟伐他汀(来适可)	40～80	每天 1 次,口服

5.溶血栓治疗

国际多中心大样本的临床试验(TIMI ⅢB)业已证明采用 AMI 的溶栓方法治疗不稳定型心绞痛反而有增加 AMI 发生率的倾向,故已不主张采用。至于小剂量尿激酶与充分抗血小板和抗凝血酶治疗相结合是否对不稳定型心绞痛有益,仍有待临床进一步研究。

6.经皮冠状动脉介入治疗和外科手术治疗

在高危险组患者中如果存在以下情况之一则应考虑行紧急介入性治疗或 CABG。

(1)虽经内科加强治疗,心绞痛仍反复发作。

(2)心绞痛发作时间明显延长超过 1 小时,药物治疗不能有效缓解上述缺血发作。

(3)心绞痛发作时伴有血流动力学不稳定,如出现低血压、急性左心功能不全或伴有严重心律失常等。

不稳定型心绞痛的紧急介入性治疗的风险一般高于择期介入性治疗,故在决定之前应仔细权衡。紧急介入性治疗的主要目标是以迅速开通"罪犯"病变的血管,恢复其远端血流为原则,对于多支病变的患者,可以不必一次完成全部的血管重建。对于血流动力学不稳定的患者最好同时应用主动脉内球囊反搏,力求稳定高危患者的血流动力学。除以上少数不稳定型心绞痛患者外,大多数不稳定型心绞痛患者的介入性治疗宜放在病情稳定至少 48 小时后进行。

目前认为,当不稳定型心绞痛患者经积极的药物治疗或 PCI 效果不满意,或由于各种原因不能进行 PCI 时,可考虑 CABG 治疗。对严重的多支病变和严重的主干病变、特别是左心室功能严重障碍的患者,应首先考虑 CABG。

7.不稳定型心绞痛出院后的治疗

不稳定心绞痛患者出院后仍需定期门诊随诊。低危险组的患者 1～2 个月随访 1 次,中、高危险组的患者无论是否行介入性治疗都应 1 个月随访 1 次,如果病情无变化,随访半年即可。

UA 患者出院后仍需继续服阿司匹林、β 受体阻滞剂。阿司匹林宜采用小剂量,每天 50～150 mg 即可,β 受体阻滞剂宜逐渐增量至最大可耐受剂量。在冠心病的二级预防中阿司匹林和降胆固醇治疗是最重要的。降低胆固醇的治疗应参照国内降血脂治疗的建议,即血清胆固醇>4.68 mmol/L(180 mg/dL)或低密度脂蛋白胆固醇>2.6 mmol/L(100 mg/dL)均应服他汀类降胆固醇药物,并达到有效治疗的目标。血浆甘油三酯>2.26 mmol/L(200 mg/dL)的冠心病患者一般也需要服降低甘油三酯的药物。其他二级预防的措施包括向患者宣教戒烟、治疗高血压和糖尿病、控制危险因素、改变不良的生活方式、合理安排膳食、适度增加活动量、减少体重等。

八、影响不稳定型心绞痛预后的因素

(1)左心室功能为最强的独立危险因素,左心室功能越差,预后也越差,因为这些患者的心脏很难耐受进一步的缺血或梗死。

(2)冠状动脉病变的部位和范围:左主干病变和右冠开口病变最具危险性,三支冠脉病变的危险性大于双支或单支者,前降支病变危险大于右冠或回旋支病变,近段病变危险性大于远端病变。

(3)年龄是一个独立的危险因素,主要与老年人的心脏储备功能下降和其他重要器官功能降低有关。

(4)合并其他器质性疾病或危险因素:不稳定型心绞痛患者如合并肾衰竭、慢性阻塞性肺疾病、糖尿病、高血压、高血脂、脑血管病及恶性肿瘤等,均可影响不稳定型心绞痛患者的预后。其中肾功能状态还明显与 PCI 预后有关。

(黄令强)

第五节 原发性高血压

原发性高血压是以体循环动脉血压升高为主要临床表现,引起心、脑、肾、血管等器官结构、功能异常并导致心脑血管事件或死亡的心血管综合征,占高血压的绝大多数,通常简称为"高血压"。

一、流行病学

高血压是最常见的慢性病,就全球范围来看,高血压患病率和发病率在不同国家、地区或种族之间有差别;发达国家较发展中国家高;无论男女,随着年龄增长,高血压患病率日益上升;男女之间患病率差别不大,青年期男性稍高于女性,中年后女性稍高于男性。

根据调查数据,我国 18 岁以上成人高血压患病率为 18.8%,估计目前我国约有 2 亿多高血压患者,每年新增高血压患者约 1 000 万人。高血压患病率北方高于南方,华北及东北属于高发地区;沿海高于内地;城市高于农村;高原少数民族地区患病率较高。近年来,经过全社会的共同努力,高血压知晓率、治疗率及控制率有所提高,但仍很低。

二、病因

(一)遗传因素

60%的高血压患者有阳性家族史,患病率在具有亲缘关系的个体中较非亲缘关系的个体高,

同卵双生子较异卵双生子高,而在同一家庭环境下具有血缘关系的兄妹较无血缘关系的兄妹高;大部分研究提示,遗传因素占高血压发病机制 35%～50%;已有研究报告过多种罕见的单基因型高血压。可能存在主要基因显性遗传和多基因关联遗传两种方式;高血压多数是多基因功能异常,其中每个基因对血压都有一小部分作用(微效基因),这些微效基因的综合作用最终导致了血压的升高。动物实验研究已成功地建立了遗传性高血压大鼠模型,繁殖几代后几乎 100%发生高血压。不同个体的血压在高盐膳食和低盐膳食中也表现出一定的差异性,这也提示可能有遗传因素的影响。

(二)非遗传因素

近年来,非遗传因素的作用越来越受到重视,在大多数原发性高血压患者中,很容易发现环境(行为)对血压的影响。重要的非遗传因素如下。

1.膳食因素

日常饮食习惯明显影响高血压患病风险。高钠、低钾膳食是大多数高血压患者发病最主要的危险因素。人群中,钠盐摄入量与血压水平和高血压患病率呈正相关,而钾盐摄入量与血压水平呈负相关。我国人群研究表明,膳食钠盐摄入量平均每天增加 2 g,收缩压和舒张压分别增高 0.3 kPa(2.0 mmHg)和 0.2 kPa(1.2 mmHg)。进食较少新鲜蔬菜水果会增加高血压患病风险,可能与钾盐及柠檬酸的低摄入量有关。重度饮酒人群中高血压风险升高;咖啡因可引起瞬时血压升高。

2.超重和肥胖

体重指数(BMI)及腰围是反映超重及肥胖的常用临床指标。人群中体重指数与血压水平呈正相关:体重指数每增加 3 kg/m^2,高血压风险在男性增加 50%,女性增加 57%。身体脂肪的分布与高血压发生也相关:腰围男性≥90 cm 或女性≥85 cm,发生高血压的风险是腰围正常者的4 倍以上。目前认为超过 50%的高血压患者可能是肥胖所致。

3.其他

长期精神过度紧张、缺乏体育运动、睡眠呼吸暂停及服用避孕药物等也是高血压发病的重要危险因素。

三、发病机制

遗传因素与非遗传因素通过什么途径和环节升高血压,尚不完全清楚。已知影响动脉血压形成的因素包括心脏射血功能、循环系统内的血液充盈及外周动脉血管阻力。目前主要从以下几个方面阐述高血压的机制。

(一)交感神经系统活性亢进

各种因素使大脑皮质下神经中枢功能发生变化,各种神经递质浓度异常,最终导致交感神经系统活性亢进,血浆儿茶酚胺浓度升高。交感神经系统活性亢进可能通过多种途径升高血压,如儿茶酚胺单独的作用与儿茶酚胺对肾素释放刺激的协同作用,最终导致心排血量增加或改变正常的肾脏压力-容积关系。另外,交感神经系统分布异常在高血压发病机制方面也有重要作用,这些现象在年轻患者中更明显,越来越多的证据表明,交感神经系统亢进与心脑血管病发病率和病死率呈正相关。它可能导致了高血压患者在晨间的血压增高,引起了晨间心血管病事件的升高。

(二)肾素-血管紧张素-醛固酮系统

肾素-血管紧张素-醛固酮系统(RAAS)在调节血管张力、水电解质平衡和心血管重塑等方面都起着重要的作用。经典的 RAAS 肾小球入球动脉的球旁细胞分泌肾素,激活从肝脏产生的血管紧张素原,生成血管紧张Ⅰ(AngⅠ),然后经过血管紧张素转换酶(ACE)生成血管紧张素Ⅱ(AngⅡ)。AngⅡ是 RAAS 的主要效应物质,可以作用于血管紧张素Ⅱ受体,使小动脉收缩;并可刺激醛固酮的分泌,而醛固酮分泌增加可导致水钠潴留。另外,还可以通过交感神经末梢突触前膜的正反馈使去甲肾上腺素分泌增加。这些作用均可导致血压升高,从而参与了高血压的发病及维持。目前,针对该系统研制的降压药在高血压的治疗中发挥着重要作用。此外,该系统除上述作用外,还可能与动脉粥样硬化、心肌肥厚、血管中层硬化、细胞凋亡及心力衰竭等密切相关。

(三)肾脏钠潴留

相当多的详细证据支持钠盐在高血压发生中的作用。目前研究表明,血压随年龄升高直接与钠盐摄入水平的增加有关。给某些人短期内大量钠负荷,血管阻力和血压会上升,而限钠至100 mmol/d,多数人血压会下降,而利尿剂的降压作用需要一个初始的排钠过程。在大多数高血压患者中,血管组织和血细胞内钠浓度升高;对有遗传倾向的动物给予钠负荷,会出现高血压。

过多的钠盐必须在肾脏被重吸收后才能引起高血压,因此肾脏在调节钠盐方面起着重要作用,研究表明老年高血压患者中盐敏感性增加,推测可能与肾小球滤钠作用下降及肾小管重吸收钠异常增高有关。另外,其他一些原因也可干扰肾单位对过多钠盐的代偿能力,进而可导致血压升高,如获得性钠泵抑制剂或其他影响钠盐转运物质的失调;一部分人群由于各种原因导致入球小动脉收缩或腔内固有狭窄而导致肾单位缺血,这些肾单位分泌的肾素明显增多,增多的肾素干扰了正常肾单位对过多钠盐的代偿能力,从而扰乱了整个血压的自身稳定性。

(四)高胰岛素血症和/或胰岛素抵抗

高血压与高胰岛素血症之间的关系已被认识了很多年,高血压患者中约有一半存在不同程度的胰岛素抵抗(IR),尤其是伴有肥胖者。近年来的一些观点认为胰岛素抵抗是 2 型糖尿病和高血压发生的共同病理生理基础。大多观点认为血压的升高继发于高胰岛素血症。高胰岛素血症导致的升压效应机制:一方面导致交感神经活性的增加、血管壁增厚和肾脏钠盐重吸收增加等;另一方面高胰岛素血症也可导致一氧化氮扩血管作用的缺陷,从而升高血压。

(五)其他可能的机制

(1)内皮细胞功能失调:血管内皮细胞可以产生多种调节血管收缩舒张的递质,如一氧化氮、前列环素、内皮素-1 及内皮依赖性收缩因子等。当这些介质分泌失调时,可能导致血管的收缩舒张功能异常,如高血压患者对不同刺激引起的一氧化氮释放减少而导致的舒血管反应减弱;内皮素-1,可引起强烈而持久的血管收缩,阻滞其受体后则引起血管舒张,但内皮素在高血压中的作用仍然需要更多研究。

(2)细胞间离子转运失调及多种血管降压素缺陷等也可能影响血压。

四、病理

高血压的主要病理改变是小动脉的病变和靶器官损害。长期高血压引起全身小动脉病变,主要表现为小动脉中层平滑肌细胞增生和纤维化,管壁增厚和管腔狭窄,导致心、脑、肾等重要靶器官缺血以及相关的结构和功能改变。长期高血压可促进大、中动脉粥样硬化的发生和发展。

（一）心脏

左心室肥厚是高血压所致心脏特征性的改变。长期压力超负荷和神经内分泌异常，可导致心肌细胞肥大、心肌结构异常、间质增生、左心室体积和重量增加。早期左心室以向心性肥厚为主，长期病变时心肌出现退行性变，心肌细胞萎缩伴间质纤维化，心室壁可由厚变薄，左心室腔扩大。左心室肥厚将引起一系列功能失调，包括冠状动脉血管舒张储备功能降低、左心室壁机械力减弱及左心室舒张充盈方式异常等；随着血流动力学变化，早期可出现舒张功能变化，晚期可演变为舒张或收缩功能障碍，发展为不同类型的充血性心力衰竭。高血压在导致心脏肥厚或扩大的同时，常可合并冠状动脉粥样硬化和微血管病变，最终可导致心力衰竭或严重心律失常，甚至猝死。

（二）肾

长期持续性高血压可导致肾动脉硬化以及肾小球囊内压升高，造成肾实质缺血、肾小球纤维化及肾小管萎缩，并有间质纤维化；相对正常的肾单位可代偿性肥大。早期患者肾脏外观无改变，病变进展到一定程度时肾表面呈颗粒状，肾体积可随病情的发展逐渐萎缩变小，最终导致肾衰竭。

（三）脑

高血压可造成脑血管从痉挛到硬化的一系列改变，但脑血管结构较薄弱，发生硬化后更为脆弱，加之长期高血压时脑小动脉易形成微动脉瘤，易在血管痉挛、血管腔内压力波动时破裂出血；高血压易促使脑动脉粥样硬化、粥样斑块破裂可并发脑血栓形成。高血压的脑血管病变特别容易发生在大脑中动脉的豆纹动脉、基底动脉的旁正中动脉和小脑齿状核动脉，这些血管直接来自压力较高的大动脉，血管细长而且垂直穿透，容易形成微动脉瘤或闭塞性病变。此外，颅内外动脉粥样硬化的粥样斑块脱落可造成脑栓塞。

（四）视网膜

视网膜小动脉在本病初期发生痉挛，以后逐渐出现硬化，严重时发生视网膜出血和渗出以及视神经盘水肿。高血压视网膜病变分为四期（图4-4）：Ⅰ期和Ⅱ期是视网膜病变早期，Ⅲ和Ⅳ期是严重高血压视网膜病变，对心血管病死率有很高的预测价值。

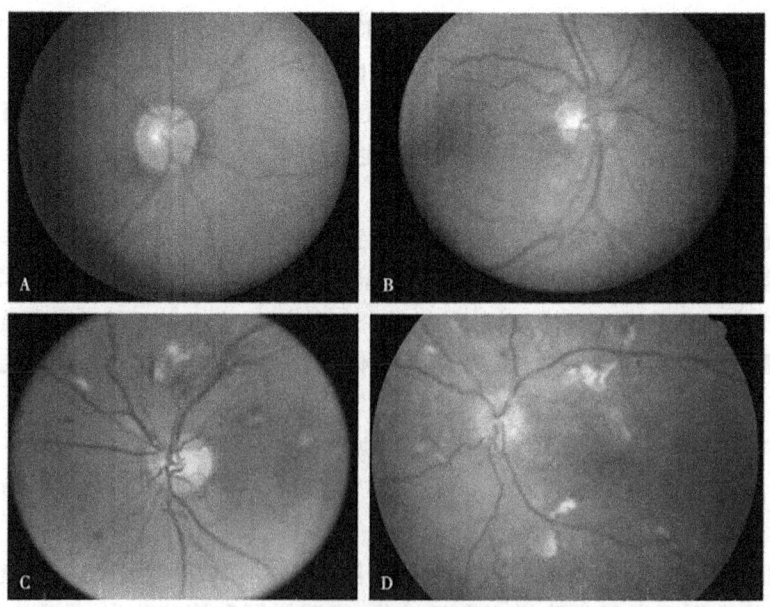

图 4-4　高血压视网膜病变分期

A.Ⅰ期（小动脉局灶性或普遍性狭窄）；B.Ⅱ期（动静脉缩窄）；C.Ⅲ期（出血、严重渗出）；D.Ⅳ期（视盘水肿）

五、临床表现

(一)症状

高血压被称作沉默杀手,大多数高血压患者起病隐匿、缓慢,缺乏特殊的临床表现。有的仅在健康体检或因其他疾病就医或在发生明显的心、脑、肾等靶器官损害时才被发现。临床常见症状有头痛、头昏、头胀、失眠、健忘、注意力不集中、易怒及颈项僵直等,症状与血压升高程度可不一致,上述症状在血压控制后可减轻或消失。疾病后期,患者出现高血压相关靶器官损害或并发症时,可出现相应的症状,如胸闷、气短、口渴、多尿、视野缺损、短暂性脑缺血发作等。

(二)体征

高血压体征较少,除血压升高外,体格检查听诊可有主动脉瓣区第二心音亢进、收缩期杂音或收缩早期喀喇音等。有些体征常提示继发性高血压可能:若触诊肾脏增大,同时有家族史,提示多囊肾可能;腹部听诊收缩性杂音,向腹两侧传导,提示肾动脉狭窄;心律失常、严重低钾及肌无力的患者,常考虑原发性醛固酮增多症。

(三)并发症

1.心力衰竭

长期持续性高血压使左心室超负荷,发生左心室肥厚。早期心功能改变是舒张功能降低,压力负荷增大,可演变为收缩和/或舒张功能障碍,出现不同类型的心力衰竭。同时高血压可加速动脉粥样硬化的发展,增大了心肌缺血的可能性,使高血压患者心肌梗死、猝死及心律失常发生率较高。

2.脑血管疾病

脑血管并发症是我国高血压患者最常见的并发症,也是最主要死因;主要包括短暂性脑缺血发作(TIA)、脑血栓形成、高血压脑病、脑出血及脑梗死等。高血压占脑卒中病因的50%以上,是导致脑卒中和痴呆的主要危险因素。在中老年高血压患者中,磁共振成像(MRI)上无症状脑白质病变(白质高密度)提示脑萎缩和血管性痴呆。

3.大血管疾病

高血压患者可合并主动脉夹层(远端多于近端)、腹主动脉瘤和外周血管疾病等;其中,大多数腹主动脉瘤起源肾动脉分支以下。

4.慢性肾脏疾病

高血压可引起肾功能下降和/或尿蛋白排泄增加。血清肌酐浓度升高或估算的肾小球滤过率(eGFR)降低表明肾脏功能减退;尿蛋白和尿蛋白排泄率增加则意味着肾小球滤过屏障的紊乱。高血压合并肾脏损害大大增加了心血管事件的风险。大多数高血压相关性慢性肾脏病患者在肾脏功能全面恶化需要透析前,常死于心脏病发作或者脑卒中。

六、诊断与鉴别诊断

高血压患者的诊断:①确定高血压的诊断;②排除继发性高血压的原因;③根据患者心血管危险因素、靶器官损害和伴随的临床情况评估患者的心血管风险。需要正确测量血压、仔细询问病史(包括家族史)及体格检查,安排必要的实验室检查。

(1)目前高血压的定义:在未使用降压药物的情况下,非同日3次测量血压,收缩压(SBP)≥18.7 kPa(140 mmHg)和/或舒张压(DBP)≥12.0 kPa(90 mmHg)[SBP≥18.7 kPa

(140 mmHg)和 DBP<12.0 kPa(90 mmHg)为单纯性收缩期高血压];患者既往有高血压,目前正在使用降压药物,血压虽然低于 18.7/12.0 kPa(140/90 mmHg),也应诊断为高血压。根据血压升高水平,又进一步将高血压分为 1 级、2 级和 3 级(表4-5)。

表 4-5　血压水平分类和分级

分类	收缩压(mmHg)	舒张压(mmHg)
正常血压	<120	<80
正常高值血压	120~139	80~89
高血压	≥140	≥90
1 级高血压	140~159	90~99
2 级高血压	160~179	100~109
3 级高血压	≥180	≥110
单纯收缩期高血压	≥140	<90

注:当收缩压和舒张压分属于不同级别时,以较高的分级为准。

(2)心血管疾病风险分层的指标:血压水平、心血管疾病危险因素、靶器官损害、临床并发症和糖尿病,根据这些指标,可以将患者进一步分为低危、中危、高危和很高危 4 个层次,它有助于确定启动降压治疗的时机,确立合适的血压控制目标,采用适宜的降压治疗方案,实施危险因素的综合管理等。表 4-6 为高血压患者心血管疾病风险分层标准。

表 4-6　高血压患者心血管疾病风险分层

其他危险因素和病史	高血压		
	1 级	2 级	3 级
无	低危	中危	高危
1~2 个其他危险因素	中危	中危	很高危
≥3 个其他危险因素,或靶器官损伤	高危	高危	很高危
临床并发症或合并糖尿病	很高危	很高危	很高危

七、实验室检查

(一)血压测量

1.诊室血压测量

诊室血压是指由医务人员在标准状态下测量得到的血压,是目前诊断、治疗、评估高血压常用的标准方法,准确性好。正确的诊室血压测量规范如下:测定前患者应坐位休息 3~5 分钟;至少测定 2 次,间隔 1~2 分钟,如果 2 次测量数值相差很大,应增加测量次数;合并心律失常,尤其是心房颤动的患者,应重复测量以改善精确度;使用标准气囊(宽 12~13 cm,长 35 cm),上臂围>32 cm 应使用大号袖带,上臂较瘦的应使用小号的袖带;无论患者体位如何,袖带应与心脏同水平;采用听诊法时,使用柯氏第Ⅰ音和第Ⅴ音(消失音)分别作为收缩压和舒张压。第 1 次应测量双侧上臂血压以发现不同,以后测量血压较高一侧;在老年人、合并糖尿病或其他可能易发生直立性低血压者第 1 次测量血压时,应测定站立后 1 分钟和 3 分钟的血压。

2.诊室外血压测量

诊室外血压通常指动态血压监测或家庭自测血压。诊室外血压是传统诊室血压的重要补充,最大的优势在于提供大量医疗环境以外的血压值,较诊室血压代表更真实的血压。

(1)家庭自测血压:可监测常态下白天血压,获得短期和长期血压信息,用于评估血压变化和降压疗效。适用于老年人、妊娠妇女、糖尿病、可疑白大衣性高血压、隐蔽性高血压和难治性高血压等;有助于提高患者治疗的依从性。

测量方法:目前推荐国际标准认证的上臂式电子血压计,一般不推荐指式、手腕式电子血压计,肥胖患者或寒冷地区可用手腕式电子血压计。测量方法为每天早晨和晚上检测血压,测量后马上将结果记录在标准的日记上,连续3～4天,最好连续监测7天,在医师的指导下,剔除第1天监测的血压值后,取其他读数的平均值解读结果。

(2)24小时动态血压:可监测日常生活状态下全天血压,获得多个血压参数,不仅可用于评估血压升高程度、血压晨峰、短时血压变异和昼夜节律,还有助于评估降压疗效鉴别白大衣性高血压和隐蔽性高血压,识别真性或假性顽固性高血压等。患者可通过佩戴动态血压计进行动态血压监测,通常佩戴在非优势臂上,持续24～25小时,以获得白天活动时和夜间睡眠时的血压值。医师指导患者动态血压测量方法及注意事项,设置定时测量,日间一般每15～30分钟测1次,夜间睡眠时30～60分钟测1次。袖带充气时,患者尽量保持安静,尤其佩带袖带的上肢。嘱咐患者提供日常活动的日记,除了服药时间,还包括饮食以及夜间睡眠的时间和质量。表4-7为不同血压测量方法对于高血压的参考定义。

表 4-7 不同血压测量方法对于高血压的定义

分类	收缩压(mmHg)	舒张压(mmHg)
诊室血压	≥140	≥90
动态血压		
白昼血压	≥135	≥85
夜间血压	≥120	≥70
全天血压	≥130	≥80
家测血压	≥135	≥85

(二)心电图(ECG)

可诊断高血压患者是否合并左心室肥厚、左心房负荷过重以及心律失常等。心电图诊断左心室肥厚的敏感性不如超声心动图,但对评估预后有帮助。心电图提示有左心室肥厚的患者病死率较对照组增高2倍以上;左心室肥厚并伴有复极异常图形者心血管病死率和病残率更高。心电图上出现左心房负荷过重也提示左心受累,还可作为左心室舒张顺应性降低的间接证据。

(三)X线胸片

心胸比率>0.5提示心脏受累,多由于左心室肥厚和扩大,胸片上可显示为靴型心。主动脉夹层、胸主动脉以及腹主动脉缩窄也可从X线胸片中找到线索。

(四)超声心动图

超声心动图(UCG)能评估左右心房室结构及心脏收缩舒张功能。更为可靠地诊断左心室肥厚,其敏感性较心电图高。测定计算所得的左心室质量指数(LVMI),是一项反映左心室肥厚及其程度的较为准确的指标,与病理解剖的符合率和相关性好。如疑有颈动脉、股动脉、其他外周动脉和主动脉病变,应做血管超声检查;疑有肾脏疾病者,应做肾脏超声。

(五)脉搏波传导速度

大动脉变硬以及波反射现象已被确认为是单纯收缩性高血压和老龄化脉压增加的最重要病理生理影响因素。颈动脉-股动脉脉搏波传导速度(PWV)是检查主动脉僵硬度的"金标准",主动脉僵硬对高血压患者中的致死性和非致死性心血管事件具有独立预测价值。

(六)踝肱指数

踝肱指数(ABI)可采用自动化设备或连续波多普勒超声和血压测量计测量。踝肱指数低(即≤0.9)可提示外周动脉疾病,是影响高血压患者心血管预后的重要因素。

八、治疗

(一)治疗目的

大量的临床研究证据表明,抗高血压治疗可降低高血压患者心脑血管事件,尤其在高危患者中获益更大。高血压患者发生心脑血管并发症往往与血压严重程度有密切关系,因此降压治疗应该确立控制的血压目标值,同时高血压患者合并的多种危险因素也需要给予综合干预措施降低心血管风险。高血压治疗的最终目的是降低高血压患者心、脑血管事件的发生率和病死率。

(二)治疗原则

(1)治疗前应全面评估患者的总体心血管风险,并在风险分层的基础上做出治疗决策。①低危患者:对患者进行数月的治疗性生活方式改变观察,测量血压不能达标者,决定是否开始药物治疗。②中危患者:进行数周治疗性生活方式的改变观察,然后决定是否开始药物治疗。③高危、很高危者:立即开始对高血压及并存的危险因素和临床情况进行药物治疗。

(2)降压治疗应该确立控制的血压目标值,通常在<60岁的一般人群中,包括糖尿病或慢性肾脏病合并高血压患者,血压控制目标值<18.7/12.0 kPa(140/90 mmHg);≥60岁人群中血压控制目标水平<20.0/12.0 kPa(150/90 mmHg),80岁以下老年人如果能够耐受血压可进一步降至18.7/12.0 kPa(140/90 mmHg)以下。

(3)大多数患者需长期、甚至终身坚持治疗。所有的高血压患者都需要非药物治疗,在非药物治疗基础上若血压未达标可进一步药物治疗,大多数患者需要药物治疗才能达标。

(三)高血压治疗方法

1.非药物治疗

非药物治疗主要指治疗性生活方式干预,即去除不利于身体和心理健康的行为和习惯。它不仅可以预防或延迟高血压的发生,而且还可以降低血压,提高降压药物的疗效及患者依从性,从而降低心血管风险。

(1)限盐:钠盐可显著升高血压以及高血压的发病风险,所有高血压患者应尽可能减少钠盐的摄入量,建议摄盐<6 g/d。尽可能减少烹调用盐;减少味精、酱油等含钠盐的调味品用量;少食或不食含钠盐量较高的各类加工食品。

(2)增加钙和钾盐的摄入:多食用蔬菜、低乳制品和可溶性纤维、全谷类剂植物源性蛋白(减少饱和脂肪酸和胆固醇),同时也推荐摄入水果,因为其中含有大量钙及钾盐。

(3)控制体重:超重和肥胖是导致血压升高的重要原因之一。最有效的减重措施是控制能量摄入和增加体力活动;在饮食方面要遵循平衡膳食的原则,控制高热量食物的摄入,适当控制主食用量;在运动方面,规律的、中等强度的有氧运动是控制体重的有效方法。

（4）戒烟：吸烟可引起血压和心率的骤升，血浆儿茶酚胺和血压同步改变，以及压力感受器受损都与吸烟有关。长期吸烟还可导致血管内皮损害，显著增加高血压患者发生动脉粥样硬化性疾病的风险。因此，除了对血压值的影响外，吸烟还是一个动脉粥样硬化性心血管疾病重要危险因素，戒烟是预防心脑血管疾病（包括卒中、心肌梗死和外周血管疾病）有效措施；戒烟的益处十分肯定，而且任何年龄戒烟均能获益。

（5）限制饮酒：饮酒、血压水平和高血压患病率之间呈线性相关。长期大量饮酒可导致血压升高，限制饮酒量则可显著降低高血压的发病风险。每天酒精摄入量男性不应超过 25 g；女性不应超过 15 g。不提倡高血压患者饮酒，白酒、葡萄酒（或米酒）与啤酒的量分别少于 50 mL、100 mL、300 mL。

（6）体育锻炼：定期的体育锻炼可产生重要的治疗作用，可降低血压及改善糖代谢等。因此，建议进行规律的体育锻炼，即每周多于 4 天且每天至少 30 分钟的中等强度有氧锻炼，如步行、慢跑、骑车、游泳、做健美操、跳舞和非比赛性划船等。

2.药物治疗

（1）常用降压药物的种类和作用特点：常用降压药物包括钙通道阻滞剂（CCB）、血管紧张素转换酶抑制剂（ACEI）、血管紧张素Ⅱ受体阻滞剂（ARB）、β受体阻滞剂及利尿剂 5 类，以及由上述药物组成的固定配比复方制剂。5 类降压药物及其固定复方制剂均可作为降压治疗的初始用药或长期维持用药。①钙通道阻滞剂（CCB）：主要包括二氢吡啶类及非二氢吡啶类，临床上常用于降压的 CCB 主要是二氢吡啶类。二氢吡啶类钙通道阻滞剂有明显的周围血管舒张作用，而对心脏自律性、传导或收缩性几乎没有影响。根据药物作用持续时间，该类药物又可分为短效和长效。长效包括长半衰期药物，如氨氯地平、左旋氨氯地平；脂溶性膜控型药物，例如拉西地平和乐卡地平；缓释或控释制剂，如非洛地平缓释片、硝苯地平控释片。已发现该类药物对老年高血压患者卒中的预防特别有效，在延缓颈动脉粥样硬化和降低左心室肥厚方面优于 β 受体阻滞剂，但心动过速与心力衰竭患者应慎用。常见不良反应包括血管扩张导致头疼、面部潮红及脚踝部水肿等。非二氢吡啶类钙通道阻滞剂主要有维拉帕米和地尔硫䓬，主要影响心肌收缩和传导功能，不宜在心力衰竭、窦房结传导功能低下或心脏传导阻滞患者中使用，同样是有效的抗高血压药物，它们很少引起与血管扩张有关的不良反应，如潮红和踝部水肿。②血管紧张素转化酶抑制剂（ACEI）：作用机制是抑制血管紧张素转化酶从而阻断肾素血管紧张素系统发挥降压作用。尤其适用于伴慢性心力衰竭、冠状动脉缺血、糖尿病或非糖尿病肾病、蛋白尿或微量蛋白尿患者。干咳是其中一个主要不良反应，可在中断 ACEI 数周后仍存在，可用 ARB 取代；皮疹、味觉异常和白细胞减少等罕见。肾功能不全或服用钾或保钾制剂的患者有可能发生高钾血症。禁忌证为双侧肾动脉狭窄、高钾血症及妊娠妇女等。③血管紧张素Ⅱ受体抑制剂（ARB）：作用机制是阻断血管紧张素Ⅱ（1 型）受体与血管紧张素受体（T_1）结合，发挥降压作用。尤其适用于应该接受 ACEI，但通常因为干咳不能耐受的患者。禁忌证同 ACEI。④β受体阻滞剂：该类药物可抑制过度激活的交感活性，尤其适用于伴快速性心律失常、冠心病（尤其是心肌梗死后）、慢性心力衰竭、交感神经活性增高以及高动力状态的高血压患者。常见的不良反应是疲乏，可能增加糖尿病发病率并常伴有脂代谢紊乱。β受体阻滞剂预防卒中的效果略差，可能归因于其降低中心收缩压和脉压能力较小。老年、慢性阻塞型肺疾病、运动员、周围血管病或糖耐量异常者慎用；高度心脏传导阻滞、哮喘为禁忌证，长期应用者突然停药可发生反跳现象。$β_1$ 受体阻滞剂具有高心脏选择性，且脂类和糖类代谢紊乱较小及患者治疗依从性较好。⑤利尿剂：主要有噻嗪类利尿剂、袢利尿剂和保钾利尿剂等。起始降压均通过增加尿钠的排泄,并通过降低血浆容量、细胞外液容量和心排血量而发挥降压作用。低剂量的噻嗪类利尿剂对于大多数高血压患者应是药物治疗的初始选择之一。噻嗪类利尿剂常和保钾利尿剂联用,保钾利尿剂中醛固酮受体拮抗剂是比较理想的选择,后者主要用于原发性醛固酮增多症、难治性高血压。袢利尿剂用于肾功能不全或难治性高血压患者,其不良反应与剂量密切相关,故通常应采用小剂量。此外,噻嗪类利尿剂可引起尿酸升高,痛风及高尿酸血症患者慎用。⑥其他类型降压药物:包括交感神经抑制剂,如利血平、可乐定;直接血管扩张剂,如肼屈嗪;α₁受体阻滞剂,如哌唑嗪、特拉唑嗪;中药制剂等。这些药物一般情况下不作为降压治疗的首选,但在某些复方制剂或特殊情况下可以使用。

(2)降压药物选择:应根据药物作用机制及适应证,并结合患者具体情况选药。推荐参照以下原则对降压药物进行优先考虑。①一般人群(包括糖尿病患者):初始降压治疗可选择噻嗪类利尿剂、CCB、ACEI 或 ARB。②一般黑种人(包括糖尿病患者):初始降压治疗包括噻嗪类利尿剂或 CCB。③≥18 岁的慢性肾脏疾病患者(无论其人种以及是否伴糖尿病):初始(或增加)降压治疗应包括 ACEI 或 ARB,以改善肾脏预后。④高血压合并稳定性心绞痛患者:首选 β 受体阻滞剂,也可选用长效 CCB;急性冠脉综合征的患者,应优先使用 β 受体阻滞剂和 ACEI;陈旧性心肌梗死患者,推荐使用 ACEI、β 受体阻滞剂和醛固酮拮抗剂。⑤无症状但有心功能不全的患者:建议使用 ACEI 和 β 受体阻滞剂。

(3)药物滴定方法及联合用药推荐:药物滴定方法。以下 3 种药物治疗策略均可考虑:①在初始治疗高血压时,先选用一种降压药物,逐渐增加至最大剂量,如果血压仍不能达标则加用第二种药物。②在初始治疗高血压时,先选用一种降压药物,血压不达标时不增加该种降压药物的剂量,而是联合应用第 2 种降压药物。③若基线血压≥21.3/13.3 kPa(160/100 mmHg),或患者血压超过目标 2.7/1.3 kPa(20/10 mmHg),可直接启用两种药物联合治疗(自由处方联合或单片固定剂量复方制剂)。

若经上述治疗血压未能达标,应指导患者继续强化生活方式改善,同时视患者情况尝试增加药物剂量或种类(仅限于噻嗪类利尿剂、ACEI、ARB 和 CCB 4 种药物,但不建议 ACEI 与 ARB 联合应用)。经上述调整血压仍不达标时,可考虑增加其他药物(如 β 受体阻滞剂、醛固酮受体拮抗剂等)。①利尿剂加 ACEI 或 ARB:长期使用利尿剂可能会导致交感神经系统及 RAAS 激活,联合使用 ACEI 或 ARB 后可抵消这种不良反应,增强降压效果。此外,ACEI 和 ARB 由于可使血钾水平稍上升,从而能防止利尿剂长期应用所致的电解质紊乱,尤其低血钾等不良反应。②CCB 加 ACEI 或 ARB:前者具有直接扩张动脉的作用,后者通过阻断 RAAS 和降低交感活性,既扩张动脉,又扩张静脉,故两药在扩张血管上有协调降压作用;二氢吡啶类 CCB 常见产生的踝部水肿可被 ACEI 或 ARB 消除;两药在心肾和血管保护,在抗增殖和减少蛋白尿上也有协同作用。此外,ACEI 或 ARB 可阻断 CCB 所致反射性交感神经张力增加和心率加快的不良反应。③CCB 加 β 受体阻滞剂:前者具有扩张血管和轻度增加心排血量作用,正好抵消 β 受体阻滞剂的缩血管及降低心排血量作用;两药对心率的相反作用可使患者心率不受影响。不推荐两种 RAAS 拮抗剂的联合使用。

(吕飞飞)

第六节　继发性高血压

继发性高血压是病因明确的高血压,当查出病因并有效去除或控制病因后,作为继发症状的高血压可被治愈或明显缓解。其在高血压人群中占5%～10%。临床常见病因为肾性、内分泌性、主动脉缩窄、阻塞性睡眠呼吸暂停低通气综合征及药物性等,由于精神心理问题而引发的高血压也时常可以见到。提高对继发性高血压的认识,及时明确病因并积极针对病因治疗将会大大降低因高血压及并发症造成的高致死及致残率。

一、肾性高血压

(一)肾实质性

肾实质性疾病是继发性高血压常见的病因,占2%～5%。由于慢性肾小球肾炎已不太常见,高血压性肾硬化和糖尿病肾病已成为慢性肾病中最常见的原因。病因为原发或继发性肾脏实质病变,是最常见的继发性高血压之一。常见的肾脏实质性疾病包括急慢性肾小球肾炎、多囊肾、慢性肾小管间质病变、痛风性肾病、糖尿病肾病及狼疮性肾炎等;也少见于遗传性肾脏疾病(Liddle综合征)、肾脏肿瘤等。

临床有时鉴别肾实质性高血压与高血压引起的肾脏损害较为困难。一般情况下,前者肾脏病变的发生常先于高血压或与其同时出现,血压水平较高且较难控制,易进展为恶性高血压,蛋白尿/血尿发生早、程度重、肾脏功能受损明显。常用的实验室检查:血尿常规、血电解质、肌酐、尿酸、血糖、血脂的测定,24小时尿蛋白定量或尿蛋白/肌酐比值,12小时尿沉渣检查,肾脏B超:了解肾脏大小、形态及有无肿瘤,如发现肾脏体积及形态异常,或发现肿物,则需进一步做肾脏计算机断层/磁共振以确诊并查病因;必要时应在有条件的医院行肾脏穿刺及病理学检查,这是诊断肾实质性疾病的金标准。

肾实质性高血压应低盐饮食(<6 g/d);大量蛋白尿及肾功能不全者,宜选择摄入高生物效价蛋白;在针对原发病进行有效的治疗同时,积极控制血压在<18.7/12.0 kPa(140/90 mmHg),有蛋白尿的患者应首选ACEI或ARB作为降压药物,必要时联合其他药物。透析及肾移植用于终末期肾病。

(二)肾血管性

肾血管性高血压是继发性高血压最常见的病因。引起肾动脉狭窄的主要原因包括动脉粥样硬化(90%),主要是出现了其他系统性动脉硬化相关临床症状的老年患者;肌纤维发育不良(不到10%)(图4-5),主要是健康状况较好的年轻女性,常有吸烟史;还有比较少见的多发性大动脉炎。单侧肾动脉狭窄时,患侧肾分泌肾素,激活RAAS,导致水钠潴留。另外,健侧肾高灌注,产生压力性利尿,进一步导致RAAS激活,形成肾素依赖性高血压的恶性循环。双侧肾动脉狭窄时,同样存在RAAS激活,但无压力性利尿,因而血容量扩张使得肾素分泌抑制,因此产生容量依赖性高血压。当血容量减少时,容量依赖性高血压可再转变为肾素依赖性高血压,比如使用利尿剂治疗后容量减少,肾素再次分泌增多,可导致利尿剂抵抗性高血压。

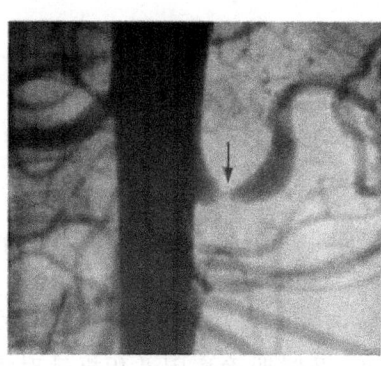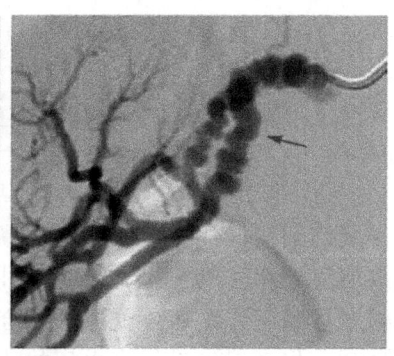

图 4-5　肾血管狭窄

左侧为动脉粥样硬化（箭头所示）；右侧为肌纤维发育不良（箭头所示）

以下临床证据有助于肾血管性高血压的诊断：所有需要住院治疗的急性高血压；反复发作的"瞬时"肺水肿；腹部或肋脊角处闻及血管杂音；血压长期控制良好的高血压患者病情在近期加重；年轻患者或 50 岁以后出现的恶性高血压；不明原因低钾血症；使用 ACEI 或 ARB 类药物后产生的急进性肾衰竭；左右肾脏大小不等；全身性动脉粥样硬化疾病。

彩色多普勒超声检查是一种无创检查，为诊断肾动脉狭窄的首选方法。造影剂增强性计算机断层 X 线照相术（CTA）以及磁共振血管造影（MRA）也常用于肾动脉狭窄的检查。肌纤维发育异常产生的肾动脉狭窄往往会在肾动脉中部形成一个"串珠样"改变；而动脉硬化导致的肾动脉狭窄其病变一般在动脉近端，且不连续。侵入性肾血管造影是肾动脉狭窄诊断的金标准。

治疗方法包括药物治疗、介入治疗和手术治疗，应根据病因来选择。肌纤维发育不良性肾动脉狭窄常选用球囊血管成形术（PTCA），总体来说预后较好。对于动脉硬化性肾动脉狭窄来说，控制血压及相关动脉硬化危险因素是首选治疗手段，推荐 AECI/ARB 作为首选，但双侧肾动脉狭窄，肾功能已受损或非狭窄侧肾功能较差者禁用，此外 CCB、β 受体阻滞剂以及噻嗪类利尿剂等也能用于治疗。目前，进行球囊血管成形术的指征仅包括真性药物抵抗性高血压以及进行性肾衰竭（缺血性肾病）。大多数动脉硬化造成的肾血管损伤并不会导致高血压或进行性肾衰竭，而肾脏血运重建（球囊血管成形术或支架术）对于多数患者来说并无益处，反而存在一些潜在的并发症风险。

二、内分泌性高血压

内分泌组织增生或肿瘤所致的多种内分泌疾病，由于其相应激素如醛固酮、儿茶酚胺及皮质醇等分泌过度增多，导致机体血流动力学改变而使血压升高。这种由内分泌激素分泌增多而致的高血压称为内分泌性高血压，也是较常见的继发性高血压，如能切除肿瘤，去除病因，高血压可被治愈或缓解。临床常见继发性高血压如下（表 4-8）。

（一）原发性醛固酮增多症

原发性醛固酮增多症（PHA），通常简称原醛症，是由于肾上腺自主分泌过多醛固酮，而导致水钠潴留、高血压、低血钾和血浆肾素活性受抑制的临床综合征，常见原因是肾上腺腺瘤、单侧或双侧肾上腺增生，少见原因为腺癌和糖皮质激素可调节性醛固酮增多症。近年来的报告显示该病在高血压中占 5％～15％，在难治性高血压中接近 20％。

表 4-8 常见内分泌性高血压鉴别

病因	病史	查体	实验室检查	筛查	确诊试验
库欣综合征	快速的体重增加,多尿、多饮、心理障碍	典型的身体特征:向心性肥胖、满月脸、水牛背、多毛症、紫纹	高胆固醇血症、高血糖	24 小时尿游离皮质醇	小剂量地塞米松抑制试验
嗜铬细胞瘤	阵发性高血压或持续性高血压,头痛、出汗、心悸和面色苍白,嗜铬细胞瘤的阳性家族史	多发性纤维瘤可出现皮肤红斑	偶然发现肾上腺肿块	尿分离测量肾上腺素类物质或血浆游离肾上腺类物质	腹、盆部 CT 和 MRI,^{123}I 标记的间碘苄胍,突变基因筛查
原发性醛固酮增多症	肌无力,有早发性高血压和早发脑血管事件(<40 岁)的家族史	心律失常(严重低钾血症时发生)	低钾血症(自发或利尿剂引起),偶然发现的肾上腺肿块	醛固酮/肾素比(纠正低钾血症、停用影像 RAA 系统的药物)	定性实验(盐负荷实验、地塞米松抑制试验)肾上腺 CT,肾上腺静脉取血

诊断原发性醛固酮增多症的步骤分 3 步:筛查、盐负荷试验及肾上腺静脉取血(图 4-6)。筛查包括测量血浆肾素和醛固酮水平。尽管用醛固酮/肾素比率测定法来筛选所有高血压患者的前景乐观,但这种方法的应用还是有很多局限性,比率升高完全可能仅由低肾素引起。阳性结果应该基于血浆醛固酮水平升高(>15 ng/dL)和被抑制的低肾素水平。因此,筛查仅被推荐用于以下高度可能患有原发性醛固酮增多症的高血压患者:①没有原因的难以解释的低血钾;②由利尿剂引发的严重的低钾血症,但对保钾药有抵抗;③有原发性醛固酮增多症的家族史;④对合适的治疗有抵抗,而这种抵抗又难以解释;⑤高血压患者中偶然发现的肾上腺腺瘤。

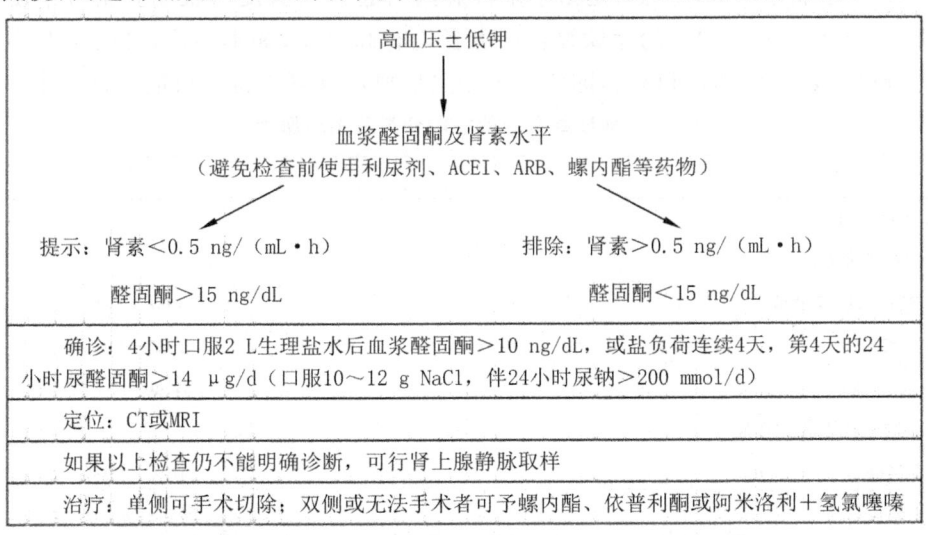

图 4-6 原发性醛固酮增多症患者的诊断及治疗流程

如果需检测血浆醛固酮和肾素水平的话,无论是口服还是静脉都应进行盐抑制试验以明确自主性醛固酮增多症。如果存在,则应行肾上腺静脉取样,区分单侧性的腺瘤和双侧增生,并确定需经腹腔镜手术切除的腺体。CT 或 MRI 影像学可以帮助鉴别肾上腺腺瘤和双侧肾上腺增生症(图 4-7)。

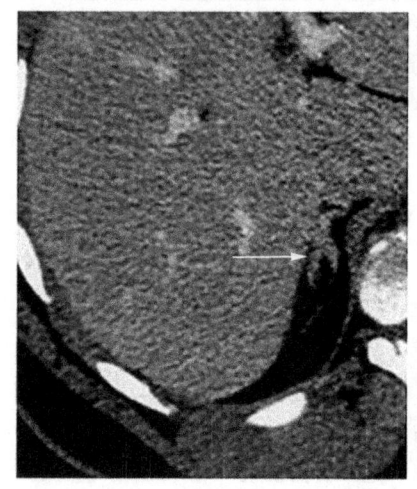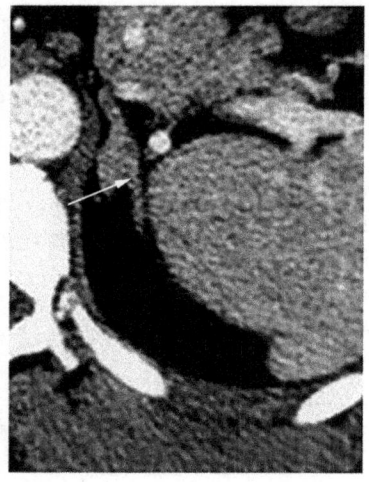

图 4-7　CT 提示的肾上腺肿块

CT 显示的左肾上腺肿块(右侧图片箭头处)与右侧肾上腺对比(左侧图片箭头处)

　　一旦诊断原发性醛固酮增多症并确立病理类型,治疗方法的选择就相当明确:单发腺瘤应通过腹腔镜行肿瘤切除术;双侧肾上腺增生的患者可予以醛固酮受体拮抗剂治疗,螺内酯或依普利酮,必要时还可给予噻嗪类利尿剂和其他降压药。腺瘤切除后,约有半数患者血压会恢复正常,而另一些尽管有所改善但仍是高血压状态,这可能与原来就存在的原发性高血压或长期继发性高血压损害引起的肾脏有关。

(二)库欣综合征

　　库欣综合征又称皮质醇增多症,是由于多种病因引起肾上腺皮质长期分泌过量皮质醇所产生的一组综合征(表 4-9)。80％的库欣综合征患者均有高血压,如不治疗,可引起左心室肥厚和充血性心力衰竭等,其存在时间越长,即使病因去除后血压恢复正常的可能性也越小。

表 4-9　库欣综合征的病因分类及相对患病率

病因分类	患病率
一、内源性库欣综合征	
(一)ACTH 依赖性库欣综合征	
垂体性库欣综合征(库欣病)	60％～70％
异位 ACTH 综合征	15％～20％
异位 CRH 综合征	罕见
(二)ACTH 非依赖性库欣综合征	
肾上腺皮质腺瘤	10％～20％
肾上腺皮质腺癌	2％～3％
ACTH 非依赖性大结节增生	2％～3％
原发性色素结节性肾上腺病	罕见
二、外源性库欣综合征	

续表

病因分类	患病率
（一）假库欣综合征	
大量饮酒	
抑郁症	
肥胖症	
（二）药物源性库欣综合征	

ACTH：促肾上腺皮质激素；CRH：促皮质素释放激素。

推荐对以下人群进行库欣综合征的筛查：①年轻患者出现骨质疏松、高血压等与年龄不相称的临床表现；②具有库欣综合征的临床表现，且进行性加重，特别是有典型的症状如肌病、多血质、紫纹、瘀斑和皮肤变薄的患者；③体重增加而身高百分位下降，生长停滞的肥胖儿童；④肾上腺意外瘤患者。如果临床特点符合，则通过测定 24 小时尿游离皮质醇或血清皮质醇昼夜节律检测进行筛查。当初步检测结果异常时，则应行小剂量地塞米松抑制试验进行确诊。当存在有异常筛查结果时，多数学者建议行另一项额外的大剂量地塞米松抑制试验，即每 6 小时口服 2 mg 地塞米松共服 2 天，然后测定尿液中游离皮质醇和血浆皮质醇水平。如果库欣综合征是由垂体 ACTH 过度分泌所致双侧肾上腺增生，那么尿游离皮质醇与对照组 2 mg 剂量相对比将被抑制到 50％ 以下，而异位 ACTH 综合征对此负反馈机制不敏感。血浆 ACTH 测定有助于区分 ACTH 依赖性和 ACTH 非依赖性库欣综合征。肾上腺影像学包括 B 超、CT、MRI 检查。推荐首选双侧肾上腺 CT 薄层（2～3 mm）增强扫描。对促皮质激素释放激素的反应以及下颌骨岩下窦取样可用来确定库欣综合征的垂体病因。治疗主要采用手术、放射治疗（简称放疗）及药物方法治疗基础疾病，降压治疗可采用利尿剂或与其他降压药物联用。

（三）嗜铬细胞瘤

嗜铬细胞瘤是一种少见的由肾上腺嗜铬细胞组成的分泌儿茶酚胺的肿瘤，副神经节瘤是更加罕见的发生于交感神经和迷走神经神经节细胞的一种肾上腺外肿瘤。在临床上，嗜铬细胞瘤泛指分泌儿茶酚胺的肿瘤，包括了肾上腺嗜铬细胞瘤和功能性的肾上腺外的副神经节瘤。嗜铬细胞瘤大部分是良性肿瘤。嗜铬细胞瘤可发生在所有年龄段，主要沿交感神经链分布，较少发生在迷走区域。约 15％ 的嗜铬细胞瘤是肾上腺外的，即副神经节瘤。

剧烈的血压波动以及发作性的临床症状，常提示嗜铬细胞瘤的可能。然而在 50％ 的患者中，高血压可能是持续性的。高血压可能合并头痛、出汗、心悸等症状。在以分泌肾上腺素为主的嗜铬细胞瘤患者中，由于血容量的下降和交感反射减弱易发生直立性低血压。如果在弯腰、运动、腹部触诊、吸烟或深吸气时引起血压反复骤升并在数分钟内骤降，应高度怀疑嗜铬细胞瘤。在发作期间可测定血或尿儿茶酚胺或血、尿间羟肾上腺素类似物，主要包括血浆甲氧基肾上腺素、血浆甲氧基去甲肾上腺素和尿甲氧基肾上腺素、尿甲氧基去甲肾上腺素。应用 CT 或 MRI 进行肿瘤定位。

嗜铬细胞瘤多数为良性肿瘤，约 10％ 的嗜铬细胞瘤为恶性。手术切除效果较好，手术前应使用 α 受体拮抗剂，手术后血压多能恢复正常。手术前或恶性病变已多处转移无法手术者，可选用 α 和 β 受体拮抗剂联合治疗。

三、主动脉缩窄

主动脉缩窄多数为先天性,少数由多发性大动脉炎所致。先天性主动脉缩窄可发生在胸主动脉或腹主动脉,常起源于左锁骨下动脉起始段远端或动脉导管韧带的远端。主动脉缩窄的典型特征有上臂高血压、股动脉搏动微弱或消失、背部有响亮杂音。二维超声可检测到病变,诊断需依靠主动脉造影(图 4-8)。治疗主要为介入扩张支架置入或血管手术。病变纠正后患者可能仍然有高血压,应该仔细监测并治疗。

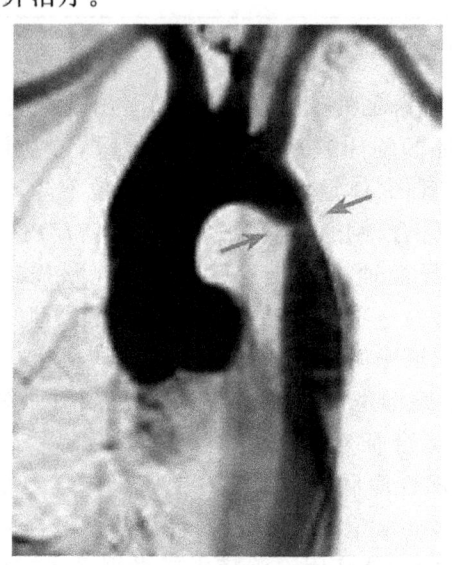

图 4-8 主动脉造影提示降主动脉缩窄
降主动脉缩窄(箭头示)

四、妊娠期高血压

妊娠合并高血压的患病率占孕妇的 5%～10%,妊娠合并高血压分为慢性高血压、妊娠期高血压和先兆子痫/子痫 3 类。慢性高血压指的是妊娠前即证实存在或在妊娠的前 20 周即出现的高血压;妊娠期高血压为妊娠 20 周以后发生的高血压,不伴有明显蛋白尿,妊娠结束后血压可以恢复正常;先兆子痫定义为发生在妊娠 20 周后首次出现高血压和蛋白尿,常伴有水肿与高尿酸血症,可分为轻、重度,如出现抽搐可诊断为子痫。对于妊娠高血压,非药物措施(限盐、富钾饮食、适当活动、情绪放松)是安全有效的,应作为药物治疗的基础。由于所有降压药物对胎儿的安全性均缺乏严格的临床验证,而且动物试验中发现一些药物具有致畸作用,因此,药物选择和应用受到限制。妊娠期间的降压用药不宜过于积极,治疗的主要目的是保证母子安全和妊娠的顺利进行。必要时谨慎使用降压药,常用的静脉降压药物有甲基多巴、拉贝洛尔和硫酸镁等;口服药物包括 β 受体阻滞剂或钙通道阻滞剂。妊娠期间禁用 ACEI 或 ARB。

五、神经源性高血压

神经系统与血压调控密切相关。多种中枢和周围神经系统病变可以导致高血压。其机制主要与颅内压增高使血管舒缩中心的交感神经系统冲动增加及自主神经功能障碍有关。当今世界,社会压力大,精神心理疾病患病率大大提高,而精神心理异常可通过多种渠道导致血压升高,成为双心医学探讨的主要内容。

(一)颅内压增高与高血压

正常成人颅腔是由颅底骨和颅盖骨组成的腔体,有容纳和保护其内容物的作用。除了出入颅腔的血管系统(特别是颈静脉)及颅底孔(特别是枕骨大孔)与颅外相通外,可以把颅腔看作一个完全密闭的容器,而且由于组成颅腔的颅骨坚硬而不能扩张,所以每个人的颅腔容积是恒定的。

1.病因

(1)脑血管疾病:包括脑出血、蛛网膜下腔出血、大面积脑血栓形成、脑栓塞和颅内静脉窦血栓形成等。

(2)颅内感染性疾病:如病毒、细菌、结核、真菌等引起的脑膜炎、脑炎、脑脓肿等。

(3)颅脑损伤:如脑挫裂伤、颅内血肿、手术创伤、广泛性颅骨骨折、颅脑火器伤、外伤性蛛网膜下腔出血等。

(4)颅内占位性病变:包括各种癌瘤、脓肿、血肿、肉芽肿、囊肿、脑寄生虫等。

(5)各种原因引起的交通性和非交通性脑积水。

(6)各种原因引起的缺血缺氧代谢性脑病:如呼吸道梗阻、窒息、心搏骤停、肝性脑病、酸中毒、一氧化碳中毒、铅中毒、急性水中毒和低血糖等。

(7)未得到有效控制的癫痫持续状态。

(8)良性颅内压增高。

(9)先天性异常:如导水管的发育畸形、颅底凹陷和先天性小脑扁桃体下疝畸形等,可以造成脑脊液回流受阻,从而继发脑积水和颅内压增高狭颅症,由于颅腔狭小,限制了脑的正常发育,也常发生颅内压增高。

2.临床表现

(1)头痛:是因为颅内有痛觉的组织(如脑膜、血管和神经)受到压力的牵张所引起。颅内压增高引起的头痛的特点:头痛常是持续性的,伴有阵发性的加剧,常因咳嗽或打喷嚏等用力动作而加重。头痛的部位以额、颞、枕部明显;头痛的性质呈胀痛或搏动性疼痛;急性颅内压增高的患者,头痛常非常剧烈,伴烦躁不安,并常进入昏迷状态。儿童及老年人的头痛相对较成年人为少。

(2)呕吐:呕吐是头痛的伴发症状,典型表现为喷射性呕吐,一般与饮食无关,但较易发生于进食后,因此患者常常拒食,可导致失水和体重锐减。也可见非喷射性呕吐。恶心、呕吐可因肿瘤直接压迫迷走神经核或第四脑室底部而引起。有人认为是因为迷走神经核团或其神经根受到刺激所引起。脑干肿瘤起源于迷走神经核团附近者,呕吐有时是其早期唯一的症状,可造成诊断上的困难,有时可误诊为"功能性呕吐"。

(3)视盘水肿:视盘水肿是颅内压增高的特征性体征之一。它是因颅内压增高使眼底静脉回流受阻所致。与颅内压增高发生发展的时间、速度和程度有关。颅内压增高早期或急性颅内压增高时,视盘水肿可不明显,对视力影响不大。而慢性颅内压增高的患者,70%以上均有视盘水肿,如视盘边界模糊,生理凹陷不清,静脉充盈、迂曲,视盘周围火焰状出血等。此时,视力减退。随着视盘水肿的加重,可继发视神经萎缩,常伴不可逆视力减退甚至失明。

(4)意识障碍:意识障碍的病理解剖学基础是颅内压增高导致的全脑严重缺血缺氧和脑干网状结构功能受累。患者可呈谵妄、呆木、昏沉,甚至昏迷。

(5)库欣反应:是指在严重颅内压增高时出现的血压上升、心率缓慢和呼吸减慢等现象。其结果是确保一定的脑灌注压,使肺泡 O_2 和 CO_2 充分交换,增加脑供氧,是机体总动员和积极代偿的表现。

(6)复视:因展神经在颅底走行较长,极易受到颅内压增高的损伤,出现单侧或双侧展神经麻痹,早期表现为复视。颅内压增高持续较久的病例,眼球外展受限,甚至使眼球完全内斜。

(7)抽搐及去大脑强直:抽搐及去大脑强直多系脑干受压所致,表现为突然意识丧失、四肢强直、颈和背部后屈,呈角弓反张状。

(8)视野缺损:由颅后窝病变引起的脑室积水,第三脑室扩大压迫视交叉后部并引起蝶鞍的扩大所致。常可误诊为垂体瘤。

(9)脑疝的表现:颅内压升高到一定程度,部分脑组织发生移位,挤入硬脑膜的裂隙或枕骨大孔,压迫附近的神经、血管和脑干,产生一系列症状和体征。幕上的脑组织(颞叶的海马回、钩回)通过小脑幕切迹被挤向幕下,称为小脑幕切迹疝或颞叶钩回疝或海马钩回疝。幕下的小脑扁桃体及延髓经枕骨大孔被挤向椎管内,称为枕骨大孔疝或小脑扁桃体疝。一侧大脑半球的扣带回经镰下孔被挤入对侧分腔,称为大脑镰下疝或扣带回疝。

1)小脑幕切迹疝(颞叶钩回疝):同侧动眼神经麻痹,表现为眼睑下垂,瞳孔扩大,对光反射迟钝或消失,不同程度的意识障碍,生命体征变化,对侧肢体瘫痪和出现病理反射。小脑幕切迹疝的临床表现如下。①颅内压增高:表现为头痛加重,呕吐频繁,躁动不安,提示病情加重。②意识障碍:患者逐渐出现意识障碍,由嗜睡、朦胧到浅昏迷、昏迷,对外界的刺激反应迟钝或消失,系脑干网状结构上行激活系统受累的结果。③瞳孔变化:最初可有时间短暂的患侧瞳孔缩小,但多不易被发现。以后该侧瞳孔逐渐散大,对光发射迟钝、消失,说明动眼神经背侧部的副交感神经纤维已受损。晚期则双侧瞳孔散大,对光反射消失,眼球固定不动。④锥体束征:由于患侧大脑脚受压,出现对侧肢体力弱或瘫痪,肌张力增高,腱反射亢进,病理反射阳性。有时由于脑干被推向对侧,使对侧大脑脚与小脑幕游离缘相挤,造成脑疝同侧的锥体束征,需注意分析,以免导致病变定侧的错误。⑤生命体征改变:表现为血压升高,脉缓有力,呼吸深慢,体温上升。到晚期,生命中枢逐渐衰竭,出现潮式或叹息样呼吸,脉频弱,血压和体温下降;最后呼吸停止,继而心跳也停止。

2)枕骨大孔疝(小脑扁桃体疝):①枕下疼痛、项强或强迫头位:疝出组织压迫颈上部神经根,或因枕骨大孔区脑膜或血管壁的敏感神经末梢受牵拉,可引起枕下疼痛。为避免延髓受压加重,机体发生保护性或反射性颈肌痉挛,患者头部维持在适当位置。②颅内压增高:表现为头痛剧烈,呕吐频繁,慢性脑疝患者多有视神经盘水肿。③后组脑神经受累:由于脑干下移,后组脑神经受牵拉,或因脑干受压,出现眩晕、听力减退等症状。④生命体征改变:慢性疝出者生命体征变化不明显;急性疝出者生命体征改变显著,迅速发生呼吸和循环障碍,先呼吸减慢,脉搏细速,血压下降,很快出现潮式呼吸和呼吸停止,如不采取措施,不久心跳也停止。与小脑幕切迹疝相比枕骨大孔疝的特点:生命体征变化出现较早,瞳孔改变和意识障碍出现较晚。

3)大脑镰下疝:引起病侧大脑半球内侧面受压部的脑组织软化坏死,出现对侧下肢轻瘫、排尿障碍等症状。一般活体不易诊断。

(10)与颅内原发病变相关的症状体征:主要是与病变部位相关的神经功能刺激症状或局灶体征,如癫痫、失语、智能障碍、运动障碍、感觉障碍和自主神经功能障碍等。

(11)心血管舒缩中枢障碍症状体征:可表现为血压忽高忽低,最高可在 29.3/18.7 kPa(220/140 mmHg)以上,最低在 12.0/8.0 kPa(90/60 mmHg)以下;伴心动过速、心动过缓或心律不齐。心率或心律、血压具有波动幅度大、不稳定及对药物干预敏感等特点。

（12）与血压增高相关的症状体征：头痛、头晕、心悸、气短、耳鸣、乏力等，甚至出现高血压所致的心、脑、肾、眼等靶器官损害的表现。

3.治疗

颅内原发病的治疗是解除颅内压增高所致高血压的根本，而降低颅内压治疗是降低血压的直接手段，如手术清除颅内血肿、脓肿、肉芽肿、肿瘤等颅内占位病变，脑室穿刺引流或脑脊液分流，改善脑脊液循环；脑静脉血栓局部溶栓，促进脑静脉回流等。多数情况下，随着颅内压的下降，血压恢复或接近正常。所以对血压的调控应持谨慎的态度，不能盲目地予以降压药物干预。降颅内压治疗应当是一个平衡的、逐步的过程。从简单的措施开始，降颅内压治疗需同步监测颅内压和血压，以维持脑灌注压＞9.3 kPa（70 mmHg）。具体措施如下。

（1）抬高头位：床头抬高30°，可减少脑血流容积，增加颈静脉回流，降低脑静脉压和颅内压，且安全有效。理想的头位角度应依据患者ICP监测的个体反应而定，枕部过高或颈部过紧可导致ICP增加，应予以避免。

（2）止痛和镇静：当颅内压顺应性降低时，躁动、对抗束缚、行气管插管或其他侵入性操作等均可使胸腔内压和颈静脉压增高，颅内压增高；另焦虑或恐惧使交感神经系统功能亢进，导致心动过速，血压增高，脑代谢率增高，脑血流增加，颅内压增高。因此，积极进行镇静治疗尤为重要。胃肠外镇静剂有呼吸抑制和血压降低的危险，所以必须先行气管插管和动脉血压监测，然后再用药。异丙酚是一种理想的静脉注射镇静药，其半衰期很短，且不影响患者的神经系统临床评估，还有抗癫痫及清除自由基作用，通常剂量为0.3～4 mg/(kg·h)。应避免使用麻痹性神经肌肉阻滞剂，因其影响神经系统功能的正确评估。

（3）补液：颅内压增高患者只能输注等渗液如0.9％生理盐水，禁用低渗液如5％右旋糖酐或0.45％盐水。应积极纠正机体低渗状态（＜280 mOsm/L），轻度高渗状态（＞300 mOsm/L）对病情是有利的。CPP降低可使ICP反射性增加，可输注等渗液纠正低血容量。不应使用5％或10％葡萄糖溶液，禁忌使用50％高渗葡萄糖溶液。因为会增加脑组织内乳酸堆积，加重脑水肿和神经元损害。当然，临床医师应根据患者血糖和血浆电解质含量动态监测及时调整补液种类和补液量。

（4）降低颅内压：①渗透性利尿剂，如甘露醇、甘油、高渗盐水等；②人血清蛋白，应用人血清蛋白可明显地增加血浆胶体渗透压，使组织间水分向血管中转移，从而减轻脑水肿，降低颅内压，尤其适用于血容量不足、低蛋白血症的颅内高压、脑水肿患者；③髓袢利尿剂，主要为呋塞米，作用于髓袢升支髓质部腔面的细胞膜，抑制Na^+和Cl^-重吸收；④糖皮质激素，主要是利用糖皮质激素具有稳定膜结构的作用减少了因自由基引发的脂质过氧化反应，从而降低脑血管通透性、恢复血管屏障功能、增加损伤区血流量及改善Na^+-K^+-ATP酶的功能，使脑水肿得到改善。

（5）巴比妥类药物：巴比妥类药物具有收缩脑血管、降低脑代谢率、抑制脑脊液分泌、减低脑耗氧量和脑血流量及抑制自由基介导的脂质过氧化作用。大剂量巴比妥可使颅内压降低。临床试验证实，输入戊巴比妥负荷剂量5～20 mg/kg，维持量1～4 mg/(kg·h)，可改善难治性颅内压增高。美国和欧洲脑卒中治疗指南推荐可用大剂量巴比妥类药物治疗顽固性高颅内压，但心血管疾病患者不宜使用。

（6）过度通气：过度换气可使肺泡和血中的二氧化碳分压降低，导致低碳酸血症，低碳酸血症使脑阻力血管收缩和脑血流减少，从而缩小脑容积和降低颅内压。也有认为是增加呼吸的负压使中心静脉压下降,脑静脉血易于回流至心脏。因而使脑血容量减少。但当 $PaCO_2$ 低于 4.0 kPa (30 mmHg)时,会引起脑血管痉挛,导致脑缺血缺氧,加重颅内高压。以往认为采用短时程 (<24 小时)轻度过度通气[$PaCO_2$ 4.0~4.7 kPa(30~35 mmHg)],这样不但可以降低颅内压, 而且不会导致和加重脑缺血。近年来随着脑组织氧含量直接测定技术的问世,研究发现短时程 轻度过度通气也不能提高脑组织氧含量,相反会降低脑组织氧含量。所以,国内外学者已不主张 采用任何形式过度通气治疗颅内高压,而采用正常辅助呼吸,维持动脉血 $PaCO_2$ 在正常范围 为宜。

(7)亚低温治疗:动物实验证实,温度升高使脑的氧代谢率增加,脑血流量增加,颅内压增高, 尤其是缺血缺氧性损伤恶化。通常每降低 1 ℃,脑耗氧量与血流量即下降 6.7%,有资料表明当 体温降至 30 ℃时,脑耗氧量为正常时的 50%~55%,脑脊液压力较降温前低 56%。因此,首先 应对体温增高的患者进行降温治疗(应用对乙酰氨基酚、降温毯、吲哚美辛等)。近年来,随着现 代重症监护技术的发展,亚低温降颅内压治疗的研究发展很快。无论是一般性颅内压增高还是 难治性颅内压增高,亚低温治疗都是有效的,且全身降温比孤立的头部降温更有效。降温深度依 病情而定,以 32~34 ℃为宜,过高达不到降温目的,过低有发生心室纤颤的危险。降温过程中切 忌发生寒战、冻伤及水电解质失调,一般持续 3~5 天即可停止物理降温,使患者自然复温,逐渐 减少用药乃至停药。在欧洲、美国、日本等国家已推广使用。但由于亚低温治疗需要使用肌松剂 和持续使用呼吸机,目前国内中小医院尚难以开展此项技术。

(8)减少脑脊液:以迅速降低颅内压,缓解病情。也是常用的颅脑手术前的辅助性抢救措施 之一。①脑脊液外引流:是抢救脑疝危象患者的重要措施。控制性持续性闭式脑室引流,既可使 脑脊液缓慢流出以将颅内压控制在正常范围,从而避免突然压力下降而导致脑室塌陷、小脑上 疝、脑充血、脑水肿加重或颅内压动力学平衡的紊乱,而且有利于保持引流的通畅。关闭式引流 有利于预防感染。②脑脊液分流术:不论何种原因引起的阻塞性或交通性脑积水,凡不能除去病 因者均可行脑脊液分流术。根据阻塞的不同部位,可使脑脊液绕过阻塞处到达大脑表面,再经过 蛛网膜颗粒吸收,以达到降低颅内压的目的。或将脑脊液引流到右心房或腹腔等部位而被吸收。 若分流术成功,效果是比较肯定的。常用的脑脊液分流方法有侧脑室-枕大池分流术、侧脑室-右 心房分流术、侧脑室-腹腔引流术、腰椎蛛网膜下腔-腹腔分流术。目前临床最常用的是侧脑室-腹 腔引流术。③乙酰唑胺:一种碳酸酐酶抑制剂,它能使脑脊液产生减少 50%,从而降低颅内压。 常用剂量是每次 0.25 g,每天 3 次。

(9)颅内占位病变:如肿瘤、脑脓肿等颅内占位性病变应手术切除,若不能切除可考虑脑室引 流或行颅骨切开去骨瓣减压,可迅速降低颅内压。有学者认为,通过各种降低颅内压措施,如脱 水、过度换气、巴比妥昏迷、亚低温等治疗不能控制的颅内高压,应考虑标准大骨瓣开颅术。

(10)去大骨瓣减压术:能使脑组织向减压窗方向膨出,以减轻颅内高压对重要脑结构的压 迫,尤其是脑干和下丘脑,以挽救患者生命。但越来越多的临床实践证明去大骨瓣减压术不但没 有降低重型颅脑伤患者死残率,而且可能会增加重型颅脑伤者残死率。原因:①去大骨瓣减压 术会导致膨出的脑组织在减压窗处嵌顿、嵌出的脑组织静脉回流受阻、脑组织缺血水肿坏死,久 之形成脑穿通畸形;②去大骨瓣减压术不缝合硬脑膜会增加术后癫痫发作;③去大骨瓣减压术会 导致脑室脑脊液向减压窗方向流动,形成间质性脑水肿;④去骨瓣减压术不缝合硬脑膜,使手术 创面渗血进入脑池和脑室系统,容易引起脑积水;⑤去大骨瓣减压术不缝合硬脑膜会导致脑在颅 腔内不稳定,会引起再损伤;⑥去大骨瓣减压术不缝合硬脑膜会增加颅内感染、切口裂开机会等。

(11)预防性抗癫痫治疗:越来越多的临床研究表明使用预防性抗癫痫药不但不会降低颅脑损伤后癫痫发生率,而且会加重脑损害和引起严重毒副作用。严重脑挫裂伤脑内血肿清除术后是否常规服用预防性抗癫痫治疗仍有争议,也无任何大规模临床研究证据。国外学者不提倡预防性抗癫痫治疗。但若颅脑损伤患者一旦发生癫痫,则应该正规使用抗癫痫药。

(12)高压氧治疗:当动脉二氧化碳分压正常而氧分压增高时,也可使脑血管收缩,脑体积缩小,从而达到降低颅内压的目的。在两个大气压下吸氧,可使动脉氧分压增加到 133.3 kPa(1 000 mmHg)以上,使增高的颅内压下降 30%,然而这种治疗作用只是在氧分压维持时才存在。如血管已处于麻痹状态,高压氧则不能起作用。有文献报道高压氧吸入后因肺泡与肺静脉氧分压差的增大,血氧弥散量可增加 20 倍,从而大大提高组织氧含量,可中断因为脑缺血缺氧导致的脑水肿,可促进昏迷患者的觉醒,减少住院天数,能显著改善脑损伤患者的认知功能障碍,有利于机体功能的恢复,对抢救生命和提高生存质量有较好的疗效。绝对禁忌证是未经处理的气胸、纵隔气肿,肺大疱,活动性内出血及出血性疾病,结核性空洞形成并咯血,心脏二度以上房室传导阻滞。相对禁忌证为重症上呼吸道感染,重症肺气肿,支气管扩张症,重度鼻窦炎,血压高于 21.3/13.3 kPa(160/100 mmHg),心动过缓<50 次/分,未做处理的恶性肿瘤,视网膜脱离,早期妊娠(3 个月内)。

(13)调控血压:调控血压时应考虑系统动脉血压与颅内压和脑灌注压的关系。尤其是脑卒中急性期的血压管理,脑卒中急性期降压治疗目前仍无定论。由于病灶周边脑组织的充分血液供应对挽救缺血半暗带区濒危脑细胞至关重要,而这时 CBF 自我调节机制受损,CPP 严重依赖MAP,但血压过高也会引起血-脑屏障破坏及其他相关脏器功能损伤。大量研究结果表明,75%以上的脑卒中患者急性期血压升高,尤其是那些既往有高血压病史的患者。在脑卒中发生后的 1 周内、血压有自行下降的趋势、有些患者数小时内即可看到血压明显降低。因此,对脑卒中急性期的血压,要持慎重的态度,而非简单的降低血压。

(二)自主神经功能障碍与高血压

自主神经主要分布于内脏、心血管和腺体。由于内脏反射通常是不能随意控制,故名自主神经。自主神经系统的功能在于调节心肌、平滑肌和腺体的活动,交感和副交感神经对内脏的调节具有对立统一作用。血管运动中枢位于脑干,它通过胸腰段交感神经元及第Ⅸ、Ⅹ对脑神经(副交感神经)对主动脉弓、窦房结、颈动脉压力感受器的控制,调节和维持交感神经和副交感神经的相对平衡,保持心血管系统的稳定性。因此,凡累及自主神经系统的病变大多可引起血压的变化。

1.脊髓损伤后自主神经反射不良

自主神经反射不良(AD)或称自主神经反射亢进,是指脊髓 T_6 或以上平面的脊髓损伤(SCI)而引发的以血压阵发性骤然升高为特征的一组临床综合征。常见的 SCI 的病因有外伤、肿瘤、感染等。

2.致死性家族性失眠症

致死性家族性失眠症(FFI)是罕见的家族性人类朊蛋白(PrP)疾病,是常染色体显性遗传性疾病,也是近年来备受关注的人类可传播性海绵样脑病(TSH)之一。意大利 Bologna 大学医学院 Lugaresi 等首先报道并详细描述了本病的第一个病例,以进行性睡眠障碍和自主神经失调为主要表现,尸检证实丘脑神经细胞大量脱失,命名为致死性家族性失眠症。随着基因监测技术的发展和对朊蛋白疾病认识的深入,全世界 FFI 散发病例及家系报道逐渐增多。因 FFI 是罕见病,目前为止尚无流行病学资料。FFI由于自主神经失调可表现出高血压征象;同时可因严重睡眠障碍导致血压昼夜节律异常。

3.吉兰-巴雷综合征与高血压

吉兰-巴雷综合征(GBS)是一类免疫介导的急性炎性周围神经病。临床特征为急性起病,症状多在2周左右达到高峰,主要表现为多发神经根及周围神经损害,常有脑脊液蛋白-细胞分离现象,多呈单时相自限性病程,静脉注射免疫球蛋白和血浆置换治疗有效。该病还包括急性炎性脱髓鞘性多发神经根神经病(AIDP)、急性运动轴索性神经病(AMAN)、急性运动感觉轴索性神经病(AMSAN)、Miller Fisher综合征(MFS)、急性泛自主神经病(ASN)等亚型。其中AIDP和ASN常损害自主神经,引起包括血压波动在内的诸多自主神经功能障碍的症状体征。国外报道GBS自主神经损害发生率65%,国内杨清成报道54%,鹿寒冰等报道39.4%,略低于国外。因自主神经的损害与GBS预后直接相关,临床上应引起足够的重视。

4.自主神经性癫痫

自主神经性癫痫又称间脑癫痫、内脏性癫痫等。间脑位于中脑之上,尾状核和内囊的内侧,可分为五个部分,即丘脑、丘脑上部、丘脑底部、丘脑后部、丘脑下部,后者是自主神经中枢。间脑癫痫是指这个部位病变引起的发作性症状,实际上病变并非累及整个间脑。但由于这一名称应用已久,所以至今仍被临床上沿用。Heko报道首例间脑癫痫,之后Penfield提出间脑性癫痫的概念。这是一种不同病因引起的下丘脑病变导致的周期性发作性自主神经功能紊乱综合征。同其他自主神经病变一样,此类癫痫可致阵发性血压的升高,临床表现复杂多样,且缺乏特异性,易误诊。

(吕飞飞)

第五章

呼吸内科疾病

第一节 流行性感冒

一、概述

流行性感冒(简称流感)是由流感病毒引起的急性呼吸道传染病,是人类面临的主要公共健康问题之一。第一次流感世界大流行死亡人数达 2 000 万,比第一次世界大战死亡人数还多,以后陆续在 H_2N_2、H_1N_1、H_1N_1 均有大流行。而近年来禽流感病毒 H_5N_1 连续在亚洲多个国家造成人类感染,形成了对公共卫生的严重威胁,同时也一再提醒人们,一次新的流感大流行随时可能发生。

二、病原学与致病性

流感病毒呈多形性,其中球形直径为 $80\sim120$ nm,有囊膜。流感病毒属正黏病毒科,流感病毒属,基因组为分节段、单股、负链 RNA。根据病毒颗粒核蛋白(NP)和基质蛋白(M_1)抗原及其基因特性的不同,流感病毒分为甲、乙、丙三型。

甲型流感病毒基因组由 8 个节段的单链 RNA 组成,负责编码病毒所有结构蛋白和非结构蛋白。甲型流感病毒囊膜上有 3 种突起:H、N 和 M_2 蛋白,血凝素(H)和神经氨酸酶(N)为 2 种穿膜糖蛋白,它们突出于脂质包膜表面,分别与病毒吸附于敏感细胞和从受染细胞释放有关。第 3 种穿膜蛋白是 M_2 蛋白,这是一种离子通道蛋白,为病毒进入细胞后脱衣壳所必需。根据其表面 H 和 N 抗原的不同,甲型流感病毒又分成许多亚型。甲型流感病毒的血凝素共有 16 个亚型($H_{1\sim16}$)。神经氨酸酶则有 9 个亚型($N_{1\sim9}$)。所有 16 个亚型的血凝素和 9 个亚型的神经氨酸酶都在禽类中检测出,但只有 H_1、H_2、H_3、H_5、H_7、H_9、N_1、N_2、N_3、N_7,可能还有 N_8 亚型引起人类流感流行。

流感病毒表面抗原特别是 H 抗原具有高度易变性,以此逃脱机体免疫系统对它的记忆、识别和清除。流感病毒抗原性变异形式有两种:抗原性飘移和抗原性转变。抗原性飘移主要是由于编码 H 或 N 蛋白基因点突变导致 H 或 N 蛋白分子上抗原位点氨基酸的替换,并由于人群选择压力使得小变异逐步积累。抗原性转变只发生于甲型流感病毒,当 2 种不同的甲型流感病毒同时感染同一宿主细胞时,其基因组的各节段可能会重新分配或组合,导致新的血凝素和/或神经氨酸酶的出现,或者是 H、N 之间新的组合,从而产生一种新的甲型流感的亚型。

流感病毒在进入宿主细胞之后,其血凝素蛋白需先经宿主细胞的蛋白酶消化,成为 2 个由二硫键相连的多肽,这一过程病毒的致病性密切相关。在人类呼吸道和禽类胃肠道中有一种胰酶样的蛋白酶能够酶切流感病毒的血凝素,因此流感病毒往往引起人类呼吸道感染和禽类胃肠道感染。宿主细胞表面对病毒血凝素的受体在人和禽类之间是不同的,因此通常多数禽流感病毒不感染人类,但是已经有越来越多的证据表明,某些禽流感病毒可越过种属界限而感染人类。当两种分别来源于人和禽的流感同时感染同一例患者时,或另一种可能的中间宿主猪(因为猪对禽流感和人流感都敏感,而且与禽类和人都可能有密切接触),2 种病毒就有可能在复制自身的过程中发生基因成分的交换,产生新的"杂交"病毒。由于人类对其缺乏免疫力,因此患者往往病情严重,死亡率极高。

三、流行病学

流感传染源主要为流感患者和隐性感染者。人禽流感主要是患禽流感或携带禽流感病毒的鸡、鸭、鹅等家禽及其排泄物,特别是鸡传播。流感病毒主要是通过空气飞沫和直接接触传播。人禽流感是否还可通过消化道或伤口传播,至今尚缺乏证据。人对流感病毒普遍易感,新生儿对流感及其病毒的敏感性与成年人相同。青少年发病率高,儿童病情较重。流感流行具有一定的季节性。我国北方常发生于冬季,而南方多发生在冬夏两季,然而流感大流行可发生在任何季节。

根据发生特点不同流感发生可分为散发、暴发、流行和大流行。散发一般在非流行期间,病例在人群中呈散在零星分布,各病例在发病时间及地点上没有明显的联系。暴发是指一个集体或小地区在相当短时间内突然发生很多流感病例。流行是指在较大地区内流感发病率明显超出当地同期发病率水平,流感流行时发病率一般为 5%～20%。大流行的发生是由于新亚型毒株出现,由于人群普遍地缺乏免疫力,疾病传播迅速,流行范围超出国界和洲界,发病率可超过50%。世界性流感大流行间隔 10 年左右,常有 2～3 个波,通常第一波持续时间短,发病率高,第二波持续时间长,发病率低,有时还有第三波,第一波主要发生在城市和交通便利的地方,第二波主要发生在农村及交通闭塞地区。

四、临床表现

流感的潜伏期一般为 1～3 天。起病多急骤,症状变化较多,主要以全身中毒症状为主,呼吸道症状轻微或不明显。季节性流感多发于青少年,临床表现和轻重程度差异颇大,病死率通常不高,一般恢复快,不留后遗症,死者多为年迈体衰、年幼体弱或合并有慢性疾病的患者。最近在亚洲国家发生的人感染 H_5N_1 禽流感病毒有别于常见的季节性流感。感染后的临床症状往往比较严重,死亡率高达 50%,并且常常累及多种器官。流感根据临床表现可分为单纯型、肺炎型、中毒型、胃肠型。

(一)单纯型

本型最为常见,先有畏寒或寒战,发热,继之全身不适,腰背发酸、四肢疼痛,头昏、头痛。大部分患者有轻重不同的打喷嚏、鼻塞、流涕、咽痛、干咳或伴有少量黏液痰,有时有胸骨后烧灼感、紧压感或疼痛。发热可为 39～40 ℃,一般持续 2～3 天逐渐下降。部分患者可出现食欲缺乏、恶心、便秘等消化道症状。年老体弱的患者,症状消失后体力恢复慢,常感软弱无力、多汗,咳嗽可持续 1～2 周或更长。体格检查时患者可呈重病容,衰弱无力,面部潮红,皮肤上偶有类似麻疹、猩红热、荨麻疹样皮疹,软腭上有时有点状红斑,鼻咽部充血水肿。本型中较轻者病情似一般感冒,全身和呼吸道症状均不显著,病程仅 1～2 天,单从临床表现难以确诊。

(二)肺炎型

本型常发生在 2 岁以下的小儿,或原有慢性基础疾病,如二尖瓣狭窄、肺源性心脏病、免疫力低下者,以及孕妇、年老体弱者。其特点是在发病后 24 小时内可出现高热、烦躁、呼吸困难、咳血痰和明显发绀。全肺可有呼吸音减低、湿啰音或哮鸣音,但无肺实变体征。胸部 X 线可见双肺广泛小结节性浸润,近肺门较多,肺周围较少。上述症状可进行性加重,抗生素无效。病程 1 周至 2 月余,大部分患者可逐渐恢复,也可因呼吸循环衰竭在 5～10 天死亡。

(三)中毒型

本型较少见。肺部体征不明显,具有全身血管系统和神经系统损害,有时可有脑炎或脑膜炎表现。临床表现为高热不退,神志昏迷,成人常有谵妄,儿童可发生抽搐。少数患者由于血管神经系统紊乱或肾上腺出血,导致血压下降或休克。

(四)胃肠型

本型主要表现为恶心、呕吐和严重腹泻,病程 2～3 天,恢复迅速。

五、诊断

流感的诊断主要依据流行病学资料,并结合典型临床表现确定,但在流行初期,散发或轻型的病例诊断比较困难,确诊往往需要实验室检查。流感常用辅助检查。

(一)一般辅助检查

1.外周血常规

白细胞总数不高或偏低,淋巴细胞相对增加,重症患者多有白细胞总数及淋巴细胞下降。

2.胸部影像学检查

单纯型患者胸部 X 线检查可正常,但重症尤其肺炎型患者胸部 X 线检查可显示单侧或双侧肺炎,少数可伴有胸腔积液等。

(二)流感病毒病原学检测及分型

流感病毒病原学检测及分型对确诊流感及与其他疾病如严重急性呼吸综合征(SARS)等鉴别十分重要,常用病毒学检测方法主要有以下几种。

1.病毒培养分离

病毒培养分离是诊断流感最常用和最可靠的方法之一。目前分离流感病毒主要应用马达犬肾细胞(MDCK)为宿主系统。培养过程中观察细胞病变效应,并可应用血清学实验来进行鉴定和分型。传统的培养方法对于流感病毒的检测因需要时间较长(一般需要 4～5 天),不利于早期诊断和治疗。近年来新出现了一种快速流感病毒实验室培养技术——离心培养技术(SVC),在流感病毒的快速培养分离上发挥了很大作用。离心培养法是在标本接种后进行长时间的低速离心,使标本中含病毒的颗粒在外力作用下被挤压吸附于培养细胞上,从而大大缩短了培养时间。

2.血清学诊断

血清学诊断主要是检测患者血清中的抗体水平,即用已知的流感病毒抗原来检测血清中的抗体,此法简便易行、结果可信。血清标本应包括急性期和恢复期双份血清。急性期血样应在发病后 7 天内采集,恢复期血样应在发病后 2～4 周采集。双份血清进行抗体测定,恢复期抗体滴度较急性期有 4 倍或以上升高,有助于确诊和回顾性诊断,单份血清一般不能用作诊断。

3.病毒抗原检测

对于病毒抗原的检测的方法主要有两类:直接荧光抗体检测(DFA)和快速酶(光)免法。DFA 用抗流感病毒的单克隆抗体直接检测临床标本中的病毒抗原,应用亚型特异性的单抗能够快速和直接地检测标本中的病毒抗原,并且可以进一步进行病毒的分型,不仅可用于诊断,还可以用于流行病学的调查。目前快速酶免、光免法主要有 Directigen FluA、Directigen Flu A plus B、Binax Now Flu A and B、Biostar FLU OIA、Quidel Quick vue 和 Zstat Flu test 等。值得注意的是,上述几种检测方法对于乙型流感病毒的检测效果不如甲型。

4.病毒核酸检测

以聚合酶链反应(PCR)技术为基础发展出了各种各样的病毒核酸检测方法,在流感病毒鉴定和分型方面发挥着越来越大的作用,不仅可以快速诊断流感,并且可以根据所分离病毒核酸序列的不同对病毒进行准确分型。常用的方法有核酸杂交、逆转录-聚合酶链反应、多重逆转录-聚合酶链反应、酶联免疫 PCR、实时定量 PCR、依赖性核酸序列扩增、荧光 PCR 等方法。以上述各种检测方法为基础,很多生物制品公司开发出多种试剂盒供临床快速检测应用。近年来,应用基因芯片对流感病毒进行检测和分型是研究的一大热点,基因芯片灵敏度极高,并且可以同时检测多种病毒,尤其适用于流感多亚型、易变异的特点。目前多种基因芯片技术已应用到流感病毒的检测和分型中。

六、鉴别诊断

流感主要与除流感病毒的多种病毒、细菌等病原体引起的流感样疾病(ILI)相鉴别。确诊需依据实验室检查,如病原体分离、血清学检查和核酸检测。

(1)普通感冒:普通感冒可由多种呼吸道病毒感染引起。除注意收集流行病学资料以外,通常流感全身症状比普通感冒重,而普通感冒呼吸道局部症状更突出。

(2)严重急性呼吸综合征(SARS):SARS 是由 SARS 冠状病毒引起的一种具有明显传染性、可累及多个脏器、系统的特殊肺炎,临床上以发热、乏力、头痛、肌肉关节疼痛等全身症状和干咳、胸闷、呼吸困难等呼吸道症状为主要表现。临床表现类似肺炎型流感。根据流行病学史,临床症状和体征,一般实验室检查,胸部 X 线影像学变化,配合 SARS 病原学检测阳性,排除其他疾病,可做出 SARS 的诊断。

(3)肺炎支原体感染:发热、头痛、肌肉疼痛等全身症状较流感轻,呛咳症状较明显,或伴少量黏痰。胸部 X 线检查可见两肺纹理增深,并发肺炎时可见肺部斑片状阴影等间质肺炎表现。痰及咽拭子标本分离肺炎支原体可确诊。血清学检查对诊断有一定帮助,核酸探针或 PCR 有助于早期快速诊断。

(4)衣原体感染:发热、头痛、肌肉疼痛等全身症状较流感轻,可引起鼻窦炎、咽喉炎、中耳炎、气管-支气管炎和肺炎。实验室检查可帮助鉴别诊断,包括病原体分离、血清学检查和 PCR 检测。

(5)嗜肺军团菌感染:夏秋季发病较多,并常与空调系统及水源污染有关。起病较急,畏寒、发热、头痛等,全身症状较明显,呼吸道症状表现为咳嗽、黏痰、痰血、胸闷、气促,少数可发展为 ARDS;呼吸道以外的症状也常见,如腹泻、精神症状及心功能和肾功能障碍,胸部 X 线检查示炎症浸润影。呼吸道分泌物、痰、血培养阳性可确定诊断,但检出率低。对呼吸道分泌物用直接荧光抗体法(DFA)检测抗原或用 PCR 检查核酸,对早期诊断有帮助。血清、尿间接免疫荧光抗体测定,也具诊断意义。

七、治疗

隔离患者,流行期间对公共场所加强通风和空气消毒,避免传染他人。

合理应用对症治疗药物,可对症应用解热药、缓解鼻黏膜充血药物、止咳祛痰药物等。

尽早应用抗流感病毒药物治疗:抗流感病毒药物治疗只有早期(起病 1～2 天)使用,才能取得最佳疗效。我国目前上市的药物有神经氨酸酶抑制剂、血凝素抑制剂和 M_2 离子通道阻滞剂三种。

(一)神经氨酸酶抑制剂

神经氨酸酶抑制剂对甲型、乙型流感均有效,包括以下几种。

1.奥司他韦(胶囊/颗粒)

成人剂量每次 75.0 mg,每天 2 次。1 岁以下儿童推荐剂量为 0～8 月龄,每次 3.0 mg/kg,每天 2 次;9～11 月龄,每次 3.5 mg/kg,每天 2 次。1 岁及以上年龄儿童推荐剂量为体重不足 15.0 kg 者,每次 30.0 mg,每天 2 次;体重 15.0～23.0 kg 者,每次 45.0 mg,每天 2 次;体重 23.0～40.0 kg 者,每次 60.0 mg,每天 2 次;体重大于 40.0 kg 者,每次 75.0 mg,每天 2 次。疗程 5 天,重症患者疗程可适当延长。肾功能不全者要根据肾功能调整剂量。

2.扎那米韦(吸入喷雾剂)

适用于成人及 7 岁以上青少年,用法:每次 10.0 mg,每天 2 次(间隔 12 小时),疗程 5 天。慢性呼吸系统疾病患者用药后发生支气管痉挛的风险较高,应慎用。

3.帕拉米韦

成人用量为 300.0～600.0 mg,小于 30 天新生儿 6.0 mg/kg,31～90 天婴儿 8.0 mg/kg,91 天～17 岁儿童 10.0 mg/kg,静脉滴注,每天 1 次,1～5 天,重症患者疗程可适当延长。

(二)血凝素抑制剂

阿比多尔可用于成人甲型、乙型流感的治疗。用量为每次 200.0 mg,每天 3 次,疗程 5 天。我国临床应用数据有限,需密切观察疗效和不良反应。

(三)M_2 离子通道阻滞剂

金刚烷胺和金刚乙胺针可治疗甲型流感病毒感染,但对目前流行的流感病毒株耐药,不建议使用。

八、预防

隔离患者,流行期间对公共场所加强通风和空气消毒,切断传染链,终止流感流行。流行期间减少大型集会及集体活动,接触者应戴口罩。

(一)疫苗接种

接种流感疫苗是预防流感最有效的手段,可降低接种者罹患流感和发生严重并发症的风险。推荐 60 岁及以上老年人、6 月龄至 5 岁儿童、孕妇、6 月龄以下儿童家庭成员和看护人员、慢性病患者和医务人员等重点人群,每年优先接种流感疫苗。

(二)药物预防

药物预防不能代替疫苗接种。建议对有重症流感高危因素的密切接触者(且未接种疫苗或接种疫苗后尚未获得免疫力者)进行暴露后药物预防,建议不要迟于暴露后 48 小时用药。可使用奥司他韦和扎那米韦等(剂量同治疗量/次,每天 1 次,使用 7 天)。

(三)一般预防措施

保持良好的个人卫生习惯是预防流感等呼吸道传染病的重要手段,主要措施包括:增强体质;勤洗手;保持环境清洁和通风;在流感流行季节尽量减少到人群密集场所活动,避免接触呼吸道感染患者;保持良好的呼吸道卫生习惯,咳嗽或打喷嚏时,用上臂或纸巾、毛巾等遮住口鼻,咳嗽或打喷嚏后洗手,尽量避免触摸眼睛、鼻或口;出现流感样症状应注意休息及自我隔离,前往公共场所或就医过程中需戴口罩。

(黄令强)

第二节　急性气管-支气管炎

急性气管-支气管炎是由生物、物理、化学刺激或过敏等因素引起的急性气管-支气管黏膜炎症。常发生于寒冷季节或气候突变时,也可由急性上呼吸道感染迁延不愈所致。

一、病因

(一)微生物
病原体与上呼吸道感染类似。

(二)物理、化学因素
冷空气、粉尘、刺激性气体或烟雾。

(三)变态反应
常见的吸入致敏源包括化粉、有机粉尘、真菌孢子、动物毛皮排泄物;或对细菌蛋白质的过敏,钩虫、蛔虫的幼虫在肺内的移行均可引起气管-支气管急性炎症反应。

二、诊断

(一)症状
咳嗽、咳痰,先为干咳或少量黏液性痰,随后转为黏液脓性,痰量增多,咳嗽加剧,偶有痰中带血。伴有支气管痉挛时可有气促、胸骨后发紧感。可有发热(38 ℃左右)与全身不适等症状,但有自限性,3~5 天后消退。

(二)体征
粗糙的干啰音,局限性或散在湿啰音,常于咳痰后发生变化。

(三)实验室检查
(1)血常规检查:一般白细胞计数正常,细菌性感染较重时白细胞总数升高或中性粒细胞计数增多。

(2)痰涂片或培养可发现致病菌。

（3）胸部 X 线检查大多正常或肺纹理增粗。

（四）鉴别诊断

（1）流感：流感可引起咳嗽,但全身症状重,发热、头痛和全身酸痛明显,血白细胞数量减少。根据流行病史、补体结合试验和病毒分离可鉴别。

（2）急性上呼吸道感染:鼻咽部症状明显,咳嗽轻微,一般无痰。肺部无异常体征。胸部 X 线正常。

（3）其他:如支气管肺炎、肺结核、肺癌、肺脓肿等可表现为类似的咳嗽咳痰的多种疾病表现,应详细检查,以资鉴别。

三、治疗

（一）对症治疗

干咳无痰者可选用喷托维林(咳必清),25 mg,每天 3 次,或右美沙芬,15～30 mg,每天 3 次,或可待因,15～30 mg,每天 3 次,或用含中枢性镇咳药的合剂,如联邦止咳露、止咳糖浆,10 mL,每天 3 次。其他中成药如咳特灵、克咳胶囊等均可选用,痰多不易咳出者可选用祛痰药,如溴己新(必嗽平),16 mg,每天 3 次,或用盐酸氨溴索(沐舒坦),30 mg,每天 3 次,或桃金娘油提取物化痰,也可雾化帮助祛痰有支气管痉挛或气道反应性高的患者可选用茶碱类药物,如氨茶碱,100 mg,每天 3 次,或长效茶碱舒氟美 200 mg,每天 2 次,或多索茶碱 0.2 g,每天 2 次或雾化吸入异丙托品,或口服特布他林,1.25～2.5 mg,每天 3 次。头痛、发热时可加用解热镇痛药,如阿司匹林 0.3～0.6 g,每 6～8 小时 1 次。

（二）有细菌感染时选用合适的抗生素

痰培养阳性,按致病菌及药物敏感试验选用抗菌药。在未得到病原菌阳性结果之前,可选用大环内酯类,如罗红霉素成人每天 2 次,每次 150 mg,或 β 内酰胺类,如头孢拉定成人 1～4 g/d,分 4 次服,头孢克洛成人 2～4 g/d,分 4 次口服。

四、疗效标准与预后

症状体征消失,化验结果正常为痊愈。

（胡　岩）

第三节　慢性支气管炎

慢性支气管炎是由感染或非感染因素引起气管、支气管黏膜及其周围组织的慢性非特异性炎症。临床上以慢性咳嗽、咳痰或气喘为主要症状。疾病不断进展,可并发阻塞性肺气肿、肺源性心脏病,严重影响劳动和健康。

一、病因和发病机制

病因尚未完全清楚,一般认为是多种因素长期相互作用的结果,这些因素可分为外因和内因两个方面。

（一）吸烟

大量研究证明吸烟与慢性支气管炎的发生有密切关系。吸烟时间越长，量越多，患病率也越高。戒烟可使症状减轻或消失，病情缓解，甚至痊愈。

（二）理化因素

理化因素包括刺激性烟雾、粉尘、大气污染（如二氧化硫、二氧化氮、氯气、臭氧等）的慢性刺激。这些有害气体的接触者慢性支气管炎患病率远较不接触者为高。

（三）感染因素

感染是慢性支气管炎发生、发展的重要因素，病毒感染以鼻病毒、黏液病毒、腺病毒和呼吸道合胞病毒为多见。细菌感染常继发于病毒感染之后，如肺炎链球菌、流感嗜血杆菌等。这些感染因素造成气管、支气管黏膜的损伤和慢性炎症。感染虽与慢性支气管炎的发病有密切关系，但目前尚无足够证据说明为首发病因。只认为是慢性支气管炎的继发感染和加剧病变发展的重要因素。

（四）气候

慢性支气管炎发病及急性加重常见于冬天寒冷季节，尤其是在气候突然变化时。寒冷空气可以刺激腺体，增加黏液分泌，使纤毛运动减弱，黏膜血管收缩，有利于继发感染。

（五）过敏因素

主要与喘息性支气管炎的发生有关。在患者痰液中嗜酸性粒细胞数量与组胺含量都有增高倾向，说明部分患者与过敏因素有关。尘埃、尘螨、细菌、真菌、寄生虫、花粉及化学气体等，都可以成为过敏因素而致病。

（六）呼吸道局部免疫功能减低及自主神经功能失调

其为慢性支气管炎发病提供内在的条件。老年人常因呼吸道的免疫功能减退，免疫球蛋白的减少，呼吸道防御功能退化等导致患病率较高。副交感神经反应增高时，微弱刺激即可引起支气管收缩痉挛，分泌物增多，而产生咳嗽、咳痰、气喘等症状。

综上所述，当机体抵抗力减弱时，呼吸道在不同程度易感性的基础上，有一种或多种外因的存在，长期反复作用，可发展成为慢性支气管炎。如长期吸烟损害呼吸道黏膜，加上微生物的反复感染，可发生慢性支气管炎。

二、病理

由于炎症反复发作，引起上皮细胞变性、坏死和鳞状上皮化生，纤毛变短，参差不齐或稀疏脱落。黏液腺泡明显增多，腺管扩张，杯状细胞也明显增生。支气管壁有各种炎性细胞浸润、充血、水肿和纤维增生。支气管黏膜发生溃疡，肉芽组织增生，严重者支气管平滑肌和弹性纤维也遭破坏以致机化，引起管腔狭窄。

三、临床表现

（一）症状

起病缓慢，病程长，常反复急性发作而逐渐加重。主要表现为慢性咳嗽、咳痰、喘息。开始症状轻微，气候变冷或感冒时，则引起急性发作，这时患者咳嗽、咳痰、喘息等症状加重。

1.咳嗽

主要由支气管黏膜充血、水肿或分泌物积聚于支气管腔内而引起咳嗽。咳嗽严重程度视病情而定,一般晨间和晚间睡前咳嗽较重,有阵咳或排痰,白天则较轻。

2.咳痰

痰液一般为白色黏液或浆液泡沫性,偶可带血。起床后或体位变动可刺激排痰,因此,常以清晨排痰较多。急性发作伴有细菌感染时,则变为黏液脓性,咳嗽和痰量也随之增加。

3.喘息或气急

喘息性慢性支气管炎可有喘息,常伴有哮鸣音。早期无气急。反复发作数年,并发阻塞性肺气肿时,可伴有轻重程度不等的气急,严重时生活难以自理。

(二)体征

早期可无任何异常体征。急性发作期可有散在的干、湿啰音,多在背部及肺底部,咳嗽后可减少或消失。喘息型可听到哮鸣音及呼气延长,而且不易完全消失。并发肺气肿时有肺气肿体征。

四、实验室和其他检查

(一)X 线检查

早期可无异常。病变反复发作,可见两肺纹理增粗、紊乱,呈网状或条索状、斑点状阴影,以下肺野较明显。

(二)呼吸功能检查

早期常无异常。如有小呼吸道阻塞时,最大呼气流速-容积曲线在 75％和 50％肺容量时,流量明显降低,它比第 1 秒用力呼气容积更为敏感。发展到呼吸道狭窄或有阻塞时,常有阻塞性通气功能障碍的肺功能表现,如第 1 秒用力呼气量占用力肺活量的比值减少(<70％),最大通气量减少(低于预计值的 80％);流速-容量曲线减低更为明显。

(三)血液检查

慢性支气管炎急性发作期或并发肺部感染时,可见白细胞及中性粒细胞计数增多。喘息型者嗜酸性粒细胞计数可增多。缓解期多无变化。

(四)痰液检查

涂片或培养可见致病菌。涂片中可见大量中性粒细胞,已破坏的杯状细胞,喘息型者常见较多的嗜酸性粒细胞。

五、诊断和鉴别诊断

(一)诊断标准

根据咳嗽、咳痰或伴喘息,每年发病持续 3 个月,连续 2 年或以上,并排除其他引起慢性咳嗽的心、肺疾病,可做出诊断。如每年发病持续不足 3 个月,而有明确的客观检查依据(如 X 线片、呼吸功能等)也可诊断。

(二)分型、分期

1.分型

可分为单纯型和喘息型两型。单纯型的主要表现为咳嗽、咳痰;喘息型者除有咳嗽、咳痰外尚有喘息,伴有哮鸣音,喘鸣在阵咳时加剧,睡眠时明显。

2.分期

按病情进展可分为 3 期。急性发作期是指"咳""痰""喘"等症状任何一项明显加剧,痰量明显增加并出现脓性或黏液脓性痰,或伴有发热等炎症表现1周之内。慢性迁延期是指有不同程度的"咳""痰""喘"症状迁延1个月以上者。临床缓解期是指经治疗或临床缓解,症状基本消失或偶有轻微咳嗽少量痰液,保持2个月以上者。

(三)鉴别诊断

慢性支气管炎需与下列疾病相鉴别。

1.支气管哮喘

常于幼年或青年突然起病,一般无慢性咳嗽、咳痰史,以发作性、呼气性呼吸困难为特征。发作时两肺布满哮鸣音,缓解后可无症状。常有个人或家族过敏性疾病史。喘息型慢性支气管炎多见于中老年患者,一般以咳嗽、咳痰伴发喘息及哮鸣音为主要症状,感染控制后症状多可缓解,但肺部可听到哮鸣音。典型病例不难区别,但哮喘并发慢性支气管炎和/或肺气肿则难以区别。

2.咳嗽变异性哮喘

以刺激性咳嗽为特征,常由受到灰尘、油烟、冷空气等刺激而诱发,多有家族史或过敏史。抗生素治疗无效,支气管激发试验阳性。

3.支气管扩张

具有咳嗽、咳痰反复发作的特点,合并感染时有大量脓痰,或反复咯血。肺部以湿啰音为主,可有杵状指(趾)。X线检查常见下肺纹理粗乱或呈卷发状。支气管造影或CT检查可以鉴别。

4.肺结核

多有发热、乏力、盗汗、消瘦等结核中毒症状,咳嗽、咯血等及局部症状。经X线检查和痰结核菌检查可以明确诊断。

5.肺癌

患者年龄常在40岁以上,特别是有多年吸烟史,发生刺激性咳嗽,常有反复发生或持续的血痰,或者慢性咳嗽性质发生改变。X线检查可发现有块状阴影或结节状影或阻塞性肺炎。用抗生素治疗,未能完全消散,应考虑肺癌的可能,痰脱落细胞检查或经纤维支气管镜活检一般可明确诊断。

6.肺尘埃沉着病(尘肺)

有粉尘等职业接触史。X线检查肺部可见硅结节,肺门阴影扩大及网状纹理增多,可做出诊断。

六、治疗

在急性发作期和慢性迁延期应以控制感染和祛痰、镇咳为主。伴发喘息时,应予解痉平喘治疗。对临床缓解期宜加强锻炼,增强体质,提高机体抵抗力,预防复发为主。

(一)急性发作期的治疗

1.控制感染

根据致病菌和感染严重程度或药物敏感试验选择抗生素。轻者可口服,较重患者用肌内注射或静脉滴注抗生素。常用的有喹诺酮类、头孢菌素类、大环内酯类、β内酰胺类或磺胺类口服,如左氧氟沙星0.4 g,1次/天;罗红霉素0.3 g,2次/天;阿莫西林2~4 g/d,分2~4次口服;头孢呋辛1.0 g/d,分2次口服;复方磺胺甲噁唑2片,2次/天。能单独应用窄谱抗生素应尽量避免使用广谱抗生素,以免二重感染或产生耐药菌株。

2.祛痰、镇咳

可改善患者症状,迁延期仍应坚持用药。可选用氯化铵合剂 10 mL,每天 3 次;也可加用溴己新 8～16 mg,每天 3 次;盐酸氨溴索 30 mg,每天 3 次。干咳则可选用镇咳药,如右美沙芬、那可丁等。中成药镇咳也有一定效果。对年老体弱无力咳痰者或痰量较多者,更应以祛痰为主,协助排痰,畅通呼吸道。应避免应用强的镇咳药,如可卡因等,以免抑制中枢,加重呼吸道阻塞和炎症,导致病情恶化。

3.解痉、平喘

主要用于喘息明显的患者,常选用氨茶碱 0.1 g,每天 3 次,或用茶碱控释药;也可用特布他林、沙丁胺醇等 β_2 受体激动药加糖皮质激素吸入。

4.气雾疗法

对于痰液黏稠不易咳出的患者,雾化吸入可稀释气管内的分泌物,有利排痰。目前主要用超声雾化吸入,吸入液中可加入抗生素及痰液稀释药。

(二)缓解期治疗

(1)加强锻炼,增强体质,提高免疫功能,加强个人卫生,注意预防呼吸道感染,如感冒流行季节避免到拥挤的公共场所,出门戴口罩等。

(2)避免各种诱发因素的接触和吸入,如戒烟、脱离接触有害气体的工作岗位等。

(3)反复呼吸道感染者可试用免疫调节药或中医中药治疗,如卡介苗、多糖核酸、胸腺素等。

(黄令强)

第四节 弥漫性泛细支气管炎

弥漫性泛细支气管炎(diffuse panbronchiolitis,DPB)是以两肺弥漫性呼吸性细支气管及其周围慢性炎症为特征的独立性疾病。目前认为 DPB 是东亚地区所特有的人种特异性疾病。DPB 的病理学特点为以呼吸性细支气管为中心的细支气管炎及细支气管周围炎,因炎症累及呼吸性细支气管壁的全层,故称为弥漫泛细支气管炎。临床表现主要为慢性咳嗽、咳痰、活动后呼吸困难。胸部听诊可闻及间断性啰音。80％以上的 DPB 患者合并或既往有慢性鼻旁窦炎。胸部 X 线可见两肺弥漫性颗粒样结节状阴影,尤其胸部 CT 扫描显示两肺弥漫性小叶中心性颗粒样结节状阴影对协助诊断具有重要意义。肺功能检查主要为阻塞性通气功能障碍,但早期出现低氧血症,而弥散功能通常在正常范围内。实验室检查血清冷凝集试验效价升高,多在 1：64 以上。本病是一种可治性疾病,治疗首选红霉素等大环内酯类,疗效显著。

一、病因

DPB 的病因至今不明,但可能与以下因素有关。

(一)遗传因素

近年研究表明 DPB 发病有明显的人种差别,且部分患者有家族发病。此外,84.8％的 DPB 患者合并有慢性鼻旁窦炎或家族内鼻旁窦炎支气管综合征(sino bronchial syndrome,SBS),因此有学者推测遗传因素可能是 DPB 及其与慢性鼻旁窦炎相关性的发病基础。目前认为 DPB 可能是一种具有多基因遗传倾向的呼吸系统疾病。最近研究结果表明,DPB与人体白细胞抗原(HLA)基因密切相关,日本DPB患者与*HLA-B*54基因有高度的相关性;而在韩国DPB患者与*HLA-A*11,有高度的相关性。有报道我国DPB患者可能与*HLA-B*54及*HLA-A*11有一定相关性。Keicho等认为DPB的易感基因存在于第6染色体短臂上的HLA-B位点和A位点之间,距离B位点300 kb为中心的范围内。最近研究推测DPB发病可能与*TAP*(transporter associated with antIgen processing)基因、白细胞介素-8(IL-8)基因、*CETR*基因及与黏蛋白基因(*MUC5B*)有关。

(二)慢性气道炎症与免疫系统异常

部分DPB患者支气管肺泡灌洗液(BALF)中中性粒细胞、IL-8及白三烯B4等均明显升高提示本病存在慢性气道炎症病变。此外,以下因素提示本病可能与免疫系统功能障碍有关:①血冷凝集试验效价升高及部分患者IgA增高;②病理学检查显示呼吸性细支气管区域主要为淋巴细胞、浆细胞浸润和聚集;③DPB患者BALF中CD_8淋巴细胞总数增高;④部分DPB患者与类风湿关节炎、成人T细胞白血病、非霍奇金淋巴瘤等并存。

(三)感染

DPB患者常合并铜绿假单胞菌感染,但铜绿假单胞菌是DPB的病因还是继发感染尚不清楚。有报道应用铜绿假单胞菌接种到动物气道内可成功建立DPB动物模型。也有人认为由于细菌停滞于气道黏膜上,引起由铜绿假单胞菌产生的弹性硬蛋白酶和一些炎症介质的生成,可能是造成DPB气道上皮细胞的损伤和气道炎症的原因。

二、病理

DPB的病理学特征为以两肺呼吸性细支气管为中心的细支气管炎及细支气管周围炎。因炎症病变累及两肺呼吸性细支气管的全层,故称为弥漫性泛细支气管炎。

大体标本肉眼观察肺表面及切面均可见弥漫性分布的浅黄色或灰白色2~3 mm的小结节,结节大小较均匀,位于呼吸性细支气管区域,以两肺下叶多见。通常显示肺过度充气。镜下可见在呼吸性细支气管区域有淋巴细胞、浆细胞、组织细胞等圆形细胞的浸润,导致管壁增厚,常伴有淋巴滤泡增生。由于息肉样肉芽组织充填于呼吸性细支气管腔内,导致管壁狭窄或闭塞;呼吸性细支气管壁及周围的肺间质、肺泡隔、肺泡腔内可见吞噬脂肪的泡沫细胞聚集。病情进展部分患者可见支气管及细支气管扩张和末梢气腔的过度膨胀。有日本学者提出以下DPB病理诊断标准:①病变为累及两肺的弥漫性慢性气道炎症;②慢性炎症以细支气管及肺小叶中心部为主;③呼吸性细支气管壁、肺泡壁及肺泡间质泡沫细胞聚集和淋巴细胞浸润。

三、临床表现

本病常隐匿缓慢发病。发病可见于任何年龄,但多见于40~50岁的成年人。发病无性别差异。临床表现如下。

(一)症状

症状主要为慢性咳嗽、咳痰、活动后呼吸困难。首发症状常为咳嗽、咳痰,逐渐出现活动后呼吸困难。患者常在疾病早期反复合并有下呼吸道感染,咳大量脓性痰,而且痰量异常增多,每天咳痰量可达数百毫升。如不能及时治疗,病情呈进行性进展,可发展为继发性支气管扩张,呼吸衰竭,肺动脉高压和肺源性心脏病。

(二)体征

胸部听诊可闻及间断性湿啰音或粗糙的捻发音,有时可闻及干啰音或哮鸣音,尤以两下肺明显。啰音的多少主要决定于支气管扩张及气道感染等病变的程度。祛痰药物或抗生素治疗后,啰音均可减少。部分患者因存在支气管扩张可有杵状指。

(三)合并慢性鼻窦炎

80%以上 DPB 患者都合并有或既往有慢性鼻旁窦炎,部分患者有鼻塞、流脓涕或嗅觉减退等,但有些患者无症状,仅在进行影像学检查时被发现。如疑诊为 DPB 患者,应常规拍摄鼻窦 X 线或鼻窦 CT。

四、辅助检查

(一)胸部 X 线/肺部 CT 检查

胸部 X 线可见两肺野弥漫性散在分布的边缘不清的颗粒样结节状阴影,直径在 $2\sim5$ mm,多在 2 mm 以下,以两下肺野显著,常伴有肺过度膨胀。随病情进展,常可见肺过度膨胀及支气管扩张的双轨征。

肺部 CT 或胸部高分辨 CT(HRCT)特征:①两肺弥漫性小叶中心性颗粒状结节影;②结节与近端支气管血管束的细线相连形成"Y"字形树芽征;③病情进展细小支气管扩张呈小环状或管状影,伴有管壁增厚。HRCT 的这种特征性改变是诊断 DPB 非常重要的影像学依据。影像学显示的颗粒样小结节状阴影为呼吸性细支气管区域的炎性病变所致,随着病情加重或经大环内酯类抗生素治疗后,小结节状阴影可扩大或缩小乃至消失。

(二)肺功能检查及血气分析

肺功能主要为阻塞性通气功能障碍,病情进展可伴有肺活量下降,残气量(率)增加,但通常弥散功能在正常范围内。部分患者可伴有轻、中度的限制性通气功能障碍或混合性通气功能障碍。第一秒用力呼气容积与用力肺活量比值<70%,肺活量占预计值的百分比<80%。残气量占预计值的百分比>150%或残气量占肺总量的百分比>45%。在日本早期的 DPB 诊断指标中,曾要求在以上肺功能检查中至少应具备三项,但弥散功能和肺顺应性通常在正常范围内,这对于我国临床诊断 DPB 患者有一定的参考价值。动脉血氧分压(PaO_2)<10.7 kPa(80 mmHg),发病初期就可以发生低氧血症,进展期可有高碳酸血症。

(三)实验室检查

日本 DPB 患者 90%血清冷凝集试验效价升高,多在 1:64 以上,但支原体抗体多为阴性。我国患者冷凝集试验阳性率较低。部分患者可有血清 IgA、IgM 和血 CD_4/CD_8 比值增高,γ-球蛋白增高,血沉增快,类风湿因子阳性,但非特异性。部分患者可有血清 $HLA-B_{54}$ 或 $HLA-A_{11}$ 阳性。痰细菌学检查可发现起病初期痰中多为流感嗜血杆菌及肺炎链球菌,晚期多为铜绿假单胞菌感染。

(四)慢性鼻旁窦炎的检查

慢性鼻旁窦炎可选择鼻窦 X 线或鼻窦 CT 检查,以确定有无鼻旁窦炎。受累部位可为单侧或双侧上颌窦、筛窦、额窦等。

(五)病理学检查

病理学检查是确诊 DPB 的金标准。如果肺活检能发现典型的 DPB 病理学改变即可确诊。经支气管镜肺活检(TBLB)方法简便且安全,但常因标本取材少,而且不一定能取到呼吸性细支气管肺组织,有一定的局限性。如欲提高检出率,应在 TBLB 检查时,取 3~5 块肺组织,如仍不能确诊,应行胸腔镜下肺活检或开胸肺活检,可提高本病的确诊率。

五、诊断标准

(一)临床诊断标准

日本首次推出 DPB 诊断标准后,厚生省进行了修改。目前日本和我国均使用修改的临床诊断标准。DPB 临床诊断标准如下。

(1)必要条件:①持续咳嗽、咳痰、活动后呼吸困难;②影像学确定的慢性鼻旁窦炎或有明确的既往史;③胸部 X 线可见弥漫性分布的两肺颗粒样结节状阴影或胸部 CT 见两肺弥漫性小叶中心性颗粒样结节状阴影。

(2)参考条件:① 胸部间断性湿啰音;②第 1 秒用力呼气容积与用力肺活量比值($FEV_1/FVC\%$)<70%及动脉血氧分压(PaO_2)<10.7 kPa(80 mmHg);③血清冷凝集试验效价>1:64。

(3)临床诊断:①临床确诊:符合必要条件①+②+③加参考条件中的 2 项以上;②临床拟诊:符合必要条件①+②+③;③临床疑似诊断:符合必要条件①+②。

(二)病理确诊

肺组织病理学检查是诊断 DPB 的金标准。肺活检若能发现前述典型的 DPB 病理学改变即可确诊。

(三)鉴别诊断

本病应与慢性支气管炎和慢性阻塞性肺气肿、支气管扩张症、阻塞性细支气管炎(BO)、肺间质纤维化、支气管哮喘、囊性纤维化、尘肺、粟粒肺结核、支气管肺泡癌等鉴别。

1.慢性阻塞性肺疾病

本病主要临床特点为长期咳嗽、咳痰或伴有喘息,晚期有呼吸困难,在冬季症状加重。患者多有长期较大量吸烟史。多见于老年男性。胸部 X 线片可出现肺纹理增多、紊乱,呈条索状、斑点状阴影,以双下肺野明显。晚期肺充气过度,肺容积扩大,肋骨平举,肋间隙增宽,横膈低平下移,心影呈垂滴形,部分患者有肺大疱。胸部 CT 检查可确定小叶中心型或全小叶型肺气肿。肺功能检查为阻塞性通气功能障碍,$FEV_1/FVC\%$下降和残气量(RV)增加更为显著,弥散功能可有降低。慢性阻塞性肺疾病的病理学改变为终末细支气管远端气腔持续性不均、扩大及肺泡壁的破坏,而 DPB 病理为局灶性肺充气过度,极少有肺泡破坏。DPB 80%以上患者存在慢性副鼻旁窦炎,大部分患者血清冷凝集试验效价增高,而且 DPB 患者的肺弥散功能和顺应性通常在正常范围,此外,DPB 影像学胸部 X 线可见弥漫性分布两肺的颗粒样结节状阴影或胸部 CT 可见两肺弥漫性小叶中心性颗粒样结节状阴影也与慢性阻塞性肺疾病不同,可予以鉴别。

2.支气管扩张症

本病主要症状为慢性咳嗽、咳痰和反复咯血。肺部可闻及固定性持续不变的湿啰音。本病胸部 HRCT 可见多发囊状阴影及明确均匀的壁,然而支气管扩张的囊状阴影一般按支气管树分布,位于肺周围者较少,囊壁较厚,同时可见呈轨道征或迂曲扩张的支气管阴影。DPB 患者一般无咯血,晚期患者胸部 X 线可有细支气管扩张改变,但 DPB 影像学主要表现为两肺弥漫性分布的颗粒样结节状阴影。对可疑患者应进一步检查有无慢性副鼻旁窦炎和血清冷凝集试验效价等,以除外在 DPB 的基础上合并继发性支气管扩张症。

3.阻塞性细支气管炎(BO)

本病是一种小气道疾病。临床表现为急速进行性呼吸困难,肺部可闻及高调的吸气中期干鸣音;X线提示肺过度通气,但无浸润影,也很少有支气管扩张;肺功能显示阻塞性通气功能障碍,而弥散功能正常;肺组织活检显示直径为1～6 mm的小支气管和细支气管的瘢痕狭窄和闭塞,管腔内无肉芽组织息肉,而且肺泡管和肺泡正常。DPB患者起病缓慢,先有慢性咳嗽、咳痰史,活动时呼吸困难逐渐发生。胸部听诊多为间断性湿啰音。胸部X线检查可见弥漫性分布的两肺颗粒样结节状阴影,HRCT可见两肺弥漫性小叶中心性颗粒样结节阴影,与BO不同。此外,病理学改变也与阻塞性细支气管炎不同,故可以鉴别。

4.肺间质纤维化

本病最主要的症状是进行性加重的呼吸困难,其次为干咳。体征上本病有半数以上的患者双肺可闻及Velcro啰音。胸片主要为间质性改变,早期可有磨玻璃样阴影,此后可出现细结节样或网状结节影,易与DPB混淆,但肺间质纤维化有肺容积的缩小和网状、蜂窝状阴影。此外,肺间质纤维化有明显的肺弥散功能降低,而且病理可以与DPB不同,可资鉴别。

六、治疗

日本工滕翔二等发现红霉素等大环内酯类药物治疗DPB具有显著疗效。目前红霉素、克拉霉素及罗红霉素等大环内酯类药物已成为DPB的基本疗法。大环内酯类药物阿奇霉素可能也有效,但尚需更多患者观察来证实。本病一旦确诊后应尽早开始治疗。之后日本厚生省重新修改了DPB的治疗指南。

(一)治疗方案

1.一线治疗

(1)日本方案:红霉素400～600 mg/d,分2次口服。

(2)我国方案:红霉素250 mg,每天口服2次。用药期间应注意复查肝功能等。如果存在以下情况可选用二线治疗药物:①存在红霉素的不良反应;②药物相互拮抗作用;③使用红霉素治疗1～3个月无效者。

2.二线治疗

(1)日本方案:克拉霉素200～400 mg/d,或服用罗红霉素150～300 mg/d,每天口服1～2次。

(2)我国方案:克拉霉素250～500 mg/d,每天口服1～2次;罗红霉素150～300 mg/d,每天口服1～2次。用药期间应监测肝功能等不良反应。

(二)疗效评估及疗程

在用药后1～3个月,评估临床症状并行肺功能、动脉血气分析及胸部影像学检查,以确定是否有效。如有效(临床症状、肺功能、血气分析及胸部影像学改善),可继续使用红霉素或克拉霉素或罗红霉素,用药至少需要6个月。服药6个月后如果仍有临床症状应继续服用以上药物2年。如应用以上药物治疗3个月以上仍无效者应考虑是否为DPB患者,应谨慎排除其他疾病的可能。

(三)停药时间

(1)早期DPB患者,经6个月治疗后病情恢复正常者可考虑停药。

(2)进展期DPB患者,经2年治疗后病情稳定者可以停药。停药后复发者再用药仍有效。

(3)DPB伴有严重肺功能障碍或广泛支气管扩张或伴有呼吸衰竭的患者,需长期给药,疗程不少于 2 年。

(四)DPB 急性发作期治疗

如果 DPB 患者出现发热、咳脓痰、痰量增加等急性加重情况时,多为铜绿假单胞菌等细菌导致支气管扩张合并感染,此时应加用其他抗生素,如 β 内酰胺类/酶抑制药或头孢第三代或氟喹诺酮类抗生素等,或根据痰培养结果选择抗生素。

(五)其他辅助治疗

其他辅助治疗包括使用祛痰药和支气管扩张药,有低氧血症时进行氧疗。

(黄令强)

第五节　支气管扩张症

支气管扩张症是指由支气管及其周围肺组织的慢性炎症所导致的支气管壁肌肉和弹性组织破坏,管腔形成不可逆性扩张、变形。本病多数为获得性,患者多有童年麻疹、百日咳或支气管肺炎等病史。临床症状有慢性咳嗽、咳大量脓痰和反复咯血。过去本病常见,在呼吸系统疾病中发病率仅次于肺结核;随着人民生活的改善,麻疹、百日咳疫苗的预防接种,以及抗生素的应用等,本病已明显减少。

一、病因和发病机制

多种原因都可以引起支气管扩张。虽然我国近年来由支气管-肺感染所致的支气管扩张(感染后性支气管扩张)和由支气管-肺结核所致的支气管扩张(结核后性支气管扩张)病例数已明显减少,但仍然是各种原因中最多见的。由其他原因引起的支气管扩张也应受到重视。

支气管扩张发病机制中的关键环节为支气管感染和支气管阻塞,两者相互影响,形成恶性循环,最终导致支气管扩张。另外,支气管外部纤维的牵拉、先天性发育缺陷及遗传因素等也可引起支气管扩张。

(一)支气管-肺感染

婴幼儿时期严重的支气管-肺感染是引起支气管扩张的主要原因之一,如麻疹、百日咳、流感等,可并发细菌感染而引起细支气管炎和严重的支气管肺炎,从而造成支气管管壁的破坏和附近组织纤维收缩;这些病变使支气管引流不畅,分泌物潴留,导致阻塞;而阻塞又容易诱发感染。这一感染—阻塞—感染的过程反复进行,最终导致支气管扩张。支气管和肺部慢性感染,如慢性肺脓肿等,使支气管管壁的弹性纤维和平滑肌破坏、断裂,支气管变薄,弹性下降,易于扩张。肺结核在痊愈过程中常伴有支气管肺组织纤维组织增生,牵拉支气管,造成局部支气管扭曲、变形,分泌物不易被清除;随后继发的普通细菌感染使病变进入感染-阻塞-感染的恶性循环过程,最终形成支气管扩张。

(二)支气管器质性阻塞

支气管管腔内肿瘤、异物或管外肿大淋巴结可以造成支气管狭窄或部分阻塞,在支气管内形成活瓣作用,使得空气吸入容易而呼出困难,阻塞部位以下的支气管内压逐渐增高,造成管腔扩张,同时部分阻塞使得引流不畅,易引起继发感染而破坏管壁,形成本病。

(三)支气管外部的牵拉作用

肺组织的慢性感染或结核病灶愈合后的纤维组织牵拉,也可形成支气管扩张。

(四)先天及遗传因素

纤毛细胞发育不全,使纤毛杆与各纤丝之间只有致密基质,而浮状物与纤丝间的联系和/或动力蛋白侧臂有所缺失,这将引起纤毛固定,纤毛-黏液排送系统的功能明显降低,故易发生支气管扩张、鼻窦炎、中耳炎、支气管炎和肺炎等。卡塔格内综合征包括右位心、鼻旁窦炎和支气管扩张三种病变。多认为纤毛功能异常是其发病的原因:胚胎发育早期,纤毛功能异常使内脏不能进行正常转位,从而形成右位心和其他内脏反位。纤毛功能异常也影响精子的运动,故男性患者常有不育症。

遗传因素参与支气管扩张形成,如囊性纤维化、先天性低丙种球蛋白血症、先天性肺血管发育畸形等。囊性纤维化在白种人较常见,但我国基本尚无病例报道。

二、病理

支气管弹力组织、肌层及软骨等陆续遭受破坏,由纤维组织代替,管腔逐渐扩张。按形态分为柱状和囊状两种,常合并存在。柱状扩张的管壁破坏较轻。随着病情发展,破坏严重,才出现囊状扩张。管壁黏膜的纤毛上皮细胞被破坏,反复出现慢性和急性炎症,黏膜有炎症细胞和溃疡形成,柱状上皮细胞常有鳞状化生。支气管动脉和肺动脉的终末支常有扩张与吻合,有的毛细血管扩张形成血管瘤,以致患者常有咯血。受累肺叶或肺段多见肺容积缩小甚至肺不张。周围肺组织常见反复感染的病理改变。

感染后性支气管扩张多见于下叶基底段支气管的分支。由于左下叶支气管较细长,且受心脏血管的压迫,引流不畅,容易招致继发感染,故左下叶支气管扩张多于右下叶。舌叶支气管开口接近下叶背段,易受下叶感染的影响,故左下叶与舌叶的支气管扩张常同时存在。结核后性支气管扩张多位于肺上叶,特别多见于上叶尖段与后段支气管及其分支。下叶背段的支气管扩张多数也是结核后性者。右中叶支气管较细长,周围有内、外、前三组淋巴结围绕,易引起肺不张及继发感染,反复发作也可发生支气管扩张。

三、临床表现

(一)症状

一部分患者支气管扩张的起病可追查到童年曾有麻疹、百日咳或支气管肺炎的病史,以后常有反复发作的呼吸道感染;但多数患者询问不出特殊病史。早期轻度支气管扩张可完全无症状,或仅有轻微咳嗽和少量咳痰症状;经过若干时间,由于支气管化脓性感染逐渐加重,病变范围逐渐扩大,乃出现咳嗽、咳大量脓痰和反复咯血等典型的支气管扩张症状。部分病例由于首先咯血而就诊,经X线胸片或肺高分辨率CT检查而发现本病;此类患者平时无慢性咳嗽、大量脓痰等症状,主要表现为反复咯血,故又称干性支气管扩张;其病变多位于上叶支气管,引流较好,故不易感染,常见于结核后性支气管扩张患者。

1.慢性咳嗽、咳大量脓痰

一般多为阵发性,每天痰量可为100～400 mL,咳痰多在体位改变时,如起床及就寝时最多,因为支气管扩张感染后,管壁黏膜被破坏,丧失了清除分泌物的功能,引起分泌物的积滞,当体位改变时,分泌物接触到正常黏膜,引起刺激,出现咳嗽及咳大量脓痰。痰液呈黄色脓样,若有厌氧菌混合感染则有臭味。收集全日痰液于玻璃瓶中,数小时后分层:上层为泡沫,下悬脓性成分,中层为浑浊黏液,下层为坏死组织沉淀物。

2.反复咯血

多数患者有反复咯血,血量不等,可为痰中带血或小量咯血,也可表现为大咯血。其原因是支气管表层肉芽组织创面上的小血管或管壁内扩张的小血管破裂出血所致。而所谓干性支气管扩张则以咯血为主要症状,平时有咳嗽,但咳痰不明显。

3.反复肺部感染

其特点是同一肺段反复发生肺炎并迁延不愈。常由上呼吸道感染向下蔓延,支气管感染加重、引流不畅时,炎症扩展至病变支气管周围的肺组织所致。感染重时,出现发热、咳嗽加剧、痰量增多、胸闷、胸痛等症状。因扩张的支气管发生扭曲、变形,引流更差,常于同一肺段反复发生肺炎。由于长期反复感染,反复使用抗生素,使耐药菌的出现概率明显增高,例如,耐药性铜绿假单孢菌就比较多见,给治疗带来困难。

4.慢性感染中毒症状

反复继发感染可引起全身中毒症状,如发热、盗汗、食欲下降、消瘦、贫血等,儿童可影响发育。

(二)体征

早期支气管扩张可无异常体征。病变严重或继发感染,使支气管内有渗出物时,病变部位可听到固定而持久的局限性湿啰音,痰咳出后湿啰音仅可暂时减少或消失。若合并有肺炎时,则可有叩诊浊音和呼吸音减弱等肺炎体征。随着并发症如支气管肺炎、肺纤维化、胸膜增厚与肺气肿等的发生,可出现相应的体征。病程较长的支气管扩张患者可有发绀、杵状指(趾)等体征,全身营养状况也较差。

四、实验室和辅助检查

(一)影像学检查

由于支气管扩张的本质特征是其不可逆性的解剖学改变,故影像学检查对于诊断具有决定性的价值。①后前位 X 线胸片检查:诊断支气管扩张的特异性好,但敏感性不高。早期轻症患者,一般后前位 X 线胸片检查常无特殊发现,或仅有患侧肺纹理增强。疾病后期,X 线胸片显示不规则环状透光阴影,或呈蜂窝状(所谓卷发影),甚至有液平面,可以确认囊性支气管扩张的存在。有时可见肺段或肺叶不张。对于已经确诊为支气管扩张的患者复诊或进行随访时,一般可以仅行后前位 X 线胸片检查。②胸部高分辨率 CT 检查:对于支气管扩张具有确诊价值,可明确支气管扩张累及的部位、范围和病变性质,初次诊断支气管扩张的患者,如条件许可,均应进行本项检查。柱状扩张管壁增厚,并延伸至肺的周边;囊状扩张表现为支气管显著扩张,成串或成簇囊样病变,可含气液面;常见肺不张或肺容积缩小的表现。以往支气管碘油或碘水造影结果是确诊支气管扩张的金标准。现在由于胸部 CT 技术不断发展,特别是多排 CT 检查技术应用于临床,其成像时间很短,扫描层厚很薄(最小层厚度<1 mm),影像的空间分辨率和密度分辨率都很高,对支气管扩张的诊断准确性很高;加之使用方便,没有支气管造影的不良反应,因此,已经取代了支气管造影检查。

(二)纤维支气管镜(纤支镜)检查

由于目前常规使用的纤支镜一般可以到达 3 级支气管,可以窥见 4 级支气管,而支气管扩张病变一般都发生于较远端的支气管,故经纤支镜直接窥见支气管扩张病变的概率不高。对部分患者可发现出血部位及支气管阻塞的原因,对支气管扩张的病因及定位诊断有一定帮助;经纤支镜取培养标本对于明确感染的病原菌有一定价值。

(三)肺功能检查

支气管扩张的肺功能改变与病变的范围及性质有密切关系。病变局限者,由于肺具有极大的贮备力,肺功能一般无明显改变。柱状扩张对肺功能影响较轻微。囊状扩张的支气管破坏较严重,可并发阻塞性肺气肿。肺功能的损害表现为阻塞性通气障碍,可见第一秒钟用力呼气量和最大通气量减低,残气容积占肺总量百分比增高。随着病情的进展,功能性损害加重,出现通气与血流比例失调及弥散功能的障碍等,可导致动脉血氧分压降低和动脉血氧饱和度下降。病变严重时,可并发肺源性心脏病,甚至右心衰竭。

(四)血常规检查

无感染时血白细胞计数多正常,继发感染时则可增高。

(五)痰微生物检查

痰涂片可发现革兰阴性及阳性细菌;培养可检出致病菌,药物敏感试验结果对于临床正确选用抗生素具有一定指导价值。

(六)其他

对于怀疑有免疫功能缺陷者应对体液免疫与细胞免疫功能进行检查,例如,进行血 IgG、IgA、IgM 浓度测定。对于怀疑有纤毛功能障碍者可以取呼吸道黏膜活检标本行电镜检查。对于怀疑囊性纤维化者应测定汗液的钠浓度,还可以进行有关基因的检测。

五、诊断和鉴别诊断

(一)诊断

根据慢性咳嗽、大量脓痰、反复咯血及肺部感染等病史,肺部闻及固定而持久的局限性湿啰音,结合 X 线胸片检查发现符合支气管扩张的影像改变等,可做出诊断;对于临床怀疑支气管扩张,但后前位 X 线胸片无明显异常的患者,依据胸部 CT 尤其是高分辨率 CT 扫描结果可做出诊断。

对于明确诊断支气管扩张者还要注意了解其基础疾病,我国以感染后性支气管扩张和结核后性支气管扩张多见,但也应该注意其他较少见的病因,必要时应进行相应的实验室检查。

(二)鉴别诊断

1.慢性支气管炎

有时与支气管扩张不易鉴别,但多发生于 40 岁以上的患者,咳嗽、咳痰症状以冬、春季为主,痰为白色泡沫样黏痰,感染急性发作时可呈脓性,痰量较少,且无反复咯血史。肺部的干、湿啰音散在分布。

2.肺脓肿

有大量咳脓痰史,但起病急骤,有寒战、高热等中毒症状,X 线检查可发现脓肿阴影或脓腔。需要注意的是,慢性肺脓肿常并发支气管扩张,支气管扩张患者也易发生肺脓肿。对此类患者,首先应行抗感染治疗,炎症控制后,应行 CT 检查,以明确诊断。

3.肺结核

可有慢性咳嗽、咳痰,但常有午后低热、盗汗、消瘦等全身结核中毒症状,且痰量少。病变多位于上叶,体征为肺尖或锁骨下区轻度浊音和细湿啰音。X 线检查可发现病灶,可有钙化。痰内可查见抗酸杆菌。

4.支气管肺癌

干性支气管扩张以咯血为主,有时易误诊为肺癌。但后者多发生于 40 岁以上的男性吸烟患者,行胸部 X 线检查、纤维支气管镜检查、痰细胞学检查等可作出鉴别。

5.先天性支气管囊肿

与支气管相通且合并感染时可有发热、咳嗽、咳痰及反复咯血。X 线检查和胸部 CT 检查可助诊断,可见边缘整齐光滑、圆形或卵圆形的阴影,多位于上肺野,或两肺弥漫性分布,有时可有液平,受累肺叶一般无明显的容积缩小或肺不张。

六、治疗

支气管扩张的内科治疗重点为控制感染和促进痰液引流;必要时应考虑外科手术切除。

(一)内科治疗

1.一般治疗

根据病情轻重,合理安排休息。合并感染及咯血时,应卧床休息。平时应避免受凉,劝导戒烟,预防呼吸道感染。反复长期感染、反复咯血而身体虚弱者应加强营养。

2.控制感染

有发热、咳脓痰等化脓性感染时,可根据病情、痰培养及药物敏感试验结果选用抗感染药物。病情较轻者可选用口服抗感染药物,病情较重者可静脉使用抗感染药物,如喹诺酮类、头孢菌素类等,怀疑有厌氧菌感染者可使用甲硝唑。疗程以控制感染为度,即全身中毒症状消失,痰量及脓性成分减少,肺部湿啰音减少或消失即可停药。不宜长期使用抗感染药物,以免发生真菌感染等不良反应。

3.去除痰液

(1)体位引流:可促进脓痰排出,减轻中毒症状,有时较抗感染药物治疗更易见效。应根据病变部位采用相应体位。一般要求病变部位较气管和喉部为高的体位,使病肺处于高位,使引流支气管的开口向下。如病变在下叶时最适用的引流法是使患者俯卧,前胸靠近床沿,头向下,进行深呼吸和咳痰。病变在中叶取仰卧位,床脚垫高 30 cm 左右,取头低脚高位。病变在上叶则可取坐位或其他适当姿势,以利排痰。体位引流应持之以恒。

(2)祛痰剂:可使痰液稀薄便于咳出,如氯化铵 0.3 g,溴已新 16 mg,盐酸氨溴索片 30 mg,鲜竹沥 10 mL,日服 3 次。

(3)雾化吸入:可稀释分泌物,使其易于排出,促进引流,有利于控制感染。可选用生理盐水超声雾化吸入,每天 2~3 次。雾化吸入宜在体位引流痰液后实施。

4.咯血的处理

大量咯血可引起窒息死亡,必须积极治疗。

(二)外科治疗

随着抗感染药物的不断发展,外科手术已较少采用,但对那些病灶局限而内科治疗无效者仍应考虑手术治疗。手术适应证为反复发作严重呼吸道急性感染或大量咯血,病变范围一般不超过两个肺叶,年龄一般在 10~40 岁,全身情况良好,心肺功能无严重障碍的患者。根据术后随访,10%～40%的患者咯血及感染等支气管扩张症状再发,可能是由于术前对一部分扩张支气管漏诊所致,但也有一部分病例是术后残存支气管因扭曲、移位导致引流不畅而新产生支气管扩张,因此手术应严格掌握适应证。大咯血患者有时需急诊手术治疗。病变广泛或伴有严重肺气肿、肺功能严重损害者,为手术禁忌。

七、预防

积极防治呼吸道感染,尤其是幼年时期的麻疹、百日咳、鼻窦炎、支气管肺炎、肺脓肿等,积极预防、治疗肺结核,对预防支气管扩张症的发生具有重要意义。

(颜丽莎)

第六节　上气道阻塞

上气道是指鼻至气管隆嵴一段的传导性气道,通常以胸腔入口(体表标志为胸骨上切迹)为标志,分为胸腔外上气道和胸腔内上气道两部分。上气道疾病颇多,部分归入鼻咽喉科的诊治范围,也有不少就诊于呼吸内科,或者划界并不明确,如鼾症和睡眠呼吸暂停低通气综合征。上气道疾病最常见和最具特征性的症状是上气道阻塞(upper airway obstruction,UAO)。本节用症状而不用疾病单独讨论旨在强调:①UAO有别于下气道(或弥漫性气道)阻塞(如慢性阻塞性肺疾病、哮喘),需要注意鉴别,而临床常有将上气道阻塞长期误诊为哮喘者;②UAO又分为急性和慢性,前者为呼吸急诊,需要紧急处理,不得丝毫延误;③UAO具有特征性的肺功能流量-容积(F-V)环的变化,临床医师应当善于运用这项检查识别不同类型的UAO。

一、上气道阻塞的原因

按急性和慢性列于表5-1。

表5-1　上气道阻塞的原因

原因
急性　异物吸入
水肿:过敏性、血管神经性、烟雾吸入
感染:扁桃腺炎、咽炎、会厌炎、咽后壁脓肿、急性阻塞性喉气管支气管炎、免疫抑制患者喉念珠菌病
慢性　声带:麻痹、功能障碍
气管异常:气管支气管软化、复发性多软骨炎、气管支气管扩大、骨质沉着性气管支气管病
浆细胞病变:气管支气管淀粉样变
肉芽肿性疾病:结节病(咽、气管/主支气管、纵隔淋巴结压迫)、结核(咽后壁脓肿,喉、气管/主支气管、纵隔淋巴结压迫)
韦格纳肉芽肿(声门下狭窄、溃疡性气管支气管炎)
气管狭窄:插管后、气管切开后、创伤、食管失弛缓症
气管受压/受侵犯:甲状腺肿、甲状腺癌、食管癌、纵隔肿瘤(淋巴瘤、淋巴结转移肿瘤)、主动脉瘤

续表

原因
肿瘤：咽/喉/气管（乳头瘤病）
儿童上气道阻塞的附加原因
急性：喉炎、免疫抑制儿童的喉部病变、白喉
慢性：Down 综合征（各种原因的多部位病变或狭窄）、先天性喉鸣、血管环（双主动脉弓畸形）压迫气管、先天性声门下狭窄、黏多糖病

二、病理生理和肺功能改变

胸外的上气道处于大气压下，胸内部分则在胸膜腔内压作用之下。气管内外两侧的压力差为跨壁压。当气管外压大于胸膜腔内压，跨壁压为正值，气道则趋于闭合；当跨壁压为负值时，即气管内压大于气管外压，气管通畅（图 5-1）。上气道阻塞主要使患者肺泡通气减少，弥散功能则多属正常。上气道阻塞的位置、程度、性质（固定型或可变型）及呼气或吸气相压力的变化，引起患者出现不同的病理生理改变，产生吸气气流受限、呼气气流受限，抑或两者均受限。临床上，根据呼吸气流受阻的不同可将上气道阻塞分为三种，即可变型胸外上气道阻塞、可变型胸内上气道阻塞和固定型上气道阻塞。

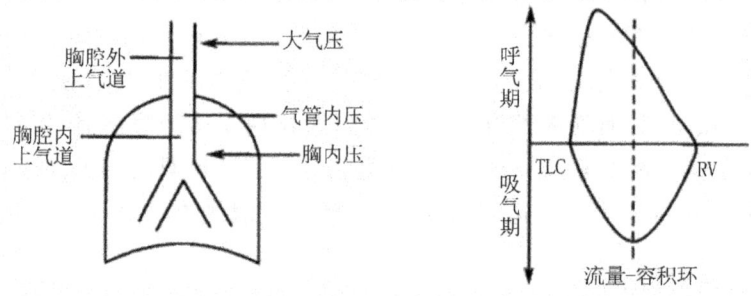

图 5-1　与气道口径有关的压力及正常流量-容积环

（一）可变型胸外上气道阻塞

可变型阻塞是指梗阻部位气管内腔大小可因气管内外压力改变而变化的上气道阻塞，见于气管软化及声带麻痹等疾病的患者。正常情况下，胸外上气道外周的压力在整个呼吸周期均为大气压，吸气时由于气道内压降低，引起跨壁压增大，其作用方向为由管外向管内，导致胸外上气道倾向于缩小。存在可变型胸外上气道阻塞的患者，当其用力吸气时，由于湍流导致阻塞远端的气道压力显著降低，跨壁压明显增大，引起阻塞部位气道口径进一步缩小，出现吸气气流严重受阻；相反，当其用力呼气时，气管内压力增加，由于跨壁压降低，其阻塞程度可有所减轻。动态流量-容积环表现为吸气流速受限而呈现吸气平台，但呼气流速受限较轻则不出现平台，甚或呈现正常图形，50％肺活量用力呼气流速（$FEF_{50\%}$）与 50％肺活量用力吸气流速（$FIF_{50\%}$）之比（$FEF_{50\%}/FIF_{50\%}$）＞1.0，见图 5-2。

（二）可变型胸内上气道阻塞

可变型胸内上气道阻塞，见于胸内气道的气管软化及肿瘤患者。由于胸内上气道周围的压力与胸膜腔内压接近，管腔外压（胸膜腔内压）与管腔内压相比为负压，跨壁压的作用方向由管腔内向管腔外,导致胸内气道倾向于扩张。当患者用力呼气时,湍流可使阻塞近端的气道压力降低,也引起阻塞部位气道口径进一步缩小,但出现呼气气流严重受阻。动态流量-容积环描记$FEF_{50\%}/FIF_{50\%}\leq 0.2$,见图5-2。

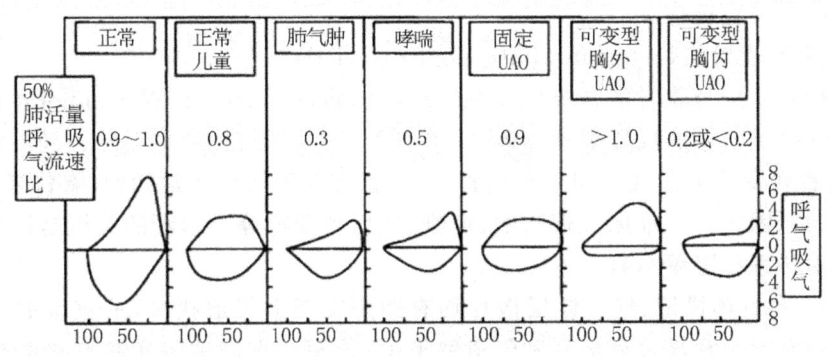

图 5-2　动态流量-容积环

(三)固定型上气道阻塞

固定型上气道阻塞是指上气道阻塞性病变部位僵硬固定,呼吸时跨壁压的改变不能引起梗阻部位的气道口径变化,见于气管狭窄和甲状腺肿瘤患者。这类患者,吸气和呼气时气流均明显受限且程度相近,动态流量-容积环的吸气流速和呼气流速均呈现平台。多数学者认为,50%肺活量时呼气流速与吸气流速之比($FEF_{50\%}/FIF_{50\%}$)等于1是固定型上气道阻塞的特征。但与阻塞病变邻近的正常气道可出现可变型阻塞,对$FEF_{50\%}/FIF_{50\%}$有一定的影响,应予以注意。

三、临床表现

急性上气道阻塞通常呈现突发性严重呼吸困难,听诊可闻及喘鸣音。初起喘鸣音呈吸气性,随着病情进展可出现呼气鼾鸣声。严重者可有缺氧等急性呼吸衰竭的表现。慢性上气道阻塞早期症状不明显。逐渐出现刺激性干咳、气急。喘鸣音可以传导至胸,因而容易误判为肺部哮鸣音,误诊为哮喘或慢性阻塞性肺疾病。因病因不同可有相应的症状或体征,如肿瘤常有痰中带血,声带麻痹则有声嘶和犬吠样咳嗽。

四、诊断

基本要点和程序如下:①对可疑患者的搜寻;②肺功能检测,特别要描记流量-容积曲线;③影像学或鼻咽喉科检查,寻找阻塞及其定位;④必要时借助喉镜或纤维支气管镜进行活组织检查,确立病理学诊断。

五、呼吸内科涉及上气道阻塞(UAO)的主要疾病与治疗

从定位而言呼吸内科涉及的 UAO 是指气管疾病,即胸内上气道阻塞。以下简要叙述除了肿瘤和感染之外的另几种重要气管疾病。

(一)气管支气管软化

本病病因和病理生理不清楚。临床见于气管切开术后(尤其是儿童)、黏多糖综合征(黏多糖在气管壁沉积),其他可能的原因有吸烟、老年性退化、过高气道压(可能继发于慢性下气道阻

塞)、纤维组织先天性脆弱。气道软骨变软,弹力纤维丧失。肉眼观可分为两类,即"新月"型(后气道壁陷入管腔)和"刀鞘"型(侧壁塌陷)。主要症状是气急、咳嗽、咳痰、反复呼吸道感染和咯血。治疗方法主要有 3 种,即持续气道正压通气、气管切开和气管支架植入,可按病情严重程度参考其他相关因素进行选择。

(二)复发性多软骨炎(relapsing polychondritis,RP)

本病是一种累及全身软骨的自身免疫性结缔组织病,由 Jackson Wartenhorst 首先描述。主要引起鼻、耳、呼吸道软骨的反复炎症与破坏,也有关节炎、巩膜炎及主动脉、心脏、肾脏受累的报道。约 50%患者病变发生在气管和主支气管,与气管支气管软化非常相似,有作者认为 RP 是气管支气管软化的原因之一。临床表现咳嗽、声嘶、气急和喘鸣等。诊断的关键是医师在气急和喘鸣患者的临诊中熟悉和警惕本病。

肺功能流速-容量环描记、气管体层摄片均有助于发现上气道狭窄,最直接的诊断证据是纤维支气管镜检查显示气管软骨环消失和气道壁塌陷、狭窄。本病缺少实验室诊断标准。糖皮质激素类药物、氨苯砜和非甾体抗炎药可能有一定治疗作用。威胁生命时需要气管切开。气管支架植入可能在一定时期内获益。

(三)气管支气管淀粉样变

原发性淀粉样变累及气管支气管树比较少见。Thompson 和 Citron 将其分为 3 种类型:①气管支气管型(影响上气道或中心性气道);②小结节性肺实质型(肺内单发或多发性小结节);③弥漫性肺泡间隔型。后两型常误诊为肺肿瘤,经手术或尸检病理确诊。气管支气管淀粉样变表现为大气道肿块或弥漫性黏膜下斑块。支气管镜下可见气管支气管壁呈鹅卵石状,管壁显著增厚,可延及较小的支气管。临床症状无特异性。诊断有赖于纤维支气管镜活检、标本镜检和刚果红阳性染色。本病预后不良,但进展可以相当缓慢,少数患者可生存数十年。病变弥漫累及较小支气管者约 30%在 4~6 年死亡。治疗困难,激光凝灼、支架植入如果指征选择确当可以有一定效果。局部放射治疗偶尔也有帮助。最近有人提出可试用抗肿瘤化学治疗药物,但治疗反应很慢(6~12 个月)。

(四)气管狭窄

气管狭窄相对常见,医源性(气管切开)为最常见原因,其他原因包括创伤、气道灼伤等。气管扩张术、支架植入和切除重建术可根据病情进行选择。气道灼伤引起的广泛狭窄治疗困难。

(五)气管支气管扩大

一种先天性异常,表现为气管和主支气管萎缩、弹力纤维缺乏和气道肌层减少,气管和支气管变软,导致吸气时显著扩张,而呼气时狭窄陷闭。植入支架似乎是最好和唯一的治疗选择。

(六)骨质沉着性气管支气管病

本病是老年人气管支气管的退行性变,表现为气管支气管黏膜下软骨性或骨性小结节,如息肉样。轻者无症状,严重和广泛病变患者可出现咳嗽、咯血、气急、反复呼吸道感染及肺不张等。气管镜下摘除气道块状病灶可以有益。

(颜丽莎)

第七节 肺 不 张

肺不张是指一个或多个肺段或肺叶的容量或含气量减少。由于肺泡内气体吸收,肺不张通常伴有受累区域的透光度降低,邻近结构(支气管、肺血管、肺间质)向不张区域聚集,有时可见肺泡腔实变,其他肺组织代偿性气肿。肺小叶、段(偶为肺叶)之间的侧支气体交通可使完全阻塞的区域仍可有一定程度的透光。

肺不张可分为先天性或后天获得性两种。先天性肺不张是指婴儿出生时肺泡内无气体充盈,临床上有严重的呼吸困难与发绀,患儿多在出生后死于严重的缺氧。临床绝大多数肺不张为后天获得性,为本节讨论的重点。

一、病因和发病机制

根据累及的范围肺不张可分为段、小叶、叶或整个肺的不张,也可根据其发生机制分为阻塞性(吸收性)和非阻塞性,后者包括粘连性、被动性、压迫性、瘢痕性和坠积性肺不张。大多数肺不张由叶或段的支气管内源性或外源性的阻塞所致。阻塞远端的肺段或肺叶内的气体吸收,使肺组织皱缩,在胸片上表现为不透光区域,一般无支气管空气征,又称吸收性肺不张。若为多发性或周边的阻塞,可出现支气管空气征。非阻塞性肺不张通常由疤痕或粘连所致,表现为肺容量的下降,多有透光度降低,一般有支气管空气征。瘢痕性(挛缩性)肺不张来自慢性炎症,常伴有肺实质不同程度的纤维化。此种肺不张通常继发于支气管扩张、结核、真菌感染或机化性肺炎。

粘连性肺不张有周围气道与肺泡的塌陷,可为弥漫性(如透明膜病)、多灶性(如手术后及膈肌运动障碍所致的微小肺不张与亚段肺不张)或叶、段肺不张(如肺栓塞),其机制尚未完全明确,可能与缺乏表面活性物质有关。

压迫性肺不张是由肺组织受邻近的扩张性病变的推压所致,如肿瘤、肺气囊、肺大疱,而松弛性(被动性)肺不张由胸腔内积气、积液所致,常表现为圆形肺不张。盘状肺不张较为少见,其发生与横膈运动减弱(常见于腹水时)或呼吸动度减弱有关。

(一)支气管阻塞

叶、段支气管部分或完全性阻塞可引起多种放射学改变,其中之一为肺不张。阻塞的后果与阻塞的程度、病变的可变性、是否有侧支气体交通等因素有关。引起阻塞的病变可在管腔内、外或管壁内。

当气道发生阻塞后,受累部分肺组织中的血管床开始吸收空气,使肺泡逐渐萎陷。在既往健康的肺脏,阻塞后 24 小时空气将完全吸收。氧气的弥散速率远远高于氮气,吸入 100% 纯氧的患者在阻塞后 1 小时即可发生肺不张。空气吸收使胸腔内负压增高,促使毛细血管渗漏,液体潴留于不张肺的间质与肺泡中,此种情况类似"淹溺肺"。但支气管的阻塞并非一定引起肺不张。如果肺叶或肺段之间存在良好的气体交通,阻塞远端的肺组织可以保持正常的通气,甚至可以发生过度膨胀。

临床上黏液性或黏液脓性痰栓引起的支气管阻塞和随后的肺叶、段或全肺不张较为常见。痰栓多位于中央气道,形成均一的肺叶、段透光度降低,可有或没有支气管空气征。如果周围气道有痰栓存在,则无气体的肺实质可显露出中央气道的支气管空气征。手术后肺不张是最常见的阻塞性肺不张,大手术后的发生率约 5%。这类患者通常有慢性支气管炎、重度吸烟或手术前呼吸道感染的病史。其他易患因素包括麻醉时间过长、上腹部手术、术中和术后气道清洁较差,以及黏液纤毛系统清除功能受损。此种患者多在术后 24~48 小时出现发热、心动过速与呼吸急促。咳嗽有痰声但咳嗽无力,受累区域叩呈浊音,呼吸音降低。纤维支气管镜检查常可见相应支气管有散在的黏液栓。患者常继发感染,若在支气管完全堵塞之前发生感染,则可因肺实变而不致形成完全性的肺不张。偶在神经疾病时由于呼吸肌无力或昏迷状态形成黏液栓而致肺不张。此时咳嗽无力是主要因素,而呼吸道感染常为易患因素。慢性化脓性支气管炎患者偶可因黏稠的分泌物形成栓子而发生肺不张。

胸壁疾病所致肺不张常发生于受累侧的下肺。多根肋骨骨折形成连枷胸可显著影响同侧肺清除分泌物的能力,而单根骨折若错位明显,同样可因疼痛而抑制呼吸造成肺不张,特别见于分泌物较多的慢性支气管炎患者。胸部外伤引起肺不张的其他原因还包括支气管内的血凝块堵塞或支气管裂伤。

支气管哮喘患者急性发作时细支气管可形成活瓣样阻塞,导致广泛的双侧肺过度膨胀,但偶尔黏稠的黏液栓也可引起段或叶的不张。此种情况多见于儿童。一般通过抗哮喘治疗即可奏效,但有时可能需要紧急的支气管镜吸出痰栓。成年哮喘患者若发生肺不张,常提示有变应性支气管肺曲霉菌病所致黏液嵌塞的可能性。

黏液黏稠病(胰囊性纤维变性)的晚期也可因黏液栓引起肺不张。

(二)异物吸入

异物吸入主要见于婴幼儿,常见吸入物为花生、瓜子、糖果、鱼刺、笔帽等,偶见于带义齿或昏迷、迟钝的老年人。工作时习惯将小零件、小工具含在口中也可吸入。面部创伤,特别是车祸伤,也可吸入碎牙。

儿童吸入异物常有明确的吸入史。吸入当时有突发的呛咳或说话时咳嗽,随后有数分钟到数月的无症状期。此后患儿有慢性咳嗽,常可闻及喘息或喘鸣,可咳脓痰。有机性异物可迅速产生严重的咽-气管-支气管炎,有发热与中毒症状。由于医师未能想到吸入的可能,或所提的问题不当,常常不能搜集到异物吸入的病史,如果无症状间隙期太长,更不易将症状与吸入史联系起来。

体格检查所见与阻塞的程度有关,也取决于异物是固定的还是活动的。异物形成部分开启的活瓣时,可闻及喘鸣,但很少有其他异常发现。由于患侧过度充气,气管和心尖可向健侧移位,受累区域呈过清音,呼吸音降低,可闻及吸气性或呼气性喘鸣。如有肺不张或阻塞性肺炎,气管和心尖冲动可向患侧移位。此时患侧胸廓变小,语颤降低,吸气时肋间隙内陷,叩诊呈浊音,触觉语颤降低,呼吸音降低或消失。受累肺可有吸气性湿啰音。通过查体要分辨肺不张、阻塞性肺炎还是胸腔积液常常比较困难。

胸片有相当大的诊断价值,如果异物不透 X 线,胸片即可明确诊断并定位。若为透过 X 线异物,则平片上的阻塞性病变或其他的放射学改变也可提示异物所在。支气管内活瓣性病变所致的阻塞性肺过度充气是最常见的放射学改变。整叶的不张一般由完全性阻塞所致,但并不常见。如果阻塞部位在主支气管,整侧肺均可塌陷。依据阻塞的程度,可表现为复发性肺炎、支气管扩张或少见的肺脓肿。CT 检查对明确异物的存在及其性质和部位价值更大。

如果临床上初步考虑为支气管内异物,应通过支气管镜检查证实,通过支气管镜检常常也能达到治疗的目的。大多数异物在镜下可以看到,某些植物性异物由于引起明显的炎症反应,可隐藏于水肿的黏膜下而不易发现。

(三)肿瘤性支气管狭窄

肺不张和阻塞性肺炎是中央型支气管肺癌最常见的放射学征象。同时也有相当数量的肺不张由支气管肺癌引起。完全性支气管阻塞主要见于鳞癌和大细胞未分化癌,而腺癌和小细胞癌较为少见。典型的患者为中老年男性,有多年重度吸烟史,常有呼吸道症状如咳嗽、咯血、咳痰、胸痛和气短。胸片可见肺门增大,纵隔增宽。在某些患者肿瘤体积较大,形成"S"征。支气管抽吸物或刷片做细胞学检查或支气管活检对于明确肿瘤所致的肺不张有极高的诊断价值,然而上叶不张由于纤维支气管镜操作的不便常不易窥见。支气管肺癌经皮肺穿刺或纵隔镜检查也可得到阳性结果,特别是有肺门增大或锁骨上淋巴结肿大时,后者还可直接活检。

肺内转移性肿瘤偶也侵及支气管使其阻塞。支气管镜检常有阳性发现,痰细胞学检查可发现肿瘤细胞,但不易与支气管肺癌鉴别诊断。肾上腺样瘤为支气管内转移的常见原因。肿瘤转移时也可因肿大的淋巴结压迫支气管而致肺不张。

支气管腺瘤恶性程度相对较低,主要来自支气管黏液腺。90%的支气管腺瘤为类癌,细胞来源似乎为嗜银细胞而非起源于腺体。黏液腺肿瘤包括柱状瘤(腺样囊性癌),黏液表皮腺瘤和混合性肿瘤。柱状瘤生长缓慢,但为支气管腺瘤中恶性程度最高者,切除后极易复发。

支气管腺瘤患者中男性与女性发病率相近,主要见于 50 岁以下人群,85%的患者有症状,如咳嗽、咯血、疼痛、反复发热及喘息。75%的患者胸片上有气道阻塞的证据,一般为肺不张、阻塞性肺气肿和阻塞性肺炎。支气管腺瘤常常较大部分位于支气管外,故在胸片上可见邻近肺门的中等大小的不透光阴影伴远端肺不张。肺脏广泛受累时有肺不张的体征。大多数腺瘤起源于较大的主支气管,故易在纤维支气管镜下窥见肿瘤并取活检。

通常腺瘤表面的支气管黏膜保持完整,纤维支气管镜下活检偶可引起大量出血。细胞学检查或支气管冲洗常无阳性发现。淋巴瘤也可引起支气管阻塞和肺不张。Hodgkin 病可在支气管内浸润引起肺不张,同时常伴有其他部位的病变如纵隔淋巴结肿大、空洞形成、肺内结节或粗糙的弥漫性网状浸润。通过纤维支气管镜活检、冲洗或痰的细胞学检查常可做出诊断。肿大的淋巴结压迫所致肺不张极为罕见。一些非 Hodgkin 淋巴瘤也可引起肺不张,一般见于疾病的晚期,也可通过支气管镜检得以诊断。

良性支气管肿瘤比较少见。约有 10%的畸胎瘤表现为孤立性支气管内肿瘤,除非引起阻塞性肺不张或阻塞性肺炎,一般无临床症状。其他支气管内良性肿瘤如平滑肌瘤、纤维瘤、神经鞘瘤、软骨瘤、血管瘤、脂肪瘤等也可引起阻塞性肺不张。支气管内乳头状瘤主要见于儿童,常为多发,通常合并有复发性咽部乳头状瘤病,可引起咳嗽、咯血、喘息。

肺泡细胞癌一般不会引起支气管阻塞。

(四)非肿瘤性支气管狭窄

支气管结核是引起良性支气管狭窄的最主要的原因。大多数患者肺不张发生于纤维空洞型肺结核,由结核性肉芽组织及溃疡引起狭窄,病变愈合期也可出现纤维性狭窄。在原发性肺结核,支气管阻塞和肺不张主要由肿大的淋巴结在管外压迫所致。结核性支气管狭窄的 X 线征象为迅速长大的薄壁空洞,伴有肺不张或支气管扩张。支气管镜检查及痰培养可以明确诊断。有时仅从纤维支气管镜下所见即可明确狭窄的性质为结核性。结核性肺不张还可由肺实质的疤痕所致。肺真菌病,以及支气管内异物未及时处理时也可引起支气管狭窄。

非特异性局限性支气管炎为局限于肺叶或肺段开口处的炎症,严重的炎症和肉芽肿形成可阻塞支气管。这种少见疾病只能通过排除肿瘤、异物、特异性感染后做出诊断,有时需要开胸活检。大多数慢性炎症所致的支气管狭窄其原发病因不明,有时可能是由于管腔外的压迫所致。Wegener 肉芽肿也可引起支气管狭窄和肺不张。支气管镜下活检通常不易明确诊断。

如果在外伤后未及时进行手术修复,大的支气管断裂可引起支气管狭窄和肺不张。肺不张可发生于急性损伤期,但多见于急性期后 4～6 周,其发生常不可预料。急性期通常表现为第 1～3 根肋骨单支或多支骨折,气胸,纵隔气肿和皮下气肿。最常见的原因是交通意外的顿挫伤。

支气管内结节病较少引起肺不张,但常可见到其他的放射学改变如肺门增大、肺内弥漫性网状影、结节影等。纤维支气管镜检查常可以做出诊断。

(五)支气管结石

支气管结石较为少见,是由支气管周围的钙化淋巴结穿破支气管壁形成,常见的病因为肺结核和组织胞浆菌病。临床症状有咳嗽、咯血与胸痛。咳出沙粒状物或钙化物质的病史极有诊断价值。如为不完全阻塞,可闻及喘鸣,而完全性阻塞则引起阻塞性肺炎和肺不张。造成阻塞的主要原因为围绕突出管腔的结石形成大量的肉芽肿组织。典型的胸片表现为肺不张与近端的多数钙化影。断层摄片和 CT 对于明确结石的存在及评价结石与支气管壁的关系甚有价值。75%的患者支气管镜检查可以明确诊断,若肉芽组织完全覆盖结石,则不易见到结石,这些患者只能由开胸活检明确诊断。

(六)黏液嵌塞

支气管分泌物浓缩可形成半固体或固体状的黏液嵌塞,此时由于侧支气体交通,远端的肺泡尚有气体充盈。出现肺不张后黏液嵌塞的特征性放射学征象变得不明显,如单个或多个结节影,"手指样""葡萄串"或"牙膏样"等改变。临床体征有哮喘、外周血和痰中嗜酸性粒细胞增多,实验室检查常可发现变应性曲霉菌病的证据。黏液嵌塞偶也发生于没有曲霉菌病的哮喘患者,或发生于囊性纤维化和支气管扩张患者。

支气管内阻塞性病变(如肿瘤)远端的黏液嵌塞也可出现上述 X 线征象。如果有气体通过阻塞处或有侧支通气,则不出现远端肺的萎陷。

(七)医源性肺不张

机械通气时带气囊的导管移位可迅速引起整侧肺的塌陷,多见于气囊导管超过隆嵴进入右侧主支气管,使左肺完全没有通气。听诊时受累肺没有呼吸音可立即确定诊断,故在更换导管后应定期进行胸部听诊。冠状动脉搭桥术后患者常出现左下肺不张,主要是由于手术时局部使用冰块所致,从而引起左膈神经麻痹。

(八)外源性压迫所致支气管堵塞

邻近结构异常压迫支气管也可引起肺不张,如动脉瘤、心腔扩大(特别是左心房)、肺门淋巴结肿大、纵隔肿瘤、纤维化性纵隔炎、囊肿及肺的恶性肿瘤。外源性压迫最常见为支气管周围肿大的淋巴结,其中右侧中叶最常受累。引起淋巴结肿大的疾病主要为结核,其次为真菌感染、淋巴瘤、转移性肿瘤。

普通胸片可见与肺不张同时存在的肺门肿大与血管异常,从而提示外源性压迫的可能性。胸部断层摄影和 CT 可进一步明确诊断。纤维支气管镜下在阻塞部位做黏膜活检有时可获得原发病的组织学资料,但在活检前必须排除动脉瘤。受压的支气管可能存在非特异性的炎症。

类癌的淋巴结肿大罕有压迫支气管,而淋巴瘤和转移性肿瘤也极少引起肺门淋巴结肿大。

此种情况下的肺不张通常由支气管内的直接侵犯而非外源性压迫所致。外源性包块跨壁性压迫儿童多于成人。

二、临床表现

肺不张的症状和体征取决于支气管阻塞发生的速度、受累的范围及是否合并感染。

(一)症状

短期内形成的阻塞伴大面积的肺脏萎陷,特别是合并感染时,患侧可有明显的疼痛、突发呼吸困难、发绀,甚至出现血压下降、心动过速、发热,偶可引起休克。缓慢形成的肺不张可以没有症状或只有轻微的症状。中叶综合征多无症状,但常有剧烈的刺激性干咳。

一些临床状况可提示支气管阻塞和肺不张的可能性。某些哮喘患儿若持续发作喘息,可发生肺不张,此时如有发热,则提示诊断。变应性曲霉菌病伴黏液嵌塞主要见于哮喘患者。外科手术后 48 小时出现发热和心动过速(手术后肺炎)常由肺不张引起。心脏手术后最易发生左下叶肺不张。胸壁疾病患者不能进行有效的咳嗽,是肺不张的易患因素,这种患者一旦出现呼吸系统症状,应考虑到肺不张的可能性。单根或多根肋骨骨折均可发生肺不张,特别是存在有慢性支气管炎时。

儿童出现呼吸系统症状时均应想到异物吸入的可能,特别是病史中有说话呛咳、窒息或咳嗽。患者常不能主动提供这类资料,需要通过有目的的询问加以排除。应注意到在异物吸入之后有一个长短不一的无症状期。成年人常可提供明确的异物吸入史,但迟钝或神志不清者例外。

继发于支气管肺癌的肺不张主要见有吸烟史的中年或老年男性,常有慢性咳嗽史。这类情况常伴发感染,患者常有发热、寒战、胸痛及咳脓痰,反复少量咯血较具特征性。肿瘤向胸腔外转移时可出现明显的症状。支气管腺瘤女性多于男性,发病年龄较支气管肺癌小。呼吸道症状均无特异性,但多有咯血。偶尔患者可表现为类癌综合征,提示有肿瘤的广泛转移。

若病史中有肺结核、肺真菌感染、异物吸入或慢性哮喘,应注意有无支气管狭窄。以前有胸部创伤史应注意排除有无未发现的支气管裂伤和支气管狭窄。继发于支气管结石的肺不张患者约有 50% 有咳出钙化物质的历史,患者常常未加以注意,需要医师的提示。有的患者以为医师不相信会咳出"石头",所以有意遗漏这段病史。支气管结石的其他常见症状包括慢性咳嗽、喘息、反复咯血及反复的肺部感染。此外,在重症监护病房的患者也易发生肺不张。

(二)体征

阻塞性肺不张的典型体征有肺容量减少的证据(触觉语颤减弱、膈肌上抬、纵隔移位)、叩浊、语音震颤和呼吸音减弱或消失。如果有少量的气体进入萎陷的区域,可闻及湿啰音。可有明显的发绀和呼吸困难,术后患者较有特征的是反复的带痰声而无力的咳嗽。如果受累的区域较小,或周围肺组织充分有效地代偿性过度膨胀,此时肺不张的体征可能不典型或缺如。非阻塞性肺不张其主要的支气管仍然通畅,故语音震颤常有增强,呼吸音存在。上叶不张因其邻近气管,可在肺尖闻及支气管呼吸音。下叶不张的体征与胸腔积液和单侧膈肌抬高的体征相似。

体检时发现与基础疾病有关的体征,可提供诊断线索。黏液栓、黏液嵌塞或继发于哮喘的支气管狭窄所致的肺不张,听诊可闻及特征性的呼气性哮鸣。支气管肺癌可有杵状指或其他转移征象。淋巴瘤所致肺不张可发现有不同部位的淋巴结肿大。肺不张伴颈静脉曲张和肝脏长大常提示纤维化性纵隔炎。心血管疾病所致的压迫性肺不张可发现心脏杂音、奔马律、发绀或心力衰竭的体征。胸部创伤时触诊较易发现一根或多根肋骨骨折,吸气时出现连枷胸。由于胸壁肌肉无力所致的肺不张常有基础的神经肌肉疾病的证据。

三、诊断

在临床症状与体征的基础上,以下检查手段可明确是否存在肺不张,并为病因诊断提供线索。

(一)放射学检查

放射学检查是诊断肺不张最重要的手段。常规胸部平片通常即可明确叶或段不张的存在及其部位。肺不张的放射学表现变化较大,常常是不典型的。在投照条件不够的前后位或后前位摄片,由于心脏的掩盖,左下叶不张常易漏诊。上叶不张可误认为纵隔增宽,包裹性积液也与肺不张相似,且大量胸腔积液可掩盖下叶不张。支气管空气征可排除完全性支气管阻塞,但不能除开肺叶萎陷。

在不张的肺段或肺叶的顶部发现钙化的淋巴结,对诊断支气管结石有重要意义。纤维化性纵隔炎及各种炎性淋巴结肿大时可发现纵隔钙化。

变应性曲霉菌病、黏液黏稠症、淋巴瘤、不透X线的异物和支气管裂伤均有相应的放射学异常征象。异物阻塞主支气管时,常规胸片可发现一侧肺变小,透光度降低,另一侧肺体积增大,透光度增加。这一现象可能表示:①一侧肺因活瓣阻塞而过度膨胀,压迫对侧肺使其不张;②一侧肺阻塞后发生吸收性不张,对侧肺代偿性过度膨胀。荧光透视和比较吸气末与呼气末的胸片可以鉴别上述两种情况,因为只有支气管通畅的肺在吸气、呼气之间容量有明显的变化。

断层摄片对下述情况帮助较大:描述萎陷肺叶的位置与形状,有无支气管空气征,有无钙化及其位置,阻塞病变的性状,有无管腔内引起阻塞的包块。CT检查对于此类问题的诊断价值更大,特别是对下述情况明显优于断层摄影,包括明确支气管腔内阻塞性病变的位置甚或性质,探查肿大的纵隔淋巴结,鉴别纵隔包块与纵隔周围的肺不张。支气管造影主要用于了解非阻塞性肺不张中是否存在支气管扩张,但目前已基本为CT所取代。如怀疑肺不张由肺血栓所致,可考虑行肺通气-灌注显像或肺血管造影,相对而言血管造影的特异性较高。

对纤维化性纵隔炎所致肺不张的患者,上腔静脉血管造影有一定的价值。心血管疾病引起压迫性肺不张时可选择多种影像学手段。

(二)实验室检查

血液常规检查对肺不张的鉴别诊断价值有限。哮喘及伴有黏液嵌塞的肺曲霉菌感染血嗜酸性粒细胞增多,偶尔也可见于Hodgkin病、非Hodgkin淋巴瘤、支气管肺癌和结节病。阻塞远端继发感染时有中性粒细胞增多、血沉增快。慢性感染和淋巴瘤多有贫血。结节病、淀粉样变、慢性感染和淋巴瘤可见γ球蛋白增高。

血清学试验检测抗曲霉菌抗体对诊断肺变应性曲霉菌感染的敏感性与特异性较高,组织胞浆菌病和球孢子菌病引起支气管狭窄时特异性补体结合试验可为阳性。

血及尿中检出5-羟色胺对支气管肺癌引起的类癌综合征有诊断价值。

(三)支气管镜检查

支气管镜检查是肺不张最有价值的诊断手段之一,可用于大部分患者。多数情况下可在镜下直接看到阻塞性病变并取活检。如果使用硬质支气管镜,则可扩张狭窄部位并取出外源性异物或内源性的结石。如异物或支气管结石被肉芽组织包绕,则在镜下不易明确诊断。

支气管腺癌表面通常覆盖有一层正常的上皮组织,如果肿瘤无蒂,易被误认为腔内的压迫性病变。但大部分腺癌有蒂,有助于判断其支气管的起源。支气管类癌血管丰富,活检时易出血,此时应留待开胸手术时切除,而不应盲目活检。有时支气管肺癌表面也可覆盖一层肉芽组织,镜下活检只能取到炎症组织。此时如果阻塞的支气管尚存细小的缝隙,也可通过深部刷检取得肿瘤学证据。对于支气管外的压迫性病变,支气管黏膜的活检偶尔可发现与基础病变有关的组织学异常。但管外的搏动性包块切忌活检。

对于黏液栓引起的阻塞性肺不张,纤维支气管镜下抽吸既是诊断性的也是治疗性的。纤维支气管镜下活检与刷检对引起阻塞的良性和恶性肿瘤、结节病及特异性炎症也有诊断价值。

四、预防

慢性支气管炎及重度吸烟是手术后肺不张的主要易患因素,因此应在术前戒烟并训练咳嗽与深呼吸。应避免使用作用时间过长的麻醉方式,术后尽量少用镇静剂,以免抑制咳嗽反射。麻醉结束时不应使用 100% 的纯氧。患者应每小时翻身一次,鼓励咳嗽和深呼吸。必要时可雾化吸入支气管扩张药,雾化吸入生理盐水也可达到湿化气道,促进分泌物排出的目的。

由胸廓疾病、神经肌肉疾病或中枢神经疾病所致通气不足,或呼吸浅快,以及长期进行机械通气的患者,均有发生肺不张的可能,应予以特别注意并进行严密的监护。

五、治疗

(一)急性肺不张

急性肺不张(包括手术后急性大面积的肺萎陷)需要尽快去除基础病因。如果怀疑肺不张由阻塞所致,而咳嗽、吸痰、24 小时的呼吸治疗与物理治疗仍不能缓解时,或者患者不能配合治疗措施时,应当考虑行纤维支气管镜检查。支气管阻塞的诊断一旦确定,治疗措施即应针对阻塞病变及合并的感染。纤维支气管镜检查时可吸出黏液栓或浓缩的分泌物而使肺脏得以复张。如果怀疑异物吸入,应立即行支气管镜检查,较大的异物可能需经硬质支气管镜取出。

肺不张患者的一般处理如下:①卧位时头低脚高,患侧向上,以利于引流;②适当的物理治疗;③鼓励翻身、咳嗽、深呼吸。如果在医院外发生肺不张,如由异物吸入所致,而又有感染的临床或实验室证据,应当使用广谱抗生素。住院患者应根据病原学资料和药物敏感试验选择针对性强的抗生素。神经肌肉疾病引起的反复发生的肺不张,试用 $0.49 \sim 1.47 \text{ kPa}(5 \sim 15 \text{ cmH}_2\text{O})$ 的经鼻导管持续气道正压通气可能有一定的帮助。

(二)慢性肺不张

肺萎陷的时间越久,则肺组织毁损、纤维化或继发支气管扩张的可能性越大。任何原因的肺不张均可继发感染,因此若有痰量及痰中脓性成分增加,应使用适当的抗生素。部分结核性肺不张通过抗结核治疗也可使肺复张。以下情况应考虑手术切除不张的肺叶或肺段:①缓慢形成或存在时间较久的肺不张,常继发慢性炎症使肺组织机化挛缩,此时即使解除阻塞性因素,肺脏也难于复张;②由于肺不张引起频繁的感染和咯血。如由肿瘤阻塞所致肺不张,应根据细胞学类型、肿瘤的范围与患者的全身情况,决定是否进行手术治疗及手术的方式。放射治疗与化学治疗也可使部分患者的症状得以缓解。对某些管腔内病变可试用激光治疗。

(颜丽莎)

第八节　肺　脓　肿

肺脓肿是由化脓性病原体引起肺组织坏死和化脓，导致肺实质局部区域破坏的化脓性感染。通常早期呈肺实质炎症。后期出现坏死和化脓。如病变区和支气管交通则有空洞形成（通常直径＞2 cm），内含由微生物感染引致的坏死碎片或液体，其外周环绕炎症肺组织。与一般肺炎相比，其特点是引致的微生物负荷量多（如急性吸入），局部清除微生物能力下降（如气道阻塞），以及受肺部邻近器官感染的侵及。如肺内形成多发的较小脓肿（直径＜2 cm）则称为坏死性肺炎。肺脓肿和坏死性肺炎病理机制相同，其分界是人为的。

肺脓肿通常由厌氧、需氧和兼性厌氧菌引起，也可由非细菌性病原体，如真菌、寄生虫等所致。应注意类似的影像学表现也可由其他病理改变产生，如肺肿瘤坏死后空洞形成或肺囊肿内感染等。

在抗生素出现前，肺脓肿自然病程常表现为进行性恶化，病死率曾达50%，患者存活后也往往遗留明显的临床症状，需要手术治疗，预后不理想。自有效抗生素应用后，肺脓肿的疾病过程得到显著改善。但近年来随着肾上腺皮质激素、免疫抑制剂及化疗药物的应用增加，造成口咽部内环境的改变，条件致病的肺脓肿发病率又有增多的趋势。

一、病因和发病机制

化脓性病原体进入肺内可有几种途径，最主要的途径是口咽部内容物的误吸。

(一)呼吸道误吸

口腔、鼻腔、口咽和鼻咽部隐匿着复杂的菌群，形成口咽微生态环境。健康人唾液中的细菌含量约 10^8/mL，半数为厌氧菌。在患有牙病或牙周病的人群中厌氧菌可增加1 000倍，易感个体中还可有多种需氧菌株定植。采用放射活性物质技术显示，45%健康人睡眠时可有少量唾液吸入气道。在各种因素引起的不同程度神智改变的人群中，约75%在睡眠时会有唾液吸入。

临床上特别易于吸入口咽分泌物的因素有全身麻醉、过度饮酒或使用镇静药物、头部损伤、脑血管意外、癫痫、咽部神经功能障碍、糖尿病昏迷或其他重症疾病，包括使用机械通气者。呼吸机治疗时，虽然人工气道上有气囊保护，但在气囊上方的积液库内容物常有机会吸入到下呼吸道。当患者神智状态进一步受到影响时，胃内容物也可吸入，酸性液体可引起化学性肺炎，促进细菌性感染。

牙周脓肿和牙龈炎时，因有高浓度的厌氧菌进入唾液可增加吸入性肺炎和肺脓肿的发病。相反，仅10%～15%厌氧菌肺脓肿可无明显的牙周疾病或其他促使吸入的因素。没有吸入因素者常需排除肺部肿瘤的可能性。

误吸后肺脓肿形成的可能性取决于吸入量、细菌数量、吸入物的pH和患者的防御机制。院内吸入将涉及G菌，特别是在医院获得的抗生素耐药菌株。

(二)血液循环途径

通常由在体内其他部位的感染灶，经血液循环播散到肺内，如腹腔或盆腔及牙周脓肿的厌氧菌感染可通过血液循环播散到肺。

感染栓子也可起自于下肢和盆腔的深静脉的血栓性静脉炎或表皮蜂窝织炎,或感染的静脉内导管,吸毒者静脉用药也可引起。感染性栓子可含金黄色葡萄球菌、化脓性链球菌或厌氧菌。

(三)其他途径

比较少见。

(1)慢性肺部疾病者,可在下呼吸道有化脓性病原菌定植,如支气管扩张症、囊性纤维化,而并发症肺脓肿。

(2)在肺内原有空洞基础上(肿胀或陈旧性结核空洞)合并感染,不需要有组织的坏死,空洞壁可由再生上皮覆盖。局部阻塞可在周围肺组织产生支扩或肺脓肿。

(3)邻近器官播散,如胃肠道。

(4)污染的呼吸道装置,如雾化器有可能携带化脓性病原体进入易感染着肺内。

(5)先天性肺异常的继发感染,如肺隔离症、支气管囊肿。

二、病原学

肺脓肿可由多种病原菌引起,多为混合感染,厌氧菌和需氧菌混合感染占90%。社区获得性感染和院内获得性感染的细菌出现频率不同。社区获得性感染中,厌氧菌为70%,而在院内获得性感染中,厌氧菌和铜绿假单胞菌起重要作用。

(一)厌氧菌

厌氧菌是正常菌群的主要组成部分,但可引起身体任何器官和组织感染。近年来由于厌氧菌培养技术的改进,可及时得到分离和鉴定。在肺脓肿感染时,厌氧菌是常见的病原体。

引起肺脓肿感染的致病性厌氧菌主要指专性厌氧菌。专性厌氧菌只能在无氧或低于正常大气氧分压条件下才能生存或生长。厌氧菌分为革兰阳性厌氧球菌、革兰阴性厌氧球菌、革兰阳性厌氧杆菌、革兰阴性厌氧杆菌。其中革兰阴性厌氧杆菌包括类杆菌属和梭杆菌属,类杆菌属是最主要的病原菌,以脆弱类杆菌和产黑素类杆菌最常见。革兰阳性厌氧球菌主要为消化球菌属和消化链球菌属。革兰阴性厌氧球菌主要为产碱韦荣球菌。革兰阳性厌氧杆菌中产芽孢的有梭状芽孢杆菌属和产气荚膜杆菌;不产芽孢的为放线菌属、真杆菌属、丙酸杆菌属、乳酸杆菌属和双歧杆菌属。外源性厌氧菌肺炎较少见。

(二)需氧菌

需氧菌常形成坏死性肺炎,部分区域发展成肺脓肿,因而其在影像学上比典型的厌氧菌引起的肺脓肿病变分布弥散。

金黄色葡萄球菌是引起肺脓肿的主要革兰阳性需氧菌,是社区获得的呼吸道病原菌之一。通常健康人在流感后可引起严重的金黄色葡萄球菌肺炎,导致肺脓肿形成,并伴薄壁囊性气腔和肺大疱,后者多见于儿童。金黄色葡萄球菌是儿童肺脓肿的主要原因,也是老年人在基础疾病上并发院内获得性感染的主要病原菌。金黄色葡萄球菌也可由体内其他部位的感染灶经血液循环播散,在肺内引起多个病灶,形成血源性肺脓肿,有时很像是肿瘤转移。其他可引起肺脓肿的革兰阳性菌是化脓性链球菌(甲型链球菌,乙型B溶血性链球菌)。

最常引起坏死性肺炎伴肺脓肿的革兰阴性需氧菌为肺炎克雷伯杆菌,这种肺炎形成一到多个脓肿者占25%,同时常伴菌血症。但需注意有时痰培养结果可能是口咽定植菌,该病病死率高,多见于老年人和化疗患者,肾上腺皮质激素应用者,糖尿病患者也多见。铜绿假单胞菌也影响类似的人群,如免疫功能低下患者、有严重并发症者。铜绿假单胞菌在坏死性过程中形成多发小脓肿。

其他由流感嗜血杆菌、大肠埃希菌、鲍曼不动杆菌、变形杆菌、军团菌等所致坏死性肺炎引起脓肿则少见。

三、病理

肺脓肿时，细支气管受感染物阻塞，病原菌在相应区域形成肺组织化脓性炎症，局部小血管炎性血栓形成、血供障碍，在实变肺中出现小区域散在坏死，中心逐渐液化，坏死的白细胞及死亡细菌积聚，形成脓液，并融合形成 1 个或多个脓肿。当液化坏死物质通过支气管排出，形成空洞、形成有液平的脓腔，空洞壁表面残留坏死组织。当脓肿腔直径达到 2 cm，则称为肺脓肿。炎症累及胸膜可发生局限性胸膜炎。如果在早期及时给予适当抗生素治疗，空洞可完全愈合，胸 X 线检查可不留下破坏残余或纤维条索影。但如治疗不恰当，引流不畅，炎症进展，则进入慢性阶段。脓肿腔有肉芽组织和纤维组织形成，空洞壁可有血管瘤。脓肿外周细支气管变形和扩张。

四、分类

肺脓肿可按病程分为急性和慢性，或按发生途径分为原发性和继发性。急性肺脓肿通常少于 4～6 周，病程迁延 3 个月以上则为慢性肺脓肿。大多数肺脓肿是原发性，通常有促使误吸的因素，或由正常宿主肺炎感染后在肺实质炎症的坏死过程演变而来。而继发性肺脓肿则为原有局部病灶基础上出现的并发症，如支气管内肿瘤、异物或全身性疾病引起免疫功能低下所致。细菌性栓子通过血液循环引致的肺脓肿也为继发性。膈下感染经横膈直接通过淋巴管或膈缺陷进入胸腔或肺实质，也可引起肺脓肿。

五、临床表现

肺脓肿患者的临床表现差异较大。由需氧菌（金黄色葡萄球菌或肺炎克雷伯杆菌）所致的坏死性肺炎形成的肺脓肿病情急骤、严重，患者有寒战、高热、咳嗽、胸痛等症状。儿童在金黄色葡萄球菌肺炎后发生的肺脓肿也多呈急性过程。一般原发性肺脓肿患者首先表现吸入性肺炎症状，有间歇发热、畏寒、咳嗽、咳痰、胸痛、体重减轻、全身乏力、夜间盗汗等，与一般细菌性肺炎相似，但病程相对慢性化，症状较轻，可能和其吸入物质所含病原体致病力较弱有关。甚至有的起病隐匿，到病程后期多发性肺坏死、脓肿形成，与支气管相交通，则可出现大量脓性痰，如为厌氧菌感染则伴有臭味。但痰无臭味并不能完全排除厌氧菌感染的可能性，因为有些厌氧菌并不产生导致臭味的代谢终端产物，也可能是病灶尚未和气管支气管交通。咯血常见，偶尔可为致死性的。

继发性肺脓肿先有肺外感染症状（如菌血症、心内膜炎、感染性血栓静脉炎、膈下感染），然后出现肺部症状。在原有慢性气道疾病和支气管扩张的患者则可见痰量显著改变。

体格检查无特异性，阳性体征出现与脓肿大小和部位有关。如脓肿较大或接近肺的表面，则可有叩诊浊音，呼吸音降低等实变体征，如涉及胸膜则可闻及胸膜摩擦音或胸腔积液体征。

六、诊断

肺脓肿诊断的确立有赖于特征性临床表现及影像学和细菌学检查结果。

（一）病史

原发性肺脓肿有促使误吸因素或口咽部炎症和鼻窦炎的相关病史。继发性肺脓肿则有肺内原发病变或其他部位感染病史。

（二）症状与体征

由需氧菌等引起的原发性肺脓肿呈急性起病,如以厌氧菌感染为主者则呈亚急性或慢性化过程,脓肿破溃与支气管相交通后则痰量增多,出现脓痰或脓性痰,可有臭味,此时临床诊断可成立。体征则无特异性。

（三）实验室检查

1.血常规检查

血白细胞和中性粒细胞计数升高,慢性肺脓肿可有血红蛋白和红细胞计数减少。

2.胸部影像学检查

影像学异常开始表现为肺大片密度增深、边界模糊的浸润影,随后产生 1 个或多个比较均匀低密度阴影的圆形区。当与支气管交通时,出现空腔,并有气液交界面(液平面),形成典型的肺脓肿。有时仅在肺炎症渗出区出现多个小的低密度区,表现为坏死性肺炎。需氧菌引起的肺脓肿周围常有较多的浓密炎性浸润影,而以厌氧菌为主的肺脓肿外周肺组织则较少见浸润影。

病变多位于肺的低垂部位和发病时的体位有关,侧位胸 X 线片可帮助定位。在平卧位时吸入者 75% 病变见于下中位背段及后基底段,侧卧位时则位于上叶后外段(由上叶前段和后段分支形成,又称腋段)。右肺多于左肺,这是受重力影响吸入物最易进入的部位。在涉及的肺叶中,病变多分布于近肺胸膜处,室间隔鼓出常是肺炎克雷伯杆菌感染的特征。病变也可引起胸膜反应、脓胸或气胸。

当肺脓肿愈合时,肺炎性渗出影开始吸收,同时脓腔壁变薄,脓腔逐渐缩小,最后消失。在 71 例肺脓肿系列观察中,经适当抗生素治疗,13% 脓腔在 2 周消失,44% 为 4 周,59% 为 6 周,3 个月内脓腔消失可达 70%,当有广泛纤维化发生时,可遗留纤维条索影。慢性肺脓肿脓腔周围有纤维组织增生,脓腔壁增厚,周围细支气管受累,继发变形或扩张。

血源性肺脓肿则见两肺多发炎性阴影,边缘较清晰,有时类似转移性肿瘤,其中可见透亮区和空洞形成。

胸部 CT 检查对病变定位,坏死性肺炎时肺实质的坏死、液化的判断,特别是对引起继发性肺脓肿的病因诊断均有很大的帮助。

3.微生物学监测

微生物学监测的标本包括痰液、气管吸引物、经皮肺穿刺吸引物和血液等。

（1）痰液及气管分泌物培养:在肺脓肿感染中,需氧菌所占比例正在逐渐增加,特别是在院内感染中。虽然有口咽菌污染的机会,但重复培养对确认致病菌还是有意义的。由于口咽部厌氧菌内环境,痰液培养厌氧菌无意义,但脓肿性痰标本培养阳性,而革兰染色却见到大量细菌,且形态较一致,则可能提示厌氧菌感染。

（2）应用防污染技术对下呼吸道分泌物标本采集:是推荐的方法,必要时可采用。厌氧菌培养标本不能接触空气,接种后应放入厌氧培养装置和仪器以维持厌氧环境。气相色谱法检查厌氧菌的挥发脂肪酸,迅速简便,可用于临床用药选择的初步参考。

（3）血液标本培养:因为在血源性肺脓肿时常可有阳性结果,需要进行血培养,但厌氧菌血培养阳性率仅 5%。

4.其他

(1)CT 引导下经胸壁脓肿穿刺吸引物厌氧菌及需氧菌培养,以及其他无菌体腔标本采集及培养。

(2)纤维支气管镜检查,除通过支气管镜进行下呼吸道标本采集外,也可用于鉴别诊断,排除支气管肺癌、异物等。

七、鉴别诊断

(一)细菌性肺炎

肺脓肿早期表现和细菌性肺炎相似,但除由一些需氧菌所致的肺脓肿外,症状相对较轻,病程相对慢性化。后期脓肿破溃与支气管相交通后则痰量增多,出现脓痰或脓性痰,可有臭味,此时临床诊断则可成立。胸部影像学检查,特别是 CT 检查,容易发现在肺炎症渗出区出现多个小的低密度区。当与支气管交通时,出现空腔,肝有气液交界面(液平面),形成典型的肺脓肿。

(二)支气管肺癌

在 50 岁以上男性出现肺空洞性病变时,肺癌(通常为鳞癌)和肺脓肿的鉴别常需考虑。由支气管肺癌引起的空洞性病变(癌性空洞),无吸入病史,其病灶也不一定发生在肺的低垂部位。而肺脓肿则常伴有发热、全身不适、脓性痰、血白细胞和中性粒细胞计数升高,对抗生素治疗反应好。影像学上显示偏心空洞,空洞壁厚,内壁不规则,则常提示恶性病变。痰液或支气管吸引物的细胞学检查及微生物学涂片和培养对鉴别诊断也有帮助。如对于病灶的诊断持续存在疑问,情况允许时,也可考虑手术切除病灶及相应肺叶。其他肺内恶性病变.包括转移性肺癌和淋巴瘤也可形成空洞病变。

需注意的是肺癌和肺脓肿可能共存,特别在老年人中。因为支气管肿瘤可使其远端引流不畅,分泌物潴留。引起阻塞性肺炎和肺脓肿。一般病程较长,有反复感染史,脓痰量较少。纤维支气管镜检查对确定诊断很有帮助。

(三)肺结核

空洞继发感染肺结核常伴空洞形成,胸部 X 线检查空洞壁较厚,病灶周围有密度不等的散在结节病灶。合并感染时空洞内可有少量液平面,临床出现黄痰,但整个病程长,起病缓慢,常有午后低热、乏力、盗汗、慢性咳嗽、食欲缺乏等慢性症状,经治疗后痰中常可找到结核杆菌。

(四)局限性脓胸

局限性脓胸常伴支气管胸膜漏和肺脓肿有时在影像学上不易区别。典型的脓胸在侧位胸片呈"D"字阴影,从后胸壁向前方鼓出。CT 对疑难病例有帮助,可显示脓肿壁有不同厚度,内壁边缘和外表面不规则;而脓胸腔壁则非常光滑,液性密度将增厚的壁层胸膜和受压肺组织下的脏层胸膜分开。

(五)大疱内感染

患者全身症状较胸 X 线片显示状态要轻。在平片和 CT 上常可见细而光滑的大疱边缘,和肺脓肿相比其周围肺组织清晰。以往胸片将有助于诊断。大疱内感染后有时可引起大疱消失,但很少见。

(六)先天性肺病变继发感染

支气管脓肿及其他先天性肺囊肿可能无法和肺脓肿鉴别,除非有以往胸 X 线片进行比较。支气管囊肿未感染时,也不和气管支气管交通,但囊肿最后会出现感染,形成和气管支气管的交通,气体进入囊肿,形成含气囊肿,可呈单发或多发含气空腔,壁薄而均一;合并感染时,其中可见气液平面。如果患者一开始就表现为感染性支气管囊肿,通常清晰的边界就会被周围肺实质炎症和实变所遮掩。囊肿的真正本质只有在周围炎症或渗血消散吸收后才能显示出来。

先天性肺隔离症感染也会同样出现鉴别诊断困难,可通过其所在部位(多位于下叶)及胸部 CT 扫描和 MRI 及造影剂增强扫描帮助诊断,并可确定异常血管供应来源,对手术治疗有帮助。

(七)肺挫伤血肿和肺撕裂

胸部刺伤或挤压伤后,影像学可出现空洞样改变,临床无典型肺脓肿表现,有类似的创伤病史常提示此诊断。

(八)膈疝

通常在后前位胸 X 线片可显示"双重心影",在侧位上在心影后可见典型的胃泡,并常有液平。如有疑问可进行钡剂及胃镜检查。

(九)包囊肿和其他肺寄生虫病

包囊肿可穿破,引起复合感染,曾在羊群牧羊分布的区域居住者需考虑此诊断。乳胶凝聚试验,补体结合和酶联免疫吸附试验,也可检测血清抗体,帮助诊断。寄生虫中如肺吸虫也可有类似症状。

(十)真菌和放线菌感染

肺脓肿并不全由厌氧菌和需氧菌所致,真菌、放线菌也可引起肺脓肿。临床鉴别诊断时也需考虑。

(十一)其他

易和肺脓肿混淆的还有空洞型肺栓塞、Wegener 肉芽肿、结节病等,偶尔也会形成空洞。

八、治疗

肺脓肿的治疗应根据感染的微生物种类及促使产生感染的有关基础或伴随疾病而确定。

(一)抗感染治疗

抗生素应用已有半个世纪,肺脓肿在有效抗生素合理应用下,加上脓液通过和支气管交通向体外排出,因而大多数对抗感染治疗有效。

近年来,某些厌氧菌已产生 β 内酰胺酶,在体外或临床上对青霉素耐药,故应结合细菌培养及药敏结果,及时合理选择药物。但由于肺脓肿患者很难及时得到微生物学的阳性结果,故可根据临床表现,感染部位和涂片染色结果分析可能性最大的致病菌种类,进行经验治疗。由于大多数和误吸相关,厌氧菌感染起重要作用,因而青霉素仍是主要治疗药物,但近年来情况已有改变,特别是院内获得感染的肺脓肿。常为多种病原菌的混合感染,故应联合应用对需氧菌有效的药物。

1.青霉素 G

该药为首选药物,对厌氧菌和革兰阳性球菌等需氧菌有效。用法为 240 万 U/d 肌内注射或静脉滴注;严重病例可加量至 1 000 万 U/d 静脉滴注,分次使用。

2.克林霉素

克林霉素是林可霉素的半合成衍生物,但优于林可霉素,对大多数厌氧菌有效,如消化球菌、消化链球菌、类杆菌梭形杆菌、放线菌等。目前有 10%~20% 脆弱类杆菌及某些梭形杆菌对克林霉素耐药。主要不良反应是假膜性肠炎。0.6～1.8 g/d,分 2～3 次静脉滴注,然后序贯改口服。

3.甲硝唑(灭滴灵)

该药是杀菌药,对革兰厌氧菌,如脆弱类杆菌有作用。多为联合应用,不单独使用。通常和青霉素、克林霉素联合用于厌氧菌感染。对微需氧菌及部分链球菌如密勒链球菌效果不佳。根据病情,一般 6～12 g/d,可加量到 24 g/d。

4.β 内酰胺类抗生素

某些厌氧菌如脆弱类杆菌可产生 β 内酰胺酶,故青霉素、羧苄西林、第三代头孢中的头孢噻肟、头孢哌酮效果不佳。对其活性强的药物有碳青霉烯类,替卡西林克拉维酸、头孢西丁等,加酶联合制剂作用也强,如阿莫西林克拉维酸或联合舒巴坦等。

院内获得性感染形成的肺脓肿,多数为需氧菌,并行耐药菌株出现,故需选用 β 内酰胺抗生素的第二、三代头孢菌素,必要时联合氨基糖苷类。

血源性肺脓肿致病菌多为金黄色葡萄球菌,且多数对青霉素耐药,应选用耐青霉素酶的半合成青霉素的药物,对耐甲氧西林的金黄色葡萄球菌(MRSA),则应选用糖肽类及利奈唑胺等。

给药途径及疗程尚未有大规模的循证医学证据,但一般先以静脉途径给药。

和非化脓性肺炎相比,其发热呈逐渐下降,7 天达到正常。如果 1 周未能控制体温,则需再新评估。影像学改变时间长,有时达数周,并有残余纤维化改变。

治疗成功率与治疗开始时症状、存在的时间及空洞大小有关。对治疗反应不好者,还需注意有无恶性病变存在。总的疗程要 4～6 周,可能需要 3 个月,以防止反复。

(二)引流

(1)痰液引流对于治疗肺脓肿非常重要,体位,引流有助于痰液排出。纤维支气管镜除作为诊断手段,确定继发性脓肿原因外,还可用来经气道内吸引及冲洗,促进引流,利于愈合。有时脓肿大、脓液量多时,需要硬质支气管镜进行引流,以便于保证气道通畅。

(2)合并脓胸时,除全身使用抗生素外,应局部胸腔抽脓或肋间置入导管水封并引流。

(三)外科手术处理

内科治疗无效,或疑及有肿瘤者为外科手术适应证。包括治疗 4 周后脓肿不关闭、大出血、合并气胸、支气管胸膜瘘。在免疫功能低下、脓肿进行性扩大时也需考虑手术处理。有效抗生素应用后,目前需外科处理病例已减少(<15%),手术时要防止脓液进入对侧,麻醉时要置入双腔导管,否则可引起对侧肺脓肿和 ARDS。

九、预后

取决于基础病变或继发的病理改变,治疗及时、恰当者,预后良好。厌氧菌和 G 杆菌引起的坏死性肺炎,多表现为脓腔大(直径>6 cm),多发性脓肿,临床多发于有免疫功能缺陷,年龄大的患者。并发症主要为脓胸、脑脓肿、大咯血等。

十、预防

应注意加强个人卫生,保持口咽内环境稳定,预防各种促使误吸的因素。

(颜丽莎)

第九节　肺　水　肿

肺内正常的解剖和生理机制保持肺间质水分恒定和肺泡处于理想的湿润状态,以利于完成肺的各种功能。如果某些原因引起肺血管外液体量过度增多甚至渗入肺泡,引起生理功能紊乱,则称为肺水肿。临床表现主要为呼吸困难、发绀、咳嗽、咳白色或血性泡沫痰,两肺散在湿啰音,影像学呈现为以肺门为中心的蝶状或片状模糊阴影。理解肺液体和溶质转运的基本原理是合理有效治疗肺水肿的基础。

一、肺内液体交换的形态学基础

肺泡表面为上皮细胞,肺泡表面约有 90% 被扁平 I 型肺泡细胞覆盖,其余为 II 型肺泡细胞(图 5-3)。细胞间连接紧密,正常情况下液体不能透过。 II 型肺泡细胞含有丰富的磷脂类物质,主要成分是二软脂酰卵磷脂,其分泌物进入肺泡,在肺泡表面形成一薄层减低肺泡表面张力的肺泡表面活性物质,维持肺泡开放,并有防止肺泡周围间质液向肺泡腔渗漏的功能。 II 型肺泡细胞除了分泌表面活性物质外,还参与钠运输。钠先通过肺泡腔侧的阿米洛利敏感性钠通道进入细胞内,再由位于基膜侧的 Na^+-K^+-ATP 酶将钠泵入肺间质。肺毛细血管内衬着薄而扁平的内皮细胞,内皮细胞间的连接较为疏松,允许少量液体和某些蛋白质颗粒通过。近年来的研究还发现,支气管肺泡上皮还表达 4 种特异性水转运蛋白或称为水通道蛋白(AQP)1、3、4、5,可加速水的转运,参与肺泡液体的交换。

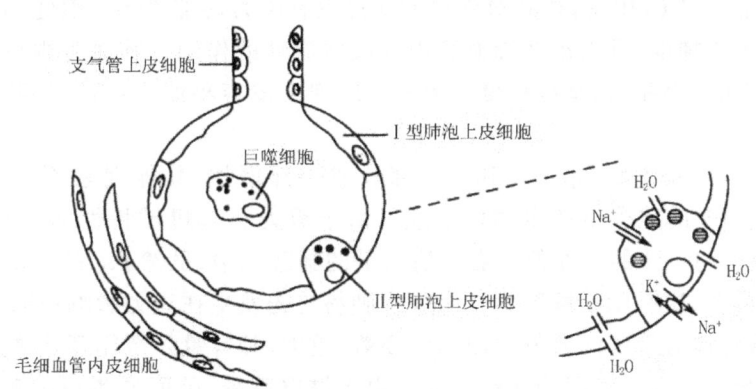

图 5-3　肺泡液体交换形态学基础示意图

电镜观察可见肺泡的上皮与血管的基膜之间不是完全融合,与毛细血管相关的肺泡壁存在一侧较薄和一侧较厚的边(图 5-4)。薄侧上皮与内皮的基膜相融合,即由肺泡上皮、基膜和毛细血管内皮三层所组成,有利于血与肺泡的气体交换。厚侧由肺毛细血管内皮层、基膜、胶原纤维和弹力纤维交织网、肺泡上皮、极薄的液体层和表面活性物质层组成。上皮与内皮基膜之间被间隙(肺间质)分离,该间隙与支气管血管束周围间隙、小叶间隔和脏层胸膜下的间隙相连通,以利液体交换。进入肺间质的液体主要通过淋巴系统回收。在厚侧肺泡隔中,电镜下可看到神经和点状胶原物质组成的感受器。当间质水分增加,胶原纤维肿胀刺激"J"感受器,传至中枢,反射性使呼吸加深加快,引起胸腔负压增加,淋巴管液体引流量增多。

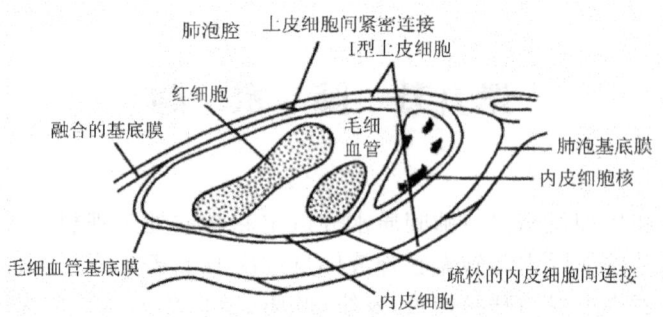

图 5-4　肺泡毛细血管结构示意图

二、发病机制

无肺泡液体清除时,控制水分通过生物半透膜的各种因素可用 Starling 公式概括,若同时考虑到滤过面积和回收液体至血管内的机制,可改写为下面公式:

$$EVLW=\{(SA×Lp)[(P_{mv}-P_{pmv})-σ(π_{mv}-π_{pmv})]\}-Flymph$$

式中 EVLW 为肺血管外液体含量;SA 为滤过面积;Lp 为水流体静力传导率;P_{mv} 和 P_{pmv} 分别为微血管内和微血管周围静水压;σ 为蛋白反射系数;$π_{mv}$ 和 $π_{pmv}$。分别为微血管内和微血管周围胶体渗透压;Flymph 为淋巴流量,概括了所有将液体回收到血管内的机制。

这里之所以使用微血管而不是毛细血管这一术语,是因为液体滤出还可发生在小动脉和小静脉处。此外,$SA×LP=K_f$,是水过系数。虽然很难测定 SA 和 Lp,但其中强调了 SA 对肺内液体全面平衡的重要性。反射系数表示血管对蛋白的通透性。如果半透膜完全阻止可产生渗透压的蛋白通过,σ 值为 1.0,相反,如其对蛋白的滤过没有阻力,σ 值为 0。因此,σ 值可反映血管通透性变化影响渗透压梯度,进而涉及肺血管内外液体流动的作用。肺血管内皮的 σ 值为 0.9,肺泡上皮的 σ 值为 1.0。因此,在某种程度上内皮较肺泡上皮容易滤出液体,导致肺间质水肿发生在肺泡水肿前。

从公式可看出,如果 SA、Lp、P_{mv} 和 $π_{pmv}$ 部分或全部增加,其他因素不变,EVLW 即增多。P_{pmv}、σ、$π_{mv}$ 和 Flymph 的减少也产生同样效应。由于重力和肺机械特性的影响,肺内各部位的 P_{mv} 和 P_{pmv} 并不是均匀一致的。在低于右心房水平的肺区域中,虽然 P_{mv} 和 P_{pmv} 均可升高,但前者的升高程度大于后者,这有助于解释为什么肺水肿易首先发生在重力影响最明显的部位。

正常时,尽管肺微血管和间质静水压力受姿势、重力、肺容量乃至循环液体量变化的影响,但肺间质和肺泡均能保持理想的湿润状态。这是由于淋巴系统、肺间质蛋白和顺应性的特征有助于对抗液体潴留并连续不断地清除肺内多余的水分。肺血管静水压力和通透性增加时,淋巴流量可增加 10 倍以上对抗肺水肿的产生。起次要作用的是肺间质内蛋白的稀释效应,它由微血管内静水压力升高后致使液体滤过增多引起,效应是降低 $π_{pmv}$,反过来减少净滤过量,但对血管通透性增加引起的肺水肿不起作用。预防肺水肿的另一因素是顺应性变化效应。肺间质中紧密连接的凝胶结构不易变形,顺应性差,肺间质轻度积液后压力即迅速升高,阻止进一步滤过。但同时由于间质腔扩张范围小,当移除肺间质内水分的速度赶不上微血管滤出的速度时,易发生肺泡水肿。

近年来的研究又发现,肺水肿的形成还受肺泡上皮液体清除功能的影响。肺泡Ⅱ型细胞在儿茶酚胺依赖性和非依赖性机制的调节下,可主动清除肺泡内的水分,改善肺水肿。据此,可以推论,肺水肿的发病机制除了 Starling 公式中概括的因素外,还受肺泡上皮主动液体转运功能的左右。只有液体漏出的作用强于回收的作用,并超过了肺泡液体的主动转运能力后才发生肺水肿。而且,肺泡液体转运功能完整也有利于肺水肿的消散。

三、分类

为便于指导临床诊断和治疗,可将肺水肿分为微血管压升高性(高压性肺水肿)、微血管压正常性(常压性肺水肿)和高微血管压合并高肺毛细血管膜通透性肺水肿(混合性肺水肿)3 类(表 5-2)。

表 5-2　肺水肿分类

类型	影响因素
高压性肺水肿	心源性:左心衰竭、二尖瓣病、左心房黏液瘤
	肺静脉受累:原发性静脉闭塞性疾病、纵隔纤维化或肉芽肿病变
	神经源性:颅脑外伤、颅内压升高、癫痫发作后
常压性肺水肿	吸入有毒烟雾和可溶性气溶胶:二氧化氮、二氧化硫、一氧化碳、高浓度氧、臭氧、烟雾烧伤、氨气、氯气、光气、有机磷酸酯
	吸入有毒液体:液体性胃内容物、淹溺、高张性造影剂、乙醇
混合性肺水肿	吸毒或注射毒品过量
	急性呼吸窘迫综合征(ARDS)

四、病理和病理生理

肺表面苍白,含水量增多,切面有大量液体渗出。显微镜下观察,可将其分为间质期、肺泡壁期和肺泡期。

间质期是肺水肿的最早表现,液体局限在肺泡外血管和传导气道周围的疏松结缔组织中,支气管、血管周围腔隙和叶间隔增宽,淋巴管扩张。液体进一步潴留时,进入肺泡壁期。液体蓄积在厚的肺泡毛细血管膜一侧,肺泡壁进行性增厚。发展到肺泡期时,充满液体的肺泡壁会丧失其环形结构,出现褶皱。无论是微血管内压力增高还是通透性增加引起的肺水肿,肺泡腔内液体中蛋白与肺间质内相同时,提示表面活性物质破坏,而且上皮丧失了滤网能力。

肺水肿可影响肺顺应性、弥散功能、通气/血流比值和呼吸类型。其程度与病理改变有关,间质期最轻,肺泡期最重。肺含水量增加和肺表面活性物质破坏,可降低肺顺应性,增加呼吸功。间质和肺泡壁液体潴留可加宽弥散距离。肺泡内部分或全部充满液体可引起弥散面积减少和通气/血流比值降低,产生肺泡动脉血氧分压差增加和低氧血症。区域性肺顺应性差异易使吸入气体进入顺应性好的肺泡,加重通气/血流比值失调。同时由于肺间质积液刺激 J 感受器,呼吸浅速,进一步增加每分钟无效腔通气量,减少呼吸效率、增加呼吸功耗。当呼吸肌疲劳不能代偿性增加通气和保证肺泡通气量后,即出现 CO_2 潴留和呼吸性酸中毒。

此外,肺水肿间质期即可表现出对血流动力学的影响。间质静水压升高可压迫附近微血管,增加肺循环阻力,升高肺动脉压力。低氧和酸中毒还可直接收缩肺血管,进一步恶化血流动力学,加重右心负荷,引起心功能不全。

五、临床表现

高压性肺水肿体检时可发现心脏病体征,临床表现依病程而变化。在肺水肿间质期,患者可主诉咳嗽、胸闷、呼吸困难,但因为增加的水肿液体大多局限在间质腔内,只表现轻度呼吸浅速,听不到啰音。因弥散功能受影响或通气/血流比值失调而出现动脉血氧分压降低。待肺水肿液体渗入到肺泡后,患者可主诉咳白色或血性泡沫痰,出现严重的呼吸困难和端坐呼吸,体检时可听到两肺满布湿啰音。血气分析指示低氧血症加重,甚至出现 CO_2 潴留和混合性酸中毒。

常压性和混合性肺水肿的临床表现可因病因而异,而且同一病因引起肺水肿的临床表现也可依不同的患者而变化。吸入有毒气体后患者可表现为咳嗽、胸闷、气急,听诊可发现肺内干啰音或哮鸣音。吸入胃内容物后主要表现为气短、咳嗽。通常为干咳,如果经抢救患者得以存活,度过急性肺水肿期,可咳出脓性黏痰,痰培养可鉴定出不同种类的需氧菌和厌氧菌。淹溺后,由于肺泡内的水分吸收需要一定时间,可表现咳嗽、肺内湿啰音,血气分析提示严重的持续性低氧血症,部分病例表现为代谢性酸中毒,呼吸性酸中毒少见。高原肺水肿的症状发生在到达高原的 12 小时至 3 天,主要为咳嗽、呼吸困难、乏力和咯血,常合并胸骨后不适。体检可发现发绀和心动过速,吸氧或回到海平面后迅速改善。对于吸毒或注射毒品患者来讲,最严重的并发症之一即是肺水肿。过量应用海洛因后,肺水肿的发生率为 48%～75%,也有报道应用美沙酮、右丙氧芬、氯氮草和乙氯维诺可诱发肺水肿。患者送到医院时通常已昏迷,鼻腔和口腔喷出粉红色泡沫状水肿液,发生严重的低氧血症、高碳酸血症、呼吸性合并代谢性酸中毒、ARDS。

六、影像学改变

典型间质期肺水肿的 X 线表现主要为肺血管纹理模糊、增多,肺门阴影不清,肺透光度降低,肺小叶间隔增宽。两下肺肋膈角区可见 Kerley B 线,偶见 Kerley A 线。肺泡水肿主要为腺泡状致密阴影,弥漫分布或局限于一侧或一叶的不规则相互融合的模糊阴影,或呈肺门向外扩展逐渐变淡的蝴蝶状阴影。有时可伴少量胸腔积液。但肺含量增加 30% 以上才可出现上述表现。CT 和磁共振成像术可定量甚至区分肺充血和肺间质水肿,尤其是体位变化前后的对比检查更有意义。

七、诊断和鉴别诊断

根据病史、症状、体检和 X 线表现常可对肺水肿做出明确诊断,但需要肺含水量增多超过 30% 时才可出现明显的 X 线变化,必要时可应用 CT 和磁共振成像术帮助早期诊断和鉴别诊断。热传导稀释法和血浆胶体渗透压-肺毛细血管楔压梯度测定可计算肺血管外含水量及判断有无肺水肿,但均需留置肺动脉导管,为创伤性检查。用 [99m]Tc-人血球蛋白微囊或 [113]In-运铁蛋白进行肺灌注扫描时,如果通透性增加可聚集在肺间质中,通透性增加性肺水肿尤其明显。此外,高压性肺水肿与常压性肺水肿在处理上有所不同,两者应加以鉴别(表 5-3)。

表 5-3　高压性肺水肿与常压性肺水肿鉴别

项目	高血压肺水肿	常压性肺水肿
病史	有心脏病史	无心脏病史,但有其他基础疾病病史
体征	有心脏病体征	无心脏异常体征

项目	高血压肺水肿	常压性肺水肿
发热和白细胞计数升高	较少	相对较多
X 线表现	自肺门向周围蝴蝶状浸润,肺上野血管影增深	肺门不大,两肺周围弥漫性小斑片阴影
水肿液性质	蛋白含量低	蛋白含量高
水肿液胶体渗透压/血浆胶体渗透压	<0.6	>0.7
肺毛细血管楔压	出现充血性心力衰竭静脉注射时 PCWP>2.4 kPa	≤1.6 kPa
肺动脉舒张压-肺毛细血管楔压差	<0.6 kPa	>0.6 kPa
利尿剂治疗效果	心影迅速缩小	心影无变化,且肺部阴影不能在 1～2 天消散

八、高压性肺水肿治疗

(一)病因治疗

输液速度过快者应立即停止或减慢速度。尿毒症患者可用透析治疗。感染诱发者应立即应用恰当抗生素。毒气吸入者应立即脱离现场,给予解毒剂。麻醉剂过量摄入者应立即洗胃及给予对抗药。

(二)氧疗

肺水肿患者通常需要吸入较高浓度氧气才能改善低氧血症,最好用面罩给氧。湿化器内置75%～95%乙醇或 10%硅酮有助于消除泡沫。

(三)吗啡

每剂 5～10 mg 皮下或静脉注射可减轻焦虑,并通过中枢性交感神经抑制作用降低周围血管阻力,使血液从肺循环转移到体循环,并可舒张呼吸道平滑肌,改善通气。对心源性肺水肿效果最好,但禁用于休克、呼吸抑制和慢性阻塞性肺疾病合并肺水肿者。

(四)利尿

静脉注射呋塞米(速尿)40～100 mg 或布美他尼(丁尿胺)1 mg,可迅速利尿、减少循环血量和升高血浆胶体渗透压,减少微血管滤过液体量。此外静脉注射呋塞米还可扩张静脉,减少静脉回流,在利尿作用发挥前即可产生减轻肺水肿的作用。但不宜用于血容量不足者。

(五)血管舒张剂

血管舒张剂是治疗急性高压性肺水肿的有效药物,通过扩张静脉,促进血液向外周再分配,进而降低肺内促进液体滤出的驱动压。此外,还可扩张动脉、降低系统阻力(心脏后负荷),增加心排血量,其效果可在几分钟内出现。对肺水肿有效的血管舒张剂分别是静脉舒张剂、动脉舒张剂和混合性舒张剂。静脉舒张剂代表为硝酸甘油,以 10～15 μg/min 的速度静脉给药,每 3～5 分钟增加 5～10 μg 的剂量直到平均动脉压下降(通常>2.7 kPa)、肺血管压力达到一定的标准、头痛难以忍受或心绞痛减轻。混合性舒张剂代表为硝普钠,通常以 10 μg/min 的速度静脉给药,每 3～5 分钟增加 5～10 μg 的剂量直到达到理想效果。动脉舒张压不应<8.0 kPa

（60 mmHg），收缩压峰值应该高于 12.0 kPa（90 mmHg），多数患者在 50～100 μg/min 剂量时可以获得理想的效果。

（六）强心剂

强心剂主要适用于快速心房纤颤或扑动诱发的肺水肿。2 周内未用过洋地黄类药物者，可用毒毛花苷 K 0.25 mg 或毛花苷 C 0.4～0.8 mg 溶于葡萄糖内缓慢静脉注射，也可选用氨力农静脉滴注。

（七）β_2 受体激动剂

已有研究表明雾化吸入长效、短效 β_2 受体激动剂，如特布他林或沙美特罗可能有助于预防肺水肿或加速肺水肿的吸收和消散，但其疗效还有待于进一步验证。

（八）肾上腺糖皮质激素

对肺水肿的治疗价值存在分歧。一些研究表明，它能减轻炎症反应和微血管通透性，促进表面活性物质合成，增强心肌收缩力，降低外周血管阻力和稳定溶酶体膜。可应用于高原肺水肿、中毒性肺水肿和心肌炎合并肺水肿。通常用地塞米松 20～40 mg/d 或氢化可的松 400～800 mg/d 静脉注射，连续 2～3 天，但不适合长期应用。

（九）减少肺循环血量

患者坐位，双腿下垂或四肢轮流扎缚静脉止血带，每 20 分钟轮番放松一肢体 5 分钟，可减少静脉回心血量。适用于输液超负荷或心源性肺水肿，禁用于休克和贫血患者。

（十）机械通气

出现低氧血症和/或 CO_2 潴留时，可经面罩或人工气道机械通气，辅以 0.3～1.0 kPa（3～10 cmH_2O）呼气末正压。可迅速改善气体交换和通气功能，但无法用于低血压和休克患者。

（颜丽莎）

第十节 肺 栓 塞

肺栓塞（pulmonary embolism，PE）是以各种栓子阻塞肺动脉系统为其发病原因的一组疾病或临床综合征的总称，包括肺血栓栓塞症、脂肪栓塞综合征、羊水栓塞、空气栓塞等。肺血栓栓塞症（pulmonary thrombo embolism，PTE）是来自深静脉或右心的血栓堵塞了肺动脉及其分支所致疾病，以肺循环和呼吸功能障碍为其主要临床和病理生理特征。PTE 占肺栓塞的绝大部分，通常在临床上所说的肺栓塞即指 PTE。引起 PTE 的血栓主要来源于深静脉血栓形成（deep venous thrombosis，DVT），PTE 常为 DVT 的并发症。PTE 与 DVT 是静脉血栓栓塞症（venous thrombo embolism，VTE）的两种重要的临床表现形式。

PTE-DVT 一直是国内外医学界非常关注的医疗保健问题，在世界范围内发病率和病死率都很高，临床上漏诊与误诊情况严重。美国 DVT 的年发病率为 1.0％，而 PTE 的年发病率为 0.5％，未经治疗的 PTE 病死率为 26％～37％，而如果能够得到早期诊断和及时治疗，其病死率会明显下降。我国目前尚无 PTE 发病的准确的流行病学资料。但据国内部分医院的初步统计和根据临床经验估计，在我国 PTE 绝非少见病，而且近年来其发患者数有增加趋势。

一、病因

PTE 的危险因素包括任何可以导致静脉血液淤滞、静脉内皮损伤和血液高凝状态的因素，即Virchow三要素。这些因素单独存在或者相互作用，对于 DVT 和 PTE 的发生具有非常重要的意义。易发生 VTE 的危险因素包括原发性和继发性两类。

(一)原发性危险因素

由遗传变异引起，包括凝血、抗凝、纤溶在内的各种遗传性缺陷(表5-4)。如 40 岁以下的年轻患者无明显诱因出现或反复发生 VTE，或呈家族遗传倾向，应考虑到有无易栓症的可能性。

表 5-4　引起 PTE 的原发性危险因素

危险因素	危险因素
抗凝血酶缺乏	Ⅻ因子缺乏
先天性异常纤维蛋白原血症	Ⅴ因子 Leiden 突变(活性蛋白 C 抵抗)
血栓调节因子(thrombomodulin)异常	纤溶酶原缺乏
高同型半胱氨酸血症	纤溶酶原不良血症
抗心脂抗体综合征(anticardiolipin antibodys syndrome)	蛋白 S 缺乏
纤溶酶原激活物抑制因子过量	蛋白 C 缺乏
凝血酶原 20210A 基因变异	

(二)继发性危险因素

由后天获得的多种病理生理异常所引起，包括骨折、创伤、手术、妊娠、产褥期、口服避孕药、激素替代治疗、恶性肿瘤和抗磷脂综合征等，其他重要的危险因素还包括神经系统病变或卒中后的肢体瘫痪、长期卧床、制动等。在临床上，可将上述危险因素按照强度分为高危、中危和低危因素(表5-5)。

表 5-5　引起静脉血栓的危险因素

危险因素	危险因素	危险因素
高危因素(OR 值>10)	中危因素(OR 值 2~9)	低危因素(OR 值<2)
		长时间旅行静坐不动(如长时间乘坐汽车或飞机旅行)
骨折(髋部或大腿)	关节镜膝部手术	
髋或膝关节置换	中心静脉置管	年龄
大型普外科手术	化学治疗	腔镜手术(如胆囊切除术)
大的创伤	慢性心力衰竭或呼吸衰竭	肥胖
脊髓损伤	雌激素替代治疗	静脉曲张
	恶性肿瘤	
	口服避孕药	
	瘫痪	
	妊娠/产后	
	既往 VTE 病史	
	易栓倾向	

即使积极地应用较完备的技术手段寻找危险因素,临床上仍有部分患者发病原因不明,称为特发性 VTE。这些患者可能存在某些潜在的异常病变(如恶性肿瘤)促进血栓的形成,应注意仔细筛查。

二、病理生理

PTE 发生后,一方面通过栓子的机械阻塞作用直接影响肺循环、体循环血流动力学状态和呼吸功能;另一方面,通过心脏和肺的反射效应及神经体液因素(包括栓塞后的炎症反应)等导致多种功能和代谢变化。以上机制的综合和相互作用加上栓子的大小和数量、多个栓子的递次栓塞间隔时间、是否同时存在其他心肺疾病等对 PTE 的发病过程和病情的严重程度均有重要影响。

(一)急性 PTE 后肺循环血流动力学变化

1.肺动脉高压

肺动脉的机械堵塞和神经-体液因素引起的肺血管痉挛是栓塞后形成肺动脉高压的基础。当肺血管床被堵塞 20%～30% 时,开始出现一定程度的肺动脉高压;随着肺血管床堵塞程度的加重,肺动脉压力会相应增加,当肺血管床堵塞达 75% 时,由于严重的肺动脉高压,可出现右心衰竭甚至休克、猝死。同时,PTE 时受损的肺血管内皮细胞、血栓中活化的血小板及中性粒细胞等可以释放血栓素 A_2(TXA$_2$)、5-羟色胺、内皮素和血管紧张素 II 等血管活性物质,这些物质可引起肺血管痉挛,加重肺动脉高压。

2.右心功能障碍

随着肺动脉高压的进展,右心室后负荷增加,导致右心室每搏做功增加,收缩末期压力升高。在栓塞早期,由于心肌收缩力和心率的代偿作用,并不导致心室舒张末期压力升高,不出现右心室扩张,维持血流动力学相对稳定。随着右心室后负荷的进一步增加,心率和心肌收缩力的代偿作用不足以维持有效的心排血量时,心室舒张末期压力开始显著升高,心排血量明显下降,右心室压升高,心房扩大,导致左心回心血量减少,体循环淤血,出现急性肺源性心脏病。

3.左心功能障碍

肺动脉堵塞后,经肺静脉回流至左心房的血液减少,左心室舒张末期充盈压下降,体循环压力趋于下降,通过兴奋交感神经使心率和心肌收缩力增加,以维持心排血量的相对稳定。当通过心率和心肌收缩力的改变不能代偿回心血量的继续下降时,心排血量明显减少,造成血压下降,内脏血管收缩,外周循环阻力增加,严重时出现休克症状。

上述病理生理改变的严重程度和发展速度受到以下因素影响:肺血管阻力升高的幅度、速度和患者基础心肺功能状态。如果肺血管阻力突然升高,且幅度越大时,右心功能损害就越严重,病情发展就越快;如果肺血管阻力极度升高,心脏射血功能接近丧失,会出现电-机械分离现象,即心脏可以产生接近正常的电活动,但是心肌细胞的运动状态接近等长收缩,心室内压力虽可随心动周期而变化,却不能产生有效的肺循环血流,甚至可发生猝死。

(二)急性 PTE 后呼吸功能的变化

栓塞部位肺血流减少或阻断,肺泡无效腔量增大;肺梗死、肺水肿、肺出血、肺萎陷和肺不张等因素均可导致通气/血流(V/Q)比例失调;支气管痉挛及过度通气等因素综合存在可产生气体交换障碍,从而发生低氧血症和代偿性过度通气(低碳酸血症)。

(三)急性 PTE 的临床分型

按照 PTE 后病理生理变化,可以将 PTE 分为急性大面积 PTE 和急性非大面积 PTE。

1.急性大面积 PTE

临床上以休克和低血压为主要表现,即体循环动脉收缩压<12.0 kPa(90 mmHg),或较基础值下降幅度不低于 5.3 kPa(40 mmHg),持续 15 分钟以上。须除外新发生的心律失常、低血容量或感染中毒症所致血压下降。

2.急性非大面积 PTE(non-massive PTE)

不符合以上大面积 PTE 标准的 PTE。此型患者中,一部分人的超声心动图表现有右心功能障碍(right ventricular dysfunction,RVD)或临床上出现右心功能不全表现,归为次大面积 PTE(submassive PTE)亚型。

三、临床表现

PTE 的临床症状多不典型,表现谱广,从完全无症状到猝死,因而极易造成漏诊与误诊。国家"十五"科技攻关课题——肺栓塞规范化诊治方法的研究中,对 516 例 PTE 患者的临床表现进行了分析,其各种临床症状及发生率,见表 5-6。

表 5-6　中国人 516 例急性 PET 患者的临床表现

症状	发生率(%)	症状	发生率(%)
呼吸困难	88.6	咯血	26.0
胸痛	59.9	心悸	32.9
心绞痛样胸痛	30.0	发热	24.0
胸膜炎性胸痛	45.2	晕厥	13.0
咳嗽	56.2	惊恐、濒死感	15.3

PTE 的体征也无特异性,最常见的体征是呼吸急促,占 51.7%,可部分反映患者病情的严重程度;心动过速的发生率为 28.1%,主要是缺氧、肺循环阻力增高和右心功能不全等因素引起交感神经兴奋所致;由于严重的低氧血症和体循环淤血可出现周围型发绀。

呼吸系统的体征较少出现,25.4% 的患者存在细湿啰音,可能与炎症渗出或肺泡表面活性物质减少导致肺泡内液体量增加有关。另有 8.5% 的患者存在哮鸣音,程度一般较轻,有的局限于受累部位,也有的波及全肺。如合并胸腔积液,可出现胸膜炎的相应体征,如局部叩诊实音、胸膜摩擦感和摩擦音等。

41.9% 的患者在肺动脉瓣听诊区可闻及第二心音亢进。当存在右心室扩大时,可使三尖瓣瓣环扩张,造成三尖瓣相对关闭不全,出现收缩期反流。在胸骨左缘第四肋间可闻及三尖瓣收缩期反流性杂音,吸气时增强,发生率 7.8%。另有 20.2% 的患者可出现颈静脉充盈或曲张,为右心压力增高在体表的反映。如果患者病情危重,出现急性右心衰竭时,可出现肝大、肝颈反流征阳性、下肢水肿等表现。

四、诊断

(一)诊断策略

中华医学会呼吸病学分会在《肺血栓栓塞症的诊断与治疗指南(草案)》中提出的诊断步骤分

为临床疑似诊断、确定诊断和危险因素的诊断三个步骤。

1.临床疑似诊断（疑诊）

对存在危险因素的患者，如果出现不明原因的呼吸困难、胸痛、晕厥和休克，或伴有单侧或双侧不对称性下肢肿胀、疼痛等对诊断具有重要的提示意义。心电图、胸部 X 线、动脉血气分析等基本检查，有助于初步诊断，结合 *D*-二聚体检测（ELISA 法），可以建立疑似患者诊断。超声检查对于提示 PTE 诊断和排除其他疾病具有重要价值，若同时发现下肢深静脉血栓的证据则更增加诊断的可能性。

2.PTE 的确定诊断（确诊）

对于临床疑诊的患者应尽快合理安排进一步检查以明确 PTE 诊断。如果没有影像学的客观证据，就不能诊断 PTE。PTE 的确定诊断主要依靠核素肺通气/灌注扫描、CTPA、MRPA 和肺动脉造影等临床影像学技术。如心脏超声发现右心或肺动脉内存在血栓征象，也可确定 PTE 的诊断。

3.PTE 成因和易患因素的诊断（求因）

对于临床疑诊和已经确诊 PTE 的患者，应注意寻找 PTE 的成因和易患因素，并据以采取相应的治疗和预防措施。

（二）辅助检查及 PTE 时的变化

1.动脉血气分析

动脉血气分析常表现为低氧血症，低碳酸血症，肺泡-动脉血氧分压差 $[P_{(A-a)}O_2]$ 增大，部分患者的血气结果可以正常。

2.心电图检查

心电图的改变取决于 PTE 栓子的大小、堵塞后血流动力学变化及患者的基础心肺储备状况。当栓塞面积较小时，心电图表现可以正常或仅有窦性心动过速。而当出现急性右心室扩大时，在 I 导联可出现 S 波，III 导联出现 Q 波，III 导联的 T 波倒置，即所谓的 $S_I Q_{III} T_{III}$ 征。右心室扩大可以导致右心传导延迟，从而产生完全或不完全右束支传导阻滞。右心房扩大时，可出现肺型 P 波，在 PTE 患者心电图演变过程中，出现肺型 P 波，时间仅为 6 小时。当出现肺动脉及右心压力升高时可出现 $V_1 \sim V_4$ 的 T 波倒置和 ST 段异常，电轴右偏及顺钟向转位等。由于肺栓塞心电图的变化有时是非常短暂的，所需及时、动态观察心电图改变。

3.胸部 X 线检查

胸部 X 线检查可显示肺动脉阻塞征（如区域性肺纹理变细、稀疏或消失），肺野透亮度增加；另可表现为右下肺动脉干增宽或伴截断征，肺动脉段膨隆及右心室扩大等肺动脉高压症及右心扩大征象；部分患者胸部 X 线检查可见肺野局部片状阴影，尖端指向肺门的楔形阴影，肺不张或膨胀不全等肺组织继发改变。有肺不张侧可见横膈抬高，有时合并少至中量胸腔积液。胸部 X 线检查对鉴别其他胸部疾病有重要帮助。

4.超声心动图检查

在提示诊断和除外其他心血管疾病方面有重要价值。对于严重的 PTE 患者，可以发现右心室壁局部运动幅度降低；右心室和/或右心房扩大；室间隔左移和运动异常；近端肺动脉扩张；三尖瓣反流速度增快；下腔静脉曲张，吸气时不萎陷。若在右心房或右心室发现血栓，同时患者临床表现符合 PTE，可以做出诊断。超声检查偶可因发现肺动脉近端的血栓而直接确定诊断。

5.血浆 D-二聚体(D-dimer)检查

酶联免疫吸附法(ELISA)是较为可靠的检测方法。急性 PTE 时血浆 D-二聚体升高,但 D-二聚体升高对 PTE 并无确诊的价值,因为在外伤、肿瘤、炎症、手术、心肌梗死和穿刺损伤,甚至心理应激时血浆 D-二聚体均可增高。

(三)确诊检查方法及影像学特点

1.核素肺灌注扫描

PTE 典型征象呈肺段或肺叶分布的肺灌注缺损。当肺核素显像正常时,可以可靠地排除 PTE。根据前瞻性诊断学研究(prospective investigation of pulmonary embolism diagnosis, PIOPED),将肺灌注显像的结果分为四类,正常或接近正常、低度可能性、中间可能性和高度可能性。高度可能时约 90% 患者有 PTE,对 PTE 诊断的特异性为 96%;低度和中间可能性诊断不能确诊 PTE,需做进一步检查;正常或接近正常时,如果临床征象不支持 PTE,则可以除外 PTE 诊断。

2.CT 肺动脉造影(CTPA)

PIOPED Ⅱ 的结果显示,CTPA 对 PTE 诊断的敏感性为 83%,特异性为 96%,如果联合 CT 静脉造影(CTV)检查,则对 PTE 诊断的敏感性可提高到 90%。由于 CTPA 是无创性检查方法,且可以安排急诊检查,已在临床上广泛应用。PTE 的 CT 直接征象是各种形态的充盈缺损,间接征象包括病变部位肺组织有"马赛克"征、肺出血和肺梗死继发的肺炎改变等。

3.磁共振肺动脉造影(MRPA)

在大血管的 PTE,MRPA 可以显示栓塞血管的近端扩张,血栓栓子表现为异常信号,但对外周的 PTE 诊断价值有限。由于扫描速度较慢,故限制其临床应用。

4.肺动脉造影

敏感性和特异性达 95%,是诊断 PTE 的金标准。表现为栓塞血管腔内充盈缺损或完全阻塞,外周血管截断或枯枝现象。肺动脉造影为有创性检查,可并发血管损伤、出血、心律失常、咯血和心力衰竭静脉注射等。致命性或严重并发症的发生率分别为 0.1% 和 1.5%,应严格掌握其适应证。

(四)鉴别诊断

1.肺炎

有部分 PTE 患者表现为咳嗽、咳少量白痰和低中度发热,同时有活动后气短,伴或不伴胸痛症状,化验血周围白细胞计数增多,胸部 X 线检查有肺部浸润阴影,往往被误诊为上呼吸道感染或肺炎,但经抗感染治疗效果不好,症状迁延甚至加重。肺炎多有明显的受寒病史,急性起病,表现为寒战高热,之后发生胸痛、咳嗽、咳痰和痰量较多,可伴口唇疱疹;查体肺部呼吸音减弱,有湿啰音及肺实变体征,痰涂片及培养可发现致病菌及抗感染治疗有效别于 PTE。

2.心绞痛

急性 PTE 患者的主要症状为活动性呼吸困难,心电图可出现Ⅱ、Ⅲ、aVF 导联 ST 段及 T 波改变,甚至广泛性 T 波倒置或胸前导联呈"冠状 T",同时存在胸痛、气短,疼痛可以向肩背部放射,容易被误诊为冠心病、心绞痛。需要注意询问患者有无高血压、冠心病病史,并注意检查有无下肢静脉血栓的征象。

3.支气管哮喘

急性 PTE 发作时可表现为呼吸困难、发绀、两肺可闻及哮鸣音。支气管哮喘多有过敏史或慢性哮喘发作史,用支气管扩张药或糖皮质激素类药物症状可缓解,病史和对治疗的反应有助于与PTE鉴别。

4.血管神经性晕厥

部分PTE患者以晕厥为首发症状,容易被误诊为血管神经性晕厥或其他原因所致晕厥而延误治疗,最常见的要与迷走反射性晕厥及心源性晕厥(如严重心律失常、肥厚型心肌病)相鉴别。

5.胸膜炎

PTE患者尤其是周围型PTE,病变可累及胸膜而产生胸腔积液,易被误诊为其他原因性胸膜炎,如结核性、感染性及肿瘤性胸膜炎。PTE患者胸腔积液多为少量、1~2周自然吸收,常同时存在下肢深静脉血栓形成,呼吸困难,胸部X线检查有吸收较快的肺部浸润阴影,超声心动图呈一过性右心负荷增重表现,同时血气分析呈低氧血症、低碳酸血症等均可与其他原因性胸膜炎鉴别。

五、治疗

(一)一般治疗

胸痛严重者可以适当使用镇痛药物,但如果存在循环障碍,应避免应用具有血管扩张作用的阿片类制剂,如吗啡等;对于有焦虑和惊恐症状者应予安慰并可以适当使用镇静药;为预防肺内感染和治疗静脉炎可使用抗生素。存在发热、咳嗽等症状时可给予相应的对症治疗。

(二)呼吸循环支持治疗

1.呼吸支持治疗

对有低氧血症患者,可经鼻导管或面罩吸氧。吸氧后多数患者的血氧分压可以达到10.7 kPa(80 mmHg),因而很少需要进行机械通气。当合并严重呼吸衰竭时可使用经鼻(面)罩无创性机械通气或经气管插管机械通气。但注意应避免气管切开,以免在抗凝或溶栓过程中发生局部不易控制的大出血。

2.循环支持治疗

针对急性循环衰竭的治疗方法主要有扩容、应用正性肌力药物和血管活性药物。急性PTE时应用正性肌力药物可以使心排血量增加或体循环血压升高,同时也可增加右心室做功。临床上可以使用多巴胺、多巴酚丁胺和去甲肾上腺素治疗,三者通过不同的作用机制,可以达到升高血压、提高心排血量等作用。

(三)抗凝治疗

抗凝治疗能预防再次形成新的血栓,并通过内源性纤维蛋白溶解作用使已经存在的血栓缩小甚至溶解,但不能直接溶解已经存在的血栓。

抗凝治疗的适应证是不伴血流动力学障碍的急性PTE和非近端肢体DVT;进行溶栓治疗的PTE,溶栓治疗后仍需序贯抗凝治疗以巩固加强溶栓效果避免栓塞复发;对于临床高度疑诊PTE者,如无抗凝治疗禁忌证,均应立即开始抗凝治疗,同时进行PTE确诊检查。

抗凝治疗的主要禁忌证有活动性出血(肺梗死引起的咯血不在此范畴)、凝血机制障碍、严重的未控制的高血压、严重肝肾功能不全、近期手术史、妊娠头3个月及产前6周、亚急性细菌性心内膜炎、心包渗出、动脉瘤等。当确诊有急性PTE时,上述情况大多属于相对禁忌证。

目前抗凝治疗的药物主要有普通肝素、低分子肝素和华法林。

1.普通肝素

用药原则应快速、足量和个体化。推荐采用持续静脉泵入法,首剂负荷量80 U/kg(或

2 000~5 000 U静脉推注),继之以 18 U/(kg·h)速度泵入,然后根据 APTT 调整肝素剂量(表 5-7)。也可使用皮下注射的方法,一般先予静脉注射负荷量 2 000~5 000 U,然后按 250 U/kg剂量每 12 小时 皮下注射 1 次。调节注射剂量使注射后 6~8 小时的 APTT 达到治疗水平。

表 5-7 根据 APTT 监测结果调整静脉肝素用量的方法

APTT	初始剂量及调整剂量	下次 APTT 测定的间隔时间(h)
治疗前测基础 APTT	初始剂量:80 U/kg 静脉推注,然后按 18 U/(kg·h)静脉滴注	4~6
低于 35 秒(>1.2 倍正常值)	予 80 U/kg 静脉推注,然后增加静脉滴注剂量 4 U/(kg·h)	6
35~45 秒(1.2~1.5 倍正常值)	予 40 U/kg 静脉推注,然后增加静脉滴注剂量 4 U/(kg·h)	6
46~70 秒(1.5~2.3 倍正常值)	无须调整剂量	6
71~90 秒(2.3~3.0 倍正常值)	减少静脉滴注剂量 2 U/(kg·h)	6
超过 90 秒(>3 倍正常值)	停药 1 小时,然后减少剂量 3 U/(kg·h)后恢复静脉滴注	6

肝素抗凝治疗在 APTT 达到正常对照值的 1.5 倍时称为肝素的起效阈值。达到正常对照值 1.5~2.5 倍时是肝素抗凝治疗的适当范围,若以减少出血危险为目的,将 APTT 维持在正常对照值 1.5 倍的低限治疗范围,将使复发性 VET 的危险性增加。因此,调整肝素剂量应尽量在正常对照值的 2.0 倍而不是 1.5 倍,特别是在治疗的初期尤应注意。

溶栓治疗后,当 APTT 降至正常对照值的 2 倍时开始应用肝素抗凝,不需使用负荷剂量肝素。

肝素可能会引起血小板减少症(heparin-induced thrombocytopenia,HIT),在使用肝素的第 3~5 天必须复查血小板计数。若较长时间使用肝素,尚应在第 7~10 天和第 14 天复查。HIT 很少在肝素治疗的 2 周后出现。若出现血小板迅速或持续降低达 30%。或血小板计数<$100×10^9$/L,应停用肝素。一般在停用肝素后 10 天内血小板计数开始逐渐恢复。

2.低分子肝素(LMWH)

LMWH 应根据体重给药,每天 1~2 次,皮下注射。对于大多数患者,按体重给药是有效的,不需监测 APTT 和调整剂量,但对过度肥胖者或孕妇宜监测血浆抗 Xa 因子活性并据以调整剂量。

3.华法林

在肝素治疗的第 1 天应口服维生素 K 拮抗药华法林作为抗凝维持阶段的治疗。因华法林对已活化的凝血因子无效、起效慢,因此不适用于静脉血栓形成的急性期。初始剂量为 3.0~5.0 mg/d。由于华法林需要数天才能发挥全部作用,因此与肝素需至少重叠应用 4~5 天,当连续两天测定的国际标准化比率(INR)达到 2.5 时,即可停止使用肝素/低分子肝素,单独口服华法林治疗。应根据 INR 或 PT 调节华法林的剂量。在达到治疗水平前,应每天测定 INR,其后 2 周每周监测 2~3 次,以后根据 INR 的稳定情况每周监测 1 次或更少。若行长期治疗,约每 4 周测定 INR 并调整华法林剂量 1 次。

口服抗凝药的疗程应根据 PTE 的危险因素决定:低危人群指危险因素属一过性的(如手术创伤),在危险因素去除后继续抗凝 3 个月;中危人群指存在手术以外的危险因素或初次发病找不到明确的危险因素者,至少治疗 6 个月;高危人群指反复发生静脉血栓形成者或持续存在危险因素的患者,包括恶性肿瘤、易栓症、抗磷脂抗体综合征、慢性血栓栓塞性肺动脉高压者,应该长期甚至终身抗凝治疗,对放置下腔静脉滤器者终身抗凝。

(四)溶栓治疗

溶栓治疗主要适用于大面积 PTE 患者。对于次大面积 PTE,若无禁忌证可以进行溶栓。①溶栓治疗的绝对禁忌证包括活动性内出血和近 2 个月内自发性颅内出血、颅内或脊柱创伤、手术。②相对禁忌证:10~14 天的大手术、分娩、器官活检或不能压迫部位的血管穿刺;2 个月之内的缺血性卒中;10 天内的胃肠道出血;15 天内的严重创伤;1 个月内的神经外科或眼科手术;难以控制的重度高血压[收缩压>24.0 kPa(180 mmHg),舒张压>14.7 kPa(110 mmHg)];近期曾进行心肺复苏;血小板计数<$100×10^9$/L;妊娠;细菌性心内膜炎;严重的肝肾功能不全;糖尿病出血性视网膜病变;出血性疾病等。

对于大面积 PTE,因其对生命的威胁极大,上述绝对禁忌证也应视为相对禁忌证。

溶栓治疗的时间窗为 14 天以内。临床研究表明,症状发生 14 天之内溶栓,其治疗效果好于 14 天以上者,而且溶栓开始时间越早治疗效果越好。

目前临床上用于 PTE 溶栓治疗的药物主要有链激酶(SK)、尿激酶(UK)和重组组织型纤溶酶原激活剂(rt-PA)。

目前推荐短疗程治疗,我国的 PTE 溶栓方案如下。①UK:负荷量 4 400 U/kg 静脉注射 10 分钟,继之以 2 200 U/(kg·h)持续静脉滴注 12 小时。另可考虑2 小时溶栓方案,即 20 000 U/kg持续静脉滴注 2 小时。②SK:负荷量 250 000 U 静脉注射 30 分钟,继之以 1 000 000 U/h持续静脉滴注 24 小时。SK 具有抗原性,故用药前需肌内注射苯海拉明或地塞米松,以防止发生变态反应。也可使用1 500 000 U静脉滴注 2 小时。③rt-PA:50 mg 持续静脉滴注2 小时。

出血是溶栓治疗的主要并发症,可以发生在溶栓治疗过程中,也可以发生在溶栓治疗结束之后。因此,治疗期间要严密观察患者神志改变、生命体征变化及脉搏血氧饱和度变化等,注意检查全身各部位包括皮下、消化道、牙龈、鼻腔等是否有出血征象,尤其需要注意曾经进行深部血管穿刺的部位是否有血肿形成。注意复查血常规、血小板计数,出现不明原因血红蛋白、红细胞下降时,要注意是否有出血并发症。溶栓药物治疗结束后每 2~4 小时测 1 次活化的部分凝血激酶时间(APTT),待其将至正常值的 2 倍以下时,开始使用肝素或 LWMH 抗凝治疗。

(五)介入治疗

介入治疗主要包括经导管吸栓碎栓术和下腔静脉滤器置入术。导管吸栓碎栓术的适应证为肺动脉主干或主要分支大面积 PTE 并存在以下情况者:溶栓和抗凝治疗禁忌证;经溶栓或积极的内科治疗无效。

为防止下肢深静脉大块血栓再次脱落阻塞肺动脉,可于下腔静脉安装滤器。适用于下肢近端静脉血栓,而抗凝治疗禁忌或有出血并发症;经充分抗凝而仍反复发生 PTE;伴血流动力学变化的大面积 PTE;近端大块血栓溶栓治疗前;伴有肺动脉高压的慢性反复性 PTE;行肺动脉血栓切除术或肺动脉血栓内膜剥脱术的患者。

(六)手术治疗

手术治疗适用于经积极的非手术治疗无效的紧急情况。适应证包括大面积 PTE,肺动脉主干或主要分支次全堵塞,不合并固定性肺动脉高压者(尽可能通过血管造影确诊);有溶栓禁忌证者;经溶栓和其他积极的内科治疗无效者。

六、预防

主要的预防措施包括机械性预防和药物预防。机械性预防方法包括逐步加压弹力袜和间歇充气压缩泵,药物预防可以使用 LWMH、低剂量的普通肝素等。机械性预防方法主要用于有高出血风险的患者,也可用于与药物预防共同使用加强预防效果。不推荐单独使用阿司匹林作为静脉血栓的预防方法。

(颜丽莎)

第十一节 小细胞肺癌

肺癌是原发于支气管和肺的恶性肿瘤的统称,小细胞肺癌(small cell lung cancer,SCLC)是其中的一个特殊类型。经过几十年的研究和临床实践,多数学者认识到 SCLC 和其他类型的肺癌在组织发生、临床特点、对治疗的反应和治疗策略等很多方面都有一定差异。人们逐渐认识到发生于支气管带纤毛假复层柱状上皮的肿瘤是腺癌或肺泡癌;在长期各种刺激作用下支气管上皮化生后癌变成鳞状细胞癌;而 SCLC 则是发生于神经内分泌细胞恶变。因此,在临床可以发生于各个年龄,临床表现上常常可以伴有神经内分泌综合征,发展相对较快,容易通过淋巴和血行播散,尤其是颅内。但在另一方面,SCLC 对化放疗敏感,处理适当在一定病期可得治愈。

一、小细胞肺癌的病因学

据报道,全球肺癌发病人数为 161 万人,死亡人数为 138 万人,其发病率和死亡率分别占所有恶性肿瘤的 12.7% 和 18.2%,高居恶性肿瘤之首小细胞肺癌是继腺癌、鳞癌之后第三大常见的肺癌类型。世界范围内的统计数据显示小细胞肺癌约占每年新发肺癌病例数的 15% 和肺癌死亡人数的 25%。由于欧美国家控烟行动的有效开展,小细胞肺癌的总体发病率由 17.26% 降至 12.95%,然而女性发病率由 28% 上升至 50%。目前,世界范围内小细胞肺癌年发病人数约为 20万。局限期小细胞肺癌 5 年生存率由 4.9% 升高至 10%,然而小细胞肺癌患者总体 5 年生存率仅为 5%。和其他肿瘤相似,小细胞肺癌的发生既与环境因素相关,又与个人因素相关。环境因素是导致小细胞肺癌发生的始动因素,个人因素则决定了肿瘤的易感性。引起小细胞肺癌发生的最重要环境因素是吸烟,包括主动吸烟和被动吸烟;其次包括环境污染和职业因素。个人的因素包括遗传因素等。

(一)环境因素

1.吸烟因素

(1)主动吸烟:长达半个世纪、数据最充分的综合研究资料(包括实验和流行病学调查)证明吸烟是Ⅰ类致癌物,可导致多种癌症发生,尤其在小细胞肺癌和非小细胞鳞状细胞癌中,吸烟是最重要的诱因。来自英国剑桥大学韦尔科姆基金会桑格学院(Wellcome Trust Sanger Institute)的研究人员对一位小细胞肺癌患者骨转移灶进行了基因组测序,希望能从中发现与吸烟有关的突变。结果显示,该患者基因序列的突变与烟草的烟雾里所存在的超过 60 个致癌基因所导致的基因突变类型相符合,说明小细胞肺癌是一种典型的吸烟导致的癌症。吸烟对男、女性小细胞肺癌的相对危险度分别为 7.4 和 7.9(廖美琳、周允中主编《肺癌》)。小细胞肺癌患者中90%以上的人有吸烟史。美国每年小细胞肺癌新发病例数超过 3 万,几乎所有患者均为吸烟者,而且都是重度吸烟者。流行病学资料显示吸烟者肺癌发生率和死亡率是非吸烟者的 5～10 倍。组织学研究结果显示吸烟者相比从不吸烟者,同时存在支气管黏膜上皮纤毛丢失、基底上皮增生和细胞核异常。重度吸烟者的支气管切片,93%可见细胞异常,戒烟 5 年后细胞异常下降到6%,而不吸烟者仅为 1.2%。

国际癌症研究机构(International Agency for Research on Cancer,IARC)认为烟草为人类明确的致癌物,没有安全烟,不论使用方法如何,对人类均有致癌性。吸烟对小细胞肺癌危险度的影响与吸烟指数(每天吸烟的数量×吸烟持续的时间)相关,此外也与开始吸烟的年龄,香烟的类型和吸入的深度(深吸入肺或口腔过堂烟)相关。平均吸烟的支数和吸烟的年数越多,吸烟开始年龄越早,使用无滤嘴烟越多,罹患肺癌的危险度越高。尽管吸雪茄和吸烟斗者(多使用空气风干的低糖烟叶)相比吸卷烟者(多用烘烤的高糖烟叶)罹患肺癌的风险下降,但相比不吸烟者,该人群患肺癌的危险也有增加,且与吸烟指数成正比。40 岁以内的年轻吸烟者,细小支气管早期就出现病理变化,在邻近的细小支气管和肺泡壁见群集的有棕色颗粒的巨噬细胞团、水肿、纤维化和上皮增生等呼吸性细支气管炎特征。

英国著名学者 Doll 随访 50 年的研究结果显示,在男性吸烟者中,持续吸烟、50 岁时戒烟、30 岁时戒烟者,75 岁死于肺癌的累计风险分别为 16%、6%和 2%,而从不吸烟者 75 岁时死于肺癌的累计风险仅为 2%(储大同主编《肺癌》)。临床确诊的肺癌病例中,每天吸烟 20 支以上且时间长达 30 年者,患肺癌的概率达到 80%。戒烟后肺癌危险度下降,戒烟 5 年后,多数癌症发生相对危险明显降低。戒烟 10 年后,患肺癌的危险度是未戒烟者的 50%。戒烟可有效降低癌的发生,但吸烟者即使戒烟 10 年以上癌症发生率仍稍高于非吸烟者。戒烟可使支气管上皮恢复正常,平均需要 13 年,此时其患肺癌的危险度与不吸烟者相同。Doll 及 Pike 对英国医师的前瞻性调查表明,12 年间肺癌死亡率下降 25%,其中医师中吸烟人数下降 50%,故戒烟确实能使肺癌发病率下降。Chen 等报道小细胞肺癌患者确诊时开始戒烟者比不戒烟者或晚戒烟者的生活质量有所改善,食欲降低的患者比率下降(43% vs.58%)。

据上海和沈阳两地全人群肺癌病例对照研究资料,上海市区男性和女性小细胞肺癌比例分别为 9.3%和 6.3%,沈阳男性和女性小细胞肺癌比例分别为 14.5%和17.2%。欧美等发达国家由于开展了全面的禁烟运动,因此肺癌所导致的死亡比例大幅度下调。在发展中国家,青少年吸烟人数增加,初次吸烟年龄减低,且女性吸烟人数也在增加。以往研究证实,男性小细胞肺癌发病率高于女性,美国国立综合癌症网络(National Comprehensive Cancer Network,NCCN)报道,美国人群男性和女性小细胞肺癌发病率为 1:1,女性发病率有上升趋势。

(2)被动吸烟:随着吸烟人群的增加,被动吸烟的人群也在扩大,被动吸烟致癌风险比主动吸烟致癌风险高 2～40 倍。香烟燃烧时释放的侧流烟雾中含有Ⅰ类和ⅡA 类致癌物,导致环境性烟草暴露("二手烟")者患小细胞肺癌危险度增高。丈夫吸烟的妻子患肺癌的危险度是丈夫不吸烟妻子的 1.3 倍。Wolfson 预防医学研究所提供证据,和吸烟者生活与和不吸烟者生活其患肺癌的危险度要高出 24%。肺癌家族集聚性研究将吸烟导致肺癌的患者的非吸烟亲属与不吸烟者的非吸烟亲属比较,按性别,年龄和种族配对比较后发现,肺癌患者的非吸烟亲属的肺癌发病率和死亡率均显著升高。我国上海市区曾进行的一项病理对照研究,发现与吸烟丈夫共同生活的非吸烟妇女,其肺癌相对危险度随共同生活年数的增加而上升,共同生活 40 年及以上者与共同生活 20 年以下者比较,相对危险度大于 1.7。

(3)吸烟的致癌机制:香烟燃烧的烟雾中含有 1 200 多种物质,其中致癌物有 69 种,存在主流烟雾中的 2-萘胺、4-联苯胺、苯、氯乙烯、氧化乙烯、砷、铍、镍化合物、铬、镉和钋已被国际癌症研究中心确认为人类 I 类致癌物。烟草的烟雾中含有多种致癌性亚硝胺,且支流烟比主流烟中亚硝胺含量高 10～40 倍。多种致癌物质的存在,使吸烟导致的肺癌发生机制极其复杂。当苯并芘进入人体后,经代谢形成 BPDE,通常与细胞 DNA 中碱基结合,形成 BPDE-DNA 加合物。此加合物会引起 DNA 碱基的突变,从而可能引起癌基因的启动。流行病学调查显示吸烟组与非吸烟组相比,多环芳烃-DNA 加合物水平有非常显著性差异。

纸烟燃烧时产生的烟雾颗粒容易沉积在支气管和细小支气管分叉的嵴部,该部也是肺癌的好发部位。颗粒的直接毒性作用为影响支气管黏膜的清除功能,破坏黏膜纤毛和巨噬细胞,导致支气管束发生病变。烟雾的颗粒部分主要引起癌症的发生,虽然烟雾颗粒也深入肺泡,但吸烟者患肺泡癌的危险性并未增加。

烟雾对纤毛毒性作用,可诱发局部感染,导致慢性支气管炎发生。肺部炎症也是小细胞肺癌发生的诱导因素。

2.环境因素

(1)大气污染:环境污染是目前工业化发展中国家第二大肺癌发病原因。空气污染导致全球 16.5 万名肺癌患者死亡,其中 10.8 万名患者为户外空气污染致癌;3.6 万名患者为使用固体燃料烹饪和取暖而致癌;2.1 万名患者为二手烟致癌。

工业发达城市肺癌的发病率要比农村高很多,北京、上海、武汉等地肺癌的发病率和死亡率均高于经济相对落后的西藏地区,大气污染可能是造成这一现象的主要原因。大气污染物包括各种工业废气、粉尘、汽车尾气等,其主要致癌物包括脂肪族碳氢化合物和芳香族碳氢化合物(如苯并芘),此外尚有微量放射性元素、金属(镍、铅、铬等)和砷化合物。调查材料表明,大气中苯并芘浓度高的地区肺癌的发病率也增高;碳素微粒和二氧化硫容易引起慢性支气管炎,诱发支气管上皮细胞改变,使上皮细胞对其他侵袭物敏感,使肺癌发生更容易。

环境中的雾霾($PM_{2.5}$)污染是否是肺癌的诱导因素目前还未知,但 IARC 发布消息称,已将细颗粒物($PM_{2.5}$)等大气污染物质的致癌风险评估为 5 个阶段中危险程度最高的水平。$PM_{2.5}$ 是指直径 2.5 μm 以下的细颗粒物,主要由日常发电、燃煤、汽车尾气排放等过程中经过燃烧而排放的残留物组成。这种细颗粒物被人体吸入后,会直接进入支气管,干扰肺部的气体交换,引发哮喘、支气管炎、呼吸道传染病和心血管病方面的疾病。此外颗粒物有可能会吸附硫氧化物、氮氧化物等一系列有毒有害物质,并将毒害物质直接带入肺泡。美国癌症学会一项多达 50 万人的队列研究中发现,$PM_{2.5}$ 年均浓度每升高 10 $\mu g/m^3$,人群肺癌死亡率将上升 8%。但这种统计学上的关联是不是已经构成了因果关系,尚需要更多研究的证实。

(2)室内环境污染:氡暴露也是肺癌的主要诱因,这也是许多国家第二大肺癌发病原因。流行病学调查显示肺癌患者总数的 3%～14% 是由室内氡暴露引起的,氡浓度每升高 100 Bq/m^3,患肺癌风险就增加 16%。氡是一种无色无味的惰性气体,衰变产生的氡子体进一步衰变生成 α 粒子,这些粒子会附着于空气中的颗粒状物质上,进入呼吸道后积聚在细胞内破坏正常细胞的 DNA,导致癌变。氡导致的肺癌,约半数为未分化癌。低剂量的氡主要来自于土壤、建筑和装修材料、天然气的燃烧和生活用水,在地下室和混凝土结构构成的高层建筑或者木基结构中更加显著。

冬季时间长,燃煤量大,室内通风条件差的城镇肺癌发生率高。根据流行病学研究资料,我国云南省宣威县的肺癌死亡率居全国之首。当地长期燃烧煤烟造成室内以苯并芘为主的多环芳烃污染是宣威肺癌高发的主要原因。在我国东北地区沈阳和哈尔滨等地进行的病例对照研究证实,室内使用煤炉,用煤取暖的年限与肺癌的危险性相关。目前,国际癌症研究中心评价室内燃煤产生的煤烟是人类Ⅰ类致癌物。然而木材等生物材料燃烧产生的烟气与肺癌的关系目前研究尚不深入,鉴于此,国际癌症研究中心研究认为木材燃烧产生的烟气可能是人类ⅡA类致癌物。

(3)饮食和烹饪:对于水果、蔬菜和抗氧化剂营养物是否能降低肺癌危险度也有大量研究。目前研究结果提示增加蔬菜的摄取可减低患肺癌的危险。还没有高级别证据证实其他饮食因素可降低肺癌的发病率,包括β-胡萝卜素和维生素 A 与小细胞肺癌真正联系等。

3.职业因素

长期接触具有放射性物质或者衍生物的职业也会导致肺癌发生。已有充分的证据表明,导致肺癌的职业因素有石棉、砷的无机化合物、镍化合物、镉及其化合物、二氯甲醚、氯甲甲醚、芥子气、煤焦油沥青挥发物和硫酸烟雾等。铀和氟矿的副产品或铀衰变可产生致癌物氡。铸造工人、报纸工人、金矿工人、乙醚工人、油漆工人等均为肺癌高发者。由接触放射线到发生肺癌的潜伏期一般不少于 10 年,中位数为 16～17 年。

(二)个人因素

1.遗传因素

病例对照研究和队列研究结果表明,有肺癌家族史的个体,其肺癌发病风险也会提高。来自上海,北京和沈阳的家族聚集性研究结果表明,有肺癌家族史的、非吸烟女性患肺癌的风险 OR 值大于 2.5。

2.肺部疾病史

某些患慢性肺部疾病如肺结核,硅肺、尘肺或肺支气管慢性炎症者,肺癌发病率高于正常人,这可能与肺上皮细胞化生或增生相关。

3.内分泌因素

有关内分泌因素和女性肺癌危险性的关系还有待进一步研究证明。

二、临床表现

小细胞肺癌的临床表现与肿瘤大小、发展阶段、所在部位、有无并发症或转移有密切关系。典型临床表现是肺门肿块以及纵隔淋巴结肿大引起的咳嗽及呼吸困难。病变广泛转移后会出现体重下降、衰弱、骨痛等相应表现。与小细胞肺癌有关的症状和体征,按部位可以分为原发肿瘤、胸内扩展、胸外转移、肺外及全身表现四类。

(一)由原发肿瘤引起的症状和体征

1.咳嗽

常见的早期症状,多为刺激性干咳,当肿瘤引起支气管狭窄,可出现持续性、高调金属音咳嗽。咳嗽多伴少量黏液痰,当继发感染时可合并脓痰。

2.咯血

多为痰中带血或间断血痰,少数因侵蚀大血管出现大咯血。

3.胸闷、气短

肿瘤引起支气管狭窄,或肿瘤转移至肺门或纵隔淋巴结,肿大的淋巴结压迫主支气管或气管隆嵴。

4.发热

肿瘤组织坏死可引起发热,多数发热的原因是由于肿瘤引起的阻塞性肺炎所致,早期用抗菌药物治疗,体温可恢复正常,但易反复。肿瘤体积较大者,炎性中心出现坏死,常因毒素的吸收引起较高的体温。有时每天弛张热,达数月之久,反复抗感染治疗无效,一旦瘤体切除,体温立刻恢复正常。肺癌患者检查体内无明显炎症,但却有明显发热,常是肿瘤本身引起,即所谓"癌性热",体温常在 38 ℃以下。45 岁以上男性长期吸烟者如反复发热肺部固定部位炎症,治疗效果不佳者尤要警惕肺癌的可能性。

5.体重下降

消瘦为恶性肿瘤的常见症状之一。肿瘤发展到晚期,由于肿瘤毒素和消耗的原因,常导致患者体重下降,如合并有感染、食欲减退,则加重病情消瘦更明显或表现恶病质。

(二)肿瘤在胸腔内扩展所致的症状和体征

1.胸痛

肿瘤直接侵犯胸膜、肋骨或胸壁,引起不同程度的胸痛。如肿瘤侵犯胸膜,则产生不规则的钝痛或隐痛。肿瘤压迫肋间神经,胸痛可累及其分布区。

2.上腔静脉综合征

上腔静脉综合征是由于上腔静脉被附近肿大的转移性淋巴结压迫或右上肺的原发性肺癌侵犯,以及腔静脉内癌栓阻塞静脉回流引起。表现为头面部和上半身淤血水肿,颈部肿胀,颈静脉扩张,患者常诉领口进行性变紧,可在前胸壁见到扩张的静脉侧支循环。

3.咽下困难

肿瘤侵犯或压迫食管,引起吞咽困难。初期表现为进食干硬食物咽下困难,逐渐发展至吞咽流质食物困难。

4.呛咳

气管食管瘘或喉返神经麻痹引起饮水或进食流质食物时呛咳。

5.声音嘶哑

肿瘤直接压迫或转移肿大的淋巴结压迫喉返神经(多为左侧)时出现。

6.Horner 综合征

位于肺上尖部的肺癌称为肺上沟癌(Pancoast 癌),当压迫 C_8、T_1 交感神经干,出现典型的 Horner 综合征,患侧眼睑下垂、瞳孔缩小、眼球内陷、同侧颜面部与胸壁无汗或少汗;侵犯臂丛是出现局部疼痛、肩关节活动受限,称为 Pancoast 综合征。

7.肺部感染

由于肿瘤阻塞气道引起的、在同一部位可以呈反复发生的炎症,也称作阻塞性肺炎。

(三)肿瘤肺外转移引起的症状和体征

(1)肺癌转移至淋巴结:锁骨上淋巴是肺癌好发转移的部位,转移的淋巴结常常固定,质地坚硬,逐渐增大、增多、融合,多无疼痛感。

(2)肺癌转移至胸膜:肺癌转移至胸膜常常引起胸痛、胸腔积液,胸腔积液多为血性。

(3)肺癌转移至骨:多呈隐匿经过,仅 1/3 有局部症状,如疼痛、病理性骨折。当转移至脊柱压迫脊髓神经根时,疼痛为持续性且夜间加重。脊髓内转移可于短时间内迅速出现不可逆的截瘫症候群。

(4)肺癌转移至脑:可由于颅内病灶水肿造成颅高压,出现头痛、恶心、呕吐的症状。也可由于占位效应导致复视、共济失调、脑神经麻痹、一侧肢体无力甚至偏瘫。

(5)肺癌转移至心包:可出现心包积液,甚至出现心脏压塞的表现,呼吸困难,平卧时明显,颈静脉怒张,血压降低,脉压缩小,体循环淤血,尿量减少等。

(6)肺癌转移至肾上腺、肝脏等部位,引起局部和/或周围脏器功能紊乱。

(四)肿瘤肺外表现及全身症状

肺癌所致的肺外表现包括非特异性全身症状,如乏力、厌食、体重下降。还包括神经系统和内分泌副肿瘤综合征。

1.神经系统综合征

(1)Lambert-Eaton 肌无力综合征(Lambert-Eaton myasthenic syndrome,LEMS):即肿瘤引起的神经肌肉综合征,包括小脑皮质变性、脊髓变性、周围神经病变、重症肌无力和肌病。致病的自身抗体直接抑制了神经末梢突触前的压力门控钙通道(voltage-gated calcium channels,VGCC)从而导致了 LEMS 肌无力症状。患者症状出现顺序通常为下肢无力、自主神经障碍、上肢无力、脑神经支配肌无力、肌痛及僵直等。

(2)副癌性脑脊髓炎(paraneoplastic encephalomyelitis,PEM):病变广泛,可侵及边缘叶、脑干、脊髓,甚至后根神经节。本病常可与副癌性感觉性神经病(paraneoplastic sensory neuropathy,PSN)同时存在。有些学者认为 PSN 是 PEM 的一部分,故常冠以 PEM/PSN 的名称。神经系统症状常出现在癌诊断之前,不同神经部位受累表现为不同的临床症状。①边缘叶脑炎:边缘叶脑炎(1imbic encephalitis)病变主要侵犯大脑边缘叶,包括胼胝体、扣带回、穹隆、海马、杏仁核、额叶眶面、颞叶内侧面和岛叶。多呈亚急性起病,进展达数周之久,也可隐袭起病。早期症状常为焦虑和抑郁,后出现严重的近记忆力减退。还可有烦躁、错乱、幻觉、癫痫和嗜睡。有的出现进行性痴呆,偶可自然缓解。②脑干脑炎:脑干脑炎(brain stem encephalitis)病变主要侵犯脑干,累及下橄榄核、脑神经核、脑桥基底核、被盖核,黑质也可受累。临床表现常为眩晕、呕吐、共济失调、眼震、眼球运动障碍、延髓麻痹和病理反射。少见症状为耳聋、肌阵挛、不自主运动、帕金森综合征。③脊髓炎:脊髓炎常为 PEM 表现的一部分,很少单独出现。病变可累及脊髓前角细胞、感觉神经元、后角和交感神经,临床表现为肌无力、肌萎缩、肌束颤动、感觉障碍、自主神经失调和脊髓空洞症的症状。

(3)副癌性感觉性神经病(PSN):可出现于小细胞肺癌的任何时期,有的见于小细胞肺癌诊断前数年。可亚急性或慢性发病,表现为对称性的四肢远端感觉丧失、乏力和腱反射低下,下肢较上肢重。重者可累及四肢近端和躯干,出现面部感觉丧失。一些急性起病者多合并淋巴瘤,表现酷似吉兰-巴雷综合征,可伴有呼吸肌瘫痪和延髓麻痹。

2.内分泌副肿瘤综合征

(1)库欣综合征:小细胞肺癌分泌促肾上腺皮质激素样物质,引起脂肪重新分布等。

(2)类癌综合征:类癌综合征的典型特征是皮肤、心血管、胃肠道和呼吸道功能异常。主要表现为面部、上肢躯干的潮红或水肿,胃肠蠕动增强,腹泻,心动过速,喘息,瘙痒和感觉异常。这些阵发性症状和体征与肿瘤释放不同的血管活性物质有关,除了 5-羟色胺外,还有缓激肽、血管舒缓素和儿茶酚胺。

（3）抗利尿激素分泌不当综合征：不适当的抗利尿激素分泌可引起厌食，恶心，呕吐等水中毒症状，还可伴有逐渐加重的神经并发症。其特征是低钠（血清钠＜135 mmol/L），低渗（血浆渗透压＜280 mOsm/kg）。

三、诊断

小细胞肺癌的治疗效果与小细胞肺癌的早期诊断密切相关。因此，要大力提倡早期诊断，及早治疗以提高生存率甚至治愈率。这就需要临床医师具有高度警惕性，详细采取病史，对小细胞肺癌的症状、体征、影像学检查有一定认识，及时进行细胞学及支气管镜等检查，可使80％～90％的小细胞肺癌患者得到确诊。

（一）诊断方法

1.痰细胞学检查

由于原发性肺癌源于气管、支气管上皮，因而肿瘤细胞会脱落于管腔，随痰液排出。痰液细胞学检查就是将怀疑肺癌患者排出的痰液进行涂片，然后在显微镜下观察，根据涂片中癌细胞形态特点，做出初步的细胞类型诊断。痰液细胞学检查简单、无创、经济，是诊断肺癌最常用方法，还可用于肺癌高危人群的普查，并能发现部分早期小细胞肺癌。痰检阳性率60％～80％，痰液标本质量的好坏，直接影响细胞学诊断的准确性。符合标准的痰液应新鲜，咳去喉部积痰后，再用力深咳，从肺深部咳出痰液，灰白色、透明黏液痰，带血丝成分更好，并需立即送检（1小时内），每个患者至少送检6次。一般认为中心型肺癌痰检阳性率较周边型高，小细胞肺癌细胞学诊断与病理组织学诊断符合率最高。

2.血清肿瘤标志物检测

血清肿瘤标志物检测包括以下几种：①癌胚抗原（carcino-embryonic antigen，CEA）是一种酸性可溶性糖蛋白，当胃肠道、肺等发生恶性病变时，癌细胞能产生CEA释放到血中，使血清中CEA含量升高。②CA125（cancer antigen 125，CA125）是一种卵巢癌和肺癌细胞共同具有的肿瘤相关抗原，也是目前应用最广泛的肿瘤标志物之一。③CA153（cancer antigen 153，CA153）是分子量较大的糖蛋白，作为乳腺癌的特异性标志物，目前证实肺癌患者血清中也有明显升高。研究表明上述三项标志物联合检测可提高诊断小细胞肺癌的阳性率及准确度。④神经元特异性烯醇化酶（neuron-specific enolase，NSE）作为SCLC特异性肿瘤标志物，目前广泛用于肺癌的诊断和治疗后随访监测。SCLC血清NSE明显增高，其诊断灵敏度为80％，特异性为80％～90％，而非小细胞肺癌（NSCLC）患者并无明显增高，故可作为SCLC与NSCLC的鉴别诊断。血清NSE水平与SCLC的临床分期呈正相关，因此，血清NSE检测对SCLC的监测病情、疗效评价及预测复发具有重要的临床价值。⑤胃泌素释放肽前体（pro-gastrin-releasing peptide，proGRP）存在于人胎儿肺的神经内分泌细胞内。胃泌素释放肽前体作为近年来新发现的一种SCLC肿瘤标志物。研究显示，proGRP在SCLC中具有极高特异性，其在良性病变及其他恶性肿瘤中很少检测到，47％～80％SCLC释放proGRP。与NSE相比，proGRP灵敏性更高，特异性更强。然而单一标志物检测始终存在特异性不强、阳性率较低等不足，临床上常与NSE联合检测。

3.驱动基因检测

SOX基因家族成员不仅在SCLC中存在众多突变，而且存在基因扩增（27％），SOX2蛋白的过表达还与SCLC的临床分期相关，下调细胞中SOX2的表达可以抑制SOX2高表达型

SCLC 的生长,因此进一步证实了 SOX2 在 SCLC 种系生存中的重要作用。FGFR1 另外一项来自德国的 Martin Peifer 等则对 SCLC 的 SNP(63 例),外显子组(29 例),基因组(2 例)和转录组(15 例)进行了测序。整合了众多的结果后,发现 FGFR1 基因存在明显扩增现象,提示 FGFR 抑制剂可能会使具有该基因型的患者受益。TP53 及 RB1 突变仍然是 SCLC 中最重要的基因突变类型,SLIT$_2$ 和 EPHA7 等其他突变可能与 SCLC 的高度侵袭性特性相关,PTEN 的基因突变可能是未来治疗的靶点之一。CREBBP,EP300 和 MLL 这些参与组蛋白修饰的基因存在频发突变,通过进一步的功能性研究,研究者认为组蛋白修饰在 SCLC 中发挥了重要作用。日本学者在今年 ASCO 会议上公布了亚洲 SCLC 的全基因组分析结果显示:93.6%的肿瘤中检测到 TP53、RB1 和 MYC 家族,突变频率分别为 76.6%,42.6%和 12.8%。该研究也再次证明了近来报道的一些新的驱动基因:PTEN 4.3%、CREBBP 4.3%、EP300 4.3%、SLIT$_2$ 4.3%、MLL 4.3%、CCNE1 8.5%和 SOX2 2.1%。

4.X 线检查

小细胞肺癌以中央型占绝大多数。中央型小细胞肺癌 X 线表现为肺门单纯大肿块,或大肿块伴有阻塞性病变为主。肿块很醒目,圆形或卵圆形,边界清楚。如伴有小叶性肺炎或肺不张时,边界毛糙或有小斑片状阴影。周围型小细胞肺癌 X 线主要表现为分叶状肿块,边缘均有有长短不一的毛刺,密度多中等以上,均匀一致,一般无钙化、空洞或密度减低区。早期常伴有转移。

5.CT 检查

CT 是目前诊断小细胞肺癌常用的有效方法之一,具有较高的空间分辨率,其多平面重建(multiple plane rescontruction,MPR)技术从不同的角度观察肺部病变的形态、密度、边缘情况。并在计算机上进行支气管重建,进而了解病变与支气管、纵隔的关系,因此在研究肺部病变,特别是在研究多发于肺门区的中央型未分化小细胞肺癌方面有明显技术优势。小细胞肺癌 CT 上常表现为肺门肿块影和/或纵隔块影,受累支气管管腔狭窄,管壁增厚,远端可有阻塞性肺炎,坏死少见。肿瘤常有轻至中度强化。小细胞肺癌常常转移到纵隔淋巴结,上腔静脉后、主动脉弓下及隆突下的肿大淋巴结常见,并会形成上腔静脉受挤压征象。远处转移及肿瘤长轴与受累支气管走形相同有一定的提示作用。

6.PET/CT

小细胞肺癌细胞生长分数高,倍增时间短,侵袭力强,较早出现远处转移。PET/CT 提供功能和解剖相结合的图像,能精确区分肿瘤的边缘、大小、形态及与周围毗邻的关系,而且对区域淋巴结转移以及全身远处器官的转移(包括骨骼、脑、肾上腺、肝等)可以从不同的断面和角度进行观察,从而对小细胞肺癌早期诊断、临床分期、鉴别肿瘤的复发与坏死、指导制订治疗方案、疗效评价以及肿瘤放疗的精确定位等方面均有重要的临床应用价值。

7.普通电子支气管镜

支气管镜对诊断、确定病变范围、明确手术指征与方式有帮助。小细胞肺癌的镜下主要表现分为四型:①管内增生型(即支气管内有菜花样、结节样、息肉样新生物生长)。②管壁浸润型(即支气管黏膜充血、水肿、增厚、糜烂等,管腔狭窄)。③管腔外压型(即气管或支气管受压变形,黏膜表面正常)。④混合型(即同时有前面 3 种中 2 种以上表现)。普通电子支气管镜可见支气管内病变,刷检的诊断率达 92%,活检诊断率可达 93%。经支气管镜肺活检可提高周围型小细胞肺癌的诊断率。对于直径大于 4 cm 的病变,诊断率可至 50%～80%。但对于直径小于 2 cm 的病变,诊断率仅 20％左右。由于是盲检,可能需要多次活检才能获得诊断。同时检查过程中可出现喉痉挛,气胸,低氧血症和出血。

8.自发荧光支气管镜

自发荧光支气管镜(autofluorescence bronchoscopy,AFB)是利用细胞自发性荧光和电脑图像分析技术相结合的产物。原位癌和早期浸润癌等病变在蓝光照射下可发出轻微的红色荧光,而正常组织则发出绿光,从而达到区别早期癌变组织与正常组织的目的。选择红染最明显的部位进行取材,便于提高检测结果的准确性。国外报道 AFB 对于诊断早期小细胞肺癌或癌前病变的敏感性较普通白光支气管镜(white light bronchoscope,WLB)提高 25％～47％,而特异性则比 WLB 低 7％～18％。但是 AFB 检查也存在一定的局限性:同 WLB 一样,无法检查到细支气管分支,不适用周围型小细胞肺癌的早期诊断;特异性不强,在支气管黏膜炎症、炎性肉芽肿、瘢痕组织、黏膜损伤等情况下,局部也会表现为红色荧光,极易与癌前病变、原位癌、浸润癌相混淆等。然而,随着荧光支气管镜在小细胞肺癌诊断过程中的广泛应用及对小细胞肺癌发展过程中不同组织病理阶段荧光强度的量化,其在小细胞肺癌的早期诊断、明确病变范围、评估局部癌变的程度中将发挥更大的价值。

9.纵隔镜检查

纵隔镜检查是一种对纵隔淋巴结进行评价和取活检的创伤性检查手段。它有利于肿瘤的诊断及 TNM 分期。小细胞肺癌较早出现纵隔淋巴结转移,在传统的纵隔淋巴结定性检查方法中,纵隔镜是公认的"金标准"。但其诊断费用高及创伤较大,涉及淋巴结区域多局限于 N2/N3 各组,且重复检查极为困难。因此,这一技术在国内目前尚未得到大规模的开展和应用。

10.支气管超声引导针吸活检

支气管超声引导针吸活检(endobronchial ultrasoundguided transbronchial needle aspiration,EBUS-TBNA),以其操作简单、微创、涉及纵隔淋巴结区域广、可重复强的优势,在肺癌分期中逐渐得到广泛应用,已经在一定程度上有取代纵隔镜检查这一传统"金标准"分期方法的趋势。EBUS-TBNA 有助于更好地穿透支气管壁(由于存在活检管道,TBNA 穿刺针形成向前的成角),可以显示淋巴结内穿刺针的确切位置,并可见周围血管,特别是肺门和低位气管旁区域的血管,大大提高了活检的安全性及准确性。尤其适用于中央型小细胞肺癌及纵隔淋巴结转移者。

11.病理活检

病理活检是小细胞肺癌诊断金标准。根据世界卫生组织分类方案,可以把小细胞肺癌分为燕麦细胞癌和中间型小细胞肺癌。

(1)燕麦细胞癌:癌细胞体积比淋巴细胞稍大(2～3 倍),常以大小不等的群体形式出现,细胞间排列松散,核形不整,核内染色质非常丰富,呈细颗粒状,不透明,很少见到明确的核仁。另可见到核固缩。胞浆很少(或无)常呈嗜碱性,偶尔可见嗜酸性胞浆。在病灶刷片中,由于核的破碎常可见到核内物质形成的条纹。

(2)中间型小细胞肺癌:与上型相比,中间型小细胞肺癌的瘤细胞体积较大,部分病例中瘤细胞有清晰的胞浆,嗜酸性,瘤细胞单一,核不规则,染色质呈泡状、粗糙颗粒状,很少见到核固缩及核内物质形成的条纹。

(二)临床诊断

根据临床症状、体征,且符合下列之一者可作为临床诊断(可疑诊断)。

(1)中央型 X 现表现为肺门或纵隔边界清楚肿块,密度均匀,多呈分叶状,少数表现为肺门结构不清;CT 表现为以肺门、纵隔肿块为主,单双侧肺门均可,难以分辨原发灶和肺门、纵隔淋巴结转移。周围型 X 线表现为病灶呈结节状或肿块状,可有分叶,边缘光滑或有毛刺,均有深分叶或短毛刺;CT 表现肺实质内肿块或结节状为主要表现,均有深分叶或切迹,伴或不伴肺门及纵隔淋巴结肿大。

(2)肺癌高危人群,有咳嗽或痰血,胸部 X 线检查发现局限性病变,经积极抗炎或抗结核治疗(2~4 周)无效或病变增大者。

(3)节段性肺炎在 2~3 个月发展成为肺叶不张,或肺叶不张短期内发展成为全肺不张。

(4)短期内出现无其他原因的一侧增长性血性胸腔积液,或一侧多量血性胸腔积液同时伴肺不张者或胸膜结节状改变者。

(5)胸片发现肺部肿物,伴有肺门或纵隔淋巴结肿大,并出现上腔静脉阻塞、喉返神经麻痹等症状,或伴有远处转移表现者。

(6)单纯临床诊断肺癌病例不宜做放化疗,也不提倡进行试验性放化疗。

(三)确诊

以下任何一种情况均可确定诊断。

(1)经细胞学或组织病理学检查证实为小细胞肺癌。

(2)肺部病变可疑为小细胞肺癌,经过痰细胞学检查,支气管镜检查,淋巴结活检术、胸腔积液细胞学检查,胸腔镜、纵隔镜活检或开胸活检明确诊断者。

(3)痰细胞学检查阳性者建议除外鼻腔、口腔、鼻咽、喉、食管等处的恶性肿瘤。

(4)肺部病变可疑为小细胞肺癌,肺外病变经活检或细胞学检查明确为转移性小细胞肺癌者。

四、小细胞肺癌常用化疗药物介绍

(一)传统化疗药

环磷酰胺(cyclophosphamide,CTX)、多柔比星(doxorubicin)、长春新碱(vincristine,VCR)等细胞毒药物联合方案是治疗小细胞肺癌的主要方案。之后,依托泊苷(etoposide,VP-16)联合顺铂(cisplatin,DDP)或卡铂(carboplatin,CBP)被证实治疗各期小细胞肺癌均有显著疗效。目前仍是小细胞肺癌标准一线化疗方案。

1.环磷酰胺

环磷酰胺(cyclophosphamide,CTX)是人工合成的一种烷化剂,是一种广谱抗肿瘤药物,为细胞周期非特性药物。化学结构上归属氮芥类。环磷酰胺是一种前体药物,在体外无活性,进入体内主要通过需要肝脏微粒体酶活化,变为活性型的磷酰胺氮芥而起作用。其作用机制与氮芥相似,与 DNA 发生交叉联结,抑制 DNA 的合成,也可干扰 RNA 的功能,对多种肿瘤有抑制作用。环磷酰胺口服易吸收,迅速分布全身,约 1 小时后达血浆峰浓度,在肝脏转化释出磷酰胺氮芥,其代谢产物约 50% 与蛋白结合。静脉注射后血浆半衰期 3~11 小时,48 小时内经肾脏排出 50%~70%,其中 68% 为代谢产物,32% 为原形。其代谢产物丙烯醛对尿路有刺激性,大剂量应用时应水化、利尿,同时给予尿路保护剂美司钠。

2.多柔比星

多柔比星又称阿霉素(ADM)是一种糖苷抗生素,其抗瘤谱广,对乏氧细胞也有效。主要作用机制是直接嵌入 DNA 碱基对之间,干扰转录过程,阻止 mRNA 的形成起到抗肿瘤作用。它既抑制 DNA 的合成又抑制 RNA 的合成,所以对细胞周期各阶段均有作用,为一种细胞周期非特异性药物。此外,多柔比星还可导致自由基的生成,能与金属离子结合,与细胞膜结合。自由基的形成与心脏毒性有关。进入体内的多柔比星,很快从血浆中清除,沉积于组织。本品可引起心脏毒性,轻的表现为心电图室上性心动过速、室性期前收缩及 ST-T 改变,重者可出现心肌炎而发生心力衰竭,与所用总剂量相关,大多发生于总量超过 550 mg/m² 的情况。

3.长春新碱

长春新碱(vincristine,VCR)是一种生物碱,从夹竹桃科植物提取。在细胞有丝分裂期通过与微管蛋白结合而影响纺锤体微管的形成,使有丝分裂在中期停止。另外长春新碱也干扰蛋白质代谢及抑制 RNA 多聚酶的活力,抑制细胞膜类脂质的合成和氨基酸在细胞膜上的转运。大剂量时对 S 期细胞也有杀伤作用;长春新碱对移植性肿瘤的抑制作用大于长春碱,且抗瘤谱广。长春新碱在神经组织分布较其他组织多,因此神经系统毒性较突出,多在用药 3~6 周出现,有的患者可有运动障碍;骨髓抑制和胃肠道反应较轻,也有局部刺激作用如药液外漏可引起局部组织坏死。

4.依托泊苷

依托泊苷(VP-16)为细胞周期特异性抗肿瘤药物,作用于 DNA 拓扑异构酶Ⅱ,形成药物-酶-DNA稳定的可逆性复合物,使得拓扑异构酶Ⅱ的复合物在 DNA 链断裂之后稳定化,并且阻碍 DNA 连接酶的工作,导致 DNA 的破坏。由于肿瘤细胞的细胞分裂比正常细胞更频繁,因此更依赖这种酶,且对 DNA 的破坏更敏感。因此,导致了 DNA 复制发生错误并引起癌细胞的凋亡。其剂量限制性毒性是骨髓抑制,此外还有低血压、胃肠道反应等不良反应。依托泊苷用于治疗小细胞肺癌患者,根据给药方法或患者特点的不同,单药有效率为 15%~82%,口服给药与静脉给药疗效稍有不同。与其他药物联合大大提高了其有效率,至今为止,与铂类联合仍然是治疗各期 SCLC 的标准一线方案。

5.铂类

主要是顺铂(DDP)及卡铂(CBP)。顺铂即顺氯氨铂,属于无机金属-铂的络合物,属细胞周期非特异性药物,具有细胞毒性。顺铂进入肿瘤细胞后,水解为双羟双氨铂,与 DNA 交叉联结,从而抑制癌细胞的 DNA 复制过程,并损伤癌细胞的细胞膜结构。主要不良反应是导致肾毒性及高频率听力障碍,尤其在大剂量或连续用药可致严重而持久的肾毒性。卡铂的抗瘤谱及抗瘤活性与顺铂相似,但水溶性较好,抗恶性肿瘤活性较强,能与 DNA 结合,形成交叉键,破坏了DNA 的功能,使其不能复制,也是细胞周期非特异性药物;与顺铂相比,消化道毒性及肾毒性较低,但骨髓毒性较强。

6.异环磷酰胺

异环磷酰胺(IFO)为氮芥类抗癌药,其活性代谢产物可通过与癌细胞 DNA 和 RNA 交叉连接,干扰二者功能而产生细胞毒作用,同时还具有抑制蛋白质合成作用,属于细胞周期非特异性药物。异环磷酰胺是环磷酰胺的同分异构体,虽在化学结构上差异微小,但其药效学和药动学则有明显不同,环磷酰胺的抗癌作用是浓度依赖性,而异环磷酰胺则主要是时间依赖性,在一定浓度下维持的时间决定了它的抗癌效应。其抗癌作用具有累积性,而其毒副作用却因分次给药而降低。异环磷酰胺的血浆半衰期是 15.2 小时,大约是环磷酰胺的 2 倍。据此,分次给药的方案已成功地应用于临床,提高了抗肿瘤疗效以及患者的耐受性。其毒性反应主要是骨髓抑制和出血性膀胱炎。异环磷酰胺的代谢产物丙烯醛导致的出血性膀胱炎是剂量限制性毒性,通常在用药后数小时或数天内发生,表现为镜下或肉眼血尿,伴有尿路刺激征。因此使用异环磷酰胺时必须给予美司钠保护膀胱及尿路。

(二)第三代化疗药

已被证实对 SCLC 有活性的第三代化疗药有紫杉类、吉西他滨、喜树碱等。这些细胞毒药物单药治疗小细胞肺癌的疗效在 15%～76%,其中紫杉醇、伊立替康、拓扑替康和氨柔比星的有效率均>30%。

1.紫杉类

紫杉类这类药来自于太平洋紫杉的提取物,代表性的有 2 个药物:紫杉醇(TAX)和多西他赛(DOX)。它们的抗肿瘤作用机制是抗微管分裂。微管是细胞分裂中纺锤体组成部分,在细胞分裂中起了关键作用。它还具有其他功能,如维持细胞的形态、运动,细胞内物质的传递。紫杉类药除了有抗肿瘤作用外,在低浓度与放疗合用时,有放射增敏作用。其放射增敏作用与放射的时机有关,当紫杉类药导致细胞在 G_2/M 期阻滞最明显时,放射增敏作用最强。

(1)紫杉醇:从太平洋西北岸的短叶紫杉树及红豆杉植物的树皮中提取的有效成分,能特异地结合到细胞微小管的 β 位,导致微管聚合成团块和束状,使其稳定,从而使细胞不能分裂。紫杉醇的主要不良反应是骨髓抑制、过敏、神经毒性、心脏毒性及关节肌肉酸痛等。紫杉醇用于 SCLC 的临床研究已开展,美国北中部肿瘤协作组用其治疗 37 例广泛期 SCLC,有效率 41%。

(2)多西他赛:是由植物 Taxusbaccata 针叶中提取巴卡丁并经半合成改造而成,其基本结构和紫杉醇相似,但来源较容易,水溶性较好。多西他赛可与游离的微管蛋白结合,促进微管蛋白装配成稳定的微管,同时抑制其解聚,导致丧失了正常功能的微管束的产生和微管的固定,从而抑制细胞的有丝分裂。其与微管的结合不改变原丝的数目,这一点与目前临床应用的大多数纺锤体毒性药物不同。该药用于复治患者,单药客观有效率为 28%。它的主要不良反应是白细胞计数减少、变态反应和体液潴留。

2.拓扑异构酶 I 抑制剂

这些药物在美国国立癌症研究所(National Cancer Institute,NCI)天然药物筛选过程中发现。拓扑异构酶与 RNA 的转录,DNA 的复制、修复和基因的重组有关,因而这类药物干扰了细胞的分裂。主要的药物为伊立替康(irinotecan,CPT-11)和拓扑替康。

(1)伊立替康:是半合成水溶性喜树碱类衍生物,是 DNA 拓扑异构酶 I 的特异性抑制。伊立替康及其活性代谢产物 SN-38,可诱导单链 DNA 损伤,从而阻断 DNA 复制叉,同时也能抑制 RNA 合成,由此产生细胞毒作用,呈时间依赖性,并特异性作用于 S 期。伊立替康的药代动力学为二房室或三房室模型,中位半衰期为 12 小时,稳态时的分布容积为 168 L/m^2,总体清除率为 15 $L/(m^2 \cdot h)$,大约有 65% 的伊立替康与血浆蛋白结合,伊立替康与其代谢产物 SN-38 的 AUC 随剂量的增加而升高,SN-38 的细胞毒性是伊立替康的 100～1 000 倍,95% 的 SN-38 与血浆蛋白结合。伊立替康主要在肝脏代谢,经胆汁和尿液排泄。主要的剂量限制性毒性为延迟性腹泻和中性粒细胞减少。延迟性腹泻多发生在用药后五天,严重者可导致患者死亡。一旦发生,需要及时抗腹泻治疗。研究发现葡萄糖醛酸转移酶(UGT_1A1)参与伊立替康体内代谢,而 UGT_1A1 启动子区域的多态性能够预测伊立替康导致的腹泻,而 $UGT_1A1 * 28$ 与中性粒细胞减少的发生有关,在 $UGT_1A1 * 28$ 等位基因纯合子突变患者中,该酶活性下降,会导致毒性增加,导致中性粒细胞减少症的发生率增高。伊立替康治疗 SCLC 的临床研究主要在日本进行,用100 mg/m^2,

90分钟内滴注,每周1次,方法治疗了16例既往化疗过的SCLC,有效率达到47%,中位有效时间2个月。

(2)拓扑替康:半合成水溶性喜树碱类似物,为拓扑异构酶Ⅰ抑制剂,与DNA/拓扑异构酶Ⅰ复合物通过共价键稳定结合,使两条DNA链分开,导致细胞凋亡或者死亡。拓扑替康属于S期特异性药物,是广谱的抗肿瘤药物。血浆半衰期大约为3小时,具有高组织摄取、分布,低蛋白结合的特点。其化学结构依赖于一个内酯环,通过可以能水解的作用,形成生物活性内酯,也能够通过血脑屏障。主要经肾脏排泄,肾功能异常时,需要调整剂量,而在肝功能异常的患者其药代动力学没有改变。拓扑替康的主要不良反应是中性粒细胞和血小板计数减少,少见的有呕吐、皮疹、腹泻、脱发和贫血。欧洲肿瘤协作组进行的Ⅱ期临床试验,研究了拓扑替康单药对难治和敏感SCLC的二线治疗疗效,拓扑替康为每天1.5~2.0 mg/m²,连续5天,每3周重复,难治组(n=47)有一人获得CR,2人PR,总的有效率为6.7%,中位生存时间4.7个月,而在化疗敏感组(n=45)中有6人CR,11人PR,总有效率为37.8%,中位生存时间6.7个月。拓扑替康单药与CAV方案治疗复发性SCLC的疗效,两者的缓解率和中位疾病进展时间无显著性差异,中位生存期也相似;对血液系统和非血液系统的毒性相似。但肿瘤相关症状的改善率,包括声嘶、呼吸困难、乏力、食欲缺乏、日常活动障碍,拓扑替康单药显著优于CAV方案。一项Ⅲ期临床研究比较了口服与静脉应用拓扑替康治疗一线治疗失败的小细胞肺癌的疗效,入组309人,在意向性治疗人群中,其中口服拓扑替康组(n=153)有效率为18.3%,静脉应用拓扑替康组(n=151)的有效率为21.9%,中位生存时间分布是33.0周和35.0周,1年分别为32.6%和12.4%,2年生存率分别为29.2%和7.1%。

(3)贝洛替康:一种新的水溶性喜树碱类似物,是一种拓扑异构酶Ⅰ抑制剂。其抑制拓扑异构酶Ⅰ的活性是拓扑替康和喜树碱的3倍略强。最大耐受剂量是0.7 mg/(m²·d),连用5天,每3周一次,剂量限制毒性为中性粒细胞减少。临床前研究显示在体内及体外对6种人类肿瘤的抑瘤效率均强于伊立替康和拓扑替康。近期一项亚组Ⅱ期临床研究结果显示贝洛替康单药治疗广泛期SCLC(包括20%初治患者,80%复发耐药患者),有效率高达63.6%。贝洛替康联合顺铂一线治疗广泛期小细胞肺癌的一项Ⅱ研究,在意向治疗人群的有效率为73.8%,在可评价人群的有效率为83.9%,中位PFS为6.9个月,中位OS为11.2个月。最常见的3级以上毒性为中性粒细胞减少(90.2%)、血小板计数减少(63.4%)、贫血(34.1%)。

3.吉西他滨

吉西他滨是一种脱氧核苷酸类似物抗代谢物抗癌药,在细胞内磷酸化为双氟胞嘧啶核苷三磷酸,终止DNA的延伸以及竞争性抑制DNA聚合酶和核苷酸还原酶的活性。吉西他滨及其代谢产物主要经肾脏排泄。主要剂量限制毒性为骨髓抑制。单药剂量1 000 mg/m²,每周1次,连续3周,每4周重复,用于治疗耐药SCLC,总体有效率为13%(6%~27%),中位生存时间是17周。

4.氨柔比星

氨柔比星是第三代蒽环类,拓扑异构酶Ⅱ抑制剂。氨柔比星和其主要代谢产物氨柔比星醇,通过抑制DNA拓扑异构酶Ⅱ的活性而抑制肿瘤细胞增殖。与多柔比星相比,氨柔比星能够更广泛地诱导DNA-蛋白质形成和双链DNA断裂。氨柔比星在体内主要通过肝脏的羧基还原酶、NADPH依赖的P₅₄₀还原酶和NAD[P]H依赖的醌氧化还原酶代谢,通过胆汁、尿急粪便排泄。最大耐受剂量为130 mg/m²,骨髓抑制是其剂量限制毒性,心脏毒性是蒽环类药物的另一剂量限制毒性,而在动物实验中氨柔比星几乎没有出现延迟性心脏毒性,而且也并不加重心肌损伤,与多柔比星相比心脏毒性轻微。应用氨柔比星后主要表现为 QT 间期和 ST-T 的改变。早在临床前的研究工作中,氨柔比星就表现了比传统蒽环霉素类药物有更佳的抗癌活性。对小细胞肺癌的有效率高达 75.8%(其中完全缓解率为 9.1%)。日本的一项治疗复发难治 SCLC 的 Ⅱ 期临床试验中,氨柔比星在原发耐药及化疗敏感患者中的客观有效率分别为 50% 和 52%,OS 分别为 10.3 个月及 11.6 个月,1 年生存率分别为 43% 和 46%。而与顺铂联合一线治疗 SCLC 的有效率达到 87.8%,其主要毒副作用骨髓抑制。

5.吡铂

吡铂是一种针对铂类耐药设计的顺铂类似物。最大耐受剂量是 150 mg/m²,中性粒细胞减少和血小板减少是其剂量限制毒性,在体内呈线性药代动力学特征。在一个纳入 77 名受试者的铂类耐药 SCLC 患者的临床研究中,临床获益率达到 47%。一个全球性的 Ⅲ 期临床研究结果显示,吡铂联合最佳支持治疗(BSC)对于既往含铂方案化疗在 6 个月内进展的 400 例 SCLC 患者,与单纯 BSC 相比,MST 分别为 21 周及 20 周,客观有效率仅为 4%。

6.洛铂

洛铂是第三代铂类药物,是两种非对映异构体以 1∶1 组成的混合物,与 DNA 通过共价键结合,抑制 DNA 的复制和转录,从而发挥抗肿瘤活性。静脉注射后,两种异构体药物浓度-时间曲线相同,血浆蛋白结合率为 25%,与第一、二代铂类相比水溶性强,更稳定,没有明显的耳毒性、肾毒性、神经毒性,其剂量限制性毒性为血小板减少,最低点发生在用药后大约两周,白细胞减少通常较血小板减少轻。

7.苯达莫司汀

苯达莫司汀是具有双功能基团的烷化剂,比传统的烷化剂能使 DNA 链断裂持续时间更长,且修复机制也和传统的烷基鸟嘌呤转移酶系统不同。两项德国的临床研究报道,苯达莫司汀单药治疗复发时间超过 60 天的 SCLC 患者,有效率 29%,无进展生存期达到 4 个月;而与卡铂联合治疗广泛期 SCLC 患者,有效率 72.7%,无进展生存期 5.2 个月。

五、小细胞肺癌一线化疗

化疗是 SCLC 主要的治疗手段,而且治疗敏感,近期疗效较高。对 SCLC 的治疗有效的化疗药物包括顺铂(DDP)、依托泊苷(VP-16)、环磷酰胺(CTX)、多柔比星、长春新碱(VCR)、伊立替康、拓扑替康等,其单药有效率可至 80%~90%。既往大规模的随机临床研究结果表明,单药化疗患者的生存期明显短于联合化疗,联合化疗使小细胞肺癌的治疗取得革命性的转变。

(一)局限期 SCLC 的一线化疗

局限期小细胞肺癌在最初多采用以环磷酰胺(CTX)为基础的联合化疗方案,尤其是与多柔比星、长春新碱联用的 CAV 方案是当时治疗小细胞肺癌最早、疗效较好的标准方案之一。Sundstrom 等开展了一项针对局限期小细胞肺癌患者(LD-SCLC)的 Ⅲ 期临床研究,比较了 CAV[环磷酰胺(CTX)+阿霉素(ADM)+长春新碱(VCR)]方案和 EP[VP-16+ DDP]方案的疗效,其中 CAV 组中位生存期为 9.7 个月,而 EP 组为 14.5 个月,结果显示 EP 方案的有效率较高。而且应用 EP 方案化疗的 LD-SCLC 患者组显示出明显的生存优势。目前已证实了 EP 方案是治疗 SCLC 有效的标准化疗方案。两项荟萃分析证实了 EP 方案为标准的一线治疗方案,其中一项荟萃分析表明含铂类药物的联合化疗方案较不含铂类药物的联合化疗方案具有明显的生存优势。欧洲肺癌工作组(ELCWP)另一项荟萃分析同样也证实了采用 EP 联合化疗方案的生存获益。之后开展的一项Ⅲ期随机临床研究表明,卡铂(CBP)联合依托泊苷(CE)和 EP 两种方案在疾病缓解率及生存率之间并未显示出明显的差异,而且 CE 方案恶心、呕吐、神经毒性及超敏反应等发生率均明显低于 EP 方案。因此对于耐受性相对较差、一般状态欠佳的患者,可考虑 CBP 替代 DDP,从而在生存率和有效率无明显差异的前提下减少化疗药物毒副作用的发生。很早之前美国国家癌症综合网络(National Comprehensive Cancer Network,NCCN)的 SCLC 诊疗指南中推荐:4~6 周期的 EP 方案为 LD-SCLC 一线标准化疗方案。目前《NCCN 小细胞肺癌临床实践指南》及卫生部《原发性肺癌诊疗规范》中 EP 方案仍然是治疗小细胞肺癌的公认标准的一线方案。

Lee 等在报道了一项临床研究:共纳入了 76 例应用 IP 方案治疗局限期 SCLC 的患者,应用 2 个周期伊立替康联合顺铂(伊立替康和 DDP,IP)方案化疗后,采用 2 周期的 EP 方案并同步放疗,其完全缓解率为 44.9%,总体有效率为 97.1%,MST 为 24.9 个月,1 年生存率为 75.2%,2 年生存率为 51.4%,而且无疾病进展生存期(PFS)为 11 个月。IP 和 EP 两种方案的主要毒副作用为骨髓造血功能抑制及腹泻,其中 IP 组患者骨髓造血功能抑制低于 EP 组,但腹泻发生率高于 EP 组。Jeong 等开展了一项 IP 方案治疗局限期 SCLC 的回顾性研究,该研究共 30 例患者入组,初始应用 IP 方案诱导化疗后,继续 IP 方案同步放疗,研究结果显示 MST 为 34.2 个月,其有效率达 100%,PFS 为 11.6 个月,1 年生存率为 89.1%,2 年生存率为 60.9%。综上研究结果,初始 IP 方案化疗后,IP 方案同步放化疗,治疗局限期 SCLC 有效率较高,但需进一步开展前瞻性大规模的临床研究证实。

(二)广泛期 SCLC 的一线化疗

大多数 SCLC 患者在初诊时失去了根治性治疗机会,但是联合化疗仍是广泛期 SCLC 的有效治疗方法,可以改善症状,延长生存期。广泛期 SCLC 一线化疗缓解率为 40%~70%,中位生存期为 7~11 个月,2 年生存率小于 5%。尽管初始化疗缓解率高,但多数完全缓解的患者在 3 个月内病情进展,远期疗效差。

一项欧洲肺癌工作组(European lung cancer working party,ELCWP)的荟萃分析显示了应用 EP 方案化疗具有生存获益。该荟萃分析共纳入了 36 项临床研究(n=7 173),分析显示了不含依托泊苷方案生存期低于含依托泊苷方案,而含铂类但不含依托泊苷方案在生存上无明显改善。另一项荟萃分析结果显示:含铂方案与不含铂方案比较具有显著的生存获益。因此,EP 方案仍然是治疗广泛期 SCLC 标准的一线治疗方案。在临床应用中,为了减轻胃肠道反应、肾毒性和神经毒性,通常用 CBP 替代 DDP,但 CBP 的骨髓造血功能抑制风险较 DDP 大。因此,CBP 一般仅用于具有应用 DDP 禁忌证或考虑不能耐受 DDP 的患者。有关学者开展了在该方案的基础上的广泛期 SCLC 化疗的临床研究。Hermes 等开展了一项Ⅲ期临床研究:VP-16 联合 CBP (etopiside and carboplatin,EC)与 IP 方案治疗广泛期 SCLC。此研究共入组了 210 例患者,其中 EP 组完全缓解例数为 17 例,IP 组完全缓解例数为 18 例。EP 组 MST 为 214 天,IP 组为 255 天,EP 组 1 年生存率为 28%,IP 组为 35%,两组在血液学毒性方面的差异无统计学意义,其中 IP 组未出现不可耐受的腹泻。两组在生活质量改善方面无明显差异。国外学者 Hanna 等在 2006 年开展了一项Ⅲ期临床研究,比较 EP 方案与伊立替康联合顺铂的 IP 方案在 SCLC 一线治疗中的疗效,结果表明两组的中位生存期(median survival time,MST)分别为 10.2 个月和 9.3 个月,1 年生存率分别为 36% 和 35%,两组间差异均无统计学意义,在改善晚期 SCLC 生存方面,IP 方案与 EP 方案相近,但 IP 方案在Ⅲ~Ⅳ级血液学毒性反应方面明显减少,可作为一线治疗的选择。Sgos 等进行了一项治疗广泛期 SCLC 的 Ⅱ 期临床研究,采用依立替康联合依托泊苷及卡铂方案,共纳入了 46 例患者,其中总有效率为 52.2%,MST 为 16.3 个月,1 年生存率为 43.47%,结果显示使用该联合方案可改善广泛期 SCLC 的 MST 及 1 年生存率,其主要毒副作用是不同程度的腹泻。随后德国学者 Schmittel 等开展了一项 Ⅲ 期临床研究:EC 方案与伊立替康联合卡铂(IC)方案治疗初治的广泛期 SCLC,共纳入了 8 个中心 216 例患者,两组 PFS 为 6 个月,EC 组 MST 为 9 个月,IC 组为 10 个月。EC 组有效率为 63%,而 IC 组为 62%,结果显示 EC 方案和 IC 方案在一线治疗广泛期 SCLC 有效率无明显差别,IC 方案主要毒副作用为腹泻,EC 方案的 3 级及以上的血小板下降和中性粒细胞下降较 IC 方案明显,因此《NCCN 小细胞肺癌临床实践指南》一线治疗方案中纳入了 IP 及 IC 方案。

Heigener 等开展了一项 Ⅲ 期临床研究,比较了拓扑替康(topotecan)联合顺铂(topotecan 和 DDP,TP)与 ED 方案一线治疗广泛期小细胞肺癌的差别。共纳入了 703 例 ECOG 评分为 1~2 分的患者。随机分为 TP 组(拓扑替康 1 mg/m² 静脉滴注第 1~5 天,DDP 75 mg/m² 静脉滴注第 5 天)和 ED 组(VP-16 100 mg/m² 静脉滴注第 1~5 天,DDP 75 mg/m² 静脉滴注第 1 天),每 21 天为一周期,至少接受 6 周期化疗。TP 和 ED 组 3/4 级血液性毒性:粒细胞下降 35.7%、35.8%,贫血 11.6%、4.8%,粒细胞减少性发热 2.0%、2.7%,脓毒血症 1.7%、1.2%,毒性相关死亡 5.2%、2.7%,输注红细胞 420 例、153 例。非血液学毒性无明显差异。该研究结论:在 OS(over all survival,OS)、TTP(Time to progress,TTP)、ORR(overall response rate,ORR)方面 TP 方案不劣于 ED 方案,因此拓扑替康联合顺铂方案是一线治疗广泛期 SCLC 的一种选择。

对于广泛期小细胞肺癌一线治疗,也进行了很多其它联合化疗方案的临床研究,但均未取代标准治疗方案。培美曲塞二钠已被批准用于肺腺癌的一线治疗,但一项评价培美曲塞二钠联合卡铂方案治疗小细胞肺癌有效性的 Ⅲ 期临床研究结果显示:培美曲塞二钠联合卡铂组客观缓解率低于标准的依托泊苷联合顺铂方案组,而且总生存期劣于 EP 组。Chee CE 等也开展了一项验证培美曲塞二钠联合卡铂治疗广泛 SCLC 患者的有效性的 Ⅱ 期临床研究,且同时评价了该方案的耐受性。结果显示,尽管培美曲塞二钠联合卡铂方案的耐受性良好,但培美曲塞二钠联合卡铂方案并未作为广泛期 SCLC 患者有效的标准治疗方案。

Lee 等设计了一项非劣性试验研究,目的观察吉西他滨联合卡铂方案(gemcitabine and carboplatin,GC)与 EP 方案在生存期、药物毒副作用及生活质量方面是否相似。研究结果表明 GC 方案与 EP 方案有相似的无疾病进展生存期和总生存期,且毒副作用可耐受。两种方案毒性反应差别在于:GC 方案 3 和 4 级的血液学毒性发生率较 EP 组明显高,而 EP 组 2 级和 3 级恶心及脱发的发生率较 GC 组高,而且尤其是对小细胞和非小细胞混合型患者来说,GC 方案具有良好的有效性。二药联合方案一线治疗小细胞肺癌具有较高的近期缓解率,三药联合是否会增加疗效?Charpidou A 等开展了一项 Ⅱ 期临床研究,目的是探索三药联合方案在增加治疗的有效率,改善生存率方面是否具有优势。该研究应用依托泊苷、伊立替康及卡铂三药联合方案,纳入广泛期小细胞肺癌一线治疗的患者,依托泊苷 75 mg/m² 第 1~3 天静脉滴注,伊立替康 150 mg/m² 第 2 天静脉滴注,卡铂用量为按 AUC=5 计算第 1 天静脉滴注,每 3 周重复,共应用 6 周期。该联合方案的完全缓解率为 18%,缓解率为 75%,中位总生存期为 12 个月(95%CI=10.3~13.9),中位疾病进展期为 8 个月(95%CI=6.6~68.9),其中出现 3~4 级中性粒细胞下降的占 16.7%,出现血小板下降的占 1.9%,与毒性相关的死亡率为 3.7%。结果认为,依托泊苷、伊立替康及卡铂三药联合方案有效性和耐受性良好,推荐用于预后差的广泛期 SCLC 患者。Hoosier 肿瘤协作组开展了一项对照临床研究：应用异环磷酰胺（ifosfamide）联合 EP 的 IEP（ifosfamide＋etoposide＋cisplatin）方案与标准 EP 治疗方案进行比较，IEP 方案是异环磷酰胺 1.2 g/m² ＋依托泊苷 75 mg/m² ＋顺铂 20 mg/m² 第 1～4 天静脉滴注，每 3 周为 1 个周期，共完成 4 周期；EP 方案是依托泊苷 100 mg/m² ＋顺铂 mg/m² 第 1～4 天静脉滴注，每 3 周为 1 周期，共 4 周期。IEP 组中位生存期 9 个月，而 EP 组中位生存期为 7.3 个月（$P=0.045$）。但该项研究结果尚未被重复性研究所确证，而且在有效性方面三药联合方案未显示出明显优势，并且增加了化疗药物所致的毒副作用。一项治疗 SCLC 的耐受性及有效性随机临床试验研究：紫杉醇联合 EP（TEP）三药联合方案与 EP 方案相比，TEP 三药联合组在生存方面未能显示出优势，而且三药联合方案的血液学和非血液学毒性明显增加，同时毒性相关的死亡率也增加。

针对 SCLC 增殖快、倍增时间短特点而改变化疗药物的给药方式、化疗时间或剂量强度，能否改善患者的预后？一项 20 个 SCLC 随机临床研究中，根据化疗药物的剂量强度或化疗时间、给药方式单个因素或联合分析其对治疗疗效的影响。结果表明，化疗周期数减至 3～6 周期，中位生存期缩短 2 个月，尤其对于初治后化疗缓解的患者更为明显。5 个高剂量给药的研究中，两个生存期有所改善；四个剂量密集组研究生存时间可延长 0.6～6.2 个月；减少化疗周期数同时增加剂量强度和/或增加剂量未改善患者生存。20 项临床研究中，强化组（增加周期数、高剂量和/或缩短周期间隔）的中位生存期为 11.5 个月，而标准治疗组的中位生存期为 8.7 个月，2 年生存率分别为 31%、12%，强化组的生存率较标准组提高。但是基于患者治疗耐受性及毒副作用问题，该研究结果未被应用于临床，且未进一步进行大规模随机、对照研究。

（三）老年 SCLC 患者一线化疗

Quoix 等进行一项老年 SCLC 患者应用依托泊苷联合卡铂化疗的有效性及耐受性的临床研究。初治的 Ⅲb～Ⅳ期 70 岁以上的 SCLC 患者，应用 VP-16 100 mg/m² 第 1～3 天静脉滴注＋CBP（根据 Calvert 公式计算剂量）第 1 天静脉滴注。研究结果显示：中位生存期为 237 天，1 年生存率为 26%。最常见的毒副作用是 3～4 级中性粒细胞下降，出现于 57% 的评估周期中。但是未观察到肝脏、肾脏毒性以及黏膜炎。曾有应用单药依托泊苷口服的方案代替 EP 方案的临床研究，目的是提高老年患者化疗的耐受性。但针对这一特殊人群的两项随机研究的结果显示，在存活期方面应用联合化疗的患者较单药组更长，而且在毒副作用方面联合化疗并未较单药组增加。因此，依托泊苷联合铂类仍然为老年 SCLC 患者的标准化疗方案，但对于无法耐受顺铂所致的毒副作用的患者，可考虑应用卡铂所替代。

（四）小细胞肺癌一线化疗进展

1.化疗药物治疗进展

除了传统的化疗药物以外，新药的出现也给 SCLC 的内科治疗带来了新的希望和选择。氨柔比星（amrubicin）是其代表药之一，氨柔比星是第三代合成蒽环类类似物，是一种有效的拓扑异构酶Ⅱ抑制剂。日本批准了氨柔比星用于 SCLC 的治疗，西方人群临床研究结果也认为其在一线及二线治疗中未劣于目前标准的治疗方案。在日本开展了一项比较伊立替康联合顺铂（IP）方案和氨柔比星联合顺铂（amrubicin and cisplatin，AP）一线治疗广泛期 SCLC 的疗效及不良的临床研究（JCOG0509 研究），但结果并未证明 AP 方案不劣于 IP 方案，因此 IP 方案仍然是广泛期小细胞肺癌的标准的一线化疗方案。在 ASCO 会议上，公布了一项Ⅲ期临床研究的结果，此研究比较了氨柔比星联合顺铂（AP）与依托泊苷＋联合顺铂（EP）一线治疗 ED-SCLC 的疗效。共纳入了 299 例患者，被按 1∶1 的比例随机分为两组，149 例为 AP 组，150 例为 EP 组，其研究的主要终点是总生存期,次要终点为无进展生存期(PFS)、总体反应率、一般的安全性。该研究的两组之间的基线特征相近。AP 组的中位 OS 为 11.79 个月,EP 组的中位 OS 为 10.28 个月;AP 组中位 PFS 为 7.13 个月,而 EP 组为 6.37 个月,AP 组 ORR 为 69.8%,EP 组 ORR 为 57.3%。最常见的不良反应为≥3 级骨髓造血功能抑制(AP 组为 23.5%,EP 组为 21.3%)、中性粒细胞下降(AP 组为 54.4%,EP 组为 44%)、白细胞下级(AP 组为 34.9%,EP 组为 19.3%)。研究结果认为对于 ED-SCLC 初治的患者,在总生存率(OS)、疾病控制率、毒性反应方面 AP 组并不亚于 EP 组。我们可以看出氨柔比星虽然是近年来最具有前景的新的化疗药物,但与传统化疗药物相比并未具有明显优势,因此需要寻找的氨柔比星获益人群,将会是未来的探讨方向。

洛铂是烷化剂类的第三代铂类细胞毒药物,与顺铂的抑瘤作用相似或较强,研究显示与顺铂没有交叉耐药,对顺铂有抗药性的细胞株,仍有一定的细胞毒作用,肾毒性较低,其毒副作用与卡铂相似。一项Ⅱ期洛铂联合依托泊苷方案治疗初治的广泛期 SCLC 的临床研究结果显示客观缓解率达到 92%,与 EP 方案比较的临床研究结果显示在 1 年生存率和中位 TTP 方面无明显差异。国内已经开展的一项比较洛铂联合依托泊苷方案与顺铂联合依托泊苷方案一线治疗广泛期 SCLC 的非劣效性、多中心临床研究已经入组结束,我们希望会有更多的临床数据指导 ED-SCLC 的一线治疗。

贝洛替康是近年来新研发的喜树碱类似物,Ⅱ期临床研究结果显示对治疗 SCLC 患者具有较好的活性。Lim 等人最新发表的一项Ⅱ期临床研究:贝洛替康联合顺铂方案一线治疗广泛期 SCLC,共纳入了 42 例患者,其中意向人群的 ORR 为 73.8%,可评价人群的 ORR 为 83.9%。中位 PFS 为 6.9 个月(95%CI 6.6~7.2 个月),中位 OS 为 11.2 个月(95%CI 9.9~12.5 个月),中位随访时间为 9.9 个月。其中 3 级以上血液学毒性包括中性粒细胞下降(90.2%),血小板计数下降(63.4%)和贫血(34.1%)。其中 16 例(39.0%)患者出现粒细胞减少性发热。4 例患者出现难治性肺炎,出现感染性休克死亡。该研究结果提示贝洛替康联合顺铂治疗广泛期 SCLC 有效,但是血液学毒性的发生率较高,在临床应用中应高度重视。因此应用贝洛替康联合顺铂治疗时我们需选择适合的患者,并注意不良反应的观察及处理。目前正在开展的贝洛替康联合顺铂方案对比 EP 方案的Ⅲ期临床研究(COMBAT 研究)结果可能会给我们带来更多有应用价值的启示,为 SCLC 患者治疗提供更多的选择。

沙戈匹隆是目前新出现的第三代埃博霉素衍生物,已有研究证实沙戈匹隆对多种肿瘤具有较好的耐受性和疗效,而且具有可以通过血脑屏障优势。德国学者开展了一项Ⅰ期临床研究:应用沙戈匹隆联合顺铂治疗初治的广泛期 SCLC 患者,而且进入Ⅱ期研究剂量的 7 例患者中有 6 例患者获得客观缓解,研究结果认为沙戈匹隆联合顺铂方案一线治疗广泛期 SCLC 安全性好,但需开展Ⅱ期研究进一步评价其有效性。大部分抗肿瘤药物不能透过血脑屏障,而且 SCLC 脑转移也是导致 SCLC 患者死亡的常见原因之一。因此对于脑转移的患者选择化疗药物是我们一大难题,而沙戈匹隆具有通过血脑屏障的特点,其在未来临床研究中若能得到进一步证实,将会给脑转移的 SCLC 患者带来较好的更多的选择。

2.化疗联合分子靶向治疗

回望 SCLC 治疗进展比较缓慢,其总生存期几乎没有什么改善。因此这就迫切需要我们寻找新的治疗方法。化疗联合靶向治疗是近年来肿瘤治疗研究的热点,抗血管生成药物,如贝伐单抗、西地尼布、沙利度胺、恩度(重组人血管内皮抑素),但均未提高疗效,改善患者 PFS 及 OS。

3.化疗联合免疫靶向治疗

免疫靶向治疗是近期研究的热点,免疫系统控制肿瘤形成的能力及免疫疗法为癌症患者提供临床受益的可能性目前已经十分明确。p53 修饰腺病毒介导的树突细胞疫苗(INGN-225)可诱导 SCLC 产生明显的免疫应答,伊匹木单抗可调动特异性抗肿瘤免疫反应。CC-4047 是一种口服剂型的免疫调节剂,对促血管新生因子、VEGF 和碱性成纤维细胞生长因子(bFGF)起到一定的抑制作用。因此免疫靶向治疗可能为 SCLC 未来治疗的方向。

结语:回望全球研究现状及数据,除了以上针对靶点的转化性医学研究药物外,铂类药物(如吡铂)、烷化类药物(如苯达莫司汀)和抗代谢类药物(如培美曲塞二钠)临床研究也在进行中。已经进行的Ⅱ、Ⅲ期 SCLC 转化性靶向、免疫靶向药物的临床研究将会给我们带来更多的有价值的结果。虽然针对 SCLC 的转化性研究的结果不尽如人意,但可以得到以下结论。

(1)在抗肿瘤血管生成理论和基础研究的指引下,相关临床研究会越来越多,贝伐单抗与化疗/放疗联合已取得了初步的进展。会研发出更多的多靶点、小分子的血管生成抑制剂。重组人血管内皮抑素(恩度)是我国研发的抗肿瘤血管生成的新药,甚至沙利度胺也有老药新用结论。

(2)mTOR 抑制剂、MMP 抑制剂、Bcl-2 抑制剂和 Kit 抑制剂,尽管在临床前结果具有较好的指导意义,但在临床应用中的疗效仍不满意,需进一步研究证实。

(3)新型拓扑异构酶Ⅱ抑制剂——氨柔比星和新型的喜树碱类似物——贝洛替康在亚洲已具有较好的临床应用前景,尤其是与铂类药物联合应用。

(4)目前 SCLC 免疫靶向治疗研究处于初始阶段,伊匹木单抗将会是最具有临床应用前景的免疫靶向药物,随着肿瘤免疫治疗研究的不断开展,肿瘤抗原、免疫佐剂和递呈系统的研究将越来越明确,免疫治疗也必将成为 SCLC 的治疗的方法之一。对于 SCLC 来说,今后仍需加强多学科综合治疗的应用;加强确认 SCLC 关键靶点或者驱动靶点;增加 SCLC 的研究团队培养。同时鉴于 SCLC 具有复杂的异质性及可能存在种族差异,今后仍需不断地寻找更多突破点。

六、小细胞肺癌二线化疗

小细胞肺癌是一个放化疗敏感的肿瘤,尽管一线化疗有很高的缓解率,但 80% 的局限期患者和几乎全部的广泛期患者在 1 年内复发或进展。近年来,小细胞肺癌的二线治疗并未取得明显的突破性进展,与这一现状相呼应的是,绝大多数小细胞肺癌二线化疗的临床研究为小样本、单臂临床试验,高级别的循证医学证据如多中心、随机、对照的Ⅱ/Ⅲ期临床试验很少见。

在早期,由于缺乏随机对照临床试验的研究结果,小细胞肺癌患者尤其是难治复发患者接受二线化疗是否优于最佳支持治疗,曾经有过争议。一项回顾性研究分析二线化疗与最佳支持治疗对小细胞肺癌患者总生存(overall survival, OS)的影响,共有 286 例患者纳入分析,其中 166 例患者接受二线化疗(EP 与 CEV 交替方案)、120 例患者接受最佳支持治疗,在临床基线特征方面,最佳支持治疗组包含更多的 PS 评分低以及难治性复发患者。研究结果显示二线化疗患者总生存要显著优于最佳支持治疗,中位总生存时间(median overall survival, mOS)5.5 个月 vs.2.2 个月,但在多因素分析中,只有复发时 PS 评分是独立的预后因素。之后,O'Brien 等公布了口服拓扑替康与最佳支持治疗头对头比较的Ⅲ期临床试验结果,这是历史上第一次以安慰剂作对照比较化疗与最佳支持治疗在小细胞肺癌二线治疗的Ⅲ期随机临床试验,研究结果证实了化疗在小细胞肺癌二线治疗中能够提高患者的总生存,这一研究结果奠定了化疗在小细胞肺癌二线治疗地位。

　　以往大量的临床数据表明:患者对一线化疗的治疗反应以及缓解时间的长短是影响二线化疗有效率的要素之一。因此,根据上述两个因素,复发可分为以下两种类型。①敏感复发:一线化疗有效,化疗结束后 2～3 个月病情出现进展。②难治复发:一线化疗无缓解或一线化疗有效但在化疗结束后 2～3 个月以内出现病情进展(目前在大部分临床试验中,将上述时间界定为3 个月)。不同复发类型的患者二线化疗的总有效率(overall response rate,ORR)及其预后明显不同,难治性复发患者接受二线化疗的总有效率往往不超过 15%,而敏感复发患者二线化疗的有效率可在 20%～30%。因此,在解读循证医学证据的时候,我们必须充分考虑到这个因素的影响。

　　本内容在检索 Pubmed 数据库以及 ASCO、ESMO 会议数据的基础上,对目前小细胞肺癌二线化疗的现状及进展进行阐述。

(一)再次给予原治疗方案

　　早期一些小样本回顾性研究发现:敏感复发的患者再次给予原治疗方案,仍可取得很好的近期疗效,而且在一线化疗结束后进展时间>6 个月患者亚组中,优势更为明显,有效率为50%～60%。Garassino 等回顾性分析 161 例二线治疗的 SCLC 患者,其中 121 例患者为敏感复发,根据二线治疗方案的区别,将敏感复发患者分为原方案治疗组与更改方案治疗组,原方案治疗组与更改方案治疗组相比 ORR、OS 有延长趋势,ORR 34.5% vs.17.5%,$P=0.06$;mOS 9.2 个月 vs.5.8 个月,$P=0.08$。但近期另外一项回顾性研究对这个治疗模式提出质疑,该研究共纳入 65 例敏感复发患者,其中 19 例患者二线给予初始化疗方案,与其他患者相比,两者总生存未见显著性差异,mOS 14.4 个月 vs.13.1 个月,而在一线化疗结束后进展时间>6 个月患者亚组中,更改化疗方案患者 mOS 达到 26.9 个月,高于初始方案治疗患者15.7 个月,但差异无显著性。目前仍无法明确继续原治疗方案是否能够作为敏感复发患者的标准治疗,迄今为止没有一个随机对照临床试验对这一治疗模式进行评估。NCCN 指南推荐在一线化疗结束后进展时间>6 个月患者中,可以考虑给予原一线化疗方案,同样,在临床试验中,对这一部分患者应该采用何种对照治疗模式,值得进一步探讨。

(二)单药在 SCLC 二线化疗的疗效

1.拓扑替康

　　拓扑替康是一种半合成的喜树碱类药物,主要通过抑制拓扑异构酶Ⅰ产生抗瘤效应。以往多项的Ⅱ期临床试验结果显示拓扑替康单药在小细胞肺癌二线治疗中具有一定的抗瘤活性。拓扑替康作为小细胞肺癌二线化疗标准方案的选择,主要是基于三项Ⅲ期临床试验的结果。第一项Ⅲ期临床试验比较单药拓扑替康静脉给药和 CAV 在小细胞肺癌二线治疗的疗效及安全性,入选标准之一是敏感复发患者(疾病进展在一线化疗结束后 60 天以上),其中疾病进展在一线化疗结束后 6 个月以上的患者接近 50%,两组在主要研究终点 ORR、总疗效持续时间以及次要研究终点无进展生存时间(progress-free survival,PFS)、OS 均未见显著性差异,但拓扑替康对患者症状改善方面(呼吸困难、厌食、声音嘶哑、疲乏等)优于 CAV 方案。这一研究结果并不能奠定拓扑替康作为二线标准化疗方案的地位,也无法证实拓扑替康是否能给患者带来生存获益。O'Brien 等公布了口服拓扑替康与最佳支持治疗头对头比较的Ⅲ期临床试验结果,这是历史上第一次以安慰剂作对照比较化疗与最佳支持治疗在小细胞肺癌二线治疗的Ⅲ期随机临床试验,研究结果证实了化疗在小细胞肺癌二线治疗中能够提高患者的总生存。入组患者包括敏感复发和耐药复发,两组难治性复发患者比例基本均衡(58% vs.50%),拓扑替康组的总生存显著优于安慰剂组,mOS 6.0 个月 vs.3.2 个月,$P=0.010\ 4$,这种生存优势在不同年龄、ECOG 评分、复发类型、分期等各个亚组中均得到体现,而且拓扑替康组患者可以获得更好的生活质量;而目前公布了第三个Ⅲ期临床试验结果,比较拓扑替康口服给药与静脉给药的疗效及安全性,研究结果提示两者疗效相当,在毒副作用方面,口服给药腹泻发生率略高于静脉给药,血液学毒性基本一致,口服更为方便、简单。

拓扑替康治疗的毒副作用也不容忽视,主要毒副作用包括血液学毒性、腹泻(特别是口服制剂)以及疲乏感等,其中 3/4 度中性粒细胞减少发生率为 $61\%\sim88.5\%$、白细胞计数减少 $65.4\%\sim86.5\%$、贫血 $22.6\%\sim32.3\%$、血小板计数减少 $38\%\sim57.6\%$。目前单药拓扑替康推荐的标准剂量为 $1.5\ mg/m^2$ 第 1 天~第 5 天,第 21 天重复,一些Ⅱ期临床试验研究表明提高拓扑替康的剂量强度并不能增强疗效,适当减轻剂量强度似乎也并不降低疗效,因此,在以老年患者为发病主体的小细胞肺癌二线治疗中,要充分考虑到拓扑替康的毒副作用,衡量利弊,必要时可以考虑适当降低剂量。

另外,从拓扑替康的Ⅱ/Ⅲ期临床试验结果中,我们可以看出在耐药复发患者中,拓扑替康的疗效并不令人满意,FDA 也仅批准拓扑替康用于敏感复发患者的治疗用药。

2.氨柔比星

氨柔比星作为一种蒽环霉素类药物,但它与多柔比星有所区别。氨柔比星的作用机制和多柔比星略有不同,它是一种拓扑异构酶Ⅱ抑制剂,主要通过抑制拓扑异构酶Ⅱ的活性,最终导致 DNA 的断裂而抑制肿瘤细胞增殖。另外,氨柔比星的急性毒性与多柔比星相似,但氨柔比星却几乎没有延迟性心脏毒副作用。

在临床前研究工作中,氨柔比星就表现了比传统蒽环霉素类药物有更佳的抗癌活性。目前,一些小样本的单臂Ⅱ期临床试验开始评估氨柔比星在小细胞肺癌二线治疗中的疗效及安全性,研究结果显示氨柔比星表现出良好的抗肿瘤活性,尤其在难治性复发患者中,有效率超过了 20%。以往的研究多为日本学者发起,入组患者主要为亚裔人群,Ettinger 等对欧美患者二线接受氨柔比星治疗的疗效及安全性进行评价,入组患者均为耐药复发,75 例患者中,ORR 21.3%、mPFS 3.2 个月、mOS 6.0 个月,进一步证实了氨柔比星在二线治疗中的疗效。

在看到良好的抗瘤活性的同时,氨柔比星的毒副作用也不可忽视,其常见的不良反应为血液学毒性和消化道反应。在早期的Ⅰ期临床试验研究中,氨柔比星的最大耐受剂量和推荐剂量分别为 $40\ mg/m^2$、$35\ mg/m^2$ 剂量强度,Lgawa 等研究表明氨柔比星二线、三线治疗小细胞肺癌的推荐剂量分别为 $40\ mg/m^2$、$35\ mg/m^2$ 剂量强度。大多数小细胞肺癌患者为老年患者,但在临床试验中,往往将年龄大于75 岁患者排除在外,因此,氨柔比星对这一部分患者的疗效及安全性仍缺乏足够的数据。一项回顾性研究分析氨柔比星单药二/三线治疗耐药复发的小细胞肺癌患者,其中年龄大于 70 岁的患者 18 例(中位年龄 75 岁、ECOG 为 0~1 分),氨柔比星的剂量强度 $25\ mg/m^2$ 第 1~3 天(2 例)、$30\ mg/m^2$ 第 1~3 天(8 例)、$35\ mg/m^2$ 第 1~3 天(8 例),近期疗效显示 ORR 6/18、疾病控制率(disease control rate,DCR)12/18(年龄大于 70 岁亚组)、mPFS 2.9 个月、mOS 5.1 个月、1 年生存率 76.1%、2 年生存率 28.3%(总体)。在安全性方面,大于 70 岁的老年患者的毒副作用发生率与小于 70 岁的患者无显著性差别,主要毒性反应为血液学毒性,3/4 度中性粒细胞减少 30%、白细胞计数减少 20%、贫血减少 10%、血小板计数减少 10%,无治疗相关性死亡。这提示在一般情况较好的老龄患者,适当降低氨柔比星剂量,可以获得良好的疗效,同时毒副作用可以耐受。

3.氨柔比星对比拓扑替康

Ⅱ期临床试验结果显示氨柔比星是一个很有临床应用前景的药物,不可避免的,比较氨柔比星与拓扑替康在小细胞肺癌二线治疗疗效及安全性的随机对照的前瞻性临床试验就应运而生。在上述研究的基础上,两项Ⅱ期临床试验进行了氨柔比星与拓扑替康在小细胞肺癌二线治疗的头对头比较,研究结果表明在敏感复发、难治性复发患者中氨柔比星有效率均明显高于拓扑替康(研究主要终点为 ORR)。ASCO 会议上报道了氨柔比星与拓扑替康头对头比较的Ⅲ期随机对照临床试验结果,共入组 637 例患者,以 2∶1 随机分为氨柔比星(40 mg/m² 第 1～3 天,21 天重复)、拓扑替康组(1.5 mg/m² 第 1～5 天,21 天重复),主要研究终点为 OS。研究结果显示,两组患者基本临床特征均衡可比,耐药复发的患者比例分别为 47%与 45%,氨柔比星组的 ORR、mPFS 均显著高于拓扑替康,ORR(31%vs.17%,$P=0.002$)、mPFS(4.1 个月 vs.3.6 个月,$P=0.041$),氨柔比星组 OS 有延长,但差异没有统计学意义,mOS 7.5 个月 vs.7.8 个月,HR 0.88(95%CI:0.73～1.06),$P=0.17$,进一步在多因素分析中,纳入分期、ECOG 评分、年龄以及复发类型等,氨柔比星组的 OS 要显著优于拓扑替康组,HR 0.82,95% 可信区间(confidence interval,CI):0.68～0.99,$P=0.036$。另外,在症状控制以及血液学毒性反应方面,氨柔比星组也显著优于拓扑替康组,3/4 度中性粒细胞减少(41%vs.53%)、血小板计数减少(21% vs.54%)、贫血(16%vs.10%)、但氨柔比星组中性粒细胞缺乏性发热、感染发生率略高于拓扑替康组,粒缺性发热(10% vs.4%)、感染(16%vs.4%)。在亚组分析中,无论是耐药复发还是敏感复发患者,氨柔比星组 ORR 均显著优于拓扑替康组,在耐药复发的亚组分析中,氨柔比星组的 OS 显著优于拓扑替康组,mOS 6.2 个月 vs.5.7 个月,风险比(hazard ratio,HR)0.77(95%CI:0.59～1.0),$P=0.047$。因此,虽然这一Ⅲ期临床试验未达到其主要研究终点,但氨柔比星 ORR、PFS、毒副作用、生活质量控制等方面均显著优于拓扑替康,值得作为二线标准治疗方案的推荐。

4.其他单药在 SCLC 二线化疗的疗效

以往一些小样本、单臂Ⅱ期临床试验研究结果显示:紫杉醇、多西紫杉醇、异环磷酰胺、吉西他滨、伊立替康等在 SCLC 二线治疗中具有一定的抗瘤活性,而尼莫司汀(ACNU)、依托泊苷、培美曲塞、S1 等抗瘤活性较差。同一种药物的治疗疗效在不同临床试验中的离散程度较大,这可能与样本量小、难治性复发患者所占比例不同有关。近年来,一些新型化疗药物被尝试应用于 SCLC 二线治疗。

(1)吡铂是一种铂类似物,体外实验研究显示吡铂可克服铂类耐药,另外,与其他铂类相比,其肾毒性、神经毒性发生率低,以往小样本Ⅱ期临床试验显示吡铂在 SCLC 二线治疗中具有一定的抗瘤活性。随后一项多中心、随机、安慰剂对照的Ⅲ期临床试验比较吡铂＋最佳支持治疗和最佳支持治疗在 SCLC 二线治疗疗效,主要研究终点为 OS,值得强调和借鉴的是该研究的入选标准为一线化疗后 6 个月内进展,因为超过 6 个月以上进展患者给予原治疗方案可能是一种适宜的选择。该研究共有 401 例患者按2∶1 比例随机入组,其中 70%左右为难治性复发,两组 RR 4.2%vs.0.0、mPFS 9 周 vs.7 周、mOS 21 周 vs.20 周,虽然吡铂在 ORR、PFS 略优于安慰剂组,但主要研究终点 OS 并未见显著性差异,$P=0.09$。虽然研究者认为 OS 受到后续治疗的影响,吡铂组与最佳支持治疗组分别有 28%、41%患者接受后续治疗,而且在无后续治疗的患者以及难治性复发患者亚组中,吡铂组的 OS 均略优于最佳支持治疗组,但即使这样,吡铂在这一临床试验中体现的疗效实际上比较有限,这一临床试验结果并没有在Ⅱ期临床试验的基础上进一步明确吡铂二线治疗地位。

（2）替莫唑胺：一项单臂Ⅱ期临床试验评估替莫唑胺在 SCLC 二线治疗疗效，结果显示：替莫唑胺在 48 例敏感复发、16 例难治性复发患者中，ORR 23％、13％，mPFS 分别为 1.6 个月、1.0 个月，mOS 6.0 个月、5.6 个月。在所有的有效治疗单药中，这种疗效并不是那么突出，但这一临床试验有另外的看点。在本研究中，作者还对 6-氧-甲基嘌呤-DNA 甲基转移酶（O6-methylguanine-DNAmethyltransferase，MGMT）作为替莫唑胺的疗效预测标志物进行了初步研究。MGMT 是一种 DNA 修复蛋白，通过移除 DNA 上鸟嘌呤 O6 位点的烷基化加合物，从而使损伤的鸟嘌呤恢复，保护细胞对抗烷化基团的损害，是肿瘤耐受烷化剂药物的主要原因之一。MGMT 基因启动子 GpG 岛的甲基化可沉默其基因表达，提高肿瘤对烷化剂的敏感性，以往研究表明 MGMT 启动子甲基化的脑胶质瘤患者可从替莫唑胺治疗中获益。研究结果发现在 MGMT 启动子甲基化患者中替莫唑胺有效率要高于 MGMT 启动子非甲基化患者，ORR 38％vs.7％，$P=0.08$，提示 MGMT 预测替莫唑胺二线治疗疗效具有潜在应用前景。

（3）苯达莫司汀是一个氮芥衍生物，结构上携带一个嘌呤样苯并咪唑环，兼具烷化剂和嘌呤类似物的双重作用机制，该药与卡铂联合在广泛期 SCLC 一线治疗中显示了良好的疗效。两项小样本、多中心、单臂Ⅱ期临床试验评估苯达莫司汀在 SCLC 二线治疗疗效及安全性，一项入组 21 例敏感复发患者（敏感复发定义为进展距末次化疗的时间≥2 个月），ORR 29％、DCR 58％、mPFS 4.0 个月（95％CI：0～8.3）、mOS 7.0 个月（95％CI：5.8～8.2）；另一项入组 48 例患者包括敏感复发、难治性复发，还有一部分为三线治疗，主要终点指标为到疾病进展时间（time to progression，TTP），在 33 例可评价患者中，ORR 30.3％、mTTP 3.37 个月（95％CI：2.3～4.47）、mOS 4.77 个月（95％CI：3.67～6.07），耐受性良好，该药物值得进一步评估。

（4）拓扑异构酶抑制剂：伊立替康与顺铂的联合方案已经被确立为广泛期小细胞肺癌的标准一线化疗方案，在二线化疗方案的临床试验研究中，一项单中心Ⅱ期临床试验评估单药伊立替康在复发或难治性小细胞肺癌的抗瘤活性，在 15 例可评价的患者中，有效率高达 47％。但在一项比较伊立替康联合吉西他滨与伊立替康单药二线治疗小细胞肺癌的随机对照临床研究中，上述治疗疗效并没有得到进一步证实，31 例接受单药伊立替康治疗的患者无一例观察到客观缓解。Voreloxin 是一类拓扑异构酶Ⅱ抑制剂，在小细胞肺癌二线治疗的总体疗效并不令人满意，一项Ⅱ期临床试验结果显示：沃萨罗辛在 27 例敏感复发患者中 ORR 11.0％，但在 28 例难治性复发患者中没有观察到有效病例。贝洛替康是一个拓扑异构酶Ⅰ抑制剂，一项 25 例小样本的Ⅱ期临床试验结果显示：贝洛替康 ORR 11.0％、mPFS 2.2 个月、mOS 9.9 个月。

虽然上述一些单药在Ⅱ期临床试验中显示出一定的抗瘤活性，但由于缺乏Ⅲ期临床试验的研究结果，无法确定为二线标准治疗方案。另外，从单药治疗的临床试验数据结果来看，耐药复发患者的治疗疗效仍不理想。

（三）联合化疗

在小细胞肺癌二线治疗中，部分单药虽然显示出一定的抗瘤活性，但对难治性复发患者的疗效并不理想，大多数药物有效率不超过 15％。因此，许多临床试验开始评估有效单药的联合治疗是否能进一步提高小细胞肺癌的二线治疗疗效。

1.含氨柔比星或拓扑替康的联合化疗方案

随着氨柔比星与拓扑替康二线治疗地位的明确，一些小样本临床试验开始评价氨柔比星与其他有效单药的联合方案在 SCLC 二线治疗的疗效，如氨柔比星联合卡铂、氨柔比星联合拓扑替康等。其中，氨柔比星与卡铂联合方案二线治疗 30 例难治性复发患者，ORR 达到 34％、mPFS

3.5 个月、mOS 7.3 个月,但 3～4 度粒细胞减少发生率 79％,3～4 度血小板计数减少发生率为 24％,无化疗相关性死亡。Masaaki 等对氨柔比星与伊立替康联合治疗模式进行 Ⅰ 期临床试验研究,伊立替康 50 mg/m² 第 1、8 天,21 天重复,氨柔比星以 80 mg/m²、90 mg/m²、100 mg/m² 第 1 天进行剂量爬升,共 18 个患者入组(其中 17 个患者两次化疗间隔时间＞2 个月),研究结果显示主要的剂量限制性毒性为血液学毒性,氨柔比星最大耐受剂量为 100 mg/m²,8 例可评价疗效的患者中,4 例获得部分缓解(partial response,PR),值得进一步研究。

而以拓扑替康为基础的联合化疗疗效均不太满意,其中拓扑替康联合多西紫杉醇临床试验因有效率低、不良反应大从而终止临床试验。在氨柔比星与拓扑替康联合的 Ⅱ 期临床试验中,其中有 11 例难治性复发患者,3 例获得 PR,mOS 达到 10.5 个月,值得进一步研究。

2.EP 方案

在 CAV 方案的时代,EP 方案(依托泊苷联合铂类)在二线治疗中被广泛研究。

Evans 等进行一项 Ⅱ 期临床研究,34 例可评价患者中有效率高达 44％,进一步进行的临床试验中,共有 78 例患者入组,有效率高达 55％,其中包括 6 例患者获得完全缓解(complete response,CR)。同样,在其他研究中,也重复观察到 EP 方案在小细胞肺癌二线治疗中的有效率分别为 40％、50％。但上述这些临床试验存在一个问题:并没有区分敏感复发与难治性复发。在同时期,Batist 等的一项临床研究 EP 方案二线治疗小细胞肺癌的疗效,仅观察到 12％有效率,在该项研究中,二线化疗距离末次化疗的中位时间仅为 3 周(时间分布范围:1～24 周),说明大部分患者为耐药复发。随后,在两项随机对照研究中,EP 方案在耐药复发的患者中有效率分别为 19％、15％。因此,从以上临床试验的数据中,我们可以看出 EP 方案在敏感复发的小细胞肺癌二线治疗中具有较好的疗效,但在耐药复发的患者疗效也比较局限。

3.含伊立替康的联合化疗方案

在 EP 方案一线治疗地位明确后,一些临床试验开始评价新的有效药物联合方案,其中伊立替康是较为广泛评价的一个药物,联合方案包括伊立替康联合吉西他滨、铂类卡铂、顺铂、紫杉烷类、异环磷酰胺、依托泊苷、脂质体多柔比星等。联合化疗方案治疗敏感复发、难治性复发患者的有效率普遍较单药要高,但血液学毒性要大于单药。但以往含伊立替康的联合化疗二线治疗的临床试验大多数为单臂 Ⅱ 期临床试验,随机对照临床试验很少见。在上述临床试验研究中,其中有一项多中心随机对照 Ⅱ 期临床试验比较伊立替康联合吉西他滨与单药伊立替康在 SCLC 二线治疗疗效及安全性,主要研究终点为 ORR。共入组 69 例患者,联合治疗组难治性复发比例要低于单药治疗组(47.4％vs.64.3％),结果表明:联合治疗组 ORR、TTP 显著优于单药治疗组,ORR 23.7％vs.0.0％,$P=0.004$,mTTP 3.9 个月(95％CI 1.4～6.6)vs.1.7 个月(95％CI 1.2～2.3),$P=0.01$,但两组总生存未见显著性差异,mOS 6.8 个月(95％CI:3.6～9.9)vs.4.6 个月(95％CI 2.3～6.9),$P=0.439$。另外,在对敏感复发、难治性复发亚组分析中,两组 TTP、OS 均未见显著性差异。

其他两药联合方案还包括含紫杉烷类的联合化疗方案,如吉西他滨联合紫杉烷类以及紫杉醇联合卡铂。

4.三药联合化疗方案

在两药联合化疗的基础上,一些三药联合化疗方案也开始尝试应用于小细胞肺癌二线治疗。其中,伊立替康、异环磷酰胺、顺铂三药联合二线治疗小细胞肺癌的疗效及安全性,共有 18 个患者入组,其中 10 例患者为敏感复发、8 例为耐药复发,5 例患者 ECOG 评分为 2 分(其余为 0～1 分),

近期疗效结果显示:1 例患者 CR、16 例患者 PR、1 例患者稳定,mOS 达到 11.3 个月。主要毒性反应为血液学毒性和消化道反应,3/4 度中性粒细胞减少 83%、白细胞减少 61%、贫血 44%、血小板计数减少 50%,恶心 28%、呕吐 33%,超过 80% 患者需要调整剂量,无治疗相关性死亡。这一研究结果中显示出该联合方案具有很好的抗癌活性且不良反应可控,有进一步研究的价值。

值得注意的是,一项随机对照的期临床试验比较依托泊苷、顺铂、卡铂三药联合方案和依托泊苷、顺铂两药联合方案在小细胞肺癌二线治疗疗效,主要研究终点为 ORR,该研究共有 65 例患者随机入组,其中 63% 患者为难治性复发,三药联合方案的 ORR 显著优于两药联合方案。从上述联合化疗在 SCLC 二线治疗的临床试验中,我们可以看出大多数联合化疗方案二线治疗 SCLC 具有较高的有效率,特别是某些三药联合化疗方案,在二线治疗中可能仍有一定的存在空间。但同时我们知道,小细胞肺癌一个显著生物学特征就是虽然对化疗高度敏感,但往往短期内出现进展,因此临床试验不应再以缓解率作为研究终点,有效率的提高是否能转化为 PFS、OS 延长,仍需要进一步证实。另外,联合化疗在二线治疗时血液学毒性普遍比单药高,选择一般情况良好的患者作为研究对象可能是一个关键。

七、同步放化疗在局限期小细胞肺癌中的应用

(一)局限期小细胞肺癌的治疗总原则概述

1.一般人群

参照 NCCN 治疗指引,局限期小细胞肺癌(LS-SCLS)治疗概述为:一般情况好(PS 评分:0~2)的 LS-SCLC,除非为很早期($T_{1\sim2}N_0M_0$)可以考虑手术作为局部治疗手段与化疗联合应用参与其综合治疗,因此绝大多数的 LS-SCLC 则以放疗与化疗联合应用。化放疗联合治疗模式有:诱导化疗+化放疗同步治疗±巩固化疗或化放疗同步治疗+巩固化疗。若初始治疗为手术切除,依据术后病理分期采取不同治疗策略,若术后病理无肺门和纵隔淋巴结转移则术后仅需要辅助化疗,反之则术后需要化放疗综合治疗。

2.特殊人群

老年 LS-SCLC:若 PS 评分在 0~2,老年 LS-SCLC 仍建议以铂类为基础的二药化疗与放疗联合的综合治疗,治疗过程中患者的骨髓抑制,乏力和器官残余功能的恢复等均较差,因此临床上需要仔细观察和处理治疗相关的不良反应。若铂类药物选择应用卡铂,化疗对患者消化系统和患者一般情况影响会降低,但需要密切注意患者骨髓功能耐受性。卡铂药物剂量选择倾向于 AUC=5 即可满足这一特殊人群的治疗需要。在老年患者中通过降低化疗药物剂量方式的确能一定程度上降低治疗相关的不良反应,提高患者对治疗的耐受性,但化疗强度降低也降低了治疗的有效性和生存疗效。

总之老年 LS-SCLC 治疗原则与普通人群的治疗原则差异性并不是很大,只是临床铂类药物选择时,可能卡铂为主要考虑的药物。

一般情况差者:特别是临床认为此一般情况差的原因来自于肿瘤所引起情况下,仍建议化疗,并根据化疗后患者一般情况评分变化再考虑放疗是否能参与其综合治疗。

伴有肺间质病的 LS-SCLC 的治疗:伴有肺间质病的 SCLC 是否能耐受化放疗综合治疗,目前尚未见到此方面的临床研究数据报道。但临床上有为数不多的几项临床研究观察到 SCLC 伴有肺间质病的患者接受化疗(药物主要为 VP-16+铂类化疗)是安全、可行和有效的。有必要观察此组特殊人群中放疗参与的安全性、可行和有效性。

(二)LS-SCLC 治疗前的评估

1.肿瘤病灶的评估

放疗在 LS-SCLC 治疗中价值远高于在广泛期 SCLC 治疗中价值。因此,恰当临床分期检查筛选出 LS-SCLC 可以让这些患者从放疗参与其综合治疗中获益。放疗前肿瘤的评估指标包括:①完整病史。②体检。③X 线胸片。④血液常规(包括分类)。⑤肺、肝脏和肾脏功能。⑥外周血乳酸脱氢酶(LDH)和电解质水平。⑦胸部 CT 和上腹部 CT(包括肝脏和肾上腺)。⑧骨核素扫描。⑨脑增强 CT 或 MRI。PET/CT 也有一定参考价值。

2.患者对化放疗综合治疗耐受性的评估

放疗可以作为局部治疗手段几乎可以参与所有 LS-SCLC 综合治疗。然而,放疗对患者的身体状况要求远低于手术的要求,因此也增加了放疗临床应用的可行性。LS-SCLC 化放疗综合治疗耐受性除了需要观察患者肝肾和骨髓功能外,还要注意患者治疗前一般情况和有无体重明显下降来评价患者对治疗的耐受性。临床上同时还需要考虑到患者有无难治性糖尿病、严重心血管疾病、心脏支架和起搏器等植入情况。

(三)LS-SCLC 化放疗同步治疗的实施

1.LS-SCLC 化放疗同步治疗中化疗药物选择

(1)化疗药物和剂量:LS-SCLC 的标准治疗包含有化放疗同步综合治疗。然而与放疗同步应用时究竟选择何种化疗药物?药物剂量如何?

有两项 Meta 分析探讨了此问题,尽管其中包含了广泛期患者,但每个分析中均包括了数量可观的 LS-SCLC 患者,因此所得出结论还是为 LS-SCLC 综合治疗中化疗药物选择提供了一定临床参考价值。一项 Meta 分析综合了 19 项临床Ⅲ期研究,其中局限期患者近 1 800 例,结果显示以铂为基础化疗与不含铂的化疗比较,二组患者治疗不良反应无显著性差异,但含铂化疗组无论即期疗效,生存疗效均显著优于不含铂的化疗组。该组资料中在平衡了依托泊苷药物对疗效影响因素后的 9 项临床Ⅲ期研究仍显示含铂的化疗药物疗效优于不含铂的化疗疗效。另一项临床Ⅲ期研究收集了多年发表的有关于 SCLC 一线化疗药物如何选择的前瞻性研究,共 36 项,该研究将所收集的临床Ⅲ期研究按照所研究的药物不同分为以下四组:不含依托泊苷的联合化疗,比较用与不用顺铂的研究 1 项;含依托泊苷组,比较用与不用顺铂的研究 9 项;不含顺铂组中,比较用与不用依托泊苷的研究 17 项;比较用与不用依托泊苷＋顺铂的研究 9 项。结果显示:SCLC 通过化疗所取得疗效提高与应用依托泊苷和/或顺铂有关。综合该两项 Meta 分析显示与放疗同步应用的最佳化疗药物仍为依托泊苷(E)＋铂类(P)。

近年来,有学者从广泛期 SCLC 治疗药物所得到经验来考虑在 LS-SCLC 同步化疗药物的选择。一项早期发表的临床Ⅲ期研究探讨了在广泛期 SCLC 中依利替康＋顺铂治疗的疗效是否优于 EP 方案化疗的疗效。该项研究计划入组 230 例,但在中期分析时发现二个不同化疗方案之间的疗效存在显著性差异,中位生存时间依利替康＋顺铂组为 12.8 个月显著优于 EP 方案组的 9.4 个月。从不良反应看,依利替康与依托泊苷间存在明显的差异性,依利替康的骨髓毒性低,但腹泻等不良反应发生率则很高。因此,一些学者尝试应用依利替康＋顺铂与放疗同步应用治疗 LS-SCLC 是否较 EP 提高了临床治疗效果。现有的研究都是临床Ⅰ/Ⅱ期试验,结果显示有较好的近期疗效。但需要提起注意的是,此时与放疗同步应用的依利替康药物剂量是减量的,药物剂量的减少可能会影响到化疗药物对远处亚临床灶控制的可能性。考虑到即使在广泛期 SCLC 的依利替康＋顺铂化疗疗效,不同研究者的临床报道疗效差异较大,日本人应用此联合化疗所得到疗效不能被美国人临床研究所重复,再加上依利替康＋顺铂与放疗同步应用治疗 LS-SCLC 时,依利替康需要减量,因此依利替康＋顺铂与放疗同步应用于 LS-SCLC 的临床证据水平仍不足。

其他化疗药物与依托泊苷＋顺铂(EP)方案比较的临床研究多数是在广泛期 SCLC 中进行的。如一项小样本的临床Ⅲ期随机对照研究并未显示紫杉醇＋顺铂优于 EP 方案的疗效。来自于 CLAGB 的一项临床研究,578 例广泛期 SCLC 患者被随机分入 EP 组和 EP＋紫杉醇组,结果显示在 EP 方案基础上加上紫杉醇的联合化疗只是增加了治疗不良反应,并未增加患者无病生存和总生存时间。早期一些临床Ⅱ期试验或回顾性临床研究显示培美曲塞＋铂类化疗治疗 SCLC 取得较好的临床疗效,因此,临床上开展了一项临床Ⅲ期研究比较了培美曲塞＋卡铂与 VP-16＋卡铂治疗广泛期 SCLC 的临床疗效差异性。计划入组 1 820 例实际入组 908 例即提前结束了该临床试验。结果显示:培美曲塞＋卡铂的疗效无论是无瘤生存还是总生存均差于 VP-16＋卡铂,因此,培美曲塞＋卡铂或顺铂不再用于 SCLC 的临床治疗。

LS-SCLC 综合治疗中与放疗同步应用选择 EP 的理由还包括:①EP 方案有效率为80％～100％,完全缓解率也有50％～70％。②VP-16 与 DDP 具有协同作用。③VP-16＋DDP 与放疗不良反应无叠加作用,特别是对肺损伤这一严重影响放疗临床应用的不良反应并未表现出与放疗有明显的叠加效应。④与放疗同步应用时 EP 药物剂量可以足量应用。

因此,目前 LS-SCLC 的化放疗同步治疗药物选择仍为 EP 方案为首选。

与放疗同步应用的 EP 方案剂量与其作为化疗单独应用时一致。国外所推荐的 EP 方案剂量为:VP-16 80～100 mg/(m²·d),第 1 天～第 3 天;DDP(75 mg/(m²·d),第 1 天或 25 mg/(m²·d),第 1 天～第 3 天或卡铂 300 mg/(m²·d),第 1 天,化疗方案每 3 周重复一次。复旦大学附属肿瘤医院对于 LS-SCLC 化放疗同步治疗时候化疗药物及剂量如下:VP-16 70 mg/(m²·d),第 1 天～第 4 天;DDP 25 mg/(m²·d),第 1 天～第 3 天或卡铂＝5,第 1 天,每 4 周重复一次。

(2)卡铂能否替代顺铂:临床上常用卡铂来代替顺铂用于 SCLC 的治疗目的是降低顺铂所引起的消化道、外周神经和肾脏等组织器官的治疗不良反应。但不可否认的是卡铂所造成的骨髓系统不良反应显著高于顺铂。一项集四项前瞻性随机对照研究比较了 VP-16＋顺铂与 VP-16＋卡铂的疗效差异性。663 例患者入组,但仅 32％患者属于局限期患者,结果显示两种不同化疗方案用于 SCLC 的一线治疗二种化疗方案间无论无瘤生存还是总生存,均无显著差异性。该结果提示在广泛期患者或以广泛期患者为主要研究人群的临床研究中,的确未发现卡铂和顺铂之间的疗效差异性,因此临床需要注意到二种药物治疗毒性的差异而进行药物选择。

在 LS-SCLC 治疗中,顺铂和卡铂是否存在差异性,目前并无充分证据显示。部分的临床研究数据显示,顺铂疗效绝对数值还是高于卡铂,但未达到统计学差异性。由于顺铂临床应用数据多,因此临床上患者若适合或有条件能用顺铂话,还是建议尽可能用顺铂与 VP-16 的联合应用。

2.同步治疗中放疗

两项 Meta 分析奠定了放疗在 LS-SCLC 治疗中价值。一项收集了 13 项临床研究共 2 140 例患者,3 年生存率化放疗综合治疗组为 14.3％显著优于单纯化疗组的 8.9％。另一项 Meta 分析收集了 11 项随机研究,结果显示:LS-SCLC 采用化放疗综合治疗的 2 年生存率较单纯化疗组提高 5.4％。这两项 Meta 分析奠定了放疗在 LS-SCLC 治疗中价值,目前主要问题在于放疗参与的具体技术参数,其中包括如何参与？何时参与？肿瘤靶区如何勾画？放疗总剂量和时间剂量分割模式等等。

(1)放疗参与的方式：LS-SCLC 治疗中，化疗和放疗可以为序贯、交替或同步等。一项来自于日本的临床Ⅲ期试验比较了 LS-SCLC 同步与序贯化放疗之间疗效差异。化疗方案均为 EP，同步化放疗为在第一周期化疗开始后的第二天即开始放疗，序贯化放疗为 4 周期 EP 方案化疗结束后，开始进行胸部放疗。两组放疗方法相同为每次 30 次 45 Gy，3 周。231 例进入本研究，符合条件的 228 例患者被随机分入到同步和序贯两组（各为 114 例）。结果显示同步组疗效显著优于序贯组，因此目前 LS-SCLC 综合治疗方法中包含胸部的化放疗同步治疗。

(2)放疗参与的时机：既然放疗需要参与而且要与化疗同步，到底放疗何时参与为最佳？从理论上分析放疗早期或晚期参与均各自有优点。放疗早期参与的优点：①降低癌细胞对化疗和/或放疗产生继发耐受的可能性。②放射治疗能杀灭化疗耐受细胞，降低远处转移。③降低肿瘤细胞加速再增殖可能性。

放疗晚期参与的优点：①化疗能造成肿瘤退缩，减少照射范围，降低治疗不良反应。②化疗使部分患者起初无法应用放疗者转变成可进行放射治疗。③能避免化疗程中出现肿瘤进展者行放疗。

共有三项 Meta 分析对世界范围内所发表的有关于放疗何时参与 LS-SCLC 综合治疗的随机对照研究进行分析。三项研究的总体结论：①放疗早期参与优于晚期参与，放疗具体参与时间建议在第一个疗程化疗开始后 9 周或 30 天以内，放疗需要与化疗同步应用。②放疗早期参与对疗效提高影响，在化疗方案为 EP 或放疗采用加速超分割治疗方法情况下更加明显。

考虑到即使为 LS-SCLC，待确诊时瘤体以及累及范围均较大和较广，若放疗在 LSSCLC 治疗之初就参与其综合治疗话，化放疗同步治疗的不良反应可能较大。SCLC 对化疗敏感，因此化疗一个或几个疗程后，肿瘤可能出现明显退缩从而为增加放疗参与机会同时也为放疗参与后正常组织器官损伤处于可控范围之内提供机会。从理论上讲此想法是有道理和可行的，但考虑到以往的临床研究多数支持放疗早期参与会给患者带来更好的生存疗效提高的机会，因此，我们需要了解 LS-SCLC 对化疗治疗后肿瘤退缩规律以及寻找一个合适时间点来完成放疗参与其治疗的过程，这就需要考虑到一方面是通过化疗使肿瘤退缩达到最大化，另一方面也不会一直单独应用化疗追求肿瘤退缩最大化而将放疗开始的时间被无意义后移错过了放疗参与的最佳时间。因此，复旦大学附属肿瘤医院的对此进行了 LSSCLC 肿瘤退缩规律及对剂量学影响的研究。结果显示：局限 SCLC 化疗 1 个疗程或 2 个疗程后肿瘤即明显缩小好转，按照化疗后肿瘤体积勾画靶区来设计的放疗计划较按照化疗前靶区设计的计划比较，在肿瘤均接受 60 Gy 的剂量情况下，肺、食管和心脏等正常组织器官辐射受量均有明显下降，但若按照化疗 1 个疗程后肿瘤体积来进行放疗计划设计与按照化疗 2 个疗程后肿瘤体积来进行放疗计划设计，肺、食管和心脏等正常组织器官辐射受量无明显差异。这提示 LS-SCLC 经过 1 个疗程化疗后，肿瘤体积退缩即达到较明显水平，后续疗程的化疗对促进肿瘤进一步缩小所发挥作用有限。因此，从此剂量学分析中，我们认为 LSSCLC 若治疗之前肿瘤体积和范围较大和/或较广而不适合于在第一周期化疗开始时即采用化放疗同步治疗话，则建议在第二周期化疗开始时就放疗同步参与其化放疗综合治疗，这能兼顾到肿瘤退缩换来的正常组织器官保护的获益和肿瘤放疗开始时间不会被无意义的推迟。

但是，一项来自于韩国临床Ⅲ期研究观察了临床治疗 LS-SCLC，放疗在第一或第三周期化疗时参与对疗效的影响。LS-SCLC 治疗策略为 4 周期 EP＋胸部放疗，放疗参与时间随机进入第一或第三周期化疗参与。观察指标为即期疗效。结果是 222 例患者入组，二组患者的即期疗效,中位 PFS 和 OS 均无显著差异,但中性粒细胞缺乏性发热以放疗在第 3 周期化疗开始时同步参与的发生率低。研究者认为:在第三周期化疗应用时放疗同步参与的疗效并不差于化疗第一周期就同步参与放疗的疗效,但中性粒细胞缺乏性发热较少见。

总之,放疗具体何时参与并未形成充分的共识,多数学者建议放疗应早期参与 LSSCLC 的综合治疗,但第一个疗程化疗即同步参与,治疗不良反应较大,患者耐受性较差。化疗第 1~3 个疗程参与则可能治疗的疗效无显著性差异,结合复旦肿瘤医院的研究资料,因此,我们建议在第二周期化疗开始时即同步参与,最迟不超过第三周期化疗开始时同步应用可能为放疗参与的最好时机。

(3)放疗总剂量:尽管 SCLC 属于对放疗敏感性肿瘤,然而较低剂量的胸部放疗常伴有高的局部复发可能。以往认为 SCLC 的常规分割放疗剂量应在 50 Gy 以上,但近年来一些临床资料显示,SCLC 的局部控制和生存疗效和放疗总剂量在一定的总剂量范围内呈线性相关。

一项来自于美国 Duke 大学医学中心回顾性材料显示放疗总剂量高低与 LS-SCLC 预后密切相关,并且建议若使用常规分割放疗,放疗总剂量应不低于 60 Gy。

复旦大学附属肿瘤医院回顾性分析了该院接受化放疗综合治疗而且放疗总剂量大于 50 Gy 的 LS-SCLC 的临床疗效。将不同分割的放疗总剂量按照时间校正的生物等效剂量公式 $\{BED=[nd(1+d)/(a/b)+H_m \times d/(a/b)]-(0.693/a) \times T/T_{pot}\}$ 计算生物效应剂量。若以常规分割 60 Gy(5 天/周,1 次/天,每次 2 Gy)所对应的 BED 值为界点,符合条件所入组的 151 例患者,经过化放疗后,局部控制和生存率与胸部放疗生物效益剂量呈线性相关,总剂量高于 60 Gy 组的疗效显著好于总剂量低于 60 Gy 组的疗效。该研究同样显示:SCLC 放疗若采用常规分割方法,放疗总剂量应在 60 Gy 及以上。

尽管加速超分割(45 Gy/30 F/3 周)取得一定治疗成功,但综合治疗后局部复发率仍较高,为探索最佳放疗总剂量,CALGB 开展了大量的临床研究。近期,CALGB 总结了相关的 3 项前瞻性研究,观察将放疗剂量由常规分割方法提高到 70 Gy 的有效性。所涉及临床研究包括 CALGB(39808、30002 和 30206)三项,同步化放疗(每天放疗,总剂量 70 Gy)结果是 200 例患者入组,中位随访时间:78 个月中位 OS 为 19.9 个月;5 年 OS 为 20%,2 年无瘤生存率为 26%,Ⅲ级及以上食管炎为 23%。结论是每天 2 Gy、总剂量为 70 Gy 疗效与每次 1.5 Gy、每天 2 次、总剂量 45 Gy 疗效相似,但耐受性会更好。此数据有助于临床医师判断哪些临床研究外患者适合于每天照射的高剂量。

目前在世界范围内仍在进行 2 项临床Ⅲ期研究探讨了 LS-SCLC 与化疗同步应用的最佳放疗总剂量问题。一项来自于美国的 CALGB 30610 研究比较了三个剂量组的疗效,一个剂量组为每次 1.5 Gy,每天 2 次,总剂量每 30 次 45 Gy,3 周(根据 INT 0096 研究),另一个剂量为每 35 次 70 Gy,每天 1 次(根据 CALGB 39808 研究),还有一个剂量为 61.2 Gy(采取同步加量)(根据 RTOG 97-12 研究)。另一项研究来自于欧洲和加拿大,所比较的是常规分割每 33 次 66 Gy 放疗与 45 Gy/30 次/3 周的疗效之间差异。

在以上 2 项临床Ⅲ期研究结果出来之前,LS-SCLC 的最佳总剂量尚不明确,可参考以下:①若使用非常规分割放疗方式:放疗总剂量有两种,第一种为每 30 次 45 Gy,3 周,5 天/周,2 次/天,每次 1.5 Gy(每天放疗间隔时间应大于 6 小时);第二种是总剂量为每 22 次 55 Gy,4.5 周,5 天/周,1 次/天,每次 2.5 Gy。第一种放疗总剂量主要来自于 Turrisi 期 INT 0096 临床研究的数据,后种来自于复旦大学附属肿瘤医院的临床研究数据。②若使用常规分割放疗方式,放疗总剂量应不低于 60 Gy,最高总剂量可参照 CALGB 39808 的临床研究可达 70 Gy。

(4)放疗的时间剂量分割:LS-SCLC 经过 45～50 Gy 常规放疗后局部控制疗效仍不理想,50%以上在治疗后不同时期仍会出现复发。此预示着若需要进一步提高 LS-SCLC 的疗效,临床上需要对放疗的时间剂量分割做些改进。

通常认为 SCLC 的增殖速度快,癌细胞的放疗存活曲线肩区窄,因此通过缩短总疗程可以减少放疗程中肿瘤细胞加速再增殖机会和程度,另外减少每次分割剂量,增加每天照射次数的超分割可以在不降低肿瘤杀灭效应下,可减少正常组织特别是肺组织的放射性损伤。因此,临床上可以将加速和超分割结合的加速超分割治疗可能是提高 LS-SCLC 的局部控制的一个途径。

在改变时间剂量分割的临床研究中最有代表性为 Turrisi 所组织的临床 III 期试验。入组 LS-SCLC 均接受的是化放疗同步治疗,放疗在第一次化疗开始后就同步进行。化疗方案为 EP (VP-16 120 mg/m² 第 1 天～第 3 天,DDP 60 mg/m² 第 1 天)4 周期。胸部放疗两组不同,研究组为每 30 次 45 Gy,3 周(2 次/天,每次 1.5 Gy);对照组为每 25 次 45 Gy,5 周(1 次/天,每次 1.8 Gy)。化放疗综合性治疗后取得 CR 者予 PCI(每 10 次 25 Gy,2 周)。结果显示研究组 (196 例)的 5 年生存率为 26% 显著优于对照组(185 例)的 16%(P<0.01)。但研究组 III～IV 级的急性食管放射性损伤也高于对照组,这也是主要放疗剂量限制性反应。

近年来一项在个体患者资料信息基础上所进行的 Meta 分析观察了加速超分割的临床价值。结果显示:加速超分割的确有一定程度提高了患者的生存疗效,但此方面临床获益受到治疗的急性不良反应所带来的负面影响。而且在这个 Meta 分析材料中所收治的患者时间久远,放射治疗水平显著落后于现在,这也可以部分解释该组材料中急性反应高的原因。在新的放疗技术条件下,医师有非常大的必要开展新的时间剂量分割的临床研究。

复旦大学附属肿瘤医院在 Turrisi 研究基础上也开展了时间分割临床研究。所使用放疗方法有两种,一是加速超分割:总剂量为每 40 次 56 Gy,4 周(2 次/天,每次 1.4 Gy,每天两次放疗间隔大于 6 小时);另一方法考虑到 SCLC 属于增殖较快,缩短总疗程时间可能减少放疗程中肿瘤细胞增殖比例和数量,同时也考虑到患者方便性和减少机器负荷,因此所采用的时间剂量分割为加速分割放疗模式:每 22 次 55 Gy,4.5 周(1 次/天,每次 2.5 Gy)。结果显示两种时间分割放疗的局部控制率和生存率相同而且疗效不差于 Turrisi 所报道的临床疗效。考虑到临床可操作性和患者的方便性,医师主要推荐的时间剂量分割模式为每 22 次 55 Gy,4.5 周的放疗方案。

(5)放疗的范围:LS-SCLC 放疗范围涉及两个方面,一是淋巴引流区域是否需要进行预防性治疗;二是 SCLC 对化疗非常敏感,经过诱导化疗后肿瘤退缩常很明显,此时若进行放疗,放疗范围是按照化疗前还是化疗后确定。

迄今为止,尚无一项临床前瞻性研究比较了 SCLC 做和不做淋巴引流区域的预防性治疗的疗效的差异性。但从 INT 0096 临床研究放疗范围看,已经将对侧肺门,双侧锁骨上等处的预防性治疗去除了。在 CALGB 39808 的临床研究中,放疗总剂量提高到每 35 次 70 Gy,放疗范围进一步缩小到对纵隔淋巴引流区域按照左右肺不一进行选择性淋巴引流区域预防性治疗。最近一项将紫杉醇＋卡铂＋VP-16 与放疗同步应用治疗 LS-SCLC 的临床研究中,放疗范围仅包括临床可见肿瘤病灶,即可见原发病灶和短径大于 1 cm 肿大的淋巴结。同时需要强调的是该研究入组患者并未将 PET 作为分期检查的常规项目用于临床,结果显示:38 例患者中也仅 2 例为放射野外复发,绝大多数(9 例)仍在放射野内复发。这一研究间接提示,在 LS-SCLC 中累及野照射是可行的。尽管,临床上尚缺乏高证据水平数据来说明 LS-SCLC 的放疗范围到底多大为合适,但

LS-SCLC 化放疗同步治疗时放疗野缩小是一趋势。

复旦大学附属肿瘤医院开展了两项临床前瞻性Ⅱ期试验,探讨非常规分割放疗与化疗同步治疗 LS-SCLC 的疗效。二项临床研究放疗布野策略一致。放射治疗范围为累及野照射,即包括原发病灶和转移的淋巴结,且均按照化疗后肿瘤大小来勾画,不做淋巴引流区域的预防性放疗。108 例患者进入此回顾性临床研究,仅 5 例患者(4.6%)出现放射野外单纯淋巴结复发,且均发生在同侧锁骨上区域。依据本组资料支持 LS-SCLC 化放疗同步治疗时放疗范围为累及野照射是可行的。

放疗布野的第二问题是按照化疗前还是化疗后肿瘤大小来设定放疗范围?特别是一些化疗特别敏感人群经过若干疗程化疗后,LS-SCLC 疗效达到 CR,此时放疗是否需要?SWOG 报道了对此问题随机对照临床研究结果。463 例 LS-SCLC 进入本研究,按照诱导化疗后不同疗效来给后续不同治疗。诱导化疗后疗效达到 CR 的 153 例患者被随机分入两种不同后续巩固治疗组,即胸部放疗+化疗组和单纯化疗组。269 例经过诱导化疗后为部分缓解或稳定者被随机分入大野组(按照化疗前肿瘤大小确定放疗范围)和小野组(按照化疗后肿瘤大小确定放疗范围)。经过诱导化疗后出现进展者被退出研究。结果显示经过诱导化疗后取得 CR 者,胸腔放疗显著降低肿瘤复发,但并未提高总生存;经过诱导化疗后达到 PR 或 SD,大野放疗组中位生存期为 51 周,而小野组为 46 周,两者之间无显著性差异($P = 0.76$)。考虑到适形放疗已经成为目前的放疗的标准治疗,适形放疗能减少正常组织器官损伤,参照淋巴瘤和精原细胞瘤等对化疗高度敏感肿瘤化疗后即使取得完全缓解仍需要放疗参与其综合治疗的经验,因此,LS-SCLC 即使经过化疗后取得完全缓解,仍建议需要补充局部的放疗。

有关于是按照化疗前的肿瘤体积还是按照化疗后的肿瘤体积来确定放疗靶区,中山大学附属肿瘤医院开展了一项前瞻性研究。所有入组患者均接受了 2 个疗程的诱导化疗之后随机分为二组,一组是按照化疗前的肿瘤大小来勾画靶区(对照组),另一组按照化疗后肿瘤大小来勾画靶区(研究组),2 组患者均不进行淋巴引流区域的选择性预防照射。放疗是在第 3 个疗程化疗开始时同步应用。整个治疗周期化疗疗程数为 6 个疗程。对照组 43 例,研究组为 42 例,结果显示按照化疗后肿瘤大小来勾画靶区同时不做淋巴引流区域预防性治疗并不增加局部复发的风险,也并未影响生存疗效。因此本研究支持按照化疗后肿瘤大小来勾画靶区是安全的。

复旦大学附属肿瘤医院建议:①经过诱导化疗后,LS-SCLC 达到完全缓解,通常也需要进行胸部放疗。放疗范围为原发灶所在的肺门(因为绝大多数 SCLC 为中央型病灶)以及化疗前所显示的纵隔淋巴结转移所在的区域,但按照化疗后解剖结构来勾画纵隔放疗范围。②诱导化疗后为 PR 或 SD 者,按照化疗后肿块大小来设定放疗范围。

(6)放疗的技术:现代放射治疗技术条件下,LS-SCLC 化放疗同步治疗中放疗所采用技术的基本平台为三维适形放疗技术(3DCRT)。3DCRT 通过对肿瘤靶区采用多角度,多野共面和/或非共面的照射,而每个照射角度所对应肿瘤大小设计照射范围,从而达到几何形状与肿瘤靶区形状相接近,产生相对优越的物理剂量分布的优势。在 3DCRT 平台技术条件下比较明确的确定何谓肿瘤靶区和所需要保护的正常组织器官,肿瘤靶区及正常组织器官实际所受到辐射剂量。①IMRT 技术:即束流调强放射治疗,它可以在肿瘤靶区内产生 0~100% 不同剂量强度独立区域,通过调整靶区内剂量强度的分布,可以产生几乎所有形状的剂量分布,能更好达到肿瘤靶区内高剂量而周边正常组织和器官为低剂量的优越剂量分布。在 LS-SCLC 治疗中,一项临床研究显示 IMRT 治疗 LS-SCLC 的疗效不差于常规的 3DCRT,但 IMRT 组治疗相关性食管损伤和鼻饲管的置入率显著少于 3DCRT 组。这些显示 IMRT 可能有较好的物理剂量分布水平,使正常组织器官得以保护。因此在LS-SCLC治疗中,特别是靶区较大,外形不规则,又希望通过较高的总剂量换来局部控制率提高的情况下,以及通过 3DCRT 难以满足肿瘤剂量和正常组织器官安全剂量要求情况下,IMRT 将可能发挥更大的临床应用价值。②IGRT 技术:即影像引导下的肿瘤放疗(image-guided radiotherapy,IGRT)是指借助于影像指导来不断提高肿瘤放疗精准性,以最大程度上达到肿瘤放射治疗最终目的的行为。广义 IGRT 涉及放射治疗整个流程包括放疗定位、计划设计和实施等环节,狭义的 IGRT 是图像引导下放疗计划实施的过程。③ART 技术:即自适应放疗(adaptive radiotherapy,ART)是图像引导放射治疗提高和发展后的新型放疗技术。治疗的实施可根据患者解剖和/或生理的变化进行修正,也可根据治疗过程中的反馈信息,如肿瘤的大小、形态及位置变化对治疗方案做相应的调整。这是一种理想的个体化动态治疗计划,其目的是不扩大照射野,提高放疗实施的准确性和精确型,并给特定患者实施特定放疗的临床行为。

4 维 CT 和图像引导下放射治疗(IGRT)为明确肿瘤活动度,个体化确定肿瘤照射范围,提高放疗投照精确性提供了先进技术平台,相信这些技术为提高 LS-SCLC 的治疗疗效提供了可能和机会。

(7)正常组织器官放射耐受剂量限制标准:常规分割条件下,即每周照射 5 天,每天 1 次,每次分割剂量 1.8～2.0 Gy,放疗总剂量在 60～70 Gy 时,正常组织器官安全耐受剂量可以参照 NCCN 所推荐的非小细胞肺癌的剂量限制标准,即:肺 V20≤35%,V5≤65%,平均剂量 ≤20 Gy;心脏 V40≤80%,V45≤60%,V60≤30%,平均剂量≤35 Gy;食管平均剂量≤34 Gy;背丛神经最大剂量≤66 Gy;脊髓:最大剂量≤50 Gy。若采取加速超分割 45 Gy/30 次/3 周,脊髓最大剂量应≤41 Gy。

复旦大学附属肿瘤医院所采取的放疗时间剂量分割为:55 Gy/22 次/4～5 周,正常组织器官剂量限制标准:肺 V20≤25%,V5≤60%,平均剂量≤15 Gy;心脏平均剂量≤30 Gy;食管平均剂量≤34 Gy;背丛神经最大剂量≤66 Gy;脊髓最大剂量≤45 Gy。

(四)提高 LS-SCLC 治疗的展望

1.开展新的放疗技术临床应用的研究

新的放疗技术临床应用提高了放射线投照的适形水平,在使肿瘤获得一定物理剂量或提高肿瘤靶区剂量同时,肿瘤周边的正常组织器官剂量减少或不增加。从理论上估计这些新技术为提高 LS-SCLC 的局部控制率进而提高生存疗效提供可能。另外图像引导下自适应性放疗(ART)能根据治疗过程中,肿瘤以及正常组织器官的形态和空间位置改变不断调整放疗计划,从而进一步提高放射治疗的准确性。因此有必要开展新的技术临床应用价值的相关研究。

2.新的技术条件下最佳放疗总剂量及时间剂量分割因子的临床研究

新的放疗技术提高了正常组织器官保护水平,也为开展新的总剂量和时间剂量分割研究提供机会。应当看到 LS-SCLC 的 5 年生存率仅为 25%,疗效仍不能令人满意,远处转移和局部治疗失败仍是主要失败的原因。目前仍不明确何为 LS-SCLC 最佳总剂量和最佳的时间剂量分割,特别是在新的放疗技术条件下,这些信息仍不够明确。

3.PET/CT 的临床应用

PET/CT 的临床应用为了解病灶病变范围,确定其为局限期还是广泛期患者提供可靠的信息来源。另外 PET/CT 信息也为放疗靶区勾画提供参考。PET/CT 信息将有助于了解肿瘤的生物学行为、对治疗的反应性和用于指导个体化治疗均有重要参考价值。然而相关的问题尚待相关的临床研究进行探索。

4.新药开发和临床应用

有效的治疗 SCLC 的药物研发进展非常缓慢,这与 LS-SCLC 治疗失败以远处转移为最主要原因形成强烈对比,提示临床新药开发非常迫切。

新药开发除了传统意义上的化疗药物,还有一个主要方面是基于对 SCLC 分子生物学认识的深入,靶向药物研发是更大的热门。尽管迄今我们尚未发现能用于临床并有确切疗效的靶向药物,但有关于这方面研发所拥有的空间是非常巨大的。

5.个体化治疗的临床探索

目前肿瘤治疗正在向个体化方面发展,依据患者基本临床资料、肿瘤生物学特性、病理形态学依据、分子生物学基础和对治疗的反应性以及正常组织器官对治疗损伤反应性所综合制定的患者个体化治疗是未来研究重点方向。

(李园园)

第六章

消化内科疾病

第一节　消化性溃疡

消化性溃疡主要指发生在胃和十二指肠的慢性溃疡,即胃溃疡(gastric ulcer,GU)和十二指肠溃疡(duodenal ulcer,DU),因溃疡形成与胃酸/胃蛋白酶的消化作用有关而得名。溃疡的黏膜缺损超过黏膜肌层,不同于糜烂。

一、病因和发病机制

在正常生理情况下,胃、十二指肠黏膜经常接触有强侵蚀力的胃酸和在酸性环境下被激活、能水解蛋白质的胃蛋白酶,此外,还经常受摄入的各种有害物质的侵袭,但却能抵御这些侵袭因素的损害,维持黏膜的完整性,这是因为胃、十二指肠黏膜具有一系列防御和修复机制。目前认为,胃、十二指肠黏膜的这一完善而有效的防御和修复机制,足以抵抗胃酸/胃蛋白酶的侵蚀。一般而言,只有当某些因素损害了这一机制才可能发生胃酸/胃蛋白酶侵蚀黏膜而导致溃疡形成。近年的研究已经明确,幽门螺杆菌和非甾体抗炎药是损害胃、十二指肠黏膜屏障从而导致消化性溃疡发病的最常见病因。少见的特殊情况,当过度胃酸分泌远远超过黏膜的防御和修复作用也可能导致消化性溃疡发生。现将这些病因及其导致溃疡发生的机制分述如下。

(一)幽门螺杆菌

确认幽门螺杆菌为消化性溃疡的重要病因主要基于两方面的证据:①消化性溃疡患者的幽门螺杆菌检出率显著高于对照组的普通人群,在 DU 的检出率约为 90%、GU 为 70%~80%(幽门螺杆菌阴性的消化性溃疡患者往往能找到 NSAID 服用史等其他原因)。②大量临床研究肯定,成功根除幽门螺杆菌后溃疡复发率明显下降,用常规抑酸治疗后愈合的溃疡年复发率为50%~70%,而根除幽门螺杆菌可使溃疡复发率降至 5%以下,这就表明去除病因后消化性溃疡可获治愈。至于何以在感染幽门螺杆菌的人群中仅有少部分人(约 15%)发生消化性溃疡,一般认为,这是幽门螺杆菌、宿主和环境因素三者相互作用的不同结果。

幽门螺杆菌感染导致消化性溃疡发病的确切机制尚未阐明。目前比较普遍接受的一种假说试图将幽门螺杆菌、宿主和环境 3 个因素在 DU 发病中的作用统一起来。该假说认为,胆酸对幽门螺杆菌生长具有强烈的抑制作用,因此正常情况下幽门螺杆菌无法在十二指肠生存,十二指肠球部酸负荷增加是 DU 发病的重要环节,因为酸可使结合胆酸沉淀,从而有利于幽门螺杆菌在十二指肠球部生长。幽门螺杆菌只能在胃上皮组织定植,因此在十二指肠球部存活的幽门螺杆菌只有当十二指肠球部发生胃上皮化生才能定植下来,而据认为十二指肠球部的胃上皮化生是十二指肠对酸负荷的一种代偿反应。十二指肠球部酸负荷增加的原因,一方面与幽门螺杆菌感染引起慢性胃窦炎有关,幽门螺杆菌感染直接或间接作用于胃窦 D、G 细胞,削弱了胃酸分泌的负反馈调节,从而导致餐后胃酸分泌增加;另一方面,吸烟、应激和遗传等因素均与胃酸分泌增加有关(详后述)。定植在十二指肠球部的幽门螺杆菌引起十二指肠炎症,炎症削弱了十二指肠黏膜的防御和修复功能,在胃酸/胃蛋白酶的侵蚀下最终导致 DU 发生。十二指肠炎症同时导致十二指肠黏膜分泌碳酸氢盐减少,间接增加十二指肠的酸负荷,进一步促进 DU 的发生和发展过程。

对幽门螺杆菌引起 GU 的发病机制研究较少,一般认为是幽门螺杆菌感染引起的胃黏膜炎症削弱了胃黏膜的屏障功能,胃溃疡好发于非泌酸区与泌酸区交界处的非泌酸区侧,反映了胃酸对屏障受损的胃黏膜的侵蚀作用。

(二)NSAID

NSAID 是引起消化性溃疡的另一个常见病因。大量研究资料显示,服用 NSAID 患者发生消化性溃疡及其并发症的危险性显著高于普通人群。临床研究报道,在长期服用 NSAID 患者中 10%～25%可发现胃或十二指肠溃疡,有 1%～4%的患者发生出血、穿孔等溃疡并发症。NSAID 引起的溃疡以 GU 较 DU 多见。溃疡形成及其并发症发生的危险性除与服用 NSAID 种类、剂量、疗程有关外,尚与高龄、同时服用抗凝血药、糖皮质激素等因素有关。

NSAID 通过削弱黏膜的防御和修复功能而导致消化性溃疡发病,损害作用包括局部作用和系统作用两方面,系统作用是主要致溃疡机制,主要是通过抑制环氧合酶(COX)而起作用。COX 是花生四烯酸合成前列腺素的关键限速酶,COX 有两种异构体,即结构型 COX-1 和诱生型 COX-2。COX-1 在组织细胞中恒量表达,催化生理性前列腺素合成而参与机体生理功能调节;COX-2 主要在病理情况下由炎症刺激诱导产生,促进炎症部位前列腺素的合成。传统的 NSAID 如阿司匹林、吲哚美辛等旨在抑制 COX-2 而减轻炎症反应,但特异性差,同时抑制了COX-1,导致胃肠黏膜生理性前列腺素 E 合成不足。后者通过增加黏液和碳酸氢盐分泌、促进黏膜血流增加、细胞保护等作用在维持黏膜防御和修复功能中起重要作用。

NSAID 和幽门螺杆菌是引起消化性溃疡发病的两个独立因素,至于两者是否有协同作用则尚无定论。

(三)胃酸/胃蛋白酶

消化性溃疡的最终形成是由于胃酸/胃蛋白酶对黏膜自身消化所致。因胃蛋白酶活性是 pH 依赖性的,在 pH>4 时便失去活性,因此在探讨消化性溃疡发病机制和治疗措施时主要考虑胃酸。无酸情况下罕有溃疡发生及抑制胃酸分泌药物能促进溃疡愈合的事实均确证胃酸在溃疡形成过程中的决定性作用,是溃疡形成的直接原因。胃酸的这一损害作用一般只有在正常黏膜防御和修复功能遭受破坏时才能发生。

DU 患者中约有 1/3 存在五肽胃泌素刺激的最大酸排量(MAO)增高,其余患者 MAO 多在正常高值,DU 患者胃酸分泌增高的可能因素及其在 DU 发病中的间接及直接作用已如前述。GU 患者基础酸排量(BAO)及 MAO 多属正常或偏低。对此,可能解释为 GU 患者多伴多灶萎缩性胃炎,因而胃体壁细胞泌酸功能已受影响,而 DU 患者多为慢性胃窦炎,胃体黏膜未受损或受损轻微因而仍能保持旺盛的泌酸能力。少见的特殊情况如胃泌素瘤患者,极度增加的胃酸分泌的攻击作用远远超过黏膜的防御作用,而成为溃疡形成的起始因素。近年来非幽门螺杆菌、非NSAID(也非胃泌素瘤)相关的消化性溃疡报道有所增加,这类患者病因未明,是否与高酸分泌有关尚有待研究。

(四)其他因素

下列因素与消化性溃疡发病有不同程度的关系。

(1)吸烟:吸烟者消化性溃疡发生率比不吸烟者高,吸烟影响溃疡愈合和促进溃疡复发。吸烟影响溃疡形成和愈合的确切机制未明,可能与吸烟增加胃酸分泌、减少十二指肠及胰腺碳酸氢盐分泌、影响胃十二指肠协调运动、黏膜损害性氧自由基增加等因素有关。

(2)遗传:遗传因素曾一度被认为是消化性溃疡发病的重要因素,但随着幽门螺杆菌在消化性溃疡发病中的重要作用得到认识,遗传因素的重要性受到挑战。例如,消化性溃疡的家族史可能是幽门螺杆菌感染的"家庭聚集"现象;O型血胃上皮细胞表面表达更多黏附受体而有利于幽门螺杆菌定植。因此,遗传因素的作用尚有待进一步研究。

(3)急性应激可引起应激性溃疡已是共识。但在慢性溃疡患者,情绪应激和心理障碍的致病作用却无定论。临床观察发现长期精神紧张、过劳,确实易使溃疡发作或加重,但这多在慢性溃疡已经存在时发生,因此情绪应激可能主要起诱因作用,可能通过神经内分泌途径影响胃十二指肠分泌、运动和黏膜血流的调节。

(4)胃十二指肠运动异常:研究发现部分 DU 患者胃排空增快,这可使十二指肠球部酸负荷增大;部分 GU 患者有胃排空延迟,这可增加十二指肠液反流入胃,加重胃黏膜屏障损害。但目前认为,胃肠运动障碍不大可能是原发病因,但可加重幽门螺杆菌或 NSAID 对黏膜的损害。

概言之,消化性溃疡是一种多因素疾病,其中幽门螺杆菌感染和服用 NSAID 是已知的主要病因,溃疡发生是黏膜侵袭因素和防御因素失平衡的结果,胃酸在溃疡形成中起关键作用。

二、病理

DU 发生在球部,前壁比较常见;GU 多在胃角和胃窦小弯。组织学上,GU 大多发生在幽门腺区(胃窦)与泌酸腺区(胃体)交界处的幽门腺区一侧。幽门腺区黏膜可随年龄增长而扩大(假幽门腺化生和/或肠化生),使其与泌酸腺区之交界线上移,故老年患者 GU 的部位多较高。溃疡一般为单个,也可多个,呈圆形或椭圆形。DU 直径多小于 10 mm,GU 要比 DU 稍大。也可见到直径大于 2 cm 的巨大溃疡。溃疡边缘光整、底部洁净,由肉芽组织构成,上面覆盖有灰白色或灰黄色纤维渗出物。活动性溃疡周围黏膜常有炎症水肿。溃疡浅者累及黏膜肌层,深者达肌层甚至浆膜层,溃破血管时引起出血,穿破浆膜层时引起穿孔。溃疡愈合时周围黏膜炎症、水肿消退,边缘上皮细胞增生覆盖溃疡面,其下的肉芽组织纤维转化,变为瘢痕,瘢痕收缩使周围黏膜皱襞向其集中。

三、临床表现

上腹痛是消化性溃疡的主要症状,但部分患者可无症状或症状较轻以至不为患者所注意,而以出血、穿孔等并发症为首发症状。典型的消化性溃疡有以下临床特点:①慢性过程,病史可达数年至数十年。②周期性发作,发作与自发缓解相交替,发作期可为数周或数月,缓解期也长短不一,短者数周、长者数年;发作常有季节性,多在秋冬或冬春之交发病,可因精神情绪不良或过劳而诱发。③发作时上腹痛呈节律性,表现为空腹痛即餐后 2～4 小时和/或午夜痛,腹痛多为进食或服用抗酸药所缓解,典型节律性表现在 DU 多见。

(一)症状

上腹痛为主要症状,性质多为灼痛,也可为钝痛、胀痛、剧痛或饥饿样不适感。多位于中上腹,可偏右或偏左。一般为轻至中度持续性痛。疼痛常有典型的节律性如上述。腹痛多在进食或服用抗酸药后缓解。

部分患者无上述典型表现的疼痛,而仅表现为无规律性的上腹隐痛或不适。具有或不具有典型疼痛者均可伴有反酸、嗳气、上腹胀等症状。

(二)体征

溃疡活动时上腹部可有局限性轻压痛,缓解期无明显体征。

四、实验室和其他检查

(一)胃镜检查

胃镜检查是确诊消化性溃疡首选的检查方法。胃镜检查不仅可对胃十二指肠黏膜直接观察、摄像,还可在直视下取活组织做病理学检查及幽门螺杆菌检测,因此胃镜检查对消化性溃疡的诊断及胃良、恶性溃疡鉴别诊断的准确性高于 X 线钡餐检查。例如,在溃疡较小或较浅时钡餐检查有可能漏诊;钡餐检查发现十二指肠球部畸形可有多种解释;活动性上消化道出血是钡餐检查的禁忌证;胃的良、恶性溃疡鉴别必须由活组织检查来确定。

内镜下消化性溃疡多呈圆形或椭圆形,也有呈线形,边缘光整,底部覆有灰黄色或灰白色渗出物,周围黏膜可有充血、水肿,可见皱襞向溃疡集中。内镜下溃疡可分为活动期(A)、愈合期(H)和瘢痕期(S)3 个病期,其中每个病期又可分为 1 和 2 两个阶段。

(二)X 线钡餐检查

其适用于对胃镜检查有禁忌或不愿接受胃镜检查者。溃疡的 X 线征象有直接和间接两种:龛影是直接征象,对溃疡有确诊价值;局部压痛、十二指肠球部激惹和球部畸形、胃大弯侧痉挛性切迹均为间接征象,仅提示可能有溃疡。

(三)幽门螺杆菌检测

幽门螺杆菌检测应列为消化性溃疡诊断的常规检查项目,因为有无幽门螺杆菌感染决定治疗方案的选择。检测方法分为侵入性和非侵入性两大类。前者需通过胃镜检查取胃黏膜活组织进行检测,主要包括快速尿素酶试验、组织学检查和幽门螺杆菌培养;后者主要有 ^{13}C 或 ^{14}C 尿素呼气试验、粪便幽门螺杆菌抗原检测及血清学检查(定性检测血清抗幽门螺杆菌 IgG 抗体)。

快速尿素酶试验是侵入性检查的首选方法,操作简便、费用低。组织学检查可直接观察幽门螺杆菌,与快速尿素酶试验结合,可提高诊断准确率。幽门螺杆菌培养技术要求高,主要用于科研。^{13}C 或 ^{14}C 尿素呼气试验检测幽门螺杆菌敏感性及特异性高而无须胃镜检查,可作为根除治疗后复查的首选方法。

应注意,近期应用抗生素、质子泵抑制剂、铋剂等药物,因有暂时抑制幽门螺杆菌作用,会使上述检查(血清学检查除外)呈假阴性。

(四)胃液分析和血清胃泌素测定

一般仅在疑有胃泌素瘤进行鉴别诊断时用。

五、诊断和鉴别诊断

慢性病程、周期性发作的节律性上腹疼痛,且上腹痛可为进食或抗酸药所缓解的临床表现是诊断消化性溃疡的重要临床线索。但应注意,一方面有典型溃疡样上腹痛症状者不一定是消化性溃疡,另一方面部分消化性溃疡患者症状可不典型甚至无症状。因此,单纯依靠病史难以得出可靠诊断。确诊有赖胃镜检查。X线钡餐检查发现龛影也有确诊价值。

鉴别诊断本病主要临床表现为慢性上腹痛,当仅有病史和体检资料时,需与其他有上腹痛症状的疾病如肝、胆、胰、肠疾病和胃的其他疾病相鉴别。功能性消化不良临床常见且临床表现与消化性溃疡相似,应注意鉴别。如做胃镜检查,可确定有无胃、十二指肠溃疡存在。

胃镜检查如见胃、十二指肠溃疡,应注意与引起胃十二指肠溃疡的少见特殊病因或以溃疡为主要表现的胃十二指肠肿瘤鉴别。其中,与胃癌、胃泌素瘤的鉴别要点如下。

(一)胃癌

内镜或X线检查见到胃的溃疡,必须进行良性溃疡(胃溃疡)与恶性溃疡(胃癌)的鉴别。Ⅲ型(溃疡型)早期胃癌单凭内镜所见与良性溃疡鉴别有困难,放大内镜和染色内镜对鉴别有帮助,但最终必须依靠直视下取活组织检查鉴别。恶性溃疡的内镜特点如下:①溃疡形状不规则,一般较大。②底凹凸不平、苔污秽。③边缘呈结节状隆起。④周围皱襞中断。⑤胃壁僵硬、蠕动减弱(X线钡餐检查也可见上述相应的X线征)。活组织检查可以确诊,但必须强调,对于怀疑胃癌而一次活检阴性者,必须在短期内复查胃镜进行再次活检;即使内镜下诊断为良性溃疡且活检阴性,仍有漏诊胃癌的可能,因此对初诊为胃溃疡者,必须在完成正规治疗的疗程后进行胃镜复查,胃镜复查溃疡缩小或愈合不是鉴别良、恶性溃疡的最终依据,必须重复活检加以证实。

(二)胃泌素瘤

胃泌素瘤也称 Zollinger-Ellison 综合征,是胰腺非 β 细胞瘤分泌大量胃泌素所致。肿瘤往往很小(直径<1 cm),生长缓慢,半数为恶性。大量胃泌素可刺激壁细胞增生,分泌大量胃酸,使上消化道经常处于高酸环境,导致胃、十二指肠球部和不典型部位(十二指肠降段、横段、甚或空肠近端)发生多发性溃疡。胃泌素瘤与普通消化性溃疡的鉴别要点是该病溃疡发生于不典型部位,具有难治性特点,有过高胃酸分泌(BAO 和 MAO 均明显升高,且 BAO/MAO>60%)及高空腹血清胃泌素(>200 pg/mL,常>500 pg/mL)。

六、治疗

治疗的目的是消除病因、缓解症状、愈合溃疡、防止复发和防治并发症。针对病因的治疗如根除幽门螺杆菌,有可能彻底治愈溃疡病,是近年消化性溃疡治疗的一大进展。

(一)一般治疗

生活要有规律,避免过度劳累和精神紧张。注意饮食规律,戒烟、酒。服用 NSAID 者尽可能停用,即使未用也要告诫患者今后慎用。

(二)治疗消化性溃疡的药物及其应用

治疗消化性溃疡的药物可分为抑制胃酸分泌的药物和保护胃黏膜的药物两大类,主要起缓解症状和促进溃疡愈合的作用,常与根除幽门螺杆菌治疗配合使用。现就这些药物的作用机制及临床应用分别简述如下。

1.抑制胃酸药物

溃疡的愈合与抑酸治疗的强度和时间成正比。抗酸药具中和胃酸作用,可迅速缓解疼痛症状,但一般剂量难以促进溃疡愈合,故目前多作为加强止痛的辅助治疗。H$_2$ 受体拮抗剂(H$_2$RA)可抑制基础及刺激的胃酸分泌,以前一作用为主,而后一作用不如 PPI 充分。使用推荐

剂量各种 H_2RA 溃疡愈合率相近,不良反应发生率均低。西咪替丁可通过血脑屏障,偶有精神异常不良反应;与雄性激素受体结合而影响性功能;经肝细胞色素 P_{450} 代谢而延长华法林、苯妥英钠、茶碱等药物的肝内代谢。雷尼替丁、法莫替丁和尼扎替丁上述不良反应较少。已证明 H_2RA 全天剂量于睡前顿服的疗效与每天 2 次分服相仿。由于该类药物价格较 PPI 便宜,临床上特别适用于根除幽门螺杆菌疗程完成后的后续治疗,及某些情况下预防溃疡复发的长程维持治疗。PPI 作用于壁细胞胃酸分泌终末步骤中的关键酶 H^+-K^+-ATP 酶,使其不可逆失活,因此抑酸作用比 H_2RA 更强且作用持久。与 H_2RA 相比,PPI 促进溃疡愈合的速度较快、溃疡愈合率较高,因此特别适用于难治性溃疡或 NSAID 溃疡患者不能停用 NSAID 时的治疗。对根除幽门螺杆菌治疗,PPI 与抗生素的协同作用较 H_2RA 好,因此是根除幽门螺杆菌治疗方案中最常用的基础药物。使用推荐剂量的各种 PPI,对消化性溃疡的疗效相仿,不良反应均少。

2.保护胃黏膜药物

硫糖铝和胶体铋目前已少用作治疗消化性溃疡的一线药物。枸橼酸铋钾因兼有较强抑制幽门螺杆菌作用,可作为根除幽门螺杆菌联合治疗方案的组分,但要注意此药不能长期服用,因会过量蓄积而引起神经毒性。米索前列醇具有抑制胃酸分泌、增加胃十二指肠黏膜的黏液及碳酸氢盐分泌和增加黏膜血流等作用,主要用于 NSAID 溃疡的预防,腹泻是常见不良反应,因会引起子宫收缩故孕妇忌服。

(三)根除幽门螺杆菌治疗

对幽门螺杆菌感染引起的消化性溃疡,根除幽门螺杆菌不但可促进溃疡愈合,而且可预防溃疡复发,从而彻底治愈溃疡。因此,凡有幽门螺杆菌感染的消化性溃疡,无论初发或复发、活动或静止、有无并发症,均应予以根除幽门螺杆菌治疗。

1.根除幽门螺杆菌的治疗方案

已证明在体内具有杀灭幽门螺杆菌作用的抗生素有克拉霉素、阿莫西林、甲硝唑(或替硝唑)、四环素、呋喃唑酮、某些喹诺酮类如左氧氟沙星等。PPI 及胶体铋体内能抑制幽门螺杆菌,与上述抗生素有协同杀菌作用。目前尚无单一药物可有效根除幽门螺杆菌,因此必须联合用药。应选择幽门螺杆菌根除率高的治疗方案力求一次根除成功。研究证明以 PPI 或胶体铋为基础加上两种抗生素的三联治疗方案有较高根除率。这些方案中,以 PPI 为基础的方案所含 PPI 能通过抑制胃酸分泌提高口服抗生素的抗菌活性从而提高根除率,再者 PPI 本身具有快速缓解症状和促进溃疡愈合作用,因此是临床中最常用的方案。而其中,又以 PPI 加克拉霉素再加阿莫西林或甲硝唑的方案根除率最高。幽门螺杆菌根除失败的主要原因是患者的服药依从性问题和幽门螺杆菌对治疗方案中抗生素的耐药性。因此,在选择治疗方案时要了解所在地区的耐药情况,近年世界不少国家和我国一些地区幽门螺杆菌对甲硝唑和克拉霉素的耐药率在增加,应引起注意。呋喃唑酮(200 mg/d,分 2 次)耐药性少见、价廉,国内报道用呋喃唑酮代替克拉霉素或甲硝唑的三联疗法也可取得较高的根除率,但要注意呋喃唑酮引起的周围神经炎和溶血性贫血等不良反应。治疗失败后的再治疗比较困难,可换用另外两种抗生素(阿莫西林原发和继发耐药均极少见,可以不换)如 PPI 加左氧氟沙星(500 mg/d,每天 1 次)和阿莫西林,或采用 PPI 和胶体铋合用再加四环素(1 500 mg/d,每天 2 次)和甲硝唑的四联疗法。

2.根除幽门螺杆菌治疗结束后的抗溃疡治疗

在根除幽门螺杆菌疗程结束后,继续给予一个常规疗程的抗溃疡治疗(如 DU 患者予 PPI 常规剂量、每天 1 次、总疗程 2～4 周,或 H_2RA 常规剂量、疗程 4～6 周;GU 患者 PPI 常规剂量、每天 1 次、总疗程 4～6 周,或 H₂RA 常规剂量、疗程 6～8 周)是最理想的。这在有并发症或溃疡面积大的患者尤为必要,但对无并发症且根除治疗结束时症状已得到完全缓解者,也可考虑停药以节省药物费用。

3.根除幽门螺杆菌治疗后复查

治疗后应常规复查幽门螺杆菌是否已被根除,复查应在根除幽门螺杆菌治疗结束至少 4 周后进行,且在检查前停用 PPI 或铋剂 2 周,否则会出现假阴性。可采用非侵入性的 ^{13}C或^{14}C尿素呼气试验,也可通过胃镜在检查溃疡是否愈合的同时取活检做尿素酶和/或组织学检查。对未排除胃恶性溃疡或有并发症的消化性溃疡应常规进行胃镜复查。

(四)NSAID 溃疡的治疗、复发预防及初始预防

对服用 NSAID 后出现的溃疡,如情况允许应立即停用 NSAID,如病情不允许可换用对黏膜损伤少的 NSAID 如特异性 COX-2 抑制剂(如塞来昔布)。对停用 NSAID 者,可予常规剂量常规疗程的 H₂RA 或 PPI 治疗;对不能停用 NSAID 者,应选用 PPI 治疗(H₂RA 疗效差)。因幽门螺杆菌和 NSAID 是引起溃疡的两个独立因素,因此应同时检测幽门螺杆菌,如有幽门螺杆菌感染应同时根除幽门螺杆菌。溃疡愈合后,如不能停用 NSAID,无论幽门螺杆菌阳性还是阴性都必须继续 PPI 或米索前列醇长程维持治疗以预防溃疡复发。对初始使用 NSAID 的患者是否应常规给药预防溃疡的发生仍有争论。已明确的是,对于发生 NSAID 溃疡并发症的高危患者,如既往有溃疡病史、高龄、同时应用抗凝血药(包括低剂量的阿司匹林)或糖皮质激素者,应常规予抗溃疡药物预防,目前认为 PPI 或米索前列醇预防效果较好。

(五)溃疡复发的预防

有效根除幽门螺杆菌及彻底停服 NSAID,可消除消化性溃疡的两大常见病因,因而能大大减少溃疡复发。对溃疡复发同时伴有幽门螺杆菌感染复发(再感染或复燃)者,可予根除幽门螺杆菌再治疗。下列情况则需用长程维持治疗来预防溃疡复发:①不能停用 NSAID 的溃疡患者,无论幽门螺杆菌阳性还是阴性。②幽门螺杆菌相关溃疡,幽门螺杆菌感染未能被根除。③幽门螺杆菌阴性的溃疡(非幽门螺杆菌、非 NSAID 溃疡)。④幽门螺杆菌相关溃疡,幽门螺杆菌虽已被根除,但曾有严重并发症的高龄或有严重伴随病患者。长程维持治疗一般以 H₂RA 或 PPI 常规剂量的半量维持,而 NSAID 溃疡复发的预防多用 PPI 或米索前列醇,已如前述。

七、预后

由于内科有效治疗的发展,预后远较过去为佳,病死率显著下降。死亡主要见于高龄患者,死亡的主要原因是并发症,特别是大出血和急性穿孔。

(黄令强)

第二节　功能性消化不良

一、概述

功能性消化不良(functional dyspepsia,FD)为一组持续或反复发作的上腹部疼痛或不适的消化不良症状,包括上腹胀痛、餐后饱胀、嗳气、早饱、腹痛、厌食、恶心呕吐等,经生化、内镜和影像检查排除了器质性疾病的临床综合征,是临床上最常见的一种功能性胃肠病,几乎每个人一生中都有过消化不良症状,只是持续时间长短和对生活质量影响的程度不同而已。国内最新资料表明,采用罗马Ⅲ诊断标准对消化专科门诊连续就诊消化不良的患者进行问卷调查,发现符合罗马Ⅲ诊断标准者占就诊患者的28.52%,占接受胃镜检查患者的7.2%。FD的病因及发病机制尚未完全阐明,可能是多种因素综合作用的结果。目前认为其发病机制与胃肠运动功能障碍、内脏高敏感性、胃酸分泌、幽门螺杆菌感染、精神心理因素等有关,而内脏运动及感觉异常可能起主导作用,是FD的主要病理生理学基础。

二、诊断

(一)临床表现

FD的临床症状无特异性,主要有上消化道症状,包括上腹痛、腹胀、早饱、嗳气、恶心、呕吐、反酸、胃灼热、厌食等,以上症状多因人而异,常以其中某一种或一组症状为主,在病程中这些症状及其严重程度多发生改变。起病缓慢,病程长短不一,症状常呈持续或反复发作,也可相当一段时间无任何症状,可因饮食精神因素和应激等诱发,多数无明显诱因。腹胀为FD最常见的症状,多数患者发生于餐后或进餐加重腹胀程度,早饱、嗳气也较常见。上腹痛也是FD的常见症状,上腹痛无规律性,可表现为弥漫或烧灼样疼痛。少数可伴胃灼热反酸症状,但经内镜及24小时食管pH检测,不能诊断为胃食管反流病。恶心呕吐不常见,一般见于胃排空明显延迟的患者,呕吐多为干呕或呕出当餐胃内食物。有的还可伴有腹泻等下消化道症状。还有不少患者同时合并精神症状如焦虑、抑郁、失眠、注意力不集中等。

(二)诊断标准

依据FD罗马Ⅲ诊断标准,FD患者临床表现个体差异大,罗马Ⅲ标准根据患者的主要症状特点及其与症状相关的病理生理学机制及症状的模式将FD分为两个亚型,即餐后不适综合征(PDS)和上腹痛综合征(EPS),临床上两个亚型常有重叠,有时难以区分,但通过分型对不同亚型的病理生理机制的理解对选择治疗将有一定的帮助,在FD诊断中,还要注意FD与胃食管反流病和肠易激综合征等其他功能性胃肠病的重叠。

1.FD的罗马Ⅲ诊断标准

必须包括以下2项。①以下1项或多项:餐后饱胀;早饱感;上腹痛;上腹烧灼感。②无可以解释上述症状的结构性疾病的证据(包括胃镜检查),诊断前症状出现至少6个月,且近3个月符合以上诊断标准。

2.PDS诊断标准

必须符合以下1项或2项:①正常进食后出现餐后饱胀不适,每周至少发生数次。②早饱阻碍正常进食,每周至少发生数次。诊断前症状出现至少6个月,近3个月症状符合以上标准。支持诊断标准是可能存在上腹胀气或餐后恶心或过度嗳气。可能同时存在EPS。

3.EPS诊断标准

必须符合以下所有条件:①至少中等程度的上腹部疼痛或烧灼感,每周至少发生1次。②疼痛呈间断性。③疼痛非全腹性,不位于腹部其他部位或胸部。④排便或排气不能缓解症状。⑤不符合胆囊或Oddi括约肌功能障碍的诊断标准。诊断前症状出现至少6个月,近3个月症状符合以上标准。支持诊断标准是疼痛可以烧灼样,但无胸骨后痛。疼痛可由进餐诱发或缓解,但可能发生于禁食期间。可能同时存在 PDS。

三、鉴别诊断

鉴别诊断见图 6-1。

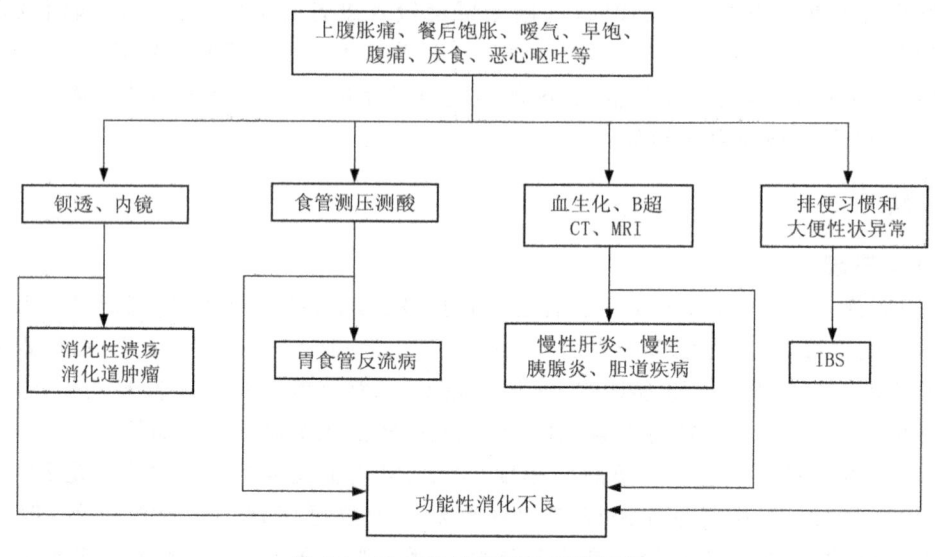

图 6-1　功能性消化不良鉴别诊断

四、治疗

FD 的治疗措施以对症治疗为主,目的是在于缓解或消除症状,改善患者的生活质量。

指南对 FD 治疗提出规范化治疗意见,指出 FD 的治疗策略应是依据其可能存在的病理生理学异常进行整体调节,选择个体化的治疗方案。

经验治疗适于 40 岁以下,无报警征象,无明显精神心理障碍的患者。与进餐相关的消化不良(即 PDS)者可首先用促动力药或合用抑酸药;与进餐无关的消化不良/酸相关性消化不良(即EPS)者可选用抑酸药或合用促动力药。经验治疗时间一般为 2~4 周。无效者应行进一步检查,明确诊断后有针对性进行治疗。

(一)药物治疗

1.抗酸药

抗酸剂如氢氧化铝、铝碳酸镁等可减轻症状,但疗效不及抑酸药,铝碳酸镁除抗酸外,还能吸附胆汁,伴有胆汁反流患者可选用。

2.抑酸药

目前广泛应用于 FD 的治疗,适用于非进餐相关的消化不良中以上腹痛、烧灼感为主要症状者。常用抑酸药包括 H_2 受体拮抗剂(H_2RA)和质子泵抑制剂(PPI)两大类。H_2RA 常用药物有西咪替丁 400 mg,2~3 次/天;雷尼替丁 150 mg,2 次/天;法莫替丁 20 mg,2 次/天,早、晚餐后服,或 40 mg 每晚睡前服;罗沙替丁 75 mg,2 次/天;尼扎替丁 300 mg 睡前服。不同的 H_2 受体拮抗剂抑制胃酸的强度各不相同,西咪替丁最弱,雷尼替丁和罗沙替丁比西咪替丁强 5~10 倍,法莫替丁较雷尼替丁强 7.5 倍。这类药主要经肝脏代谢,肾脏排出,因此肝肾功能损害者应减量,75岁以上老人服用药物剂量应减少。PPI常用药物有奥美拉唑20 mg,2次/天;兰索拉唑30 mg,1次/天;雷贝拉唑10 mg,1次/天;泮托拉唑40 mg,1次/天;埃索美拉唑20 mg,1次/天。

3.促动力药

促动力药可明显改善与进餐相关的上腹症状,如上腹饱胀、早饱等。常用的促动力剂包括多巴胺受体拮抗药、5-HT$_4$受体激动药及多离子通道调节剂等。多巴胺受体拮抗药常用药物有甲氧氯普胺5~10 mg,3次/天,饭前半小时服;多潘立酮10 mg,3次/天,饭前半小时服;伊托必利50 mg,3次/天口服。甲氧氯普胺可阻断延髓催吐化学敏感区的多巴胺受体而具有强大的中枢镇吐作用,还可以增加胃肠道平滑肌对乙酰胆碱的敏感性,从而促进胃运动功能,提高静止状态时胃肠道括约肌的张力,增加食管下端括约肌张力,防止胃内容物反流,增强胃和食管的蠕动,促进胃排空及幽门和十二指肠的扩张,加速食物通过。主要的不良反应见于中枢神经系统,如头晕、嗜睡、倦怠、泌乳等,用量过大时,会出现锥体外系反应,表现为肌肉震颤、斜颈、发音困难、共济失调等。多潘立酮为选择性外周多巴胺D$_2$受体拮抗药,可增加食管下端括约肌的张力,增加胃运动,促进胃排空、止吐。不良反应轻,不引起锥体外系症状,偶有流涎、惊厥、平衡失调、泌乳现象。伊托必利通过拮抗多巴胺D$_2$受体和抑制乙酰胆碱酯酶活性起作用,增加胃的内源性乙酰胆碱,促进胃排空。5-HT$_4$受体激动药常用药物为莫沙必利5 mg,3次/天口服。莫沙必利选择性作用于上消化道,促进胃排空,目前未见心脏严重不良反应的报道,但对5-HT$_4$受体激动药的心血管不良反应仍应引起重视。多离子通道调节剂药物为马来酸曲美布汀,常用量100~200 mg,3次/天口服。该药对消化道运动的兴奋和抑制具有双向调节作用,不良反应轻微。红霉素具有胃动素作用,静脉给药可促进胃排空,主要用于胃轻瘫的治疗,不推荐作为FD治疗的首选药物。

4.助消化药

消化酶和微生态制剂可作为治疗消化不良的辅助用药。复方消化酶、益生菌制剂可改善与进餐相关的腹胀、食欲缺乏等症状。

5.根除幽门螺杆菌(Hp)治疗

根除Hp可使部分FD患者症状得以长期改善,对合并Hp感染的FD患者,应用抑酸、促动力剂治疗无效时,建议向患者充分解释根除治疗的利弊,征得患者同意后给予根除Hp治疗。根除Hp治疗可使部分FD患者的症状得到长期改善,使胃黏膜炎症得到消退,而长期胃黏膜炎症则是消化性溃疡、胃黏膜萎缩/肠化生和胃癌发生的基础病变,根除Hp可预防胃癌前病变进一步发展。

根据欧洲幽门螺杆菌小组召开的第3次MaastrichtⅢ共识会议意见,推荐在初级医疗中实施"检测和治疗"策略,即对年龄小于45岁,有持续消化不良症状的成人患者应用非侵入性试验(尿素呼气试验、粪便抗原试验)检测Hp,对Hp阳性者进行根除治疗。包含PPI、阿莫西林、克拉霉素或甲硝唑每天2次给药的三联疗法仍推荐作为首选疗法。包含铋剂的四联疗法,如可获得铋剂,也被推荐作为首选治疗选择。补救治疗应结合药物敏感试验结果。

对PPI(标准剂量,2次/天),克拉霉素(500 mg,2次/天),阿莫西林(1 000 mg,2次/天)或甲硝唑400 mg或500 mg 2次/天,组成的方案,疗程14天比7天更有效,在克拉霉素耐药率小于20%的地区,仍推荐PPI联合应用克拉霉素、阿莫西林/甲硝唑的三联短程疗法作为一线治疗方案。其中PPI联合克拉霉素和甲硝唑方案应当在人群甲硝唑耐药率小于40%时才可应用,含铋剂四联治疗除了作为二线方案使用外,还可作为可供选择的一线方案。除了药敏感试验外,对于三线治疗不作特别推荐。喹诺酮类(左氧氟沙星、利福霉素、利福布汀)抗生素与 PPI 和阿莫西林合用作为一线疗法,而不是作为补救的治疗,被评估认为有较高的根除率,但利福布汀是一种选择分枝杆菌耐药的抗生素,必须谨慎使用。

6.黏膜保护药

FD 发病原因中可能涉及胃黏膜防御功能减弱,作为辅助治疗,常用的胃黏膜保护药有硫糖铝、胶体铋、前列腺素 E,复方谷氨酰胺等,联合抑酸药可提高疗效。硫糖铝餐前 1 小时和睡前各服 1.0 g,肾功不全者不宜久服。胶体次枸橼酸铋一次剂量 5 mL 加水至 20 mL 或胶囊 120 mg,4 次/天,于每餐前半小时和睡前一次口服,不宜久服,最长 8 周,老年人及肾功能障碍者慎用。已用于临床的人工合成的前列腺素为米索前列醇(喜克溃),常用剂量 200 mg,4 次/天,主要不良反应为腹泻和子宫收缩,孕妇忌服。复方谷氨酰胺,常用量 0.67 g,3 次/天,剂量可随年龄与症状适当增减。

(二)精神心理治疗

抗焦虑、抑郁药对 FD 有一定的疗效,对抑酸和促动力药治疗无效,且伴有明显精神心理障碍的患者,可选用三环类抗抑郁药或 $5-HT_4$ 再摄取抑制药;除药物治疗外,行为治疗、认知疗法及心理干预等可能对这类患者也有益。精神心理治疗不但可以缓解症状还可提高患者的生活质量。

(三)外科手术

经过长期内科治疗无效的严重患者,可考虑外科手术。一般采用胃大部切除术、幽门成形术和胃空肠吻合术。

(黄令强)

第三节　功能性便秘

功能性便秘(functional constipation,FC)是临床常见的功能性胃肠病之一,主要表现为持续性排便困难,排便次数减少或排便不尽感。严重便秘者可伴有烦躁、易怒、失眠、抑郁等心理障碍。

一、病因和发病机制

FC 的发病往往是多因素的综合效应。

正常的排便生理包括产生便意和排便动作两个过程。直肠壁受压力刺激并超过阈值时引起便意,这种冲动沿盆神经、腹下神经传至腰骶部脊髓的排便中枢,再上升至丘脑达大脑皮质。若环境允许排便,则耻骨直肠肌和肛门内括约肌及肛门外括约肌松弛,两侧肛提肌收缩,盆底下降,腹肌和膈肌也协调收缩,腹压增高,促使粪便排出。正常排便生理过程中出现某一环节的障碍都可能引起便秘。研究发现 FC 患者可有直肠黏膜感觉减弱、排便动作不协调,从而发生排便出口梗阻。

相当多的 FC 患者有全胃肠或结肠通过时间延缓,低下的结肠动力无法将大便及时地推送至直肠,从而产生便秘。食物纤维不足,水分保留少,较少的容量难以有效地刺激肠道运动,肠内容物转运减慢,而结肠细菌消化食用纤维形成的挥发性脂肪酸和胆盐衍化的脱氧胆酸减少,它们刺激结肠的分泌、抑制水与电解质的吸收的作用降低,从而引起便秘。

排便习惯不良是便秘产生的重要原因。排便动作受意识控制,反复多次的抑制排便将可能导致胃肠通过时间延长、排便次数减少、直肠感觉减退。

长期便秘会产生顽固的精神心理异常,从而加重便秘。

二、临床表现

功能性便秘患者主要表现为排便次数减少(<3 次/周)、粪便干硬(指 Bristol 粪便性状量表的 1 型和 2 型粪便);由于粪便干结,患者可出现排便费力,也可以有排便时肛门直肠堵塞感、排便不尽感,甚至需要手法辅助排便等。粪便性状与全胃肠传输时间具有一定相关性,提示结肠传输时间延缓;在诸多的便秘症状中,排便次数减少、粪便干硬常提示为结肠传输延缓所致的便秘,如排便费力突出、排便时肛门直肠堵塞感、排便不尽感、需要手法辅助排便则提示排便障碍的可能性更大。

部分便秘患者有缺乏便意、定时排便、想排便而排不出(空排)、排便急迫感、每次排便量少、大便失禁等现象,这些症状更可能与肛门直肠功能异常有关。功能性便秘常见的伴随症状有腹胀及腹部不适、黏液便等。辛海威等在全国进行的多中心分层调查发现,15.1%慢性便秘患者有肛门直肠疼痛,尚不清楚慢性便秘与肛门直肠疼痛的内在联系。

老年患者对便秘症状的感受和描述可能不准确,自行服用通便药或采用灌肠也会影响患者的症状。在老年人,功能性排便障碍症状更常见。需要注意的是,不少老年人,便秘症状并不明显,他们仍坚持使用泻剂或灌肠。

功能性便秘患者病程较长,患者便秘表现多为持续性,也可表现为间歇性或时轻时重,与情绪、生活习惯改变、出差或季节有关。对长期功能性便秘患者,如排便习惯和粪便性状发生改变,需警惕新近发生器质性疾病的可能性。

便秘通常不会对营养状况造成影响。功能性便秘患者在体格检查多无明显腹部体征,在部分患者可触及乙状结肠袢和盲肠袢,肠鸣音正常。出现肠型、肠蠕动波和肠鸣音改变需要与机械性和假性肠梗阻鉴别。肛门直肠指诊可触及直肠内多量干硬粪块,缩肛无力、力排时肛门括约肌不能松弛提示患者存在肛门直肠功能异常。

此外,慢性便秘患者常伴睡眠障碍、紧张沮丧情绪,或表现为焦虑、惊恐、抑郁、强迫等,伴有自主神经功能紊乱的症状。精神心理因素是引起或加重便秘的因素,使患者对便秘的感受、便秘对生活的影响放大,也影响治疗效果。

三、诊断原则及流程

(一)诊断标准

功能性便秘罗马Ⅲ诊断标准。

(1)必须包括下列 2 个或 2 个以上的症状:①至少有 25%的排便感到费力。②至少 25%的排便为块状便或硬便。③至少 25%的排便有排便不尽感。④至少 25%的排便有肛门直肠的阻塞感。⑤至少有 25%的排便需要人工方法辅助(如指抠、盆底支持)。⑥每周少于 3 次排便。

(2)如果不使用泻药,松散便很少见到。

(3)诊断肠易激综合征依据不充分。患者须在诊断前 6 个月出现症状,在最近的 3 个月满足诊断标准。

(二)鉴别诊断

需要鉴别的主要是继发性便秘,主要包括以下几种因素。①肠道疾病:结直肠肿瘤、肛管狭窄、直肠黏膜脱垂、Hirschsprung 病。②代谢或内分泌紊乱:糖尿病、甲状腺功能减退、高钙血症、垂体功能低下、卟啉病。③神经源性疾病:脑卒中、帕金森病、多发性硬化、脊髓病变、自主神经病及某些精神疾病。④系统性疾病:系统性硬化、皮肌炎、淀粉样变。⑤药物:麻醉剂、抗胆碱能药物、含阳离子类药物(铁剂、铝剂、含钙剂、钡剂)、其他药物如阿片类制剂、神经节阻断药、长春碱类、抗惊厥药物、钙通道阻滞剂等。

(三)诊断流程

引起慢性便秘的原因很多,通过详细的病史采集、体格检查,结合适当的辅助检查,大多可以鉴别。诊断为功能性便秘者,如能区分其属于慢性传输性便秘或出口梗阻性便秘,对治疗有重要指导意义。

1.病史采集

询问患者病程及大便的频率、形状、便意、排便是否费力、有无不尽感、是否需要手法排便、用药史及盆腹腔手术史等,同时注意询问与便秘相关器质性疾病情况。

2.体格检查

注意患者全身状况,有无贫血;腹部检查有无包块或胃肠型;肛门视诊及指诊注意有无表皮脱落、皮赘、肛裂、脓肿、痔疮、直肠脱垂、肛门狭窄、直肠及肛管占位性病变、有无指套染血,指检时可让患者做排便动作,注意肛门外括约肌有无松弛或矛盾运动。还需进行神经系统相关检查,如会阴部感觉及肛门反射,如有异常注意有无神经系统病变;对男性患者,尚需注意前列腺及膀胱。

3.辅助检查

(1)患者一般常规进行粪常规及潜血检查,对疑有器质性病变患者应进行相应检查。特别是有报警体征者,如年龄超过 40 岁、贫血、便血、潜血阳性、消瘦、腹块、明显腹痛、有肿瘤家族史等,应进行内镜和必要的实验室检查。

(2)腹部平片:对于疑似肠梗阻患者,需进行腹平片检查。

(3)钡剂灌肠:可以发现乙状结肠冗长、巨结肠、巨直肠、狭窄及占位病变。

(4)肠功能检查:包括结肠动力检查、结肠传输实验、肛管直肠测压、直肠气囊排出试验等,非临床诊断必需,但对于科学评估肠功能、便秘分类、药物评估、治疗方法选择及科学研究是必要的。

(5)排粪造影:可发现肛管直肠的功能及形态变化。

(6)肌电图:可以区分盆底随意肌群肌肉和神经功能异常,对出口梗阻型便秘的诊断具有重要意义。

四、治疗

由于各型便秘的发病机制不同,临床应综合患者对便秘的自我感受特点及相关检查结果,仔细分析并进行分型后采取相应的治疗措施,对于部分同时伴焦虑和抑郁的 FC 患者,应详细调查,判断精神因素和便秘的因果关系,必要时采取心理行为干预治疗。

(一)一般疗法

采取合理的饮食习惯,增加膳食纤维及水分的摄入量。另外,需保持健康心理状态,养成良好的排便习惯,同时进行适当有规律的运动及腹部按摩。

(二)药物治疗

经高纤维素饮食、训练排便习惯仍无效者或顽固性便秘者可考虑给予药物治疗。

1.泻剂

泻剂主要通过刺激肠道分泌、减少肠道吸收、提高肠腔内渗透压促进排便。容积性泻剂、刺激性泻剂及润滑性泻剂短时疗效理想,但长期服用不良反应大,停药后可加重便秘。渗透性泻剂不良反应相对较小,近年来,高效安全的新一代缓泻剂聚乙二醇(PEG)备受青睐,是一种长链高分子聚合物,口服后通过分子中氢键固定肠腔内水分子而增加粪便含水量,使粪便体积及重量增加,从而软化粪便,因肠道内缺乏降解 PEG 的酶,故其在肠道不被分解,相对分子量超过 3 000 则不被肠道吸收,还不影响脂溶性维生素吸收和电解质代谢,对慢传输型便秘和出口梗阻性便秘患者均有效。

2.促动力药物

西沙比利选择性促乙酰胆碱释放,从而加速胃肠蠕动,使粪便易排出,文献报道其治疗便秘的有效率 $50\% \sim 95\%$,但少数患者服药后可发生尖端扭转型室性心动过速伴 QT 间期延长,故已在多数国家中被撤出。莫沙比利、普芦卡比利为新型促动力药,是强效选择性 5-HT$_4$ 受体激动剂,通过兴奋胃肠道胆碱能中间神经元及肌间神经丛运动神经元的 5-HT$_4$ 受体,使神经末梢乙酰胆碱释放增加及肠肌神经对胆碱能刺激活性增高,从而促进胃肠运动,同时还增加肛管括约肌的正性促动力效应和促肛管自发性松弛。

3.微生态制剂

通过肠道繁殖并产生大量乳酸和醋酸而促进肠蠕动,有文献报道其近期疗有一定的疗效,但尚需进一步临床观察验证。

(三)清洁灌肠

对有粪便嵌塞或严重出口梗阻的患者需采用清洁灌肠帮助排便。一般采用甘油栓剂或开塞露灌肠。

(四)生物反馈疗法

该疗法借助声音和图像反馈刺激大脑,训练患者正确控制肛门外括约肌舒缩,从而阻止便秘发生。具有无痛苦、无创伤性、无药物不良反应的特点。生物反馈治疗 FC 的机制尚不十分明确。经过 $12 \sim 24$ 个月随访观察后发现,便秘症状缓解率达 62.5%,出口梗阻性便秘有效率达 72.2%。生物反馈治疗不仅是一种物理治疗方法,且有一定的心理治疗作用,其症状的改善与心理状态水平相关联。目前,生物反馈疗法多用于出口梗阻性便秘患者的治疗。

(刘利红)

第四节 嗜酸性胃肠炎

嗜酸性胃肠炎也称嗜酸性粒细胞性胃肠炎,是一种少见病,以胃肠道的某些部位有弥散性或局限性嗜酸性粒细胞浸润为特征,常同时伴有周围血嗜酸性粒细胞增多。

本病原因不明,可能与变态反应、免疫功能障碍有关。临床表现有上腹部痉挛性疼痛,可伴恶心、呕吐、发热或特殊食物过敏史。糖皮质激素治疗有效。青壮年好发,男女发病率基本相同,儿童少见。

一、病因和发病机制

本病病因迄今未明,一般认为是对外源性或内源性变应原的变态反应所致。近半数患者个人或家族有哮喘、过敏性鼻炎、湿疹或荨麻疹病史;部分患者的症状可由某些食物,如牛奶、蛋类、羊肉、海虾或某些药物,如磺胺、呋喃唑酮和吲哚美辛等诱发;某些患者摄食某些特异性食物后,血中IgE水平增高,并伴有相应的症状,因而认为本病与特殊食物过敏有关。

本病的发病机制尚不清楚,一般认为,某种特殊变应原与胃肠敏感组织接触后,在胃肠壁内发生抗原-抗体反应,释放出组织胺类血管活性物质,引起胃肠黏膜充血、水肿、嗜酸性粒细胞浸润及胃肠平滑肌痉挛和黏液分泌增加从而引起一系列胃肠症状。

二、诊断步骤

(一)病史采集要点

1.起病情况

本病缺乏特异的临床表现,起病可急可慢,病程可长可短,症状与病变的部位和浸润程度有关,一般均有上腹部痉挛性疼痛,伴恶心、呕吐。

2.主要临床表现

临床表现以黏膜和黏膜下层病变为主时,典型症状为脐周腹痛或肠痉挛、餐后恶心呕吐、腹泻和体重减轻。病变广泛时可出现小肠吸收不良、蛋白丢失性肠病、失血和贫血等全身表现。青少年期发病可导致生长发育迟缓,并可有闭经。

以肌层受累为主的典型临床表现为肠梗阻或幽门梗阻,出现相应的表现。偶尔嗜酸性粒细胞浸润食管肌层,引起贲门失弛缓症。

以浆膜层受累为主最少见,典型表现为腹水,腹水中可见大量嗜酸性粒细胞。

3.既往病史

约50%的患者有食物过敏史或过敏性疾病家族史,如哮喘、鼻息肉等。

(二)体格检查要点

根据病变部位的不同,可有腹部压痛,以脐周压痛常见,可表现为肠梗阻或幽门梗阻,也可出现腹水征。

(三)辅助检查

1.血液检查

外周血嗜酸性粒细胞增多。另外常可有缺铁性贫血,血浆清蛋白降低,血中IgE增高,血沉增快。

2.粪便检查

粪便检查的主要意义在于除外肠道寄生虫感染。还可见到夏科-雷登结晶、大便隐血阳性,部分患者有轻到中度脂肪泻。

3.腹水检查

呈渗出性腹水,白细胞数升高,嗜酸性粒细胞比例明显升高。

4.X 线检查

本病 X 线表现缺乏特异性。约 40％患者的 X 线表现完全正常。胃肠 X 线钡餐可见黏膜水肿、皱襞增宽，呈结节样充盈缺损，胃肠壁增厚，腔狭窄及梗阻征象。类似的表现也可见于 Whipple 病、淀粉样变性、蓝氏贾第鞭毛虫病、异型球蛋白血症、小肠淋巴管扩张。

5.CT 检查

CT 检查能发现胃肠壁增厚、肠系膜淋巴结肿大或腹水。

6.内镜及活检

内镜及活检适用于黏膜和黏膜下层病变为主的嗜酸性胃肠炎。可选用胃镜、双气囊小肠镜或结肠镜。镜下可见黏膜皱襞粗大、充血、水肿、溃疡或结节；活检可从病理上证实有大量嗜酸性粒细胞浸润，对确诊有很大价值。

为提高本病诊断准确性，活检组织至少 6 块，必要时反复内镜下活检。多数患者因此明确诊断。

内镜下活检对以肌层和浆膜层受累为主的患者价值不大，此类患者有时经手术病理证实。但对本病要掌握手术适应证，怀疑嗜酸性胃肠炎一般不行剖腹探查术来证实，只有为解除肠梗阻或幽门梗阻，或怀疑肿瘤存在时才进行手术。

7.腹腔穿刺和腹腔镜

腹水患者必须行诊断性腹腔穿刺，腹水为渗出性，内含大量嗜酸性粒细胞。临床怀疑本病时必须做腹水涂片染色，以区别嗜酸性粒细胞和中性粒细胞。腹水中嗜酸性粒细胞增多也可见于血管炎、包虫囊破裂、淋巴瘤及长期腹膜透析的患者，应注意鉴别。

本病在腹腔镜下缺乏特异性表现，轻者仅有腹膜充血，重者可类似于腹膜转移癌。行腹腔镜的意义在于可进行腹膜活组织检查，以期得到病理诊断。

三、诊断对策

(一)诊断

嗜酸性胃肠炎主要根据临床表现、血常规、放射学和内镜加活检病理检查的结果确诊。常用的有两种诊断标准。

1.Talley 标准

(1)有胃肠道症状。

(2)组织病理学显示胃肠道有一个以上部位的嗜酸性粒细胞浸润，或有放射学结肠异常伴周围嗜酸性粒细胞增多。

(3)除外寄生虫感染和胃肠道外以嗜酸性粒细胞增多的疾病，如结缔组织病、嗜酸性粒细胞增多症、淋巴瘤、克罗恩病、原发性淀粉样变性、Ménétrier 病等。

2.Leinbach 标准

(1)进食特殊食物后出现胃肠道症状和体征。

(2)外周血嗜酸性粒细胞增多。

(3)组织学证明胃肠道有嗜酸性粒细胞增多或浸润。

(二)鉴别诊断

1.寄生虫感染

周围血嗜酸性粒细胞增多可见于钩虫、血吸虫、绦虫、囊类圆线虫所致的寄生虫病，各有其临床表现。

2.胃肠道肿瘤与恶性淋巴瘤

胃肠道肿瘤与恶性淋巴瘤也可有周围血嗜酸性粒细胞增高,但属继发性,应有肿瘤与淋巴瘤的其他表现。

3.嗜酸性肉芽肿

嗜酸性肉芽肿主要发生于胃和大肠,小肠呈局限性肿块,病理组织检查为嗜酸性肉芽肿混于结缔组织基质中。过敏史少见,周围血中白细胞数及嗜酸性粒细胞数常不增加。

4.嗜酸性粒细胞增多症

嗜酸性粒细胞增多症是病因未明的全身性疾病,除周围血嗜酸性粒细胞增高外,病变不仅累及肠道,还广泛累及其他实质器官,如脑、心、肺、肾等,其病程短,预后差,常在短期内死亡。

另外,还须与炎症性肠病、乳糜泻等鉴别。

四、治疗对策

(一)治疗原则

去除变应原,抑制变态反应和稳定肥大细胞,达到缓解症状,清除病变的目的。

(二)治疗计划

1.内科治疗

(1)饮食的控制:对于确定的或可疑的过敏食物或药物应立即停止使用。没有食物和药物过敏史者,可采取序贯法逐个排除可能引起致敏的食物,如牛奶、蛋类、肉类、海虾、胶制品及敏感的药物。

许多患者在从饮食中排除有关致病食物或药物后,腹部疼痛和腹泻迅速改善,特别是以黏膜病变为主的患者,效果更明显。

(2)糖皮质激素:对本病有良好疗效,多数病例在用药后1～2周症状即改善,表现为腹部痉挛性疼痛迅速消除,腹泻减轻和消失,外周血嗜酸性粒细胞降至正常水平。以腹水为主要表现的浆膜型患者在激素应用后7～10天腹水完全消失。远期疗效也甚好。

个别病例激素治疗不能完全消除症状,加用硫唑嘌呤常有良好疗效(每天50～100 mg)。一般应用泼尼松20～40 mg/d,口服,连用7～14天作为1个疗程。也可应用相当剂量的地塞米松。

(3)色甘酸二钠:为肥大细胞稳定剂,可稳定肥大细胞膜,抑制其脱颗粒反应,防止组织胺、慢反应物质和缓激肽等介质的释放而发挥其抗过敏作用。色甘酸二钠的用法为每次40～60 mg,每天3次。也有用至800～1 200 mg/d。疗程从6周至5个月。对糖皮质激素治疗无效或产生了较为严重的不良反应者可改用色甘酸二钠治疗,作为前者的替代药物。

2.手术治疗

一般不行手术治疗。有幽门梗阻或小肠梗阻经内科治疗无效时,可考虑行胃次全切除或肠段切除或胃肠吻合术。术后如仍有症状或嗜酸性粒细胞升高者,尚可应用小剂量泼尼松,5 mg或2.5 mg/d 口服,维持治疗一段时间。

五、预后评估

本病是一种自限性疾病,虽可反复发作,但长期随访未见恶变,多数预后良好。

（黄令强）

第五节 慢性乙型病毒性肝炎

慢性乙型病毒性肝炎(chronic hepatitis B,CHB)简称慢性乙型肝炎,是由乙型肝炎病毒(HBV)感染引起的以肝损害为主的传染病,主要经血液(如输血、不安全注射等)、母婴及性接触传播。临床表现多样,可无明显症状,也可有乏力、食欲下降、腹胀、尿色加深等症状。影响 HBV 感染慢性化的最主要因素是感染时的年龄。HBV 感染的自然史人为地划分为 4 期:免疫耐受期、免疫清除期、低(非)复制期及再活动期。

世界卫生组织报道,全球约 20 亿人曾感染 HBV,2.4 亿人为 HBV 感染者。我国乙型肝炎血清流行病学调查结果显示,我国 1~59 岁人群乙型肝炎表面抗原(HBsAg)携带率是7.18%,5岁以下儿童是 0.96%。由于人口基数大,HBV 感染是严重危害人民健康的重要公共卫生问题。近年来伴随着抗 HBV 药物的研发与上市,CHB 患者抗病毒治疗有了较多选择,但方案选择不当或耐药处理不当会严重影响疗效。

一、诊断

既往有乙型肝炎史或发现 HBsAg 阳性>6 个月,现 HBsAg 和/或 HBV DNA 阳性,可诊断为慢性感染。根据感染者的临床表现、血清学、病毒学、生物化学、影像学等辅助检查,将慢性感染分为 6 种情况。

(一)慢性 HBV 携带者

免疫耐受期的 HBsAg、HBeAg 和 HBV DNA 阳性者,1 年内连续随访 3 次,每次至少间隔3 个月,均显示血清 ALT 和 AST 在正常范围,HBV DNA 常处于高水平,肝组织学检查无病变或轻微。

(二)HBeAg 阳性慢性乙型肝炎

血清 HBsAg、HBeAg、HBV DNA 阳性,ALT 持续或反复异常,或肝组织学检查显示肝炎病变。

(三)HBeAg 阴性慢性乙型肝炎

血清 HBsAg、HBV DNA 阳性,持续 HBeAg 阴性,ALT 持续或反复异常,或肝组织学示肝炎病变。

(四)非活动性 HBsAg 携带者

血清 HBsAg 阳性、HBeAg 阴性、抗-HBe 阳性或阴性,HBV DNA 定量低于检测下限,1 年内连续随访 3 次以上,每次至少隔 3 个月,ALT 和 AST 均在正常范围。肝组织学检查显示组织学活动指数(HAI)评分<4 或根据其他的半定量计分系统判定病变轻微。

(五)隐匿性慢性乙型肝炎

血清 HBsAg 阴性,血清和/或肝组织中 HBV DNA 阳性,并有慢性乙型肝炎的临床表现。除 HBV DNA 阳性外,患者可有血清抗-HBs、抗-HBe 和/或抗-HBc 阳性,有约 20% 隐匿性 CHB 患者的血清学标志物均阴性。诊断主要通过血清 HBV DNA 检测,尤其对抗-HBc 持续阳性者更是这样。

(六)乙型肝炎肝硬化

HBV 相关肝硬化临床诊断的必备条件。

(1)组织学或临床显示存在肝硬化的证据。

(2)有病因学明确的 HBV 感染证据。通过病史或相应的检查已明确或排除其他常见原因,如酒精、其他嗜肝病毒感染等。

临床将肝硬化(liver cirrhosis,LC)分为代偿期和失代偿期。代偿期影像学、生物化学或血液学检查示肝细胞合成功能障碍,或有门静脉高压症存在的证据,或组织学符合 LC 诊断,无食管胃底静脉曲张破裂出血、腹水或肝性脑病等症状或严重并发症;失代偿期者可出现肝性脑病、食管胃底静脉曲张破裂出血、腹水等并发症。

为准确预测患者疾病进展、判断死亡风险,可按五期分类法评估并发症。①1 期:无静脉曲张、腹水。②2 期:有静脉曲张,无出血、腹水。③3 期:有腹水,无出血,伴或不伴静脉曲张。④4 期:有出血,伴或不伴腹水。⑤5 期:脓毒血症。

1、2 期为代偿期,3 期到 5 期为失代偿期。各期肝硬化 1 年病死率分别<1%、3%～4%、20%、50%和>60%,肝硬化患者预后和死亡风险与并发症的出现密切相关。

二、鉴别诊断

(一)其他病毒导致的肝炎

如甲型、丙型、戊型肝炎、传染性单核细胞增多症等,可根据原发病的临床特点、病原学及血清学检查鉴别。

(二)感染中毒性肝炎

如麻疹、伤寒等,主要据原发病的临床特点及实验室结果鉴别。

(三)肝豆状核变性(Wilson 病)

血清铜、铜蓝蛋白降低,角膜出现 KF 环有鉴别意义。

(四)自身免疫性肝病

主要有原发性胆汁性肝硬化(PBC)、自身免疫性肝炎(AIH)。PBC 主要影响肝内胆管;AIH 主要破坏肝细胞。检查主要据自身抗体和肝组织学诊断。

(五)药物性肝炎

有损肝药物史,停药后肝炎可逐渐恢复。

(六)酒精性肝病

患者有长期大量饮酒史。

(七)脂肪性肝病

多为肥胖者。血清甘油三酯常升高,B超检查有助于诊断,FIBROSCAN 可评价肝脏脂肪化程度。

(八)原发性肝癌

主要依据影像学、肝脏肿瘤标志物等检查鉴别。

三、实验室检查

(一)生化学检查

1.血清丙氨酸氨基转移酶(ALT)、天门冬氨酸氨基转移酶(AST)

最常用,其水平可反映肝细胞损伤程度。

2.血清胆红素

其水平与胆汁代谢、排泄程度相关,升高主要因为肝细胞损害、肝内外胆管阻塞和溶血。肝衰竭者血清胆红素可进行性升高,每天上升≥1倍正常值上限(ULN),且可出现胆红素升高与ALT和AST下降的"胆酶分离"现象。

3.血清蛋白和球蛋白

反映肝脏合成功能,CHB、肝硬化和肝衰竭者可有血清蛋白下降。随着肝损害加重,清蛋白/球蛋白比值可逐渐下降或倒置(<1)。

4.凝血酶原时间(PT)及凝血酶原活动度(PTA)

PT是反映肝脏凝血因子合成功能的重要指标,PTA是PT测定值的常用表示方法,对判断疾病进展及预后有较大价值,近期内PTA进行性降至40%以下为肝衰竭的重要诊断标准之一,<20%者提示预后不良。也有用国际标准化比值(INR)来表示此项指标者,INR值的升高同PTA值的下降有同样意义。

5.血清胆碱酯酶

血清胆碱酯酶可反映肝脏合成功能,对了解肝脏应急功能和贮备功能有参考价值。

6.血清 γ-谷氨酰转肽酶(GGT)

健康人血清中GGT主要来自肝脏。此酶在急性肝炎、慢性活动性肝炎及肝硬化失代偿时可轻中度升高。各种原因导致的肝内外胆汁淤积时可显著升高。

7.血清碱性磷酸酶(ALP)

经肝胆系统排泄。当ALP产生过多或排泄受阻时,血中ALP可发生变化。

8.血清总胆汁酸(TBA)

健康人周围血液中血清胆汁酸含量极低,当肝细胞损害或肝内、外阻塞时,胆汁酸代谢异常,TBA升高。

9.血清甲胎蛋白(AFP)

血清AFP及其异质体是诊断HCC的重要指标。应注意其升高的幅度、动态变化及其与ALT和AST的消长关系,并结合临床表现和肝脏影像学检查综合分析。患者AFP可轻度升高,若过度升高应注意排除肝癌。

(二)HBV 血清学检查

HBV血清学标志包括HBsAg、抗-HBs、HBeAg、抗-HBe、抗-HBc和抗-HBcIgM,建议进行定量检测。

HBsAg阳性表示HBV感染;抗-HBs为保护性抗体,阳性表示对HBV有免疫,见于乙型肝炎康复及接种乙型肝炎疫苗者;抗HBc-IgM阳性多见于急性乙型肝炎及CHB急性发作;抗-HBc总抗体主要是IgG型抗体,只要感染过HBV,此抗体为阳性。血清HBsAg定量检测可用于预测疾病进展、抗病毒疗效和预后。

(三)HBV DNA、基因型和耐药突变检测

1.血清 HBV DNA 定量检测

主要用于判断HBV感染的病毒复制水平,可用于抗病毒治疗适应证的选择及疗效判断。目前 CobasTaq-ManPCR 检测是国际公认的稳定性、灵敏性较高的方法,检测值以 IU/mL 表示。

2.HBV 基因分型和耐药突变株检测

常用方法:①基因型特异性引物聚合酶链反应(PCR)法;②基因序列测定法;③线性探针反

向杂交法。怀疑耐药者,如有条件者建议行耐药检测,确定突变位点和模式,进行针对性的治疗,对于原发无应答、部分病毒学应答或病毒学突破者,耐药检测有助于指导方案调整。

(四)肝纤维化非侵袭性诊断

1.APRI 评分

天门冬氨酸氨基转移酶(AST)和血小板(PLT)比率指数(aspartate aminotransferase-to-platelet ratio index,APRI)可用于肝硬化评估。成人中 APRI 评分>2,预示患者已经发生肝硬化。APRI 计算公式为$[(AST/ULN)\times100/PLT(\times10^9/L)]$。

2.FIB-4 指数

基于 ALT、AST、PLT 和患者年龄的 FIB-4 指数可用于 CHB 患者肝纤维化诊断和分期。FIB-4=(年龄×AST)/(血小板×ALT 的平方根)。

3.瞬时弹性成像(transient elastography,TE)

一种较为成熟的无创检查,优势为操作简便,且可重复,能够较准确识别轻度肝纤维化和进展性肝纤维化或早期肝硬化;但受肥胖、操作者的经验、胆汁淤积、肝脏炎症坏死等多种因素影响。

TE 的临床应用:胆红素正常,没有进行抗病毒治疗者,肝硬度测定值(LSM)≥17.5 kPa 可诊断肝硬化,LSM≥12.4 kPa(ALT<2×ULN 时为 10.6 kPa)可诊断为进展性肝纤维化,LSM<10.6 kPa可排除肝硬化,LSM≥9.4 kPa 可诊断显著肝纤维化,LSM<7.4 kPa 可排除进展性肝纤维化,LSM 7.4~9.4 kPa 可考虑肝活检。转氨酶及胆红素均正常者,LSM≥12.0 kPa 诊断肝硬化,LSM≥9.0 kPa 诊断进展性肝纤维化,LSM<9.0 kPa 排除肝硬化,LSM<6.0 kPa 排除进展性肝纤维化,LSM 6.0~9.0 kPa 可考虑肝活检。

(五)影像学检查

主要目的是监测 CHB 的临床进展、了解有无肝硬化、占位性病变和鉴别其性质,尤其是监测和诊断 HCC。

1.腹部超声检查

最常用的方法,操作简便、直观、无创、价廉,可判断肝和脾脏大小及形态、肝内重要血管情况和肝内有无占位性病变。但检查容易受解剖部位、仪器设备、操作者经验等因素限制。

2.电子计算机断层成像(CT)

诊断和鉴别诊断的重要影像学方法,可用于观察肝脏形态、了解有无肝硬化、发现占位性病变并鉴别性质,其动态增强多期扫描对 HCC 的诊断有高度敏感性和特异性。

3.磁共振成像(MRI)

组织分辨率高,可多方位、多序列成像,无放射性辐射,对肝组织结构变化显示和分辨率优于CT 和腹部超声。动态增强多期扫描及特殊增强剂显像对鉴别良恶性肝内占位病变优于 CT。

(六)电子胃镜检查

慢性肝病尤其是肝硬化经常并发胃黏膜病变、食管胃底静脉曲张和出血。胃镜检查可直观其病变情况,并行镜下曲张静脉套扎等治疗。

(七)病理学检查

肝活检目的是评价患者肝脏病变程度、排除其他疾病、判断预后和监测治疗应答。

CHB 的病理学特点是不同程度的汇管区及周围炎症,浸润的炎细胞以单核细胞为主(主要包括淋巴细胞及少数浆细胞和巨噬细胞),炎细胞聚集常引起汇管区扩大,可引起界板肝细胞凋亡和坏死而形成界面炎,称碎屑样坏死。小叶内肝细胞可发生变性、坏死、凋亡,并可见毛玻璃样肝细胞、凋亡小体。少数 CHB 可无肝纤维化形成,但多数常因病毒持续感染、炎症活动导致细胞外基质过度沉积,呈不同程度的汇管区纤维性扩大、间隔形成,Masson 三色染色及网状纤维染色有助于肝纤维化程度的评价。

免疫组织化学染色法可检测肝组织内 HBsAg 和 HBcAg 的表达。如需要,可采用核酸原位杂交法或 PCR 法行肝组织内 HBV DNA 或 cccDNA 检测。

CHB 肝组织炎症坏死的分级和纤维化程度的分期,推荐采用国际上常用的 Metavir 评分系统。

四、治疗与监测

CHB 治疗的总体目标:最大限度地长期抑制 HBV,减轻肝细胞炎症坏死和肝纤维化,延缓和减少肝衰竭、肝脏失代偿、肝硬化、HCC 及其并发症的发生,从而改善生活质量和延长存活时间。

CHB 的治疗主要包括抗病毒、免疫调节、抗纤维化、抗氧化、抗炎、对症治疗,其中抗病毒治疗最关键,只要有适应证且条件允许,就应尽早开始规范的抗病毒治疗。治疗过程中,对于部分合适的患者,应尽可能追求临床治愈,即停止治疗后仍有持续的病毒学应答、HBsAg 消失、ALT 复常、肝脏组织学改善。

(一)抗 HBV 治疗

1.适应证

HBeAg 阳性患者,发现 ALT 水平升高后,建议观察 3~6 个月,如未发生自发性 HBeAg 血清学转换,建议抗病毒治疗。

(1)推荐抗病毒治疗的人群需满足的条件如下。①HBV DNA 水平:HBeAg 阳性者,HBV DNA≥20 000 IU/mL(相当于 10^5 拷贝/毫升);HBeAg 阴性者,HBV DNA≥2 000 IU/mL(相当于 10^4 拷贝/毫升)。②ALT 水平:一般需 ALT 持续升高≥2×ULN;如用干扰素治疗,ALT≤10×ULN,血清 TBIL<2×ULN。

(2)达不到上述治疗标准、持续 HBV DNA 阳性、有以下情形之一者,建议考虑抗病毒治疗:①有明显肝脏炎症(2 级以上)/纤维化,特别是肝纤维化 2 级以上。②ALT 持续处于(1~2)×ULN,尤其年龄>30 岁者,建议行肝活检或无创性检查,明确纤维化情况后抗病毒。③ALT 持续正常(每 3 个月检查 1 次)、年龄>30 岁、有肝硬化/HCC 家族史,建议行肝活检或无创性检查,明确肝脏纤维化情况后抗病毒。④有肝硬化证据时,应积极抗病毒治疗。开始治疗前应排除合并其他因素导致的 ALT 升高。

2.抗病毒药物及方案选择

干扰素 α(IFN-α)和核苷(酸)类似物(NAs)是目前批准治疗 HBV 的两类药物,均可用于无肝功能失代偿患者的初始治疗。干扰素为基础的治疗常用于年轻患者,优先选择聚乙二醇干扰素(PEG-IFN-α)。普通或 PEG-IFN-α 规范治疗无应答者,若有治疗指征,可选用 NAs 再治疗。NAs 包括拉米夫定(LAM)、阿德福韦酯(ADV)、恩替卡韦(ETV)、替比夫定(LdT)、替诺福韦酯(TDF),优先考虑抗病毒疗效好、低耐药的药物,建议 ETV 或 TDF。NAs 规范治疗后原发无应答者(治疗至少 6 个月时血清 HBV DNA 下降幅度<2log),应改变方案治疗。

(1)干扰素:包括普通 IFN-α、聚乙二醇干扰素,用法及注意事项如下。

1)普通 IFN-α:3～5 mU,每周 3 次或隔天 1 次,皮下注射,疗程一般 6～12 个月。可据患者应答和耐受情况适当调整剂量及疗程。如有应答,为提高疗效可延长疗程;若经过 24 周治疗未发生 HBsAg 定量下降、HBV DNA 较基线下降<2log,建议停 IFN-α,改用 NAs 治疗。

2)聚乙二醇干扰素(PEG-IFN-α-2a 和 PEG-IFN-α-2b):PEG-IFN-α-2a 180 μg(如用 PEG-IFN-α-2b,1.0～1.5 μg/kg 体重),每周 1 次,皮下注射,推荐疗程 1 年。剂量及疗程可据患者应答及耐受性等调整,延长疗程可减少停药复发。若 24 周治疗后 HBsAg 定量>20 000 IU/mL,建议停止治疗。

3)治疗前预测因素:HBeAg 阴性患者无有效的治疗前预测病毒学应答的因素。有以下因素的 HBeAg 阳性者,接受 PEG-IFN-α 治疗 HBeAg 血清学转换率较高:①基因型为 A/B 型;②高 ALT 水平;③基线 HBsAg 低水平;④HBV DNA<2×10^8 IU/mL;⑤肝组织炎症坏死 G_2 以上。有抗病毒指征的患者中,相对年轻者、希望近年内生育者、期望短期完成治疗者、初次抗病毒治疗者,可优先考虑 PEG-IFN-α 治疗。

4)治疗过程中的预测因素:HBeAg 阳性者,治疗 24 周 HBsAg 和 HBV DNA 定量水平是治疗应答的预测因素。接受 PEG-IFN-α 治疗,如果 24 周 HBsAg<1 500 IU/mL,继续单药治疗至 48 周可获得较高 HBeAg 血清学转换率。若经过 24 周治疗 HBsAg 定量仍>20 000 IU/mL,建议停止 PEG-IFN-α 治疗,改用 NAs 治疗。HBeAg 阴性 CHB,治疗过程中 HBsAg 下降、HBV DNA 水平是停药后持续病毒学应答的预测因素。如果经过 12 周治疗,HBsAg 未下降、HBV DNA 较基线下降<2log 10 IU/mL,考虑停止 PEG-IFN-α 治疗。

5)禁忌证:绝对禁忌证包括妊娠或短期内有妊娠计划、精神病病史(精神分裂症或严重抑郁症等)、未能控制的癫痫、失代偿期肝硬化、未控制的自身免疫性疾病、有严重感染,视网膜疾病,心力衰竭和慢性阻塞性肺部等基础疾病。

相对禁忌证包括甲状腺疾病,既往抑郁症史,未控制的糖尿病、高血压,治疗前中性粒细胞计数<1.0×10^9/L 和/或血小板计数<50×10^9/L。

6)监测与处置:IFN-α 治疗者,每月监测全血细胞计数和血清 ALT 水平。12 和 24 周时评估血清 HBV DNA 水平以评价初始应答。①HBeAg 阳性者:治疗 12 周、24 周、48 周、治疗后 24 周时监测 HBeAg 和 HBeAb。较理想的转归是 HBeAg 发生血清学转换且血清 ALT 正常、实时 PCR 法检测不到血清 HBV DNA。如发生 HBeAg 血清学转换,须长期随访。如果 HBV DNA 检测不到,发生 HBeAg 血清学转换后 6 个月须监测 HBsAg。如出现原发无应答,需考虑停止干扰素治疗,换用 NAs。②HBeAg 阴性者:48 周治疗期间,需监测药物安全性和有效性,病毒学应答(HBV DNA<10^3 拷贝/毫升)与肝病缓解相关。如果检测不到 HBV DNA,6 个月后应检测 HBsAg。

7)不良反应处理:①流感样症状,发热、乏力、头痛、肌痛等,可睡前注射 IFN-α,或注射同时服用解热镇痛药。②一过性外周血细胞减少,如中性粒细胞绝对计数≤0.75×10^9/L 和/或血小板<50×10^9/L,需降低 IFN-α 剂量,1～2 周后复查,如恢复,则可逐渐增加至原量。中性粒细胞绝对计数≤0.5×10^9/L 和/或血小板计数<25×10^9/L,应暂停 IFN-α。对中性粒细胞明显降低者,可试用粒细胞或粒细胞巨噬细胞集落刺激因子(G/GM-CSF)治疗。③精神异常,可表现为抑郁、妄想、重度焦虑等。症状严重者及时停药。④自身免疫现象,部分患者可出现自身抗体,少部分患者会出现甲状腺疾病、糖尿病、血小板计数减少、银屑病、白斑、类风湿关节炎和系统性红斑狼疮样综合征等,应请相关科室医师会诊,严重者停药。⑤其他少见的不良反应,间质性肺炎、

肾脏损害、心血管并发症、听力下降等,应停止治疗。

(2)核苷(酸)类似物(NAs):用法用量及注意事项如下。

1)治疗中的疗效预测和优化治疗:首选高基因耐药屏障的药物;如果应用低基因耐药屏障的药物,应该进行优化治疗或联合治疗。

2)治疗策略:①HBeAg 阳性患者,对于 ALT 升高者,建议先观察 3～6 个月,如未发生自发 HBeAg 血清学转换且 ALT 持续升高,考虑抗病毒治疗。药物选择:初治者,优先选用 ETV、TDF 或 PEG-IFN。已经开始服用 LAM、LdT 或 ADV 治者如治疗 24 周后病毒定量 ＞300 拷贝/毫升,改用 TDF 或加用 ADV 治疗。NAs 的总疗程建议至少 4 年,在达到 HBV DNA 低于检测下限、ALT 复常、HBeAg 血清学转换后,再巩固治疗至少 3 年(每隔 6 个月复查一次)仍保持不变者,可考虑停药,但延长疗程可减少复发。②HBeAg 阴性患者,抗病毒疗程宜长,停药后肝炎复发率高。药物选择:初治者优先选用 ETV、TDF 或 PEG-IFN。已经服用 LAM、LdT 或 ADV 者:建议在抗病毒治疗过程中按照"路线图"概念指导用药,提高疗效、降低耐药。疗程:达到 HBsAg 消失、HBV DNA 低于检测下限,巩固治疗 1 年半(至少 3 次复查,每次间隔 6 个月)仍保持不变时,可考虑停药。③代偿期和失代偿期肝硬化,中国和亚太肝病指南均建议对于病情已进展至肝硬化者,需长期抗病毒治疗。药物选择:初治者优先推荐 ETV 和 TDF。IFN 禁用于失代偿性者,对代偿期者也慎用。④美国肝病指南建议,年龄＞40 岁、ALT 正常、HBV DNA 升高(＞100×10⁴ IU/mL)、肝活检示有明显炎症坏死或纤维化者进行抗病毒治疗。⑤抗病毒治疗过程中的患者随访(表 6-1)。

表 6-1 抗病毒治疗过程中的检查项目及频率

检查项目	干扰素治疗患者建议监测频率	核苷类药物治疗患者建议监测频率
血常规	治疗第 1 个月每 1～2 周检测 1 次,以后每月检测 1 次至治疗结束	每 6 个月检测 1 次至治疗结束
血生化指标	每月检测 1 次至治疗结束	每 3～6 个月检测 1 次至治疗结束
HBV DVA	每 3 个月检测 1 次至治疗结束	每 3～6 个月检测 1 次至治疗结束
HBsAg/抗-HBs/HBeAg/抗-HBe	每 3 个月检测 1 次	每 6 个月检测 1 次至治疗结束
甲胎蛋白(AFP)	每 6 个月检测 1 次	每 6 个月检测 1 次至治疗结束
肝硬度测定(ISM)	每 6 个月检测 1 次	每 6 个月检测 1 次至治疗结束
甲状腺功能和血糖	每 3 个月检测 1 次,如治疗前已存在甲状腺功能异常或已患糖尿病,建议每月检查甲状腺功能和血糖水平	根据既往病情决定
精神状态	密切观察,定期评估精神状态;对出现明显抑郁症状和有自杀倾向的患者,应立即停止治疗并密切监护	根据既往病情决定
腹部超声	每 6 个月检测 1 次,肝硬化患者每 3 个月检测 1 次,如超声发现异常,建议行 CT 或 MRI 检查	每 6 个月检测 1 次至治疗结束

检查项目	干扰素治疗患者建议监测频率	核苷类药物治疗患者建议监测频率
其他检查	根据患者病情决定	服用 LdT 的患者,应每 3~6 个月检测 CK;服用 TDF/ADV 者应每 3~6 个月检测肌苷和血磷

治疗期间至少每 3 个月检测 ALT、HBeAg、HBsAg 和 HBV DNA,如用 ADV、TDF 还应监测肾功能(胱抑素 C、血肌酐、尿素氮、血清磷、尿微量蛋白);应用 LdT,须监测肌酸激酶。

NAs 经肾代谢,推荐对肌酐清除率降低者调整剂量。服用肾毒性药物者和服用 ADV/TDF 者,应监测肾毒性,及时调整药物剂量。

LdT 可致肌肉损害(表现为肌酸激酶升高,严重者伴肌肉酸痛甚至横纹肌溶解),故合并肌炎者应避免使用该药。接受 Peg-IFN 联合 LdT 治者,可发生周围神经病变,应避免联合应用。

曾有 HIV 阳性者服用 TDF 发生骨矿物质密度下降的报道,但须进行长期研究。

慢性 HBV 感染无论处在何种疾病状态,一般 3~6 个月应检测肝脏肿瘤标志物及影像学检查,以期早发现 HCC。

3)治疗结束后的随访:目的是评估停药者抗病毒治疗的长期疗效,监测疾病进展及 HCC 的发生。HCC 筛查建议选择敏感方法,如磁共振检查(MRI),钆塞酸二钠为造影剂的强化 MRI 检查对发现早期肝癌有较高的敏感性和特异性。

不论患者治疗过程中是否获得应答,停药后 3 个月内应每月检测肝功能、HBV 血清学标志物及 HBV DNA;后每 3 个月检测肝功能、HBV 血清学标志物及 HBV DNA,至少随访 1 年时间,以便及时发现肝炎复发、肝功能恶化。对于持续 ALT 正常且 HBV DNA 低于检测下限者,至少每年检测 HBV DNA、肝功能、AFP 和腹部彩超(US)检查。对于 ALT 正常、HBV DNA 阳性者,建议每 6 个月检测 ALT、HBV DNA、AFP、US。对于肝硬化者,应每 3 个月检测 AFP 和 US,必要时行 CT/MRI 检查,以便早期发现 HCC。对肝硬化者还应每 1~2 年进行胃镜检查,观察食管胃底静脉曲张的有无及进展情况。

4)耐药管理:大多数接受 NAs 治疗者需长期治疗,这将增加病毒耐药风险。①耐药预防:选择强效、低耐药的药物,可预防耐药。建议避免单药序贯治疗,因可筛选出多种 NAs 耐药变异株。起始即选择两种以上药物同时使用联合治疗可能预防或延迟耐药,但何种药物联用能实现最优效价比,尚待进一步明确。②耐药预测:多种因素可能与 NAs 耐药发生相关,包括 NAs 种类、初始治疗时 HBV DNA 定量、ALT 水平、肝纤维化或肝硬化基础、曾接受 NAs 治疗等。研究显示早期病毒学应答情况是预测耐药发生率的重要指标。③挽救治疗:通常病毒学突破先于生物化学突破,在生物化学突破前进行挽救治疗可免于发生肝炎突发、肝病恶化,建议及时检测耐药位点,据耐药类型实施挽救治疗(表 6-2)。

表 6-2 NAs 耐药挽救治疗推荐表

耐药种类	推荐药物
LAM/LdT 耐药	换用 TDF 或加 ADV
ADV 耐药,之前未使用 LAM	换用 ETV 或 TDF
治疗 LAM/LdT 耐药时出现对 ADV 耐药	换用 TDF 或 ETV 加 ADV

续表

耐药种类	推荐药物
ETV 耐药	换用 TDF 或加 ADV
发生多药耐药突变（A181T＋N236T＋M204T）	ETV＋TDF 或 ETV＋ADV

5）特殊人群：①无应答及应答不佳者，普通或 PEG-IFN-α 规范治疗无应答者，可选用 NAs 再治疗。使用耐药基因屏障低的 NAs 治疗后原发无应答或应答不佳者，依从性良好的情况下，应及时调整方案治疗。②化疗和免疫抑制剂治疗者，慢性感染者接受肿瘤化疗或免疫抑制治疗，尤其是大剂量类固醇过程中，有 20%～50% 的患者可出现不同程度的乙型肝炎再活动，重者出现急性肝衰竭甚至死亡。高病毒载量是发生乙型肝炎再活动最重要的危险因素。预防性抗病毒治疗可明显降低乙型肝炎再活动。建议选用强效低耐药的 ETV 或 TDF 治疗。所有因其他疾病而接受化疗或免疫抑制剂治疗者，起始治疗前都应常规筛查 HBsAg、抗-HBc 和 HBV DNA，在开始免疫抑制剂及化疗药物前一周开始应用抗 HBV 治疗。HBsAg 阴性、抗-HBc 阳性者，若使用 B 细胞单克隆抗体等，可考虑预防应用抗 HBV 药物。化疗和免疫抑制剂治疗停止后，应继续 NAs 治疗超过 6 个月。NAs 停用后可出现复发，甚至病情恶化，应注意随访和监测。③HBV 和 HCV 合并感染者的治疗，综合患者血清 ALT 水平、HBV DNA 水平、HCV RNA 水平，采取不同方案。对 HBV DNA 低于检测下限，HCV RNA 可检出者参照抗 HCV 方案。HBV DNA 和 HCV RNA 均可检出，先用标准剂量 PEG-IFN-α 和利巴韦林治疗 3 个月，如 HBV DNA 下降＜2log 10 IU/mL，建议加用 ETV 或 TDF 治疗；或换用抗 HCV 直接抗病毒药物并加用 ETV 或 TDF 治疗。④ HBV 和 HIV 合并感染者的治疗，近期不需要进行抗逆转录病毒治疗（antiretroviral therapy，ART）（CD4+ T 淋巴细胞＞500/μL）者，如符合 CHB 抗病毒治疗标准，建议选择 PEG-IFN-α 或 ADV 抗 HBV 治疗。一过性或轻微 ALT 升高[（1～2）×ULN]者，建议肝活检或无创肝纤维化评估。CD4+ T 淋巴细胞≤500/μL 时，无论 CHB 处于何种阶段，均应开始 ART，优先选用 TDF 加 LAM，或 TDF 加恩曲他滨（FTC）。正在接受 ART 且治疗有效者，若 ART 方案中无抗 HBV 药物，可加用 NAs 或 PEG-IFN-α 治疗。需要改变 ART 方案时，除非患者已获得 HBeAg 血清学转换、并完成足够的巩固治疗，不应当在无有效药物替代前中断抗 HBV 的有效药物。⑤乙型肝炎导致的肝衰竭，HBsAg 阳性和/或 HBV DNA 阳性的急性和亚急性肝衰竭患者应尽早选择 NAs 治疗，建议选择 ETV 或 TDF，疗程应持续至 HBsAg 发生血清学转换。慢加急或亚急性肝衰竭及慢性肝衰竭者，HBV DNA 阳性就需治疗。肝脏移植者 HBsAg 和/或 HBV DNA 阳性都应治疗，首选 ETV 或 TDF。肝衰竭者抗病毒治疗中应注意监测血浆乳酸水平。⑥乙型肝炎相关 HCC，建议选择 NAs 治疗，优先考虑 ETV 或 TDF 治疗。因外科手术切除、肝动脉化疗栓塞、放疗或消融等治疗可导致 HBV 复制活跃。研究显示，HCC 肝切除术时 HBV DNA 水平是预测术后复发的独立危险因素之一，抗 HBV 治疗可显著延长 HCC 患者的无复发生存期、提高总体生存率。⑦肝移植者，建议尽早应用强效、低耐药的 NAs 治疗，以防止移植肝再感染 HBV，且应终身使用抗 HBV 药物以防乙型肝炎复发。移植肝 HBV 再感染低风险者（移植前患者 HBV DNA 不可测）可在移植前直接应用 ETV 或 TDF 治疗，术后无须使用 HBIG。移植肝 HBV 再感染高风险者，术中无肝期给予 HBIG，移植后方案为 NAs 联合低剂量 HBIG，其中选择 ETV 或 TDF 联合低剂量 HBIG 能更好抑制术后乙型肝炎复发，已选择其他 NAs 者需密切监测耐药发生，及时调整方案。⑧妊娠相关情况处理，有生育要求者，若有治疗

适应证,尽量孕前应用 IFN 或 NAs 治疗,以期孕前 6 个月完成治疗。治疗期间应采取可靠避孕措施。对于妊娠期间的 CHB 患者,ALT 轻度升高可密切观察,肝脏病变较重者,在与患者充分沟通并权衡利弊后,可以使用 TDF 或 LDT 抗病毒治疗。意外妊娠者,如应用 IFN-α 治疗,建议终止妊娠;如应用 NAs,服用妊娠 B 级药物(LdT 和 TDF)或 LAM,在充分沟通、权衡利弊的情况下,可继续治疗;应用 ETV 和 ADV,在充分沟通、权衡利弊的情况下,需换用 TDF 或 LdT 治疗,可继续妊娠。免疫耐受期妊娠者血清 HBV DNA 高载量是母婴传播的高危因素之一,新生儿标准乙型肝炎免疫预防及母亲有效的抗 HBV 治疗可显著降低母婴传播发生率。妊娠中后期如检测 HBV DNA 载量 $>2\times10^6$ IU/mL,与患者充分沟通知情同意基础上,可于妊娠第 24～28 周开始给予 TDF、LdT 或 LAM 治疗。建议产后停药,停药后可母乳喂养。男性抗病毒治疗者的生育问题:应用 IFN-α 治疗者,停药后 6 个月可考虑生育;应用 NAs 治疗者,在与患者充分沟通的前提下可考虑生育。⑨肾损害者,推荐使用 LdT 或 ETV 治疗。NAs 治疗是 HBV 相关肾小球肾炎治疗的关键,推荐使用强效、低耐药的药物。对于存在肾损害风险者,NAs 多数以药物原型经肾脏清除,因此,用药时需据患者肾功能受损程度确定给药间隔和/或剂量调整(具体参考相关药品说明书)。已存在肾脏疾病及其高风险者,尽量避免选择 ADV/TDF。有研究提示 LdT 可能有改善估算肾小球滤过率(estimated glomerular filtration rate,eGFR)的作用,机制不明。

(二)其他免疫调节治疗

免疫调节治疗有望成为治疗 HBV 的重要手段,但目前缺乏疗效确切的特异性疗法。胸腺肽 α_1 可增强机体非特异性免疫功能,有抗病毒适应证、不能耐受或不愿接受 IFN 或 NAs 治疗者,如有条件,可选择胸腺肽 α_1 1.6 mg,皮下注射,每周 2 次,疗程 6 个月。胸腺肽 α_1 联合其他抗 HBV 药物的疗效需大样本、随机、对照的临床研究验证。

(三)抗炎、抗氧化治疗

抗炎、抗氧化药物种类包括甘草酸制剂、水飞蓟宾制剂、五味子制剂、多不饱和卵磷脂制剂、营养支持药物等,其主要通过保护肝细胞膜及细胞器等起作用,改善肝脏生物化学指标,但不能取代抗病毒治疗。ALT 明显升高者或肝组织学明显炎症坏死者,抗病毒治疗基础上可适当应用抗炎保肝药物,不宜同时应用多种药物,以免加重肝脏负担,或因药物相互作用发生不良反应。

(四)抗纤维化治疗

有研究表明,经 IFN-α 或/和 NAs 治疗后,肝组织病理学可见纤维化甚至肝硬化减轻。因此,抗病毒治疗是抗纤维化治疗的基础。多个抗肝纤维化的中药方剂(如扶正化瘀胶囊、复方鳖甲软肝片等)研究显示有一定疗效,但需要进一步进行大样本、随机、双盲临床试验,并进行肝组织学检查,以进一步确定其疗效。

(五)最新研究进展及未来展望

1.替诺福韦艾拉酚胺富马酸(tenofovir alafenamide fumarate,TAF)

TAF 是一种核苷酸反转录酶抑制物,也是一种新的 TDF 前体,前期试验证实其安全性和耐受性较好,在降低 HBV DNA 方面与 TDF 相似。在新试验中,TAF 的剂量被确定为每天剂量 25 mg,以进一步观察疗效与安全性。

2.关于 NAs 和 IFN-α 联合/序贯方案

研究包括 IFNα 联合 LAM、ADV、ETV、TDF 治疗,但需要进一步研究其确切疗效及进行成本收益分析。

3.新的治疗方法及免疫调节治疗

(1)目前有希望药物的作用机制是通过直接作用于 HBV 感染肝细胞,通过诱导 cccDNA 降解或抑制 HBV 进入或抑制病毒蛋白表达而发挥作用。目前已有多种药物在进行研究,如 Bay41-4109、GLS4、NVR-1221 等,而环孢素类似物(钠牛磺胆酸盐协同转运肽抑制剂)未来可能会成为抗 HBV 的药物。

(2)免疫调节治疗:治疗性疫苗试图通过恢复获得性的免疫起作用,其他研究试图通过刺激肝内固有免疫抗病毒,但尚需进一步研究其疗效和安全性。

(唐德为)

第六节 自身免疫性肝炎

自身免疫性肝炎(autoimmune hepatitis,AIH)是一种以不同程度的血清转氨酶升高、高丙种球蛋白血症和自身抗体阳性为主要临床特征的肝脏疾病,主要表现为慢性肝炎,但也可以急性肝炎甚至急性肝衰竭起病。该病曾被称为狼疮样肝炎、慢性活动性自身免疫性肝炎、自身免疫性活动性肝炎等,国际胃肠病学大会上被正式定名为"自身免疫性肝炎"。

一、病因及发病机制

自身免疫性肝炎的病因及发病机制尚不清楚,可能涉及遗传、病毒感染、药物、毒素及免疫等多种因素。

遗传学研究发现 HLA Ⅱ 类分子关键部位的基因多态性是影响 AIH 发生的主要原因。例如,本病多见于 HLA-DR3(DRB1 * 0301)及 DR4(DRB1 * 0401)阳性者,但在不同种族人群中 MHC Ⅱ 类分子对 AIH 的影响有所不同。也有研究认为,其他免疫分子的基因多态性如肿瘤坏死因子 α(TNF-α)基因、细胞毒 T 细胞抗原 4(CTLA-4)基因的改变会促使 AIH 发生。

虽然在 Ⅰ 型 AIH 患者中没有明确找到病原体,但 HCV 感染的患者中有 10% LKM1 阳性,有研究提示 HCV 有可能通过分子模拟诱导自身反应性 $CD8^+$ CTL,产生病毒相关性 AIH。

在人体内,特异性自身抗原肽被 HLA-2 类分子识别,并被抗原呈递细胞(APC)呈递给 T 细胞从而激活 T 细胞,后者随后分化为 Th_1 和 Th_2 两个亚型,分泌重要的致炎性细胞因子从而引起自身免疫反应。正常情况下,机体的免疫应答受到精细的调节和控制(主要通过免疫细胞的凋亡),因而不会发生自身免疫现象。而一旦免疫细胞的凋亡机制发生障碍,则已激活的免疫细胞可能持续不断地攻击肝细胞从而引发 AIH。最新动物实验研究表明,具有免疫抑制作用的调节性 T 细胞活性低下和促进免疫细胞凋亡的分子 PD-1 信号通路受阻,可导致小鼠产生抗核抗体及致死性的肝炎伴肝脏中 $CD4^+$ 和 $CD8^+$ T 细胞浸润。以上证据均说明,负向免疫调节机制障碍是产生自身免疫性肝损伤的重要机制。

二、临床表现

自身免疫性肝炎起病方式多样,约半数患者隐匿起病,可无任何临床症状,仅在常规体检或因其他原因就诊时发现肝功能异常。对于有症状的患者,其临床表现也无特异性,最常见的症状是乏力和肌肉酸痛,其他表现包括食欲缺乏、恶心、呕吐、腹痛、皮肤瘙痒、皮疹、发热以及不同程度的黄疸等。大约30%的患者就诊时已经进展至肝硬化,8%的患者表现为呕血和/或黑粪。此外,AIH也可呈急性肝炎起病、甚至表现为急性肝衰竭。

AIH可有肝外表现,包括以下几项。①关节疼痛:多为对称性、游走性、反复发作,但多无畸形;②皮肤损害:皮疹、皮下淤血、毛细血管炎;③血液系统改变:轻度贫血、白细胞和血小板计数减少、嗜酸性粒细胞增多;④肺部病变:可有胸膜炎、肺不张、肺间质纤维化、纤维性肺泡炎、肺动脉高压症;⑤肾脏病变:肾小球肾炎、肾小管酸中毒,肾小球内可有免疫复合物沉积;⑥内分泌失调:可出现类似Cushing病的综合征、桥本甲状腺炎、黏液性水肿或甲亢、糖尿病;⑦合并有其他风湿病,少数患者伴有溃疡性结肠炎。

体格检查可无异常发现,部分患者有肝大、脾大、黄疸及肝掌、蜘蛛痣等慢性肝病的体征。

三、实验室检查

肝功能异常主要表现为血清转氨酶(ALT、AST)明显升高,可达正常值上限10倍以上。胆红素也可有不同程度升高,但碱性磷酸酶、γ谷氨酰转肽酶多正常或仅轻度升高。比较有特征的生化改变是血清球蛋白、γ-球蛋白或免疫球蛋白G明显增高。

血清自身抗体是AIH的重要特征之一,有助于AIH的诊断和分型。但尚未发现任何自身抗体具有明确的致病性,自身抗体的滴度与AIH的肝脏炎症程度之间也无明显的相关性。70%以上患者抗核抗体(ANA)和/或抗平滑肌抗体(SMA)阳性,少数患者抗肝肾微粒体抗体(抗-LKM1)、抗肝细胞胞质抗原1型抗体(抗-LC1)、抗可溶性肝抗原抗体/肝胰抗原抗体(抗-SLA/LP)、抗去唾液酸糖蛋白受体抗体(抗-ASGPR)、抗中性粒细胞胞质抗体(ANCA)阳性。约10%的患者血清全部自身抗体均阴性。

四、病理学

AIH在病理学主要表现为界面性肝炎(以前称为碎屑样坏死),中至重度的淋巴细胞、特别是浆细胞浸润,伴或不伴小叶性肝炎,有些肝细胞呈玫瑰花结样排列,但无明显的胆管损伤、肉芽肿、铁沉积、铜沉积或提示其他病因的组织学变化。汇管区浆细胞浸润是该病的特征但并非诊断所必需;界面性肝炎伴或不伴小叶性肝炎是诊断AIH的必要条件,但界面性肝炎也可见于急慢性病毒性肝炎和药物性肝损害,因此需结合临床和其他实验室检查进行鉴别。

五、临床分型

根据血清自身抗体可将AIH分为三型(表6-3),也有学者认为3型和1型的临床表现相似故应归为1型。

表6-3 自身免疫性肝炎临床分型

	1型	2型	3型
特征性抗体	ANA/SMA	抗-LKM1	抗-SLA/LP
所占比例	80%	4%～20%	<20%
发病年龄	任何年龄	儿童(2～14岁)	任何年龄
相关HLA	B8,DR3,DR4	B14,DR3,C4A-QO	DR3

续表

	1 型	2 型	3 型
常见的伴随疾病	甲状腺炎 溃疡性结肠炎 类风湿关节炎	皮肤白斑病 1 型糖尿病 甲状腺炎	甲状腺炎 溃疡性结肠炎 类风湿关节炎
肝硬化发生率	45%	82%	75%

六、诊断标准

美国肝病学会发表的 AIH 描述性诊断标准(表 6-4)中的确诊和可疑诊断之间的主要区别是 γ 球蛋白、ANA、SMA、抗-LKM 的水平,还需排除酒精、药物及各种肝炎病毒感染等导致的肝损害。AIH 描述性诊断标准简单易懂,临床上应用较为方便,但诊断的敏感性和特异性难以评价。

表 6-4　AIH 描述性诊断标准

	明确 AIH	可能 AIH
无遗传性肝病	α-抗胰蛋白酶表型正常,血清铜蓝蛋白、铁和铁蛋白水平正常	α-抗胰蛋白酶部分缺乏,非特异性的血清铜、血清铜蓝蛋白、铁和/或铁蛋白异常
无活动性病毒性肝病	HAV、HBV、HCV 现症感染的标志物阴性	HAV、HBV、HCV 现症感染的标志物阴性
无药物或酒精性肝病	每天饮酒低于 25 g/d,近期未使用肝毒性药物	每天饮酒低于 50 g/d,近期未使用肝毒性药物
实验室特征	主要为血清转氨酶异常,球蛋白、γ-球蛋白或免疫球蛋白 G 水平超过正常值上限 1.5 倍	主要为血清转氨酶异常,任何程度的高 γ-球蛋白血症
自身抗体	ANA,SMA 或抗-LKM1 滴度不小于 1:80(成人)或不小于 1:20(儿童);AMA 阴性	ANA,SMA 或抗-LKM1 滴度不小于 1:40(成人)或其他自身抗体阳性
病理学发现	界面性肝炎,无胆管损伤、肉芽肿或提示其他病因的组织学变化	界面性肝炎,无胆管损伤、肉芽肿或提示其他病因的组织学变化

国际自身免疫性肝炎工作组(international AIH group,IAIHG)发表了新修订的 AIH 诊断评分系统(表 6-5)。这一诊断评分系统主要根据临床表现、生化和免疫学检查、组织学检查以及对治疗的应答等权重进行积分,治疗前积分超过 15 分或治疗后超过 17 分者可确诊为AIH,积分在 10~15 疑诊为 AIH。其诊断 AIH 的敏感性为 97%~100%,鉴别慢性丙型肝炎的特异性也可至 66%~100%。该评分系统对统一诊断和开展国际临床研究交流很有帮助,但因其过分繁杂而不便于临床广泛应用。为此,IAIHG 提出了简化的 AIH 评分系统(表 6-6),它仅包括自身抗体、免疫球蛋白、组织学表现及除外病毒性肝炎四个项目。其积分不低于 6 时诊断 AIH 的特异性为 97%,敏感性为 88%;积分不低于 7 时诊断 AIH 的特异性为99%,敏感性为 81%。

回顾性病例分析研究认为,使用原有的评分系统能够提高临床特征较少或不典型的 AIH 的诊断率,而简化的评分系统则能够更好地对具有自身免疫现象的其他疾病进行排除诊断,因而二者各有所长。

表 6-5　AIH 诊断评分系统

指　标	计分	指　标	计分
性别		饮酒	
女	+2	<25 g/d	+2
男	0	>60 g/d	−2
血清 ALP/ALT 比值（升高超过正常上限倍数的比值）		HLA	
>3.0	−2	DR3 或 DR4	+1
<1.5	+2	其他自身抗体	+2
γ-球蛋白或 IgG（正常值上限的倍数）		抗-SLA/LP	
>2.0	+3	抗-LC1 抗-ASGPR	
1.5~2.0	+2	Panca	
1.0~1.5	+1	其他自身免疫性疾病	+2
<1.0	0	组织学特征	
ANA，SMA 或抗-LKM1 滴度		界面性肝炎	+3
>1∶80	+3	玫瑰花结	+1
1∶80	+2	浆细胞浸润	+1
1∶40	+1	无上述改变	−5
<1∶40	0	胆管变化	−3
AMA		提示其他病因的变化	−3
阳性	−4	对糖皮质激素治疗的反应	1.5~2.0
阴性	0	完全缓解	+2
肝炎病毒标志物		缓解后复发	+3
阳性	−3	治疗前积分	
阴性	+3	确定诊断	>15
用药史		可能诊断	10~15
有	−4	治疗后积分	
无	+1	确定诊断	>17
		可能诊断	12~17

表 6-6　简化的 AIH 评分系统

指标	积分
ANA 或 SMA≥1∶40	1
ANA 或 SMA≥1∶80 或 LKM≥1∶40 或 SLA 阳性	2
IgG：>正常值上限	1
>1.1 倍正常值上限	2
组织学特征：符合 AIH	1
有典型的 AIH 表现	2
无病毒性肝炎的特征	3

续表

指标	积分
确定诊断	≥6 分
可能诊断	≥7 分

七、鉴别诊断

(一)原发性胆汁性肝硬化

原发性胆汁性肝硬化(PBC)女性多见;年龄集中在 30～70 岁,儿童罕见;临床表现主要表现为乏力、皮肤瘙痒;血清转氨酶轻度升高,而 ALP、GGT 升高明显;免疫球蛋白以 IgM 升高为主;组织学特征性改变为小叶间胆管非化脓性炎症、淋巴细胞聚集及非干酪样肉芽肿形成;最具诊断意义的免疫学检查是血清 AMA-M2 阳性。

(二)药物性肝炎

药物性肝炎多有明确的用药史,停药后多数患者的肝功能试验很快恢复正常。但有些药物可导致自身免疫性肝炎样的肝损伤,包括血清球蛋白升高、免疫球蛋白升高甚至自身抗体阳性,临床上不易与 AIH 鉴别。有明确的用药史、典型组织病理学特点和特征性的临床演变过程有助于二者的区别。对于困难病例需要进行长期临床、生化甚至病理学随访才能做出明确诊断。

(三)病毒性肝炎

虽然在多数情况下,病毒性肝炎与 AIH 比较容易区别,但是当病毒感染与自身免疫现象共存时,则鉴别有一定难度。两者的鉴别要点包括以下几点。

(1)在急性病毒感染时,自身抗体的出现常常是短暂的,随病情恢复而消失;慢性感染时,有20%～40%的患者多种自身抗体持续阳性,但多数情况下其自身抗体滴度相对较低。

(2)病毒性肝炎诱导的自身免疫反应,抗核抗体和抗平滑肌抗体两者极少同时出现,且很少有pANCA及抗肝胞质抗原抗体阳性,而在 AIH 中抗核抗体和抗平滑肌抗体通常滴度较高且通常共同出现。

(3)病毒性肝炎伴发自身免疫反应以男性多见,而 AIH 患者以女性多见。

(4)病毒水平检测是确诊病毒感染的最可靠证据。

八、治疗

(一)治疗指征

血清 AST 长期升高超过正常值上限 10 倍以上或血清 AST 值在正常值上限 5 倍以上伴 γ-球蛋白水平在正常值 2 倍以上者,6 个月内的病死率可达 40%;组织学上出现桥接坏死或多腺泡塌陷者,5 年病死率达 45%。因此,对有以上表现者应当给予积极治疗,目前已有多项随机对照试验证实激素治疗可改善严重 AIH 患者的症状、实验室指标、组织学及生存率。治疗的适应证见表 6-7。

表 6-7　自身免疫性肝炎治疗的适应证

绝对适应证	相对适应证
血清 AST 大于正常上限 10 倍	症状（乏力、关节痛、黄疸）
血清 AST 大于正常上限 5 倍伴 γ-球蛋白高于正常 2 倍	血清 AST 和/或 γ-球蛋白小于绝对适应证标准
病理学有桥接样坏死或多小叶坏死	界面炎

病情较轻的 AIH 患者属于相对治疗指征，是否需要给予激素治疗需全面考虑。有研究表明，无症状且血清转氨酶、IgG 水平低，肝脏炎症活动度指数也较低的患者，在随访期间不需接受免疫抑制剂治疗，其预后良好。此外，有研究表明实验室指标轻度到中度异常的患者，病情进展也较缓慢，15 年内肝硬化发生率为 49%，10 年病死率仅为 10%。因此，对于病情较轻的患者是否给予激素治疗应当个体化，需结合患者的症状、疾病进展、潜在的药物不良反应以及患者的个人意愿，在充分考虑、权衡利弊后做出决定。

（二）治疗方案

国外多项随机对照试验证实单独应用糖皮质激素或小剂量激素联合硫唑嘌呤可使严重 AIH 患者症状缓解，实验室指标和组织学得到改善，并能延长患者生存期。即使已经发展至肝硬化阶段，对于上述治疗也有良好的效果。单用泼尼松疗法适合用于年轻女性已妊娠或准备妊娠者、恶性肿瘤患者、白细胞计数明显减少者和硫嘌呤甲基转移酶缺陷者。泼尼松与硫唑嘌呤联合疗法适合用于绝经后妇女、肥胖、痤疮、情绪不稳定、糖尿病、不稳定性高血压、骨质疏松症患者。两种治疗方案在疗效上无明显差别，但是联合治疗可以减轻激素的不良反应，一般优先推荐使用（表 6-8）。

表 6-8　美国肝病学会 2002 年推荐的成人 AIH 初始治疗方案

疗程	泼尼松（mg/d）	泼尼松（mg/d）＋硫唑嘌呤（mg/d）	
第 1 周	60	30	50
第 2 周	40	20	50
第 3 周	30	15	50
第 4 周	30	15	50
维持量至治疗终点	20	10	50

（三）治疗终点及对策

成人 AIH 应持续治疗至完全缓解、治疗失败、不完全应答或发生药物毒性等终点（表 6-9）。90% 的患者开始治疗 2 周内血清转氨酶、胆红素和 γ-球蛋白水平即有改善，65% 的患者在治疗后 18 个月内达到完全缓解，80% 的患者在治疗 3 年内达到完全缓解。转氨酶及 γ-球蛋白恢复正常的患者中有 55% 仍有界面性肝炎，这些患者停用后不可避免地出现复发。因此，对于治疗中临床及实验室指标达到缓解的患者，建议在停药前行肝穿刺病理学检查以确认是否组织学恢复正常。

（四）复发后的治疗

复发是指经治疗达到完全缓解停药后，转氨酶水平高于正常上限 3 倍以上、γ-球蛋白大于 0.2 g/L（2 g/dL）、肝活检再次出现界面性肝炎者。20%~100% 的患者停药后复发，复发率取决于停药前的病理学改变。最理想的治疗终点是组织学恢复正常，因为达到组织学完全缓解的患者复发率为仅为 20%。

表 6-9　初始治疗的终点及对策

治疗终点	标准	对策
完全缓解	症状消失;血清胆红素和 γ-球蛋白恢复正常;血清转氨酶正常或低于 2 倍正常值;肝组织正常或轻微炎症,无界面性肝炎	6 周以上的时间逐渐停用泼尼松、停用硫唑嘌呤;定期监测以防复发。
治疗失败	临床、实验室和组织学恶化;血清转氨酶增加 67% 以上;发生黄疸、腹水或肝性脑病	泼尼松 60 mg/d,或泼尼松 30 mg/d 加硫唑嘌呤 150 mg/d,至少 1 个月;临床症状改善时每月泼尼松减量 10 mg,硫唑嘌呤减量 50 mg,直至维持病情处于缓解状态的最低量
不完全应答	治疗期间临床、实验室和组织学特征有改善或无改善;持续治疗超过 3 年,不能达到缓解;状况无恶化。	低剂量维持治疗阻止恶化
药物毒性	发生有症状的骨量较少,情绪不稳定、难以控制的高血压、糖尿病或进行性细胞减少	药物减量,调整剂量后仍不能耐受者停药,能够耐受的维持治疗

对第 1 次复发者可重新选用初治方案,但对第 2 次复发者则需调整治疗方案。有 2 种方案可供选择。

1.最低剂量泼尼松长期维持治疗

一般在采用泼尼松诱导缓解后每月减量 2.5 mg,直至症状缓解并使转氨酶控制在正常值 5 倍以下的最低剂量(多数患者的最低平均剂量为 7.5 mg/d)。对于泼尼松、硫唑嘌呤联合用药者,首先将泼尼松逐渐减量至能够维持生化水平稳定的最低剂量,然后停用硫唑嘌呤同时调整泼尼松剂量以保持病情稳定。

2.单用硫唑嘌呤的长期维持治疗

此法最早用于泼尼松联合硫唑嘌呤治疗的患者,病情缓解后硫唑嘌呤加量至 2 mg/(kg·d),然后泼尼松每月减量 2.5 mg 直到完全停用。对于单用泼尼松的患者,可以加用硫唑嘌呤 2 mg/(kg·d),然后泼尼松每月减量 2.5 mg 至停药。

目前尚无两种治疗方案的比较研究,因此无法判断哪种方法疗效更好。回顾性的研究表明维持治疗不需要终身使用,完全停药后 5 年的持续缓解率为 13%。因此对于所有接受治疗的患者均可根据病情变化选择合适的停药时机。

(五)其他治疗药物

虽然单独应用糖皮质激素或联合硫唑嘌呤治疗是目前 AIH 的标准治疗方案,但并非所有人都对激素治疗产生应答;且即使激素治疗有效,尚需考虑药物不良反应对患者造成的影响。如无效或出现药物不耐受,可考虑试用环孢素、他克莫司、环磷酰胺、硫基嘌呤、麦考酚酯等药物,它们在一些小型临床试验研究中显示有一定效果。

1.环孢素

常规剂量为 5～6 mg/(kg·d),其作为补救治疗方法曾成功应用于标准化治疗失败的成人 AIH 患者。同时有研究显示,先用环孢素作为一线药物,继之应用糖皮质激素和硫唑嘌呤方案,对儿童 AIH 有效。

2.他克莫司

常规剂量为 4 mg,每天 2 次。在几项小型试验中应用于常规治疗无效的 AIH 患者,结果提示可改善患者的生化指标及组织学炎症活动指数。

3.麦考酚酯

3个小型临床研究提示其可以在标准治疗中替代硫唑嘌呤,但必须与泼尼松联合应用。其优点是不受患者体内硫代嘌呤甲基转移酶活性的影响。

4.布地奈德

布地奈德是第2代类固醇皮质激素,口服后90％的药物在肝脏内首过代谢,在肝脏内被清除前可以高浓度作用于淋巴细胞,因而可减轻或避免激素的全身不良反应。在严重的 AIH 及糖皮质激素依赖的患者中被证实无效,但初步研究认为该药对轻型 AIH 患者可能有应用价值。

5.6-巯基嘌呤

最初给药剂量为 50 mg/d,后逐渐增至 15 mg/(kg•d)。可用于硫唑嘌呤治疗失败的补救治疗。

6.熊去氧胆酸

已被证实在严重 AIH 患者辅助治疗中无效,但可改善实验室指标,故可能对轻微炎症活动的患者治疗有一定价值。

(六)肝脏移植

肝移植是治疗终末期自身免疫性肝炎肝硬化的有效方法,患者移植后 5 年存活率为 80％～90％,10 年存活率为 75％,多数患者于肝移植后 1 年内自身抗体转阴,高 γ-球蛋白血症缓解。有报道称肝移植术后 5 年 AIH 的复发率为 17％,但通过调整免疫抑制药可有效控制病情。

(唐德为)

第七节　肝　衰　竭

肝衰竭是多种因素引起的严重肝脏损害,导致其合成、解毒、排泄和生物转化等功能发生严重障碍或失代偿,出现以凝血功能障碍、黄疸、肝性脑病、腹水等为主要表现的一组临床症候群。我国《肝衰竭诊疗指南》根据病理组织学特征和病情发展速度,将肝衰竭分为急性、亚急性、慢加急性、慢性 4 类。我国目前临床上以慢加急性肝衰竭为主,疾病进展快,病死率较高。

一、病因

在我国,引起肝衰竭的首要病因是肝炎病毒(主要是乙型肝炎病毒)、其次是药物及肝毒性物质(如乙醇、化学制剂等)。在欧美国家,药物是引起急性、亚急性肝衰竭的主要原因;酒精性肝损害常引起慢性或慢加急性肝衰竭。儿童肝衰竭还可见于遗传代谢性疾病。

二、病理

目前,肝衰竭的病因、分类、分期与肝组织学改变的关联性尚未取得共识。以乙型肝炎病毒(hepatitis B virus,HBV)感染所致肝衰竭为例,各类肝衰竭典型病理表现为急性肝衰竭肝细胞一次性坏死,坏死面积≥肝实质的 2/3 为大块坏死;或亚大块坏死(1/3～2/3 肝实质),肝窦网状支架不塌陷或非完全塌陷。亚急性肝衰竭肝组织呈新旧不等的亚大块坏死或桥接坏死;较陈旧的坏死区网状纤维塌陷,或有胶原纤维沉积;残留肝细胞有程度不等的再生,并可见细小胆管增生和胆汁淤积。慢加急性肝衰竭在慢性肝病病理损害的基础上,病因不同,形态学表现不一,HBV 相关慢加急性肝衰竭的病理表现为肝硬化/肝纤维化基础上沿中央静脉分布的亚大块肝实质坏死(坏死面积 15％～90％),酒精性慢加急性肝衰竭以严重的炎症和肝细胞变性为特征。此外严重的淤胆、卵圆细胞来源的肝再生以及病理上表现的脓毒血症均是所有慢加急肝衰竭病理共有的特征。而慢性肝衰竭主要为弥漫性肝脏纤维化以及异常结节形成,可伴有分布不均的肝细胞坏死。

三、发病机制

肝衰竭的发病机制十分复杂,受多种因素影响,具体机制目前尚未完全明确,主要包括以下2 个方面。

(一)各种因素对肝细胞的直接损伤

各型肝炎病毒都可引起肝衰竭,这些病毒的致病性与其数量、毒力、变异有关。大量临床研究发现肝炎病毒感染,特别是肝炎病毒的重叠感染或混合感染和变异株的感染与肝衰竭的发生密切相关。

(二)免疫损伤机制

1.固有免疫系统功能紊乱

固有免疫在急性、亚急性和慢加急性肝衰竭的发生发展过程中发挥着主要作用。固有免疫系统受到病原刺激,可产生一种非病原特异性的炎症反应,其主要效应细胞是吞噬细胞如巨噬细胞、中性粒细胞和单核细胞,在肝内则为 Kupffer 细胞。肝衰竭发生过程中,Kupffer 细胞的功能紊乱可能发挥了重要作用。

2.细胞因子的作用

细胞因子由活化的免疫细胞和某些基质细胞分泌,可介导和调节免疫。一些促炎因子(如 IL-1、IL-6、IL-17、IL-18、TNF-α)和抑炎因子(如 IL-4、IL-10、IL-13)的失衡与肝衰竭发生时免疫功能的紊乱有直接关系。细胞因子参与肝衰竭的发生机制主要包括以下 2 种:①参与肝衰竭、肝细胞坏死发生过程;②参与构成抑制肝细胞再生的细胞外环境,导致肝衰竭时肝细胞再生障碍。

3.微循环障碍与门静脉高压

肝衰竭时内毒素作用于肝窦内皮细胞及微血管,引起肝微循环障碍;肝衰竭患者往往会表现为更严重的高动力循环状态,心排血量增加,周围循环充血且低应答,平均动脉压下降,内脏血管充血,门静脉高压,甚至导致肾灌注不足。肝脏微循环障碍及门静脉高压,使肝细胞营养供应不足,药物难以进入肝脏发挥作用,代谢废物难以排出,从而进一步加重肝细胞损伤,损伤的肝脏进一步释放血管活性物质和各种细胞因子,形成恶性循环,导致肝脏进行性损伤,启动多器官功能衰竭甚至危及生命。

四、肝衰竭分类和诊断

(一)分类

肝衰竭分为 4 类:急性肝衰竭、亚急性肝衰竭、慢加急性肝衰竭和慢性肝衰竭。

(二)临床诊断

1.急性肝衰竭

急性起病,2周内出现Ⅱ度以上肝性脑病并有以下表现者:①极度乏力,有明显厌食、腹胀、恶心、呕吐等消化道症状;②短期内黄疸进行性加深;③出血倾向明显,血浆凝血酶原活动度≤40%(或国际标准化比值≥1.5),且排除其他原因;④肝脏进行性缩小。

2.亚急性肝衰竭

起病较急,2～26周出现以下表现者:①极度乏力,有明显的消化道症状;②黄疸迅速加深,血清总胆红素大于正常值上限10倍或每天上升≥17.1 μmoL/L);③伴或不伴有肝性脑病;④出血倾向明显,凝血酶原活动度≤40%(或国际标准化比值≥1.5)并排除其他原因者。

3.慢加急性肝衰竭

东西方诊断上存在差异。西方以酒精性(西方型)为主,因此几乎所有的西方型慢加急性肝衰竭均发生在肝硬化基础上。而东方型慢加急性肝衰竭以 HBV 为代表,可以发生在肝硬化或非肝硬化基础上。

西方型慢加急性肝衰竭的诊断标准按照 CLIF-OF 标准(表 6-10),以多脏器衰竭的数量作为评判依据。

表 6-10　CLIF-OF 评分

检测项目		1分	2分	3分
肝脏	TB(μmol/L)	<102.6	102.6～205.2	≥205.2
肾脏	Cr(μmol/L)	<176.8	176.8～309.4	≥309.4 或肾脏透析
神经	HE 分级	0	Ⅰ～Ⅱ	Ⅲ～Ⅳ
凝血	国际标准化比值	<2.0	2.0～2.5	≥2.5
循环	平均动脉压(mmHg)	≥70	<70	使用升压药
呼吸	SpO_2/FiO_2	>357	215～357	≤214

上述六大脏器中出现以下任何一种情况均诊断为慢加急性肝衰竭:①单独肾衰竭;②一个脏器衰竭合并肾或神经系统损伤;③两个或以上脏器衰竭。其中达到肾衰竭的评分为 2 分,其余五个脏器衰竭需达到 3 分。

东方型慢加急性肝衰竭诊断根据亚太肝病协会共识意见来进行诊断。

慢性肝病基础上,短期内发生急性或亚急性肝功能失代偿的临床症候群,表现如下:①极度乏力,有明显的消化道症状;②黄疸迅速加深,血清总胆红素大于正常值上限10倍或每天上升≥17.1 μmoL/L);③出血倾向明显,凝血酶原活动度≤40%(或国际标准化比值≥1.5)并排除其他原因者;④失代偿性腹水;⑤伴或不伴肝性脑病。

东西方定义和诊断标准主要差异如下:①包含的器官不同。东方诊断标准侧重于肝衰竭的表现,而西方诊断标准强调多器官功能衰竭;②肝衰竭的诊断标准不同。东方诊断标准侧重于早期,国际标准化比值≥1.5,有或无肝性脑病,而西方对凝血和神经系统衰竭的诊断标准分别是国际标准化比值≥2.5,肝性脑病Ⅲ/Ⅳ期,侧重于病情晚期。

4.慢性肝衰竭

在肝硬化基础上,肝功能进行性减退和失代偿:①血清总胆红素明显升高;②清蛋白明显降低;③出血倾向明显,凝血酶原活动度≤40%(或国际标准化比值≥1.5)并排除其他原因者;④有腹水或门静脉高压等表现；⑤肝性脑病。

（三）分期

根据临床表现的严重程度，亚急性肝衰竭和慢加急性（亚急性）肝衰竭可分为早期、中期和晚期。

1.早期

早期：①极度乏力，并有明显厌食、呕吐和腹胀等消化道症状；②黄疸进行性加深（血清总胆红素≥171 μmoL/L 或每天上升≥17.1 μmoL/L）；③有出血倾向，30%＜凝血酶原活动度≤40%（或 1.5＜国际标准化比值≤1.9）；④未出现肝性脑病或其他并发症。

2.中期

在肝衰竭早期表现基础上，病情进一步发展，出现以下 2 条之一者：①出现Ⅱ度以下肝性脑病和/或明显腹水、感染；②出血倾向明显（出血点或瘀斑），20%＜凝血酶原活动度≤30%（或 1.9＜国际标准化比值≤2.6）。

3.晚期

在肝衰竭中期表现基础上，病情进一步加重，有严重出血倾向（注射部位瘀斑等），凝血酶原活动度≤20%（或国际标准化比值≥2.6），并出现以下 4 条之一者：肝肾综合征、上消化道大出血、严重感染、Ⅱ度以上肝性脑病。

（四）肝衰竭诊断格式

肝衰竭不是一个独立的临床疾病，而是一种功能性诊断。在临床实际应用中，完整的诊断应包括病因、临床类型及分期。例如：病毒性肝炎，慢性，乙型，慢加急性肝衰竭（早期）。

五、实验室检查

（一）血清胆红素测定

常呈进行性增高，多超过 171 μmoL/L，最高可达 800 μmoL/L。

（二）血清转氨酶

血清丙氨酸氨基转移酶（ALT）及天门冬氨酸氨基转移酶（AST）常明显升高，尤以后者升高明显。AST/ALT 比值对估计预后有意义，存活者比值介于 0.31～0.63，死亡者多在 1.20～2.26。肝衰竭时，由于肝细胞大量坏死，ALT 及 AST 活性反而迅速下降。与此形成对比的是，血清胆红素显著升高，此现象称为"胆酶分离"现象，对肝衰竭的诊断及预后意义重要。

（三）血清胆固醇与胆固醇酯

胆固醇与胆固醇酯主要在肝细胞内合成。如低于 2.6 mmoL/L 则提示预后不良，急性肝衰竭时胆固醇脂也常明显下降。

（四）血清胆碱酯酶活力

胆碱酯酶有 2 种，乙酰胆碱酯酶和丁酰胆碱酯酶。后者在肝细胞内合成，肝衰竭时此酶活力常明显下降。

（五）血清蛋白

最初可在正常范围内，如清蛋白逐渐下降则预后不良。但这种变化的敏感度不高，主要系因清蛋白的半衰期可达 3 周，其合成明显降低需 2～3 周才逐渐显现。

(六)凝血功能检查

1.凝血酶原时间

凝血因子Ⅰ、Ⅱ、Ⅴ、Ⅶ、Ⅹ中任何一种缺乏均可致凝血酶原时间延长。凝血酶原时间的表示方法有3种:①凝血酶原时间延长的秒数,比对照值延长3秒为异常;②国际标准化比值,>1.2为异常;③凝血酶原活动度,由凝血酶原时间计算而来。凝血酶原时间测定是目前最常用的估价肝细胞功能指标之一,但需排除维生素K缺乏所致的凝血酶原时间延长。

2.活化部分凝血活酶时间

参与内源性凝血系统的任何因子缺乏时均可致活化部分凝血活酶时间延长。活化部分凝血活酶时间延长首先提示因子Ⅷ、Ⅸ、Ⅺ、Ⅻ缺乏,但也提示因子Ⅰ、Ⅱ、Ⅴ、Ⅹ缺乏。肝衰竭时活化部分凝血活酶时间延长较为常见。

3.纤维蛋白原定量

由于肝细胞合成能力降低及并发弥漫性血管内凝血等原因,可出现血浆纤维蛋白原含量降低。

4.凝血因子测定

因子Ⅱ、Ⅴ、Ⅶ、Ⅸ、Ⅹ等明显减少。

(七)其他检查

肝炎病毒标志物及其他病毒抗体的检查有助于病因的诊断。血氨、血浆氨基酸测定有助于肝性脑病的诊断及处理。细菌学检查及鲎试验有利于确定感染的存在。电解质检查对监测患者病情极为重要。

(八)其他脏器功能衰竭指标

参见CLIF-OF标准。

六、肝衰竭的治疗

(一)病因治疗

所有的肝衰竭患者应明确病因,并给予必要的病因特异性治疗,包括发病原因及诱因。针对单一病因急性肝衰竭的特异治疗手段很少,例如以N-乙酰半胱氨酸治疗对乙酰氨基酚过量引起的急性肝衰竭,立即分娩以治疗妊娠相关的急性肝衰竭。其他虽在使用但未被证明有效的治疗措施包括:应用活性炭和静脉应用大剂量青霉素治疗蘑菇中毒;应用糖皮质激素治疗自身免疫性肝炎;应用铜螯合剂、血浆去除术和抗氧化剂治疗Wilson病;对HBV DNA阳性的肝衰竭患者,不论其检测出的HBV DNA滴度高低,建议立即使用核苷(酸)类药物抗病毒治疗;应用血流动力学支持疗法治疗休克或缺血引起的肝损伤;应用外科减压手术或经颈静脉肝内门体分流术治疗急性Budd-Chiari综合征。

(二)内科综合治疗

1.支持治疗

(1)卧床休息。

(2)加强病情监测:应加强多学科协作综合治疗,并进行凝血功能、血氨及血液生物化学指标的监测,床边B超监测肝脏大小及腹水变化。

(3)推荐肠道内营养,供给足够热量,饮食以高碳水化合物、低动物蛋白、低脂肪为宜。每天总热量成人应在126~210 kJ/kg(35~50 kcal/kg)。入液量应控制在2 000 mL左右,并补充足量的 B 族维生素、维生素 C、维生素 K 等。临床上多给 10％～20％ 葡萄糖,同时配给支链氨基酸。

(4)积极纠正低蛋白血症,补充清蛋白或新鲜血浆,并酌情补充凝血因子。

(5)纠正电解质、酸碱平衡:定期随访血气及电解质检查,及时发现,及时纠正。

(6)保持室内空气流动,注意消毒隔离,加强口腔护理及肠道管理,预防医院内感染发生。

2.其他治疗

(1)免疫调节治疗:目前对于肾上腺皮质激素在肝衰竭治疗中的应用尚存在不同意见。非病毒感染性肝衰竭,如自身免疫性肝病及急性乙醇中毒(严重酒精性肝炎)等是其适应证。其他原因所致的肝衰竭早期,若病情发展迅速且无严重感染、出血等并发症者,可酌情使用并及早停药。后期为调节肝衰竭患者机体的免疫功能、减少感染等并发症,可酌情使用胸腺素 α_1 等免疫调节剂。

(2)促进肝细胞再生:疗效不肯定,但可试用。①肝细胞生长因子及肝细胞刺激物质,有促进DNA 合成,促进肝细胞再生,抑制肿瘤坏死因子,增加 Kupffer 细胞功能,增加肝细胞对氨基酸的摄取,增加 ATP 酶活性等作用。②前列腺 E1,能改善组织灌流,但对已有出血的患者不能应用。③生长激素可增加肝细胞再生能力,提高巨噬细胞吞噬功能,增加肠黏膜屏障功能,可考虑使用。

(3)微生态调节治疗:可应用肠道微生态调节剂、乳果糖等,减少肠道细菌易位或降低内毒素血症及肝性脑病发生。

3.并发症防治

(1)脑水肿治疗:对于列入肝移植的患者应行颅内压监测;颅内高压发生后,应给予甘露醇及过度通气。但是预防性应用上述方法并无好处,不予推荐。皮质类固醇类药物不宜应用于控制急性肝衰竭患者的颅内高压。

(2)肝性脑病的治疗方式如下。①寻找并消除诱因:及时控制感染和上消化道出血并清除积血,避免快速和大量的排钾利尿和放腹水。注意纠正水、电解质和酸碱平衡失调。缓解便秘,并控制使用麻醉、止痛、安眠、镇静等药物。当患者狂躁不安或有抽搐时,禁用吗啡及其衍生物、水合氯醛、哌替啶及速效巴比妥类。必要时可减量使用(常量的 1/2 或 1/3)地西泮、东莨菪碱,并减少给药次数。异丙嗪、氯苯那敏(扑尔敏)等抗组胺药有时可作为地西泮替代药。②乳果糖:乳果糖在结肠内被乳酸菌、厌氧菌等分解为乳酸和醋酸,降低结肠 pH,使肠腔呈酸性,从而减少氨的形成与吸收;其轻泻作用有助于肠内含氮毒性物质的排出;肠道酸化后,促进乳酸杆菌等有益菌大量繁殖,抑制产氨细菌生长,氨生成减少。剂量为每次 15～30 mL,每天 3～4 次口服。从小剂量开始,根据 2～3 次软便/天,调整剂量。严重肝性脑病时,可用乳果糖置入鼻胃管给药,一般为 15～45 mL 每 8～12 小时 1 次;或乳果糖 300 mL 置于 1 L 水中灌肠保留1小时,每 2 小时1 次,直到症状改善。乳果糖还可以用于复发性肝性脑病的预防,其可以改善轻微型肝性脑病患者的认知和生活质量。③抑制肠道细菌生长:利福昔明-α 是一种口服后肠道吸收极少的广谱抗生素,其对肝性脑病有良好的疗效,具有耐受性好、起效快等优点。可作为Ⅰ～Ⅲ度肝性脑病的治疗和预防复发性肝性脑病发作,推荐剂量是 800～1 200 mg/d,分次口服或与乳果糖合用。含有双歧杆菌、乳酸杆菌等的微生态制剂可起到维护肠道正常菌群、抑制有害菌群、减少毒素吸收的作用。④促进氨的转化和代谢:L-鸟氨酸-L-天门冬氨酸中的鸟氨酸能增加氨基甲酰磷酸合成酶和鸟氨酸氨基甲酰转移酶活性,其本身也是鸟氨酸循环的重要物质,可促进尿素合成。天门冬氨酸可促进谷氨酰胺合成酶的活性,促进脑、肝、肾的利用和消耗氨以合成谷氨酸和谷氨酰胺而降低血氨,减轻脑水肿。每天静脉滴注 20 g,能显著降低肝性脑病患者血氨,改善临床症状,安全性好。

(3)抗感染治疗:应行定期监测培养,以早期发现潜在的细菌或真菌感染,以便根据培养结果尽早采取适当治疗措施。

(4)肾功能不全处理:密切注意肝衰竭患者的液体复苏及血管内血容量的维持。伴急性肾衰竭患者如需要透析支持,建议采用持续性而不是间歇性血液透析。

(5)出血的防治:只有在出血和进行侵入性操作前才推荐对血小板计数减少症和凝血时间延长者进行补充治疗。急性肝衰竭患者应接受 H_2 受体拮抗剂或质子泵抑制剂治疗,以预防因为应激性溃疡导致的酸相关性胃肠道出血。

(三)人工肝支持系统

人工肝是指通过体外的机械、物理化学或生物装置,清除各种有害物质,补充必需物质,改善内环境,暂时替代衰竭肝脏部分功能的治疗方法,能为肝细胞再生及肝功能恢复创造条件或等待机会进行肝移植。人工肝支持系统分为非生物型、生物型和组合型三种。非生物型人工肝已在临床广泛应用并被证明确有一定疗效。生物型及组合生物型人工肝不仅具有解毒功能,而且还具备部分合成和代谢功能,是人工肝发展的方向,现正处于临床研究阶段。

(四)肝细胞和干细胞移植

利用动物或人肝细胞经微载体、球形体、微囊凝胶滴等植入系统植入人的腹腔或脾脏,以取代人的肝脏功能。在动物实验模型中已证实纯化肝脏干细胞灌注具有治疗肝衰竭潜力,但是否适用于人类尚待研究。

(五)原位肝移植

肝移植是目前治疗肝衰竭的有效手段,中长期(5 年)生存率可达到 70%。应掌握时机。

七、预后

肝衰竭尚缺乏敏感、可靠的临床评估指标或体系。多因素预后评价模型如序贯器官衰竭评估、终末期肝病模型、Child-Pugh 评分等,以及单因素指标如凝血酶原时间、V 因子、国际标准化比值、肾功能、胆红素水平、血钠、动脉血 pH 等对肝衰竭预后评估有一定价值,可在临床上参考使用。

（唐德为）

第七章

内分泌科疾病

第一节　甲状腺结节

甲状腺结节是临床常见疾病。流行病学调查显示,在一般人群中采用触诊的方法,甲状腺结节的检出率为 3%～7%,采用高分辨率超声,其检出率可为 19%～67%。甲状腺结节在女性和老年人群中多见。虽然甲状腺结节的患病率很高,但仅有约 5% 的甲状腺结节为恶性,因此甲状腺结节处理的重点在于良恶性的鉴别。

一、病因及分类

多种甲状腺疾病都可以表现为甲状腺结节,包括局灶性甲状腺炎症、甲状腺腺瘤、甲状腺囊肿、结节性甲状腺肿、甲状腺癌、甲状旁腺腺瘤或囊肿、甲状舌管囊肿等。此外,先天性一叶甲状腺发育不良而另一叶甲状腺增生,以及甲状腺手术后及放射性碘治疗后残留甲状腺组织的增生也可以表现为甲状腺结节。

二、诊断

甲状腺结节诊断的首要目的是确定结节为良性还是恶性,可以通过询问病史、物理检查、甲状腺细针穿刺细胞学检查及超声、扫描等确定诊断。

(一)病史及体格检查

目前,已知的影响结节良恶性的因素包括年龄、性别、放射线照射史、家族史等。儿童及青少年甲状腺结节中恶性的比率明显高于成人。年龄 60 岁以上者恶性的比率增加,且未分化癌的比例明显增高。成年男性甲状腺结节的患病率较低,但恶性的比例高于女性。与甲状腺癌发生相关的最重要的危险因素为放射线暴露,既往有头颈部放射照射史及核素辐射史者,甲状腺结节和甲状腺癌的发生率明显增高。患者的家族史对甲状腺结节的判定也有一定的帮助,有甲状腺肿家族史和地方性甲状腺肿地区居住史者甲状腺肿的发生率较高。有甲状腺癌家族史及近期出现的甲状腺结节增长较快,或伴有声音嘶哑、吞咽困难和呼吸道梗阻者提示可能为恶性。

大多数甲状腺结节患者没有临床症状,仅表现为无痛性颈部包块,合并甲状腺功能异常时,可出现相应的临床表现,部分患者由于结节侵犯周围组织出现声音嘶哑、压迫感、呼吸/吞咽困难等压迫症状。甲状腺的肿块有时较小,不易触及,容易漏诊。检查时要求患者充分暴露颈部,仔细触诊。正常的甲状腺轮廓视诊不易发现,若看到甲状腺的外形常提示甲状腺肿大。触诊检查时要注意甲状腺的大小、质地、有无肿块及肿块的数目、部位、边界、活动度、肿块有无压痛及颈部有无肿大的淋巴结等,提示恶性病变的体征包括结节较硬,与周围组织粘连固定,局部淋巴结肿大等。

(二)实验室检查

甲状腺结节患者均应行甲状腺功能检测。血清促甲状腺激素(TSH)水平降低提示可能为自主功能性或高功能性甲状腺结节,需行甲状腺核素扫描进一步判断结节是否具有自主摄取功能,功能性或高功能性甲状腺结节中恶性的比例极低。甲状腺自身抗体阳性提示存在桥本甲状腺炎,但不排除同时伴有恶性疾病,因乳头状甲状腺癌和甲状腺淋巴瘤可与桥本甲状腺炎并存。甲状腺球蛋白(Tg)是甲状腺产生的特异性蛋白,由甲状腺滤泡上皮细胞分泌,多种甲状腺疾病可引起血清 Tg 水平升高,包括分化型甲状腺癌、甲状腺肿、甲状腺组织炎症或损伤、甲状腺功能亢进症等,因此血清 Tg 测定对甲状腺结节的良恶性鉴别没有帮助,临床主要用于分化型甲状腺癌手术及清甲治疗后的随访监测。分化型甲状腺癌行甲状腺全切及 ^{131}I 清甲治疗后,体内 Tg 很低或测不到,在随访过程中如果血清 Tg 升高提示肿瘤复发。降钙素由甲状腺滤泡旁细胞(C 细胞)分泌,降钙素升高是甲状腺髓样癌的特异性标志,如疑及甲状腺髓样癌应行血清降钙素测定。

(三)超声检查

高分辨率超声检查是评估甲状腺结节的首选方法,可以探及直径 2 mm 以上结节,已在甲状腺结节的诊断过程中广泛使用。颈部超声可确定甲状腺结节的大小、数量、位置、囊实性、形状及包膜是否完整、有无钙化、血供及与周围组织的关系等情况,同时可评估颈部有无肿大淋巴结及淋巴结的大小、形态和结构特点,是区分甲状腺囊性或实性病变的最好无创方法。此外对甲状腺良恶性病变的鉴别也有一定价值。以下超声征象提示甲状腺癌的可能性大:①实性低回声结节;②结节内血供丰富;③结节形态和边缘不规则,"晕征"缺如;④微小钙化;⑤同时伴有颈部淋巴结超声影像异常,如淋巴结呈圆形、边界不规则、内部回声不均或有钙化、皮髓质分界不清、淋巴门消失等。在随访过程中超声检查还可以较客观地监测甲状腺结节大小的变化。较小而不能触及的结节可在超声引导下进行细针穿刺。甲状腺癌术后患者定期颈部超声检查可以帮助确定有无局部复发。

(四)甲状腺核素显像

适用于评估直径大于 1 cm 的甲状腺结节,根据对放射性核素的摄取情况,甲状腺结节可以分为"热"结节、"温"结节、"冷"结节。除极少数的滤泡状甲状腺癌外,绝大多数可自主摄取放射性核素的"热"结节均为良性病变。放射性核素的摄取与周围组织相似或略高于周围组织的"温"结节通常也为良性。甲状腺恶性肿瘤通常表现为放射性核素摄取极低的"冷"结节,但冷结节中只有不足 20% 为恶性,80% 以上为良性,如甲状腺囊性病变、局灶性甲状腺炎等都表现为"冷"结节。核素显像在甲状腺结节良恶性鉴别中的作用有限,一般临床考虑甲状腺结节为高功能者首选核素扫描,否则核素扫描不作为甲状腺结节的首选检查。

有些化学物质与癌组织的亲和力较高,经同位素标记后用于亲肿瘤甲状腺显像,如 ^{99m}Tc-MIBI、^{201}Tl、^{131}Cs 等。虽然它们与恶性肿瘤的亲和力较高,扫描常呈阳性(即浓聚放射性物质),但并不是特异性的。有些代谢较活跃的组织(如自主功能性甲状腺腺瘤)或富含线粒体的组织(如桥本甲状腺炎的嗜酸性变细胞)也可呈阳性。因此,对这些亲肿瘤现象的结果必须结合其他资料综合分析。

PET/CT 是目前较为先进的核医学诊断技术,[18]F-FDG 是最重要的显像剂。PET 能够反映甲状腺结节摄取和代谢葡萄糖的状态,但并非所有的甲状腺恶性结节都在[18]F-FDG PET 中表现为阳性,某些良性结节也会摄取[18]F-FDG,因此单纯依靠[18]F-FDG PET 也不能准确鉴别甲状腺结节的良恶性。

(五)放射学诊断

CT 和 MRI 作为甲状腺结节的诊断手段之一,可以显示结节与周围解剖结构的关系,明确病变的范围及其对邻近器官和组织的侵犯情况,如对气管、食管等有无压迫和破坏,颈部淋巴结有无转移等,但它们在评估甲状腺结节的良恶性方面并不优于超声。CT 和 MRI 对微小病变的显示不及超声,但对胸骨后病变的显示较好。

(六)甲状腺细针抽吸细胞学检查

甲状腺细针抽吸细胞学检查(FNAB)是甲状腺结节诊断过程中的首选检查方法,该方法简便、安全、结果可靠,对甲状腺结节的诊断及治疗有重要价值,被视为术前诊断甲状腺结节的"金标准",通常分为恶性、可疑恶性、不确定性及良性。甲状腺细针穿刺对甲状腺乳头状癌、甲状腺髓样癌和未分化甲状腺癌等具有可靠的诊断价值,由于甲状腺滤泡状癌和滤泡细胞腺瘤的区别为有无包膜和血管浸润,因此细胞学检查一般无法区分甲状腺滤泡状癌和滤泡状腺瘤。

凡直径大于 1 cm 的甲状腺结节,均可考虑 FNAB 检查。直径小于 1 cm 的甲状腺结节,如存在下述情况可考虑超声引导下细针穿刺:①超声提示结节有恶性征象;②伴颈部淋巴结超声影像异常;③童年期有颈部放射线照射史或辐射暴露史;④有甲状腺癌病史或家族史;⑤[18]F-FDG PET 显像阳性。

甲状腺粗针穿刺也可以获得组织标本供常规病理检查所用。如细胞学不能确定诊断且结节较大者可行粗针穿刺病理检查,但不足之处是创伤较大。

(七)分子生物学检测

经 FNAB 仍不能确定良恶性的甲状腺结节,对穿刺标本或外周血进行甲状腺癌的分子标志物检测,如 BRAF 突变、Ras 突变、RET/PTC 重排等,能够提高诊断准确率。BRAF 基因突变和 RET/PTC 重排对甲状腺乳头状癌的诊断具有较好的特异性。RAS 基因突变虽然对甲状腺乳头状癌和甲状腺滤泡状癌并非特异,但其同样具有临床意义。如细胞学检查为"滤泡性病变"同时伴 RAS 突变阳性,提示为滤泡变异型乳头状甲状腺癌或甲状腺腺瘤。RET 基因突变与遗传性甲状腺髓样癌的发生有关。

三、治疗

一般来说,良性甲状腺结节可以通过以下方式处理。

(一)随访观察

多数良性甲状腺结节仅需定期随访,无需特殊治疗,如果无变化可以长期随访观察。少数情况下可选择下述方法治疗。

(二)手术治疗

良性甲状腺结节一般不需手术治疗。手术治疗的适应证:①出现与结节明显相关的局部压迫症状;②合并甲状腺功能亢进,内科治疗无效;③结节位于胸骨后或纵隔内;④结节进行性生长,临床考虑有恶变倾向或合并甲状腺癌高危因素者。因外观或思想顾虑过重影响正常生活而强烈要求手术者,可作为手术的相对适应证。

(三)甲状腺激素抑制治疗

良性病变可直接行甲状腺激素抑制治疗,也可用于随访过程中结节增大者。TSH 抑制治疗的原理是,应用 $L\text{-}T_4$ 将血清 TSH 水平抑制到正常低限或低限以下,从而抑制和减弱 TSH 对甲状腺细胞的促生长作用,达到缩小甲状腺结节的目的。在抑制治疗过程中结节增大者停止治疗,直接手术或重新穿刺。抑制治疗 6 个月以上结节无变化者也停止治疗,仅随访观察。长期甲状腺激素抑制治疗可引发心脏不良反应(如心率增快、心房颤动、左心室增大、心肌收缩性增强、舒张功能受损等)和骨密度降低。男性和绝经前女性患者可在治疗起始阶段将 TSH 控制于<0.1 mU/L,1 年后若结节缩小则甲状腺激素减量使用,将 TSH 控制在正常范围下限。绝经后女性治疗目标为将 TSH 控制于正常范围下限。在治疗前应权衡利弊,不建议常规使用 TSH 抑制疗法治疗良性甲状腺结节,老年、有心脏疾病及骨质疏松者使用甲状腺激素抑制治疗更应慎重。

(四)[131]I 治疗

[131]I 主要用于治疗有自主摄取功能并伴有甲亢的良性甲状腺结节。妊娠期或哺乳期是[131]I 治疗的绝对禁忌证。[131]I 治疗后 2~3 个月,有自主功能的结节可逐渐缩小,甲状腺体积平均减少40%;伴有甲亢者在结节缩小的同时,甲亢症状、体征可逐渐改善,甲状腺功能指标可逐渐恢复正常。如[131]I 治疗 4~6 个月后甲亢仍未缓解、结节无缩小,应结合患者的临床表现和相关实验室检查结果,考虑再次给予[131]I 治疗或采取其他治疗方法。[131]I 治疗后,约 10%的患者于 5 年内发生甲减,随时间延长甲减发生率逐渐增加。因此,建议治疗后每年至少检测一次甲状腺功能,如监测中发现甲减,要及时给予 $L\text{-}T_4$ 替代治疗。

(五)其他治疗

治疗良性甲状腺结节的其他方法还包括超声引导下经皮无水乙醇注射、经皮激光消融术等。采用这些方法治疗前,必须先排除恶性结节的可能性。

(黄令强)

第二节　高碘性甲状腺肿

环境缺碘可引起甲状腺肿大,环境含碘过高也能使甲状腺肿大。高碘性甲状腺肿又称高碘致甲状腺肿,就是由于机体长期摄入超过生理需要量的碘所引起的甲状腺肿。大多数是服用高碘食物或高碘水所致,属于地方性甲状腺肿的特殊类型,也有长期服用含碘药物所致的甲状腺肿称为散发性高碘性甲状腺肿。

一、流行病学

(一)地方性高碘甲状腺肿

长期服用海产品或含碘量高的深井水引起的甲状腺肿,根据高碘摄入的途径,地方性高碘甲状腺肿可分为食物性及水源性两类。

1.食物性高碘甲状腺肿

含碘丰富的海产品,主要是海藻。国内的报道,山东日照县沿海居民常年服用含碘量较高的海藻类食物,其甲状腺肿发病率增高。广西北部湾沿海的居民高碘甲状腺肿,成人患病率高达7.5%,中小学生患病率为38.4%,据了解由食用含碘量高的海橄榄嫩叶及果实所致。

2.水源性高碘性甲状腺肿

水源性高碘性甲状腺肿首次在我国河北省黄骅市沿海居民中被发现。该地区居民原来饮用含碘量不高的浅井水时甲状腺肿的患病率不高,后来改饮用含碘量较高的深井水后甲状腺肿患病率增高达7.3%。此种高碘性甲状腺肿与海水无关,很可能是古代海洋中富碘的动、植物残体中的碘,经无机化溶于深层水中形成。除沿海地区外我国也首次报道了内陆性高碘性甲状腺肿,新疆部分地区居民饮水含碘量高,居民高碘甲状腺肿患病率为8.0%。山西省孝义市、河北高碑店市也有饮用高碘水所致的甲状腺肿发病率增高的报道。内陆高碘甲状腺肿流行区域系古代洪水冲刷,含碘丰富的水沉积于低洼地区。

(二)散发性(非地方性)高碘甲状腺肿

母亲在妊娠期服用大量碘剂所生婴儿可患先天性甲状腺肿。甲状腺功能正常的人,长期接受药理剂量的碘化物,如含碘止咳药物,则有3%~4%的人可发展为有或无甲状腺功能低下(甲低)的甲状腺肿。综合国内外报道,应用碘剂(含碘药物)后出现甲状腺肿时间短,一般数周,长者达30年,年龄自新生儿到70余岁,但半数以上为20岁以下年轻人,每天摄碘量为1~500 mg。

二、发病机制

碘过多引起甲状腺肿大的机制,目前所知甚少。一般认为主要由碘阻断效应所致。无论是正常人或各种甲状腺疾病患者,给予大剂量的无机碘或有机碘时,可以阻止碘离子进入甲状腺组织,称为碘阻断现象。碘抑制了甲状腺内过氧化酶的活性,从而影响到甲状腺激素合成过程中原子碘的活化、酪氨酸的活化及其碘的有机化过程。甲状腺激素合成过程中,酪氨酸的碘化过程其酪氨酸与碘离子必须在过氧化酶的两个活性基上同时氧化才能结合,当碘离子过多时,过氧化酶的两个活性基,均被碘占据了。于是造成酪氨酸的氧化受阻,产生了碘阻断,不能形成一碘酪氨酸和二碘酪氨酸,进而使 T_3 及 T_4 合成减少。另外碘还有抑制甲状腺分泌(释放)甲状腺素的作用。其机制至今未完全阐明,有两种学说,一般认为过量的碘化物抑制谷胱甘肽还原酶,使甲状腺组织内谷胱甘肽减少,影响蛋白水解酶的生成,因而抑制了甲状腺素的释放。另有人认为是由于过量的碘化物抑制了甲状腺滤泡细胞内第二信使 cAMP 的作用所致,并提出这种作用的部位是在细胞膜上腺苷酸环化酶的激活。甲状腺素合成和释放的减少,反馈地使脑腺垂体分泌更多的 TSH,使甲状腺增生、肥大,形成高碘性甲状腺肿。

需要指出的是,碘阻断及碘对甲状腺分泌甲状腺素的抑制作用都是暂时的,而且机体可逐渐调节适应,这种现象称为"碘阻断的逸脱"。因此,我们见到许多甲状腺功能正常而患其他疾病的患者需要服用大量碘剂时,大多数并不产生甲状腺肿大,而且血中甲状腺素的水平也在正常范围。多数人认为在甲状腺本身有异常的患者,如慢性淋巴细胞性甲状腺炎(桥本甲状腺炎)、甲亢合并有长效甲状腺素(LATs)、甲状腺刺激抗体、抗微粒体抗体或甲状腺抑制抗体存在时,以及一些未知的原因,机体对碘阻断和对甲状腺分泌甲状腺素的抑制作用失去了适应能力,则可导致甲状腺功能减退症状的发生以及引起"碘性甲状腺肿",即"高碘性甲状腺肿"。

三、病理表现

高碘性甲状腺肿,腺体表面光滑,切面呈胶冻状,琥珀色,有的略呈结节状。光镜下见甲状腺滤泡明显肿大,上皮细胞呈柱状或上皮增生2~4层,有新生的筛孔状小滤泡。有的滤泡上皮断裂,滤泡融合、胶质多,呈深红色,上皮扁平。来惠明等用小鼠成功地复制了高碘性甲状腺肿的动物模型。电镜下可见极度扩大的泡腔中有中等电子密度的滤泡液,滤泡上皮细胞扁平,核变形,粗面内质网极度扩张,线粒体肿胀,溶酶体数量增多,细胞微绒毛变短且减少。

四、临床表现

高碘性甲状腺肿的临床表现特点为甲状腺肿大,绝大多数为弥漫性肿大,常呈Ⅰ～Ⅱ度肿大。两侧大小不等,表面光滑,质地较坚韧,无血管杂音,无震颤,极少引起气管受压的表现,但新生儿高碘性甲状腺肿可压迫气管,重者可致窒息而死。高碘性甲状腺肿可继发甲亢,部分患者也可出现甲状腺功能减退症状,但黏液性水肿极少见。

实验室检查:尿碘高,24 小时甲状腺摄碘率低,常在 10% 以下。过氯酸钾释放试验阳性(>10%)。血浆无机碘及甲状腺中碘含量均显著增高。血清中 T_3 稍高或正常,T_4 稍低或正常,T_3/T_4 比值增高。血清 TSH 测定大多数在正常范围,只有部分增高。

五、诊断

对有甲状腺肿大表现,有沿海地区或长期服用海产品或含碘高的深井水或含碘药物史,甲状腺摄碘率下降,过氯酸钾释放试验阳性,尿碘高即可诊断。

六、预防和治疗

对散发性高碘甲状腺肿,尽量避免应用碘剂或减少其用量并密切随访。对地方性高碘性甲状腺肿,先弄清楚是食物性还是水源性。对食物性者改进膳食,不吃含碘高的食物;对水源性者应离开高碘水源居住,或将高碘水用过滤吸附、电渗析法降碘后饮用。

治疗上一般多采用适量的甲状腺素制剂,以补充内生甲状腺素的不足,抑制过多的 TSH 分泌,缓解甲状腺增生。甲状腺素片,每次 40 mg,2～3 次/天,口服或左甲状腺素片(优甲乐)50～150 μg,1 次/天,口服,可使甲状腺肿缩小或结节缩小,疗程 3～6 个月。停药后如有复发可长期维持治疗。

对腺体过大产生压迫症状,影响工作和生活,或腺体上有结节疑有恶性变或伴有甲亢者,应采用手术治疗。术后为防止甲状腺肿复发及甲状腺功能减退可长期服用甲状腺素。对有心血管疾病的患者及老年人应慎重应用甲状腺制剂。

(黄令强)

第三节 糖 尿 病

一、糖尿病病因及高危人群

(一)糖尿病的病因及发病机制

1.1 型糖尿病(T_1DM)

(1)1 型糖尿病是自身免疫性疾病:T_1DM 在发病前胰岛素分泌功能虽然维持正常,但已经处于免疫反应活动期,血液循环中会出现一组自身抗体:胰岛细胞自身抗体(ICAs)、胰岛素自身抗体(IAA)、谷氨酸脱羧酶自身抗体(GAD$_{65}$)。T$_1$DM 患者的淋巴细胞上,HLA-Ⅱ类抗原 DR$_3$、DR$_4$ 频率显著升高。患者经常与其他自身免疫性内分泌疾病如甲状腺功能亢进、桥本甲状腺炎及艾迪生病同时存在。有自身免疫性疾病家族史,如类风湿关节炎、结缔组织病等家族史。50%~60%新诊断的 T$_1$DM 患者外周血细胞中,具有杀伤力的 T 淋巴细胞 CD$_{88}$数量显著增加。新诊断的 T$_1$DM 接受免疫抑制剂治疗可短期改善病情,降低血糖。

(2)1 型糖尿病的自然病程:①第一阶段,具有糖尿病遗传易感性,临床上无异常征象。②第二阶段,遭受病毒感染等侵袭。③第三阶段,出现自身免疫性损伤,ICA 阳性、IAA 阳性、CAD$_{65}$阳性等,此阶段在葡萄糖的刺激下胰岛素的释放正常。④第四阶段,胰岛 β 细胞继续受损,β 细胞数量明显减少,葡萄糖刺激下胰岛素释放减少,葡萄糖耐量试验示糖耐量减低。⑤第五阶段,胰岛 β 细胞受损大于 80%,表现为高血糖及尿糖、尿酮体阳性,由于有少部分 β 细胞存活,血浆中仍可测出 C-肽,如果病变继续发展,β 细胞损失增多,血浆中 C-肽很难测出。

2.2 型糖尿病(T$_2$DM)

2 型糖尿病具有明显的遗传异质性,受到多种环境因素的影响,其发病与胰岛素抵抗及胰岛素分泌相对缺乏有关。

(1)遗传因素:目前认为 2 型糖尿病是一种多基因遗传病。与其相关的基因有胰岛素受体底物-1(IRS-1)基因、解偶联蛋白 2 基因(UCP$_2$)、胰高血糖素受体基因、β$_3$ 肾上腺素能受体(AR)基因、葡萄糖转运蛋白基因突变、糖原合成酶(GS)基因等。有遗传易感性的个体并不是都会发生糖尿病,环境因素在 2 型糖尿病的发生发展中起着重要作用,这些环境因素包括肥胖、不合理饮食、缺乏体育锻炼、吸烟、年龄、应激等。

(2)肥胖:近年来有一种节约基因假说(图 7-1),生活贫困的人群具有一种良好的本能,就是在贫困和强体力劳动的情况下,当营养充足时,体内的营养物以脂肪方式储存而节约下来,以备在饥荒时应用,当这些人进入现代社会,体力活动减少、热量充足或过剩,节约基因便成为肥胖和 2 型糖尿病的易感基因。

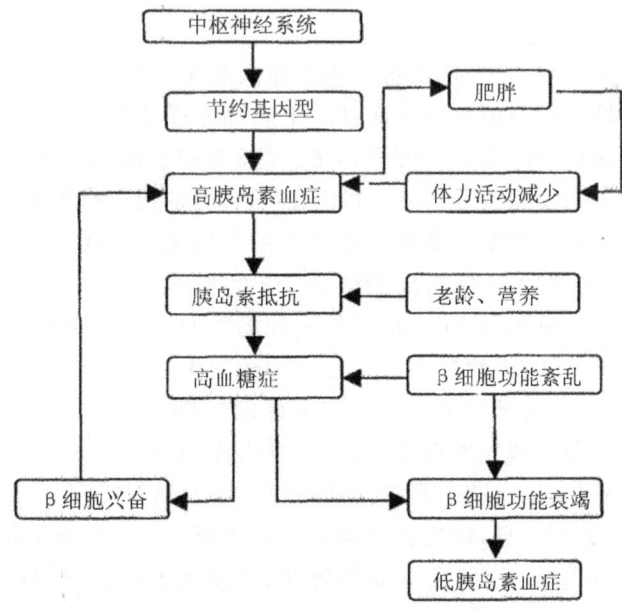

图 7-1　2 型糖尿病的节约基因假说

肥胖者的胰岛素调节外周组织对葡萄糖的利用明显降低,周围组织对葡萄糖的氧化、利用障碍,胰岛素对肝糖生成的抑制作用减低,游离脂肪酸(FFA)升高,高水平 FPA 可刺激胰岛 β 细胞过度分泌胰岛素而造成高胰岛素血症,并损害胰岛 β 细胞功能;FFA 可抑制胰岛 β 细胞对葡萄糖刺激的胰岛素分泌;FFA 升高可使胰岛细胞中脂酰辅酶 A 升高,从而甘油三酯(TG)合成增多;胰岛 β 细胞中脂质的增加可能影响其分泌胰岛素的功能。另外,在人类 $β_3$ 肾上腺素能受体($β_3$AR)活性下降对内脏型肥胖的形成具有重要作用。

肥胖者存在明显的高胰岛素血症,高胰岛素血症降低胰岛素与受体的亲和力,从而造成胰岛素作用受阻,引发胰岛素抵抗,也就需要胰岛 β 细胞分泌更多的胰岛素,又引发高胰岛素血症,形成糖代谢紊乱与 β 细胞功能不足的恶性循环,最终导致 β 细胞功能严重缺陷,引发糖尿病。

(3)不合理饮食:目前认为脂肪摄入过多是 2 型糖尿病的重要环境因素之一。食物中不同类型的脂肪酸对胰岛素抵抗造成不同的影响,饮食中适量减少饱和脂肪酸和脂肪摄入有助于预防糖尿病。

食用水溶性纤维可在小肠表面形成高黏性液体,包被糖类,对肠道的消化酶形成屏障,延缓胃排空,从而延缓糖的吸收;食用水溶性纤维可被肠道菌群水解形成乙酸盐和丙酸盐,这些短链脂肪酸可吸收入门静脉,并在肝脏刺激糖酵解,抑制糖异生,促进骨骼肌葡萄糖转运蛋白(GLUT-4)的表达;此外水溶性纤维还可减少胃肠肽的分泌,胃肠肽可刺激胰岛分泌胰岛素,可见,多纤维饮食可改善胰岛素抵抗、降低血糖。

果糖可加重 2 型糖尿病患者的高胰岛素血症和高甘油三酯血症,食物中锌、铬缺乏也可使糖耐量减低,酗酒者可引发糖尿病。

(4)体力活动不足:运动可改善胰岛素敏感性,葡萄糖清除率增加,而且运动也有利于减轻体重,改善脂质代谢。

(5)胰岛素抵抗:胰岛素抵抗是指胰岛素分泌量在正常水平时,刺激靶细胞摄取和利用葡萄糖的生理效应显著减弱,或者靶细胞摄取和利用葡萄糖的生理效应正常进行,需要超量的胰岛素。

1)胰岛素抵抗的发生机制:胰岛素抵抗的主要原因是胰岛素的受体和受体后缺陷,包括下列方面。①在肥胖的 2 型糖尿病中可发现脂肪细胞上胰岛素受体的数量和亲和力降低,肝细胞和骨骼肌细胞上受体结合胰岛素的能力无明显异常。②β 亚单位酪氨酸激酶的缺陷是 2 型糖尿病受体后缺陷的主要问题。③胰岛素受体基因的外显子突变造成受体结构异常,使胰岛素与受体的结合减少。④GLUT-4 基因突变也是胰岛素抵抗的原因之一,GLUT-4 基因的启动基因区突变可能与 2 型糖尿病的发生有关。⑤游离脂肪酸(FFA)增多:2 型糖尿病患者经常存在 FFA 增多,从而引起胰岛素抵抗,其机制与 FFA 抑制外周葡萄糖的利用和促进糖异生有关。

2)胰岛素抵抗的临床意义:①胰岛素抵抗是一种病理生理状态,贯穿于 2 型糖尿病发病的全过程,由单纯胰岛素抵抗到糖耐量减低(IGT)到糖尿病早期、后期。②研究发现,2 型糖尿病的一级亲属及糖尿病患者都存在胰岛素抵抗,且与血管内皮功能损伤密切相关,而血管内皮功能损伤又是动脉硬化的初始阶段,所以胰岛素抵抗还可以引起心血管疾病,它经常存在于众多心血管代谢疾病,这些疾病常集中于一身,称为胰岛素抵抗综合征。③胰岛素抵抗还见于多种生理状态和疾病,如妊娠、多囊卵巢综合征、胰岛素受体突变、肢端肥大症、皮质醇增多症、某些遗传综合征等。

3)防治胰岛素抵抗的临床意义:防治胰岛素抵抗可预防和治疗 2 型糖尿病;预防、治疗代谢综合征；改善糖、脂代谢；改善胰岛 β 细胞功能；减少心血管并发症的发生率和病死率。

4)肿瘤坏死因子-α(TNF-α)与胰岛素抵抗的关系：TNF-α 是由脂肪细胞产生的一种细胞因子，在胰岛素抵抗中起着重要作用。它可减低培养的脂肪细胞 GLUT-4 mRNA 的表达及 GLUT-4 蛋白含量；抑制脂肪及肌肉组织中胰岛素诱导的葡萄糖摄取。TNF-α 的作用机制为抑制胰岛素受体突变，酪氨酸激酶、胰岛素受体底物-1(IRS-1)及其他细胞内蛋白质的磷酸化，使其活性降低，同时降低 GLUT-4 的表达，抑制糖原合成酶的活性，增加脂肪分解，升高 FFA 浓度，升高血浆纤溶酶原激活物抑制物-1(PAI-1)的浓度。在肥胖、2 型糖尿病患者的脂肪和肌肉组织中 TNF-α 表达量明显增加。

5)抵抗素与胰岛素抵抗的关系：抵抗素是新近发现的由脂肪细胞分泌的一种含有 750 个氨基酸的蛋白质，具有诱发胰岛素抵抗的作用，基因重组的抵抗素能使正常小鼠的糖耐量受损，并降低胰岛素激发的脂肪细胞的糖摄取及胰岛素敏感性。目前认为它是一种潜在的联系肥胖与胰岛素抵抗及糖尿病的激素。

6)胰岛素敏感性的检测方法：①空腹胰岛素是较好的胰岛素抵抗指数，与正糖钳夹结果有很好的相关性，适用于非糖尿病患者群。②稳态模式评估法的胰岛素抵抗指数（HOMA-IR），HOMA-IR 指数＝空腹血糖(mmol/L)×空腹胰岛素(mIU/L)/22.5。③空腹胰岛素敏感性指数(IRI)：IRI＝空腹血糖(mIU/L)×空腹胰岛素(mmol/L)/25。④空腹血糖与胰岛素乘积的倒数(IAI)：IAI＝1[空腹血糖(mmol/L)×空腹胰岛素(mIU/L)]，本方法由我国学者李光伟提出。⑤空腹血糖与胰岛素比值(FPI)，FPI＝空腹血糖(mmol/L)/空腹胰岛素(mIU/L)。⑥高胰岛素-正葡萄糖钳夹技术，是在胰岛素-葡萄糖代谢平衡状态下，精确测定组织对胰岛素敏感性的方法。在指定时间内，使血浆胰岛素水平迅速升高并保持于优势浓度(100 μU/L 左右)，在此期间，每 5 分钟测定一次动脉的血浆葡萄糖浓度，根据测定的血糖值调整外源性的葡萄糖输注速度，使血糖水平保持在正常范围(5 mmol/L 左右)，一般经过 2 小时达到胰岛素-葡萄糖代谢稳定状态。由于优势浓度的胰岛素可基本抑制肝糖的输出(内源性葡萄糖产量)，因此稳定状态下的葡萄糖输注率(M)相等于外周组织的葡萄糖利用率。M 值可作为评价外周组织胰岛素敏感性的指标。本法具有精确、重复性好的特点，缺点是不能知晓肝糖产生的真实情况及葡萄糖在细胞内代谢的机制。⑦扩展葡萄糖钳夹技术，在正葡萄糖钳夹技术的基础上，联合应用放射性同位素追踪技术和间接测热技术，精确测定内源性葡萄糖生成量(肝糖)和机体葡萄糖利用率及细胞内葡萄糖氧化和合成的情况，从而全面了解机体葡萄糖的生成和利用。基本方法为：在钳夹前 2～3 小时，输注一定量 3H 标记的葡萄糖，根据所标记底物的放射性，分别计算出葡萄糖消失率（又称葡萄糖利用率）、肝糖产量(HGP)。应用间接测热法得出葡萄糖氧化率和非氧化率（糖原合成率）。此外，还可得知脂肪和蛋白质氧化利用的情况。该项组合技术是世界上公认的测定胰岛素敏感性的一套较完整技术。此项技术的应用为揭示胰岛素对葡萄糖、脂肪及蛋白质代谢的影响，胰岛素抵抗发生的机制、抵抗发生的部位提供了证据。目前国际上应用的扩展钳夹技术还有很多，但都以正糖钳夹为基础，如正钳夹联合局部插管法、联合局部组织活检等。⑧微小模型和静脉胰岛素耐量试验，基本方法是静脉注射葡萄糖(0.3 g/kg)以刺激内源性胰岛素分泌，在 3 小时内抽血 26～30 次，检测胰岛素和葡萄糖浓度，将测定值输入计算机，应用微小模型进行计算。此法的优点是能同步测定和评估胰岛素敏感性和葡萄糖自身代谢效能，并可知晓 β 细胞分泌功能，应用本法计算出的胰岛素敏感性与正糖钳夹测定的结果有很好的相关性。目前已有简化样本法和改良法。⑨短时胰岛素耐量试验，静脉注射胰岛素(0.1 U/kg)，在 15 分钟内抽取血标本测定葡萄糖浓度,根据葡萄糖的下降率计算胰岛素敏感性。此法与正糖钳夹结果有很好的相关性,具有操作简单、耗时少、相对精确的特点。

3.特殊类型糖尿病

特殊类型糖尿病共有 8 类。

(1)胰岛 β 细胞功能缺陷:为单基因缺陷所致胰岛 β 细胞分泌胰岛素不足。目前发现的基因有:①MODY3 基因、MODY2 基因和 MODY1 基因。②线粒体基因突变:线粒体 DNA 常见为 tRNALeu(UUR)基因 3243 突变(A→G)。

(2)胰岛素作用的遗传缺陷:此型呈明显的高胰岛素血症,明显的胰岛素抵抗,包括 A 型胰岛素抵抗、脂肪萎缩性糖尿病、矮妖精症。

(3)胰岛外分泌疾病:胰腺炎、血色病、外伤或胰腺切除、纤维钙化性胰腺病、肿瘤、囊性纤维化。

(4)内分泌疾病:肢端肥大症、甲状腺功能亢进、库欣综合征、生长抑素瘤、胰高血糖素瘤、醛固酮瘤、嗜铬细胞瘤等。

(5)其他:药物或化学物诱导所致糖尿病,感染所致糖尿病,免疫介导的罕见疾病,伴糖尿病的其他遗传综合征。

(二)糖尿病的高危人群

(1)老龄化:随着年龄增长,体力活动减少,体重增加,胰岛素分泌能力及身体对胰岛素的敏感性下降,使糖尿病特别是 2 型糖尿病的发生机会增多,所以年龄≥45 岁的人群,是糖尿病的高危人群。

(2)肥胖:体重≥标准体重 20%,或体重指数(BMI)≥27 kg/m^2。

(3)糖尿病有明显的遗传倾向,家族中有患糖尿病的一级亲属的人群也是糖尿病发病的高危人群。

(4)有妊娠糖尿病史或巨大胎儿分娩史者,妊娠期间可能有未发现的高血糖,血糖经过胎盘达到胎儿,而胎儿的胰岛功能正常,充分利用了这些多余的糖分,形成巨大儿。

(5)原发性高血压患者。

(6)高脂血症:高密度脂蛋白(HDL)≤0.9 mmol/L,甘油三酯≥2.8 mmol/L。

(7)曾经有空腹血糖受损(IFG)或糖耐量减低(IGT)史者。

二、糖尿病诊断

(一)临床表现

(1)代谢紊乱综合征:"三多一少",即多尿、多饮、多食和体重减轻。T$_1$DM 患者大多起病较快,病情较重,症状明显且严重。T$_2$DM 患者多数起病缓慢,病情相对较轻,肥胖患者起病后也会体重减轻。患者可有皮肤瘙痒,尤其外阴瘙痒。高血糖可使眼房水晶体渗透压改变而引起屈光改变致视力模糊。

(2)相当一部分患者并无明显"三多一少"症状,仅因各种并发症或伴发病而就诊,化验后发现高血糖。

(3)反应性低血糖:有的 T$_2$DM 患者进食后胰岛素分泌高峰延迟,餐后3～5 小时血浆胰岛素水平不适当地升高,其所引起的反应性低血糖可成为这些患者的首发表现。

(二)实验室检查

部分反映糖代谢的指标见表 7-1。

表 7-1　反映糖代谢水平的有关检查指标的意义

实验室指标	代表血糖水平时间
血糖(空腹、餐后)	瞬间
24 小时尿糖	当天
果糖胺	最近 7～10 天
糖化血红蛋白(Hb$_{A1c}$)	最近 2～3 个月

1.血糖测定

血糖测定是糖尿病的主要诊断依据,也是指导糖尿病治疗及判断疗效的主要指标。最常用的方法是葡萄糖氧化酶法。用血浆、血清测得的血糖比全血高 15%。如果作为诊断建议应用血浆或血清葡萄糖,正常值 3.9～6.0 mmol/L。

2.尿糖测定

正常人每天尿中排出的葡萄糖不超过 100 mg,一般常规的尿糖定性测不出。若每天尿中排出糖超过 100 mg,则称为糖尿。但尿糖阴性并不能排除糖尿病的可能。

3.葡萄糖耐量试验

(1)口服葡萄糖耐量试验(OGTT):此方法是检查人体血糖调节功能的一种方法,是诊断糖尿病、糖耐量减低(IU)的最主要方法,应用非常广泛。儿童 1～1.5 岁 2.5 g/kg,1.5～3 岁 2.0 g/kg,3～12 岁 1.75 g/kg,最大量不超过 75 g。非妊娠成人服 75 g 葡萄糖。

方法:试验前一夜禁食 10 小时以上,16 小时以下,次日清晨(7～9 时)开始,把 75 g 葡萄糖稀释至 25%的浓度,5 分钟之内饮完,分别在空腹、服糖后 30 分钟、60 分钟、120 分钟、180 分钟采血,测血糖,若患者有低血糖史可延长试验时间,并于第 4 小时及第 5 小时测血糖,每次采血后立即留尿查尿糖以排除肾脏因素的影响。正常人服糖后血糖迅速上升,30～60 分钟血糖达到最高峰,高峰血糖水平比空腹超过 50%,此时肝脏摄取及其他组织利用与吸收进入血液的葡萄糖数量相等。在 1.5～2 小时血糖下降至正常水平。

口服葡萄糖耐量试验的影响因素:①饮食因素,试验前三天应该摄入足够的糖类,一天大于 250 g,否则容易出现糖耐量减低而导致假阳性,特别是老年人。另外,还要注意脂肪摄入的标准化。②体力活动,试验前体力活动过少或过多都会影响糖耐量试验结果。③精神因素及应激,情绪激动及急性应激均可以引起血糖升高,试验前要避免。④生理因素,妊娠、老年都可影响糖耐量试验结果。⑤药物,口服避孕药、烟酸、某些利尿剂、水杨酸类药物可影响糖耐量试验结果,试验前应停药。⑥疾病,一些疾病,如肝脏疾病、心脏疾病、肾脏疾病、胰腺疾病、骨骼肌疾病、某些内分泌疾病、代谢紊乱等均可影响糖耐量试验结果。

(2)静脉葡萄糖耐量试验(IVGTT):由于缺乏肠道的刺激,IVGTT 不符合生理条件,所以只用于有胃肠功能紊乱者。具体方法为按每千克体重 0.5 g 计算,静脉注射 50%葡萄糖溶液,2～3 分钟注完,在注射过程中的任何时间为零点,每 5 分钟取静脉血验血糖 1 次,共 60 分钟。将葡萄糖值绘在半对数纸上,横坐标为时间,计算某一血糖值下降到其一半的时间作为半衰期,再按公式 $K=0.69/t_{1/2}\times100$ 算出 K 值。正常人 $K\geqslant1.2$,糖尿病患者 $K<0.9$。IVGTT 可了解胰岛素释放第一时相的情况。

4.糖化血红蛋白

糖化血红蛋白（GHbA₁）是血红蛋白 A 组分的某些特殊分子部位和葡萄糖经过缓慢而不可逆的非酶促反应结合而形成的,其中以 GHbA₁c 最主要,它反映 8～12 周的血糖的平均水平,可能是造成糖尿病慢性并发症的一个重要致病因素,是糖尿病患者病情监测的重要指标,但不能作为糖尿病的诊断依据。其参考范围为 4%～6%。

5.糖化血浆清蛋白

人血浆蛋白与葡萄糖发生非酶催化的糖基化反应而形成果糖胺（FA）,可以评价 2～3 周的血糖波动情况,其参考值为 1.7～2.8 mmol/L。此项化验也不能作为糖尿病的诊断依据。

6.血浆胰岛素和 C-肽测定

β 细胞分泌的胰岛素原可被相应的酶水解生成胰岛素和 C-肽,这两个指标可以作为糖尿病的分型诊断应用,也用于协助诊断胰岛素瘤。目前血浆胰岛素用放免法测定,称为免疫反应性胰岛素（IRI）,正常参考值为空腹 5～25 mU/L。C-肽作为评价胰岛 β 细胞分泌胰岛素能力的指标比胰岛素更为可信,它不受外源胰岛素的影响,正常人基础血浆 C-肽水平为 400 pmol/L。周围血 C-肽/胰岛素比例常大于 5。胰岛 β 细胞分泌胰岛素功能受许多因素所刺激,如葡萄糖、氨基酸（亮氨酸、精氨酸）、激素（胰升糖素、生长激素）、药物（磺脲类、α 受体阻滞剂、α 受体激动剂）等,其中以葡萄糖最为重要。正常人口服葡萄糖（或标准馒头餐）后,血浆胰岛素水平在 30～60 分钟上升至高峰,可为基础值的 5～10 倍,3～4 小时恢复到基础水平。C-肽水平则升高 5～6 倍。血浆胰岛素和 C-肽水平测定有助于了解 β 细胞功能（包括储备功能）和指导治疗,但不作为诊断糖尿病的依据。

(三)诊断过程中应注意的问题

糖尿病是以糖代谢紊乱为主要表现的代谢综合征,其病因及发病机制非常复杂,发病后涉及多个脏器的并发症,所以其诊断必须统一、规范,内容项目要齐全,应包含病因诊断、功能诊断、并发症并发症诊断。首先,要根据诊断标准确定是糖尿病还是 IGT,如果确定糖尿病还应该注意区分糖尿病的类型。其次,要明确有无急、慢性并发症,如果有慢性并发症应该注意分期。最后还应注意是否同时存在并发症,如合并妊娠、Graves 病或肝和肾疾病等,了解这些情况有助于在治疗过程中采取正确的治疗方案及正确的估计预后。另外,因为糖尿病是一种高遗传性疾病,还应该注意,一定不要忘记询问患者的家族史。体检时注意患者的营养状态、是否肥胖、甲状腺情况等,对已经确诊糖尿病者还应注意进行视网膜、肾脏及周围神经的检查,确定是否存在并发症。

(四)诊断与鉴别诊断

1.糖尿病的诊断标准

美国糖尿病协会对国际上通用 WHO 的诊断标准提出修改建议,WHO 接受了此标准,见表 7-2、表 7-3,具体内容如下。

(1)空腹血浆葡萄糖（FPG）的分类:FPC<6.0 mmol/L 为正常,FPG 6.0～7.0 mmol/L 为空腹血糖过高（简称 IFG）,FPG ≥7.0 mmol/L 为糖尿病（需另一天再次证实）。空腹的定义是至少 8 小时没有热量的摄入。

(2)OGTT 中 2 小时血浆葡萄糖（2 小时 PG）的分类:2 小时 PG<7.8 mmol/L 为正常,2 小时 PG 7.8～11.1 mmol/L 为糖耐量减低（IGT）,2 小时 PG ≥11.1 mmol/L 考虑为糖尿病（需另一天再次证实）。

表 7-2　WHO 诊断标准(1)

	全血(mmol/L)	
	静脉血	毛细血管血
糖尿病		
空腹和/或	≥6.1	≥6.1
糖负荷后 2 小时	≥10.0	≥11.1
IGT		
空腹	<6.1	<6.1
糖负荷后 2 小时	≥6.7 和<10.0	≥7.8 和<11.1
IFG		
空腹	≥5.6 和<6.1	≥5.6 和<6.1
糖负荷后 2 小时	<6.7	<7.8

表 7-3　WHO 诊断标准(2)

	血浆(mmol/L)	
	静脉血	毛细血管血
糖尿病		
空腹和/或	≥7.0	≥7.0
糖负荷后 2 小时	≥11.1	≥12.1
IGT		
空腹	<7.0	<7.0
糖负荷后 2 小时	≥7.8 和<11.1	≥8.9 和<12.1
IFG		
空腹	≥6.1 和<7.0	≥6.1 和<7.0
糖负荷后 2 小时	<7.8	<8.9

(3)糖尿病的诊断标准:症状+随机血糖≥11.1 mmol/L,或 FPG≥7.0 mmol/L,或 OGTT 中 2 小时 PG≥11.1 mmol/L。症状不典型者,需另一天再次证实。随机指一天当中任意时间而不管上次进餐时间。

对于临床工作,推荐采用葡萄糖氧化酶法测定静脉血浆葡萄糖。临床医师在做出糖尿病诊断时,应充分确定其依据的准确性和可重复性,对于无急性代谢紊乱表现,仅一次血糖值达到糖尿病诊断标准者,必须在另一天按以上标准复测核实,如复测结果未达到糖尿病诊断标准,应让患者定期复查,直至诊断明确为止。应注意在急性感染、创伤或各种应激情况下可出现暂时血糖升高,不能以此诊断为糖尿病。IFG 或 IGT 的诊断应根据 3 个月内的两次 OGTT 结果,用其平均值来判断。

2.2 型糖尿病与 1 型糖尿病的鉴别

见表 7-4。

表 7-4　1 型糖尿病与 2 型糖尿病的鉴别

鉴别要点	1 型糖尿病	2 型糖尿病
发病年龄	各年龄均见	10 岁以上多见
季节	秋冬多见	无关
发病	急骤	缓慢
家族遗传	明显	明显
肥胖	少见	多见
酮症酸中毒	多见	少见
胰岛炎	有	无
胰岛 β 细胞	减少	不一定
血胰岛素	明显减少	稍减少、正常或增多
空腹血 C-肽	$<1\ \mu g/L$	$>1\ \mu g/L$
血胰岛细胞抗体	＋	－
胰岛素	依赖	暂时性
口服降糖药	无效	有效

3.糖尿病的鉴别诊断

(1)其他原因所致的血糖、尿糖改变:急性生理性应激和病理性应激时,由于应激激素如肾上腺素、促肾上腺皮质激素、肾上腺皮质激素和生长激素分泌增加,可使糖耐量减低,出现一过性血糖升高,尿糖阳性,应激过后可恢复正常。

(2)其他糖尿和假性糖尿:进食过量半乳糖、果糖、乳糖,可出现相应的糖尿,肝功能不全时果糖和半乳糖利用障碍,也可出现果糖尿或半乳糖尿,但葡萄糖氧化酶试剂特异性较高,可加以区别。大量维生素 C、水杨酸盐、青霉素、丙磺舒也可引起班氏试剂法的假阳性反应。

(3)药物对糖耐量的影响:噻嗪类利尿药、呋塞米、糖皮质激素、口服避孕药、水杨酸钠、普萘洛尔、三环类抗抑郁药等可抑制胰岛素释放或拮抗胰岛素的作用,引起糖耐量减低,血糖升高,尿糖阳性。另外,降脂药物、乳化脂肪溶液、大量咖啡等也可以引起糖耐量异常。

(4)继发性糖尿病:肢端肥大症(或巨人症)、Cushing 综合征、嗜铬细胞瘤可分别因生长激素、皮质醇、儿茶酚胺分泌过多、拮抗胰岛素而引起继发性糖尿病或糖耐量减低。此外,长期服用大量糖皮质激素可引起类固醇糖尿病。

(5)胰源性糖尿病:胰腺全切除术后、慢性酒精中毒或胰腺炎等引起的胰腺疾病可伴有糖尿病,临床表现和实验室检查类似 1 型糖尿病,但血中胰高糖素和胰岛素均明显降低,在使用胰岛素或其他口服降糖药物时,由于拮抗胰岛素的胰高糖素也同时缺乏,极易发生低血糖,但不易发生严重的酮症酸中毒。无急性并发症时,患者多有慢性腹泻和营养不良。

三、糖尿病治疗

2 型糖尿病的治疗程序如图 7-2 所示。

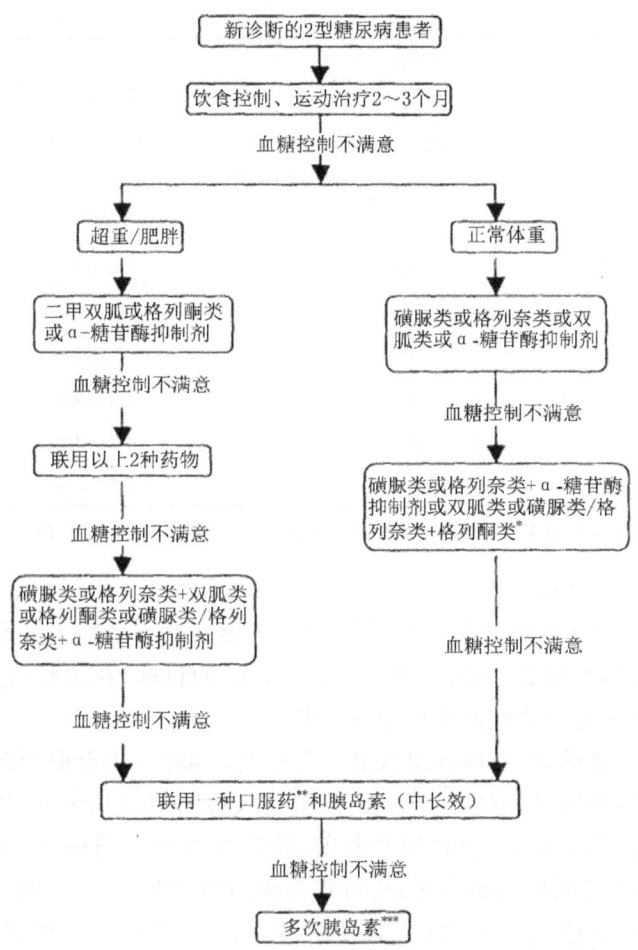

图 7-2　2 型糖尿病的治疗程序

注：＊有代谢综合征表现者可优先考虑

　＊＊肥胖、超重者可优先考虑实用二甲双胍或格列酮类

　＊＊＊如胰岛素用量较大，可加用非胰岛素促分泌剂

(一)糖尿病的控制目标及病情监控

1.糖尿病的控制目标

根据美国糖尿病联合会临床指南确立下列标准，见表 7-5。

在表 7-5 中，血糖控制于理想水平为严格控制，适用于新诊断的糖尿病患者、青少年、妊娠糖尿病、强化胰岛素治疗者和持续胰岛素皮下注射者；表中差的适应人群为 70 岁以上老年人、脆性糖尿病、严重肾功能不全、严重冠心病或缺血性脑血管病患者。

表 7-5　糖尿病的控制目标

指标	理想	一般	差
血糖(mmol/L)			
空腹	4.4～6.1	≤7.0	＞7.0
非空腹	4.4～8.0	≤10.0	＞10,0

指标	理想	一般	差
HbA$_{1c}$(%)	<6.5	6.1~7.5	>7.5
血压 kPa(mmHg)	<17.3/10.7	17.3/10.7~18.7/12.0	≥18.7/12.0
	(130/80)	(130/80~140/90)	(140/90)
BMI(kg/m^2)			
男	<25	<27	≥27
女	<24	<26	≥26
TC(mmol/L)	<4.5	>4.5	≥6.0
HDL-C(mmol/L)	>1.1	1.1~0.9	<0.9
TG(mmol/L)	<1.5	1.5~2.2	≥2.2
LDL-C(mmol/L)	<2.6	2.6~3.3	≥3.3

注:TC,胆固醇;HDL-C,高密度脂蛋白胆固醇;IG,甘油三酯;LDL-C,低密度脂蛋白胆固醇。

2.糖尿病患者的病情监控

(1)血糖控制:幼年、70 岁以上老年人、合并其他严重疾病者血糖的控制可以放宽,视患者的综合情况而定;要经常监测餐后血糖,以帮助达到 HbA$_{1c}$的目标;在治疗过程中如果出现严重和反复的低血糖发作,应该及时调整治疗目标及方案。

目前提倡患者自测血糖,但应确保患者测定方法的正确性,并定期校对血糖仪;医务人员告知患者如何根据血糖检测结果调整饮食及运动,血糖仪检测结果是全血,比静脉血糖高10%;测定血糖的频率和时间因人而异,一般检测每餐前、餐后 2 小时及睡前,便于了解全天血糖情况。HbA$_{1c}$可反映过去 2~3 个月的血糖水平,也可作为预测糖尿病并发症的指标。所以提倡血糖治疗达标的患者应该 6 个月检测一次 HbA$_{1c}$以了解过去 2~3 个月的血糖情况;血糖治疗不达标、治疗刚开始或调整治疗时,每 3 个月检测一次 HbA$_{1c}$。

(2)尿糖:当血糖低于肾糖阈(10 mmol/L)时,尿糖阴性,不能反映出血糖水平。

(3)尿酮体:血糖超过 20 mmol/L 时,应检测尿酮体。

(二)糖尿病的现代综合治疗原则

1.糖尿病教育

由于糖尿病是一种终身性疾病,其病情变化与患者的饮食、运动、情绪等密切相关,而控制这些因素都需要患者的配合,所以,糖尿病教育越来越引起医务工作者的高度重视。糖尿病教育的具体内容包括社会宣传教育,卫生保健人员的教育与培训,患者及家属糖尿病知识培训等。这样,能够使患者得到早期诊断与治疗,最终能够把患者培训成为能够自我保健、自我护理的"糖尿病专家"。另外,广泛宣传糖尿病的知识,可以使糖尿病的易感人群(如糖尿病患者的子女)充分认识疾病的危害,并采取健康生活方式,减少或延缓糖尿病的发生、发展。

2.糖尿病饮食控制

糖尿病的饮食控制是一切治疗的基础,无论在何种情况下,糖尿病患者都应该严格控制饮食,维持正常体重。

3.糖尿病运动疗法

运动治疗是指除了围绕生存、工作、生活的基本活动之外而特意设计的运动。2 型糖尿病患者运动可以增加胰岛素敏感性,增加糖的摄取和无氧糖酵解,改善脂代谢,防治并发症。

4.糖尿病的病情监控

一些代谢紊乱如高血压、高血脂等是糖尿病病情发展及并发症的主要原因,所以严密监控这些因素对防治糖尿病及其并发症有重要意义。

5.糖尿病的药物治疗

根据糖尿病患者的类型、病情选择个体化的药物治疗方案,利于有效控制糖尿病。

(三)糖尿病教育

1.糖尿病基础知识教育

(1)糖尿病是一种不能根治的疾病,但是如果得到良好控制,多数患者可以像正常人一样的生活。

(2)糖尿病需要终身治疗。

(3)糖尿病控制欠佳可以造成急慢性并发症,严重者可以造成劳动能力的丧失,甚至最终造成死亡。

(4)糖尿病的并发症与高血压、高血脂、肥胖、体力活动减少、饮食不合理等因素有关。

(5)胰岛素治疗是各种类型糖尿病治疗的有效手段。

2.糖尿病教育应该注意的几个关键问题

(1)使患者根据自己的工作、生活情况的变化随时调整热量摄入、食物成分比例、食量增减的方法与原则。

(2)能较准确地计算和调整胰岛素的用量,学会胰岛素注射技巧,部位变换及低血糖的防治方法。

(3)口服降糖药的患者能自己调整用量,失效时遵从医师的指导。

(4)不要乱寻医问药,而应以最低的医疗费用达到最佳的治疗效果。

3.糖尿病的心理教育

患者得知自己患有糖尿病时,心理行为表现多样,医师应该及时进行解释说明,让患者了解本病的可治性和可防性,解除心理压力、配合治疗。在治疗过程中避免精神刺激,同时需要家属配合。

4.糖尿病饮食治疗教育

(1)标准体重及热量控制。

(2)学会制订饮食计划。

(3)养成良好的健康饮食习惯。

(4)能够根据运动量、时间及药物作用时间等灵活调整加餐。

5.糖尿病运动治疗教育

(1)掌握运动原则,确定适合自己的运动方式。

(2)确定适合自己的运动时间、频率及强度。

(3)明确锻炼强度如何监测。

(4)应该避免哪些运动方式。

(5)在运动中应该警惕哪些症状(如低血糖和心脏症状)出现及应该采取哪些预防和保护措施。

(6)锻炼前后如何调节膳食计划及胰岛素用量。

6.糖尿病的药物治疗教育

(1)了解口服药的作用、应用原则、适应证、禁忌证。

(2)继发性磺脲类药物的失效。

(3)胰岛素的作用、种类、适应证、注射技术及用量调整。

(4)明确药物治疗的同时不能放松饮食治疗及运动。

(5)了解低血糖及其处理。

7.糖尿病的病情自我监测及护理教育

(1)血糖监测的时间,检测糖化血红蛋白及糖化血清蛋白的意义。

(2)监测血压、血脂水平,同时了解他们对糖尿病并发症的作用。

(3)定期检测重要脏器功能。

(4)加强慢性并发症的处理,特别是足部护理。

(四)糖尿病的饮食治疗

1.糖尿病饮食治疗的目的

(1)减轻胰岛负担。

(2)维持正常体重。

(3)纠正已经发生的高血糖、高血脂等代谢紊乱。

(4)降低餐后高血糖,可减轻对胰岛细胞的刺激。

(5)有利于预防和治疗急性并发症,改善整体健康水平。

(6)妊娠糖尿病患者饮食治疗能保证孕妇和胎儿的健康,糖尿病儿童饮食治疗能保证糖尿病儿童的正常发育。

2.糖尿病饮食治疗的方法

(1)热量的计算:见表 7-6、表 7-7、表 7-8。①患者可按照实际体重判断自己属于肥胖、正常还是消瘦。②根据体重状态和劳动强度选择每千克体重的热量并计算每天总热量。③肥胖者最好按每天总热量摄入减少 2 092～4 184 kJ(500～1 000 kcal)的要求逐渐减少,其减少是根据肥胖程度和患者的耐受能力而定。体重降低不宜过速过猛,否则患者可因蛋白质摄入不足而感乏力,不能坚持。④儿童、孕妇、哺乳妇女及消耗性疾病患者应适当增加热量。

表 7-6　糖尿病患者每天每千克理想体重所需热量[kJ(kcal)]

劳动强度	消瘦	正常	肥胖
卧床休息	83.8～104.8(20～25)	62.9～83.8(15～20)	62.9(15)
轻体力劳动	146.4(35)	125.5(30)	83.8～104.8(20～25)
中等体力劳动	167.6(40)	146.4(35)	125.5(30)
重体力劳动	188.6～209.5(45～50)	167.6(40)	146.4(35)

表 7-7　儿童每千克体重所需热量

年龄(岁)	每天所需热量[kJ(kcal/kg)]
<4	209.5(50)
4～10	188.6～167.6(45～40)
10～15	167.6～146.4(40～35)

表 7-8 劳动强度的种类

活动水平	职业工作时间分配	工作内容举例
轻	75%时间坐或站立	办公室工作、售货员、酒店服务员
	25%时间站立或活动	化验室操作、讲课
中	75%时间坐或站立	学生日常活动、机动车驾驶、车床操作
	25%时间特殊职业活动	金工切割
重	75%时间坐或站立	非机械化农业劳动、舞蹈、体育活动
	25%时间特殊职业活动	采矿等

(2)营养成分的合理分配:营养物质的分配原则是高糖类、高纤维素、低脂肪。

糖类含量占总热量的 50%~60%,忌单糖和双糖,应含各种聚糖 8~10 g/d。吸收过快的糖类血糖峰值出现早而集中,不利于控制,吸收过慢,尤其糖尿病患者胃排空时间延长,将使餐后晚期血糖升高,可以用多潘立酮以促进胃排空,并使用较长效的降血糖药物为宜。

蛋白质含量一般不超过总热量的 15%,成人每天每千克理想体重 0.8~1.0 g,儿童、孕妇、乳母、营养不良或伴有消耗性疾病者宜增至 1.5~2.0 g。伴有糖尿病肾病而肾功能正常者应限制至 0.8 g;血尿素氮升高者,应限制在 0.6 g。许多患者严格控制糖类的摄入,同时增加蛋白质及脂肪的摄取来控制血糖,这种方法是错误的。如饮食中糖类过低,将减低胰岛 β 细胞的贮备功能,对患者不利,而过多的蛋白摄入对糖尿病患者也不利。

脂肪占总热量 20%~25%,其中饱和脂肪酸与不饱和脂肪酸的比例应为 1:1。动物性脂肪除鱼油外主要含饱和脂肪酸,植物油主要含不饱和脂肪酸,目前认为多价不饱和脂肪酸的热量与饱和脂肪酸热量的比值越大,对降低胆固醇和预防动脉硬化越有利。所以,在限制脂肪总量的前提下应以植物油代替动物油。肥胖患者特别是伴有心血管疾病者脂肪摄入应限制在总热量的30%以下,胆固醇每天摄入量应在 300 mg 以下。

此外,各种富含可溶性食用纤维的食品可延缓糖和脂肪的吸收,制约餐后血糖的急剧上升和胰岛素分泌,有利于改善血糖、脂代谢紊乱,并促进胃肠蠕动,防止便秘。每天饮食中纤维素含量以不少于 24 g 为宜。提倡食用绿叶蔬菜、豆类、块根类、粗谷物、含糖成分低的水果,不但提高饮食中纤维素含量,而且有利于各种纤维素和微量元素的摄取。限制饮酒。每天摄入食盐应限制在 10 g 以下。

(3)食谱和热量的计算:①粗算法,体重正常、身体较好者,每天主食按劳动强度计算,休息者200~250 g;轻体力劳动者 250~350 g;中体力劳动者 350~400 g;重体力劳动者 400~500 g。蛋白质30~40 g,脂肪 40~50 g。肥胖者每天主食 200~250 g,蛋白质 30~60 g,脂肪 25 g 左右。②细算法,本方法科学性强,但应用起来比较烦琐。其步骤为根据患者性别、年龄、身高计算标准体重。根据患者劳动强度确定每天所需总热量。确定糖类、蛋白质、脂肪的供给量。

每克糖类和每克蛋白均产生 16.7 kJ(4 kcal)热量,每克脂肪产生 37.7 kJ(9 kcal)热量。设全天总热量=X,全天糖类(g)=X·(50%~60%)/4;全天脂肪(g)=X·(20%~35%)/9;全天蛋白(g)=X·(12%~20%)/4。总热量三餐分配按 1/5、2/5、2/5 分配。

糖尿病患者应该戒酒,但某些患者戒酒困难,在血糖控制良好、无糖尿病并发症、肝肾功能正常、非肥胖者,允许少量饮酒(白酒 50 mL,啤酒 200 mL)。饮酒时一般不需减少其他食物的摄入量,但饮酒摄入了多余的能量,故应相应减少脂肪的摄入量。

(4)随访:以上饮食治疗方案仅是原则估算,在治疗过程中应随访患者并按实际效果做必要调整。

3.微量元素与糖尿病的关系

(1)铬的作用:①铬是人体必需的微量元素,无机铬人体基本不能吸收,只有三价有机铬人体才能吸收。②铬的食物来源是粗粮、酵母、啤酒、豆类和肉类。③铬可作用于葡萄糖代谢中的磷酸变位酶,如果缺铬,这种酶的作用就会降低,长期缺铬会影响糖耐量,不利于糖尿病病情的控制。④活化胰岛素,有助于葡萄糖的转化。

(2)锌的作用:①锌与胰岛素联结复合物调节和延长胰岛素的降血糖作用。②缺锌会导致免疫功能低下,容易患疾病,加重糖尿病的病情。③锌存在于多种食物中,动物性食物含锌丰富,且吸收率高,牡蛎、鲜鱼含锌量非常高,肉类、肝脏、蛋类含锌量也较多,植物性食物中以黄豆、大白菜、白萝卜含锌较多。

(3)硒的作用:①含有硒的谷胱甘肽过氧化物酶可使视网膜的氧化损伤减低,改善糖尿病视网膜病变。②海味、肾、肝、肉类和整粒的谷物含硒较丰富。

4.甜味剂的种类及应用

(1)分类:①营养性甜味剂,包括山梨醇、糖醇、麦芽糖醇、甘露醇、乳糖醇及低聚糖类。低聚糖类如低聚异麦芽糖、低聚果糖、大豆低聚糖等,除了有糖醇的功能外,还多了一个双歧杆菌的增殖效果,所以称双歧因子。②高倍非营养性甜味剂,包括天然提取物和化学提取物,如化学合成的糖精、甜蜜素、阿斯巴糖等,以及天然提取物如甜菊糖、甘草甜等。

(2)应用:糖尿病患者推荐使用营养性甜味剂,如糖醇和低聚糖。

5.健康饮食的注意事项

(1)改进进餐顺序:①饭前先吃一点生黄瓜或西红柿。②饭前先喝汤。③饭前先吃些用餐的菜。④最后吃主食和蔬菜。

(2)改变进食方法:①细嚼慢咽。②专心吃饭,不要边吃边干活。③饭要一次盛好,不要一点一点盛饭。④不打扫剩饭菜。

(3)改变进餐习惯:少吃零食、少荤多素、少细多粗、少盐多醋、少量多餐、少吃多动、少稀多干。

(4)改变进程品种:①吃带叶、茎类蔬菜,少吃根、块类的菜。②不吃油炸食物或过油食物。③不要勾芡。④不要吃含淀粉高的食物,如吃要交换主食。⑤血糖控制好的可在两餐间加水果,但不要喝果汁。⑥喝汤去掉上面的油。⑦吃肉丝比吃肉片、肉排、红烧肉好。⑧吃带刺鱼比吃鱼块好,因为可以减慢进餐速度,增加饱腹感。⑨吃带骨头肉比吃肉块好,既满足要求,吃进的肉量又不大。⑩吃鸡肉去掉鸡皮及肥肉。

(五)糖尿病的运动治疗

对于2型糖尿病患者来说,运动能改善胰岛素敏感性,增加糖的摄取和糖的无氧酵解,调节脂代谢。

1.糖尿病患者的运动疗法可以达到下列效果

(1)减轻体重。

(2)减轻或消除胰岛素抵抗现象。

(3)改善脂代谢和肝糖代谢。

(4)可促进凝血酶形成和纤溶活性,减少血小板聚集和血栓形成。

(5)运动可增加磺脲类口服降糖药物的疗效。

(6)应用胰岛素治疗者,运动可促进胰岛素的吸收。

运动治疗适用于空腹血糖在 16.7 mmol/L 以下的 2 型糖尿病患者,特别是超重或肥胖者。运动强度起码应该达到 60%中等强度的脉率才能达到目的。运动的形式多种多样,采取的方式因人而异,但应以容易调节运动强度的运动为宜。运动量的大小取决于运动强度和时间,在实施运动计划时应根据个人的具体情况,由轻到重地增加运动强度。

2.糖尿病患者运动强度指标的测定

(1)计算法:最大运动能力的百分比脉率=安静时脉率+(运动中最大脉率-安静时脉率)×强度。运动中最大脉率=210-年龄,如 60 岁的人安静时脉率为 70 次/分,其 60%中等强度运动时脉率=70+(210-60-70)×60%=118 次/分。

(2)简易法:运动时脉率(次/分)=170-年龄(岁)。

开始运动时应从最大运动量的 30%~40%开始,适应后可逐渐增加运动量。运动存在一定的风险,如引起缺血性心脏病加重、高血压患者诱发心脑血管意外、视网膜病变者发生视网膜出血、肾病者使蛋白尿加重、足溃疡者溃疡加重、1 型糖尿病胰岛素用量不足时促使血糖升高甚至诱发酮症,而注射胰岛素后又可使胰岛素吸收过快引起低血糖等。因此,运动要掌握适应证。

3.糖尿病患者不适于运动的情况

(1)严重 1 型糖尿病。

(2)肾脏并发症。

(3)高血压和各种心脏病。

(4)眼底病变。

(5)暂时性脑缺血。

(6)严重神经、肌肉及关节病变。

(7)极度肥胖等。

4.糖尿病运动疗法的安全原则

(1)所有的体育锻炼应以运动后没有不适感为标准。

(2)运动时要掌握适合的锻炼进度,心率是检测有氧运动调节心肺功能的最好指标。

(3)选择适合的锻炼方式。

(4)锻炼时心率不应超过安全最高心率,即 180-年龄。

(5)锻炼要逐渐增加运动量,同时调整药物及饮食。

(6)锻炼前要做好预备锻炼,锻炼后要放松。

(7)预防运动性低血糖的发生。

(六)糖尿病的口服药物治疗

应用口服降糖药物治疗适合于饮食、运动无法控制的 2 型糖尿病患者。口服降糖药物治疗的适应证为血糖不太高,改善生活方式 1~2 个月后仍然不能使血糖控制在正常范围者;存在显著高血糖症状的患者在改善生活方式的同时可给予药物治疗。应用口服降糖药物时应注意,每种药物都有不同的组织作用特异点,当联合用药时要根据患者的具体情况决定哪种组合最合适。口服降糖药物分为胰岛素促泌剂(磺脲类、格列奈类)和非胰岛素促泌剂(α-葡萄糖苷酶抑制剂、双胍类、格列酮类)。

治疗糖尿病药物的选择和治疗的程序:对于肥胖或超重的 2 型糖尿病患者,在饮食和运动不能满意控制血糖的情况下,首选非胰岛素促泌剂;2型糖尿病的药物治疗应着眼于解决胰岛素缺乏和胰岛素抵抗两个问题。有代谢综合征或伴有心血管疾病危险因素者,首选双胍类或格列酮类;对于正常体重的2型糖尿病患者,在饮食和运动不能满意控制血糖的情况下,首选胰岛素促泌剂,如血糖控制仍然不满意,有代谢综合征或伴有心血管疾病危险因素者应选用双胍类或格列酮类。α-葡萄糖苷酶抑制剂适用于餐后血糖升高而空腹血糖升高不明显者。

使用口服降糖药时应注意:①掌握适应证,1型糖尿病患者在胰岛素治疗的基础上,可联合使用胰岛素增敏剂、双胍类和α-糖苷酶抑制剂,而不应该用促胰岛素分泌剂;2型糖尿病肥胖者,首选双胍类、α-糖苷酶抑制剂或胰岛素增敏剂,后用促胰岛素分泌剂;2型糖尿病消瘦者首选促胰岛素分泌剂或胰岛素增敏剂,可联合使用α-糖苷酶抑制剂或双胍类药物。②先从小剂量开始,再根据餐后2小时血糖情况(一定要服药),调整药物剂量。③合理联合用药,同类降糖药一般不合用(如格列喹酮不应与格列齐特同用),用一种降糖药物后,如效果尚不理想,可考虑联合用药,不同作用机制的药物联合可以扬长避短,每一类药物不要用到最大剂量,可避免或减少药物的不良反应。单一药物治疗疗效逐年减退,长期疗效差。一般联合应用2种药物,必要时可用3种药物。④兼顾其他治疗,在降血糖治疗的同时,还要考虑其他问题,如控制体重、控制血压、调整血脂紊乱等。⑤要考虑药物的相互作用,当与下列具有增强降血糖作用的某个药物合用时,可能会导致低血糖反应,如胰岛素、其他降糖药、别嘌醇、环磷酰胺、喹诺酮类、水杨酸等;当与下列具有减弱降血糖作用的某个药物合用时,可能引起血糖升高,如皮质类固醇、高血糖素、雌激素和孕激素、甲状腺素、利福平等。

1.磺脲类药物

(1)磺脲类药物的作用机制:磺脲类药物通过与胰岛β细胞膜上的K^+通道相结合,使β细胞去极化,细胞内Ca^{2+}增加,触发胰岛素释放;还可以改善胰岛素受体及受体后缺陷,增加外周组织对胰岛素的敏感性,从而促进周围靶器官,特别是肌肉组织对胰岛素介导的葡萄糖的利用。其代谢及作用特点见表7-9。

表7-9 磺脲类药物代谢及作用特点

药名	排除途径	高峰时间(h)	持续时间(h)	通常剂量	最大剂量
甲磺丁脲 (D-860)	肾排100%	3~4	6~8	500毫克/次 3次/天	1 000毫克/次 3次/天
格列本脲 (优降糖)	肾排50%	2~5	16~24	2.5毫克/次 3次/天	5毫克/次 3次/天
格列齐特 (达美康)	肾排 60%~70%	0.5	10~24	80毫克/次 2次/天	80毫克/次 3次/天
格列吡嗪 (美吡达)	肾排90%	1~2.5	6~24	5毫克/次 3次/天	10毫克/次 3次/天
格列喹酮 (糖适平)	肾排5% 胆汁排95%	2~3	10~20	30毫克/次 3次/天	60毫克/次 3次/天
格列吡嗪控释 (瑞易宁)	肾排90%	2~3	6~12	5毫克/次 1次/天	20毫克/次 1次/天
格列美脲 (亚莫利)	肾排90%		24	1~4毫克/次 1次/天	8毫克/次 1次/天

(2)磺脲类药物的适应证:①新诊断的非肥胖的 2 型糖尿病患者经饮食、运动治疗 2 个月疗效不满意者。②肥胖的 2 型糖尿病患者服用双胍类药物血糖控制不满意或因胃肠道反应不能耐受者。由于其增加胰岛素分泌,可使患者体重增加,一般不作为肥胖患者的首选药物。

(3)磺脲类药物的服用方法与应用特点:磺脲类药物应在餐前半小时服用。不同磺脲类制剂的降糖作用和时间差别很大,应根据病情做出合适的选择。一般空腹血糖轻中度升高者宜选用甲苯磺丁脲(D-860)或格列喹酮(糖适平),也可选格列齐特(达美康)或格列吡嗪(美吡达);空腹血糖中度以上升高者可选用格列本脲(优降糖)或格列吡嗪(美吡达);对老年人应选用降糖作用温和、剂量范围大的甲苯磺丁脲、格列喹酮和格列吡嗪,应慎用格列本脲。另外,要根据作用时间决定每天给药次数,甲苯磺丁脲、格列喹酮和格列吡嗪半衰期短,每天给药 3 次,格列本脲、格列美脲、格列齐特 1~3 次/天。

(4)不良反应:磺脲类药物,尤其是第一代和长效类药物容易发生低血糖及低血糖昏迷,所以应从小剂量开始,缓慢加量,特别是老年患者更应注意;少数患者发生皮疹、黄疸;偶见肝功能异常和骨髓异常;肾功能不全者除格列喹酮外,不宜服用。

(5)磺脲类药物的禁忌证:①1 型糖尿病。②单纯饮食及运动治疗能够满意控制血糖的轻型患者。③并发急性代谢紊乱,如酮症酸中毒、乳酸酸中毒、非酮症性高渗性昏迷等。④严重感染、外伤、手术等应激情况。⑤严重肝、肾功能不全,影响药物动力学者。⑥妊娠期(有致畸危险和引起胎儿和新生儿低血糖)。

(6)磺脲类药物的原发或继发失效:①原发失效,指糖尿病患者接受足量的磺脲类药物治疗开始 1 个月内空腹血糖仍然高于 14 mmol/L,常见于自然病程晚期才获得初诊的 2 型糖尿病患者,是由于胰岛功能丧失或严重受损造成。这种情况往往在合并使用双胍类药物后病情有所改善。②继发失效,指糖尿病患者接受磺脲类药物治疗后收到明显的治疗效果,但继续原来治疗降血糖疗效逐渐减弱,加大剂量至足量后空腹血糖仍高于 11.1 mmol/L,餐后血糖高于 14 mmol/L,且这种高血糖持续数月,此时宜加用或改用胰岛素治疗。双胍类药物也部分存在继发失效。

(7)影响磺脲类药物作用的药物有两类。加强磺脲类降糖作用的药物:①从蛋白结合位点代替磺脲类、抑制磺脲类从尿中排出,阿司匹林、水杨酸、非激素类抗炎药、磺胺药。②竞争抑制磺脲类代谢,乙醇、H_2 受体拮抗剂、抗凝药、单胺氧化酶抑制剂。③拮抗内源性胰升糖素,β 受体阻滞剂。减弱或对抗磺脲类降糖作用的药物:增强磺脲类排除的酶诱导剂,乙醇(慢性饮用)、巴比妥类药物、氯普吗嗪。胰岛素分泌抑制剂,拮抗胰岛素作用,噻嗪类利尿剂、糖皮质激素、雌激素、吲哚美辛(消炎痛)、烟酸。

2.双胍类药物

(1)双胍类药物的作用机制(代谢及作用特点见表 7-10):①双胍类药物可延缓肠道对葡萄糖的吸收,但葡萄糖吸收总量不减少。②抑制糖原异生、肝糖分解从而减少肝糖输出。③增加机体对胰岛素的敏感性,从而增加外周组织对葡萄糖的摄取和利用,达到降糖目的。④促进各类细胞葡萄糖转运因子的转位。双胍类药物在高血糖状态下有降糖作用,但对正常血糖无降糖作用,故不引起低血糖。

(2)双胍类药物的适应证:①以胰岛素抵抗为主的糖尿病患者,特别是肥胖的 2 型糖尿病患者。②非肥胖 2 型糖尿病患者用磺脲类药物不能控制血糖时。③1 型和 2 型糖尿病患者使用胰岛素治疗时若联合应用双胍类,不仅可增加胰岛素的降糖作用,减少胰岛素用量,并可减少血糖不稳定者的血糖波动。④葡萄糖耐量减低者。

表 7-10 双胍类药物代谢及作用特点

药名	排除途径	高峰时间(h)	持续时间(h)	通常剂量	最大剂量
苯乙双胍	肾排 50%	2～3	4～6	25 毫克/次	50 毫克/次
(降糖灵)				3 次/天	3 次/天
二甲双胍	肾排 80%	2	5～6	250 毫克/次	500 毫克/次
	粪排 20%			3 次/天	3 次/天
美迪康	肾排 80%	2	5～6	250 毫克/次	500 毫克/次
	粪排 20%			3 次/天	3 次/天
迪化糖锭	肾排 80%	2	5～6	250 毫克/次	500 毫克/次
	粪排 20%			3 次/天	3 次/天
格华止	肾排 90%	5～6		500 毫克/次	1 000 毫克/次
	粪排 10%			3 次/天	3 次/天

(3)双胍类药物的不良反应:①消化道反应,有食欲缺乏、恶心、呕吐、腹痛及腹泻等。②乳酸增高及乳酸酸中毒,因其促进肌肉中糖的无氧酵解,产生大量乳酸,机体缺氧时易致乳酸中毒,应引起重视。苯乙双胍比二甲双胍多见,尤其在肝、肾功能不全,心肺疾病,贫血及老年人。

(4)双胍类药物的禁忌证:①糖尿病酮症酸中毒、高渗性昏迷、严重感染、创伤及大手术等。②糖尿病患者伴心力衰竭、肝及肾衰竭、慢性肺部疾病、组织缺氧、酗酒等均禁用双胍类药物,因易引起乳酸性酸中毒。③糖尿病患者在妊娠期间也不能应用双胍类药物。④消化道反应剧烈不能耐受者或有慢性消化道疾病者。⑤酒精中毒者。

(5)影响双胍类药物作用的其他药物:①利福平抑制双胍类药物的吸收而减弱其降糖作用。②乙醇抑制苯乙双胍代谢,加强其降糖作用。③西咪替丁减少双胍类药物在肾脏清除,加强其降糖作用。

3.α-糖苷酶抑制剂

(1)作用机制:该类药物的降糖机制是抑制多糖或双糖转变为单糖,延缓葡萄糖在肠道的吸收从而降低餐后血糖并兼有减轻胰岛素抵抗的作用。长期应用也可降低空腹血糖。其中阿卡波糖主要是抑制 α-淀粉酶,伏格列波糖主要是抑制双糖水解酶的作用,其代谢及作用特点见表 7-11。

表 7-11 α-糖苷酶抑制剂的代谢及作用特点

药名	排除途径	每片剂量	每天剂量
阿卡波糖	胃肠道 50%	50 mg	50～200 毫克/次
(拜糖平)	尿 35%		
伏格列波糖(倍欣)	胃肠道	0.2 mg	0.2～0.4 毫克/次 每天 3 次

(2)适应证:该类药物的适应证很广,可单独或与双胍类同用于肥胖的 2 型糖尿病患者;与磺胍类联合用于仅用磺胍类血糖控制不理想的 2 型糖尿病患者;与胰岛素合用于 1 型和 2 型糖尿病需用胰岛素者,不仅可减少胰岛素用量还有助于减轻餐后早期高血糖及餐后晚期低血糖。

(3)不良反应:主要是消化道反应,表现为腹部胀满、胀气、肠鸣音亢进和排气过多,少数患者有腹泻或便秘。这些症状多在服药 2 周左右缓解,仅少数患者不能耐受而停药。

(4)禁忌证:原有消化不良、消化道溃疡、肠梗阻倾向、感染、恶性肿瘤、酗酒、严重肝和肾功能损害者;妊娠或哺乳妇女及小儿。

(5)注意事项:α-糖苷酶抑制剂的使用应从小剂量开始,渐增加剂量,并与第一口饭一起嚼碎咽下。避免同服考来烯胺、肠道吸附剂、消化酶制剂。

4.胰岛素增敏剂

胰岛素增敏剂除了二甲双胍外,目前还有噻唑烷二酮类药物(TZDs)。它属于过氧化物酶增殖体所激活的受体,是一种核受体(简称 PPAR-γ)。被激活后的这种受体蛋白,能够结合 DNA 的反应成分,继而影响基因的转录,其生物效应是改变和调节一系列糖类和脂肪的代谢。现在应用于临床的有罗格列酮和吡格列酮。

(1)作用机制:目前噻唑烷二酮类药物的作用机制还在进一步的探讨当中。根据最近的研究可归纳为以下几点:①激活 PPAR-γ,能够减少脂肪的溶解和增加脂肪细胞的分化,减少外周组织的胰岛素抵抗。②降低瘦素和肿瘤坏死因子-α 的表达,减少 PAI-1 分泌,降低游离脂肪酸水平,从而增加周围组织对胰岛素的敏感性和反应性,提高糖原合成酶的活性,促进骨骼肌对胰岛素介导的葡萄糖摄取和利用。③通过抑制肝糖异生的限速酶即 1,6-二磷酸果糖酶和 2,6-二磷酸果糖酶的活性而降低肝糖输出。④提高胰岛素敏感性,从而抑制肝内合成内源性甘油三酯并促进其清除,改善糖尿病患者的血脂,防止动脉硬化的产生,延缓其发展。⑤清除自由基,降低过氧化脂质的形成,抑制动脉硬化的形成。⑥减少血管平滑肌细胞的钙离子内流,内皮细胞合成一氧化氮增加,改善血管内皮功能。见表 7-12。

表 7-12 噻唑烷二酮类药物的代谢及作用特点

药名	每片剂量(mg)	每天剂量(mg)	每天服药次数	半衰期(h)
罗格列酮	1、2、4	4~8	1~2	4
(文迪雅)				
吡格列酮	15	30	1~2	16~24
(艾汀、艾可拓)				

(2)适应证:①胰岛素抵抗、肥胖,或伴有高血压的 2 型糖尿病患者。②胰岛素抵抗者。③可单独用于 2 型糖尿病的治疗,也可与磺脲类、双胍类药物或胰岛素合用。

(3)不良反应:转氨酶升高、头痛、头晕、恶心、腹泻、体重增加和液体潴留。

(4)禁忌证:1 型糖尿病患者、酮症酸中毒、肝功能异常者。

(5)用药注意事项:用药期间监测肝功能,转氨酶升高 3 倍以上者停药。

5.非磺脲类胰岛素促泌剂

非磺脲类胰岛素促泌剂又称餐时促胰岛素分泌剂,其化合物能促进胰岛 β 细胞中胰岛素的第一时相分泌。其特点是只在进餐时才会迅速而短暂的刺激胰腺分泌胰岛素,起效快,作用持续时间短,安全性好。此类药物包括瑞格列奈和那格列奈。

(1)作用机制:通过与胰腺 β 细胞膜上的 ATP 敏感性钾通道(K$^+$-ATP)偶尔受体相互作用,使浆膜去极化,随即通过电压敏感性 L 型钙通道的开放,引起钙离子内流和胰岛素分泌。它与磺脲类药物不同之处在于:它在胰岛 β 细胞膜上的结合位点不同;不直接刺激胰岛素的胞泌作用。见表 7-13。

表 7-13　格列奈类药物的代谢及作用特点

药名	排除途径	起效时间 (h)	高峰时间 (h)	半衰期 (h)	持续时间 (h)	每顿餐前剂量 (mg)	最大剂量 (mg)
瑞格列奈 (诺和龙)	胆汁90% 尿10%	0.5	1	1～1.5	6	0.5～4	12
那格列奈 (唐力)	肝代谢 主要肾排泄	0.3	0.3	1.3	4	120～180	360～540

(2)适应证:2 型糖尿病、餐后高血糖。

(3)不良反应:①轻度胃肠功能紊乱、腹泻、呕吐。②个别患者出现乳酸、转氨酶升高,疗程结束后即可消失。③少数患者出现轻微低血糖。④变态反应。⑤体重轻微增加。

(4)禁忌证:1 型糖尿病患者者,肝、肾功能不全者。

(5)应用:可以单独或与双胍类、噻唑烷二酮联合使用。格列奈类药物不能与格列苯脲或其他促胰岛素分泌剂合用。格列奈类药物可减少餐后高血糖并且在单独使用时,一般不导致低血糖。一般进餐前服药(餐前 15 分钟即可),不进餐不服药。

(6)影响格列奈类药物的其他药物:①增强降糖作用,如单胺氧化酶抑制剂、非选择性 β 受体阻滞剂、ACEI、非甾体抗炎药、乙醇、促合成代谢激素、奥曲肽。②减弱降血糖作用,如口服避孕药、噻嗪类、皮质激素、甲状腺素、拟交感神经药。③因格列奈类药物均经肝细胞色素 P_{450} 酶代谢,凡影响肝脏 P_{450} 酶活性的药物如酮康唑、某些抗生素、环孢霉素、类固醇可抑制该类药物代谢,而诱导 P_{450} 酶活性的药物如利福平、巴比妥、卡马西平可促进该类药物代谢。

6.胰岛素治疗

(1)胰岛素的生理作用:胰岛素通过与肝脏、脂肪组织、肌肉等组织的细胞膜受体结合后发挥效应。主要作用是增加葡萄糖的穿膜转运,促进葡萄糖摄取、促进葡萄糖在细胞内的氧化或糖原合成,并为合成蛋白或脂肪提供能量,促进蛋白质及脂肪的合成,减少酮体生成。其与生长激素有协同作用,促进生长、促进钾向细胞内转移,有水、钠潴留作用。

(2)适应证:①1 型糖尿病患者。②2 型糖尿病患者经饮食及口服降血糖药治疗未获得良好控制者。③糖尿病并发急性代谢紊乱如酮症酸中毒、高渗性昏迷和乳酸性酸中毒伴高血糖时。④合并重症感染、消耗性疾病、视网膜病变、肾病、神经病变、急性心肌梗死、脑卒中。⑤因存在伴发病需外科治疗的围术期。⑥妊娠和分娩。⑦全胰腺切除引起的继发性糖尿病。

(3)胰岛素的类型:胰岛素制剂可分为速(短)效、中效和长(慢)效 3 类。速效有普通(正规)胰岛素(RI),皮下注射后发生作用快,但持续时间短,是唯一可经静脉注射的胰岛素,可用于抢救糖尿病酮症酸中毒。中效胰岛素有低精蛋白胰岛素(NPH,中性精蛋白锌胰岛素)和慢胰岛素锌混悬液。长效制剂有精蛋白锌胰岛素注射液(PZI,鱼精蛋白锌胰岛素)和特慢胰岛素锌混悬液。速效胰岛素主要控制 1 餐饭后高血糖;中效胰岛素主要控制 2 餐饭后高血糖,以第 2 餐饭为主;长效胰岛素无明显作用高峰,主要提供基础水平胰岛素。胰岛素的种类及作用特点见表 7-14。

表 7-14　胰岛素的种类及作用特点

种类	起效时间(h)	峰时间(h)	有效作用时间(h)	最大持续作用时间(h)
猪胰岛素				
短效(RI)	0.5~2	2~4	4~6	6~8
中效(NPH)	2~4	6~12	12~20	18~24
长效(PZI)	4~6	12~24	14~20	24~36
人胰岛素				
超短效(Lispro)	0.08~0.25	1~2	2~4	4~5
短效(RI)	0.5~1	2~4	3~6	6~8
中效(NPH)	1~3	4~12	13~18	20~24
长效(Ultralente)	2~4	8~14	18~20	20~30

　　(4)胰岛素的不良反应:①低血糖反应,最常见,一般由体力活动太多、饮食减少、药物用量过大引起,发作多较急,如昏迷持续 6 小时以上可能导致中枢性不可逆性损害。②变态反应,以注射局部疼痛、硬结、皮疹为主,偶有全身性变态反应,如荨麻疹、紫癜、血清病、局限性水肿、支气管痉挛、虚脱、胃肠道反应、急性肺水肿。多见于注射含有附加蛋白的制剂时。③注射部位皮下脂肪营养不良。④胰岛素拮抗或胰岛素耐药性糖尿病,耐药性的定义为每天胰岛素需要量超过200 U,持续 48 小时以上。发生率为 0.1%~3.6%。⑤胰岛素性水肿,糖尿病控制后 4~6 天可发生水、钠潴留而导致水肿。⑥屈光失常,视力模糊属暂时性变化,多见于血糖波动较大的 1 型糖尿病患者。⑦高胰岛素血症与肥胖,与胰岛素剂量与使用方法有关,剂量越大越易引起肥胖和高胰岛素血症,故应强调胰岛素治疗的同时饮食控制和运动。加用双胍类及 α-糖苷酶抑制剂有助于减少胰岛素用量,减轻外周高胰岛素血症。

　　(5)胰岛素的应用原则:①急需控制糖代谢紊乱者用短效类,如酮症等急性并发症、急性感染、大手术前后、分娩前及分娩期。1 型或 2 型糖尿病初治阶段,为摸索剂量和治疗方案,可用短效胰岛素,每天 3~4 次。②可采用长效制剂于早餐前注射或中效制剂晚 10 时睡前注射,以维持血浆胰岛素基础水平,并使次晨血糖控制较好。③为减少注射次数可采用混合剂,早晚餐前注射,中效和长效的比值可以灵活掌握,在制备混合剂时为避免鱼精蛋白锌进入普通胰岛素瓶内,应先抽普通胰岛素再抽鱼精蛋白锌胰岛素。也可直接应用混合好的胰岛素。④如病情严重伴循环衰竭、皮下吸收不良、有抗药性需极大剂量时,常使用胰岛素或锌结晶胰岛素静脉滴注。⑤采用纯度较高的制剂时剂量减少 30% 左右,从动物胰岛素转为人胰岛素时剂量减少 10%。⑥1 型糖尿病血糖波动大不易控制者,2 型糖尿病伴胰岛素抵抗者可与口服降糖药联合应用。

　　(6)应用胰岛素的注意事项:①患者需要密切监测血糖,学会根据血糖情况调节胰岛素用量,特别是在患病期间、饮食运动改变时(表 7-15)。②指导患者如何识别低血糖症状,处理低血糖发作。③胰岛素剂量取决于进食量、体力活动、精神状态、伴发疾病、应激状态、胰岛素制剂种类、患者体内抗体情况、注射部位、联合用药情况、是否伴有肥胖、肝及肾功能是否异常等。

表 7-15　胰岛素治疗时的血糖控制目标

血糖控制指标	血糖控制目标	需调整胰岛素量
餐前血糖(mmol/L)	4.4～6.7	<4.4 或>6.7
睡前血糖(mmol/L)	5.6～7.8	<5.6 或>7.8
HbA_{1c}(%)	≤7	≥8

(7)影响胰岛素作用的因素:①胰岛素制剂的种类,胰岛素的来源。②胰岛素的浓度与剂量,浓度高、剂量大的吸收缓慢,作用延迟。③给药方法,不同的给药方法会影响胰岛素的吸收,按吸收速度由快至慢分别为静脉注射、腹膜内注射、肌内注射、皮下注射。④注射技术。⑤注射部位和温度,不同部位吸收由快至慢分别为腹部、前臂、大腿、臀部。洗热水澡可加速胰岛素的吸收。⑥注射与进食的间隔时间,进食种类。⑦患者有无胰岛素抗体。⑧运动,运动增加肌肉对胰岛素的敏感性,注射部位的肌肉运动加速胰岛素的吸收。⑨肝、肾功能,当肝、肾功能不全时,影响胰岛素的清除,使胰岛素半衰期延长,血液循环中游离胰岛素增多可导致严重低血糖,故应减少胰岛素用量,特别是避免中长效胰岛素。⑩应激因素,机体处于应激状态时,儿茶酚胺等拮抗胰岛素的激素分泌增多,使胰岛素效价降低、血糖升高,此时需要增加胰岛素用量。

(8)胰岛素的一般用法:口服降糖药效果欠佳时可采用口服降糖药与中长效胰岛素联合治疗的方法,即白天用口服药,加睡前注射一次中效胰岛素。当血糖仍然不理想时可停口服药,而完全胰岛素治疗,具体方法如下:①给予速效和长效胰岛素混合制剂,2 次/天,早餐和晚餐前注射。此方法可能出现中午和/或午夜低血糖,但上午吃一些零食可预防中午低血糖,睡前注射中效胰岛素代替晚餐前的混合胰岛素可预防午夜低血糖。②3 次/天餐前注射速效胰岛素,加睡前注射中、长效胰岛素,此方法可以灵活安排进餐时间。③灵活应用,餐前注射短效胰岛素加长效胰岛素,以模仿生理胰岛素基础分泌。此法可以根据进食和运动时间安排,或饮食中糖类的含量调整胰岛素的使用,饮食中每 10～15 g 糖给予 1～2 U 胰岛素。④胰岛素抵抗患者胰岛素用量较大,可加用噻唑烷二酮类药物、二甲双胍或 α-糖苷酶抑制剂。⑤胰岛素泵持续皮下给药。⑥胰岛素注射笔匹配专用胰岛素制剂,定量准确、注射方便,特别适合老年和视力减迟的患者。

(9)胰岛素用量:开始胰岛素治疗时每天总剂量的计算。①按体重计算:1 型糖尿病 0.5～1 U/(kg·d);新诊断的 1 型糖尿病 0.2～0.6 U/(kg·d);青春期 1 型糖尿病 1.0～1.5 U/(kg·d),因青春期生长发育迅速,故需要量增大;2 型糖尿病 0.1～0.2 U/(kg·d)。②按生理需要量计算:正常人每天分泌 30～40 U 胰岛素,起始量胰岛素可从 24～40 U/d 开始。③按空腹血糖(FPG)估算:FPG 为 8～10 mmol/L 时,给 0.25 U/(kg·d);FPG>10 mmol/L 时,每增加 1 mmol/L 胰岛素增加 4 U/d。

(10)胰岛素泵治疗:①胰岛素泵的脉冲式连续输注方式符合生理状态下胰岛素分泌,能够持续提供基础胰岛素,减少了餐前胰岛素用量,可更快地消除胰岛素抵抗状态。避免了高胰岛素血症,且较普通胰岛素吸收快,缩短了胰岛素吸收入血的起效时间。②胰岛素泵只使用速效或超短效胰岛素,减少了使用多种胰岛素制剂引起的吸收差异。③可自由调整基础量,减少低血糖的发生,并能有效抑制"黎明现象"。④24 小时持续输入基础量胰岛素,不进食、晚进食也不至于引起低血糖,而多进食也可适量追加胰岛素,从而使患者全天血糖接近正常,更适于生活方式多变的人、低血糖无感知者及糖尿病自主神经病变者。

适应证：①所有 1 型糖尿病患者，尤其是经常规治疗血糖控制不佳、血糖剧烈波动、对低血糖不能感知而多次发生低血糖、夜间低血糖、对胰岛素特别敏感或胰岛素需求量很少者。②胰岛功能差需要胰岛素治疗的 2 型糖尿病患者。③有"黎明现象"者，空腹血糖＞11.1 mmol/L。④生活方式多变，工作、进食、活动不规律者。⑤妊娠。⑥器官移植后血糖难以控制者。⑦严重糖尿病自主神经病变，如胃麻痹、下肢疼痛等。

胰岛素泵治疗时胰岛素用量的计算：可根据实际体重或以前胰岛素总量进行计算。①体重在理想体重的 20％以内时，每天胰岛素总量＝0.4～0.9 U/kg，或按以前胰岛素总量的 75％计算。②基础量＝40％～50％每天胰岛素总量。③餐前量＝50％～60％每天胰岛素总量，如果基础量已经平衡了生物节律因素，则可将餐前量平均分配到三餐前。

胰岛素泵治疗时胰岛素用量的调整：①基础量的调整主要根据早晨空腹血糖。②餐前量的调整根据下次餐前血糖值调整。③如果连续 2 天血糖值大于靶血糖值，增加餐前量每次 1 U，连续 2 天血糖值小于靶血糖值，减少餐前量每次 1 U。④每次剂量调整不超过 2 U，观察 2～3 天后再根据血糖情况继续调整。

7.胰岛素类似物

(1)胰岛素类似物与普通人胰岛素比较，有着诸多的益处，促使胰岛素的给药方式更趋完善。①起效快速，避免人胰岛素的起效时间需 30～60 分钟，必须餐前 30 分钟给药的缺点，仅邻近程前 15 分钟注射，或于餐后即用，同时作用持续时间短。②贴近生理治疗，胰岛素类似物和长效胰岛素联合应用，三餐时注射短效类似物及睡前注射甘精胰岛素，可帮助糖尿病患者更准确地模拟正常人在生理状态下的胰岛素代谢过程；以最大限度地将血糖控制在正常范围，且不易引起低血糖的发生。③峰效时间与餐后血糖峰值同步，更好地控制餐后血糖升高。另注射时间随意，便于灵活应用，如根据进餐的需要及在餐后追加使用。④显著减少夜间低血糖发作。⑤可降低糖化血红蛋白，达到＜7％的指标。⑥注射部位的药物吸收较稳定，个体内的变化及个体间的差异较小，吸收的变异度有很大的改善。另外，人胰岛素注射剂量较大时，可在皮下形成储存，疗效与持续时间难以预计，而类似物极少出现此类现象。⑦睡前注射甘精胰岛素与口服降糖药联合应用将提高 2 型糖尿病患者的血糖控制，且比通常预想的更容易实行和节约费用。⑧口服肾上腺皮质激素的糖尿病患者的缺陷常是餐后血糖处理受损，皮质激素可抑制胰岛素的分泌，增加糖异生，减少外周组织对葡萄糖的摄取。但胰岛素类似物可改变这一弊端。

(2)胰岛素类似物的应用原则：①甘精胰岛素的 pH 低，不能与其他胰岛素注射剂混合，以免发生凝聚，使吸收延迟。②由动物胰岛素改用人胰岛素类似物时，剂量应减少 10％左右，否则易致低血糖的发生。③对过敏者、妊娠妇女、动物源性胰岛素呈现免疫抵抗者、初始采用胰岛素治疗者、间断应用胰岛素者宜尽量首选人胰岛素。④甘精胰岛素宜提倡睡前给药，以控制"黎明现象"高血糖及白天葡萄糖毒性所致的夜间高血糖。并可替代三餐间的基础胰岛素的分泌。⑤与可升高血糖的药物联合应用，如肾上腺皮质激素、异烟肼、雌激素、口服避孕药、烟酸、噻嗪类利尿药，可适当增加剂量；当与含硫抗菌药、水杨酸盐、单胺氧化酶抑制剂、血管紧张素转化酶抑制剂、β 受体阻滞剂、奥曲肽等药联合应用，可减少胰岛素类似物的需求量。且 β 受体阻滞剂可能掩盖胰岛素所致的低血糖现象，需特别警惕。

（王秀芹）

第四节 肥 胖 症

肥胖症是指身体脂肪的过度堆积,以及体重的超重。在健康的个体中,女性身体脂肪约为体重量 25%,男性约为 18%。体重指数(BMI),即体重(kg)/身高^2(m^2),与身体脂肪高度相关,因此目前国际上常常使用 BMI 来作为评估肥胖症水平的指标,一般认为 BMI 为 20～25 kg/m^2 代表健康体重,轻度超重的定义是 BMI 为 25～30 kg/m^2,或者体重在正常体重的上限与高于正常体重上限的 20% 之间;而 BMI 高于 30 kg/m^2,或者体重高于正常体重上限的 20%,被定义为肥胖症。BMI 高于 30 kg/m^2 意味着患病风险极大地增高。肥胖症与神经性厌食和神经性贪食相比较不属于精神类疾病,但是属于医学类疾病。

在美国大约 35% 的女性和 31% 的男性显著超重(BMI≥27 kg/m^2);如果以 BMI 超过 25 kg/m^2 来定义肥胖症,可能现在肥胖的美国人多于不肥胖的;如果以 BMI 超过 30 kg/m^2 来定义肥胖症,则有 11% 的女性和 8% 的男性有肥胖症。目前在美国,肥胖症的患病率至少是 20 世纪早期的 3 倍。

社会经济地位与肥胖症密切相关,在美国,社会经济地位低的女性肥胖症的患病率是社会经济地位高的女性的 6 倍。无论男性还是女性,体重在 25～44 岁增加是最明显的。怀孕可能导致女性体重大大地增加,如果一个女性接连怀孕,她们的体重平均会比上一次怀孕约有 2.5 kg 的增长。在 50 岁以后,男性的体重趋于稳定,在 60～74 岁,甚至会出现轻微下降;女性则相反,体重的持续增长会持续到 60 岁,在 60 岁以后才会开始下降。

一、病因学

肥胖症是一个复杂的多因素疾病,涉及生物、社会、心理等多方面因素。在今天,大多数研究者认为肥胖者是能量平衡障碍,即能量摄入与消耗的障碍;肥胖症也是与某个基因结构有关的疾病,而这个基因结构是通过文化和环境的影响来被调整的。

(一)生物学因素

1.遗传因素

遗传因素在肥胖症中起着重要作用。双生子研究和寄养子研究均显示遗传因素对患肥胖症有重要影响。大约 80% 的肥胖患者都有肥胖症家族史;80% 的肥胖父母的下一代都是肥胖子女,父母其中之一是肥胖者,他们中 40% 的下一代有肥胖,而父母都很苗条的,只有 10% 的下一代是肥胖者。这些均提示了遗传的作用。虽然有研究发现肥胖基因能调节体重和身体脂肪的储存,但迄今为止,还未发现肥胖症特异的遗传标志物。

2.神经生物学

中枢神经系统,特别是外侧下丘脑存在"摄食中枢"或者"饥饿中枢",可以根据能量需求的改变来调节食物摄取的量,并以此来维持体内脂肪的基线贮存量。动物试验发现,用电刺激动物的外侧下丘脑,已经吃饱了的动物又重新开始吃食物;损毁了大白鼠两侧的外侧下丘脑,结果发现动物拒绝吃东西。

饱足感与饥饿感对食物摄取起着调控作用,参与肥胖症的发病。饱足感是一种当饥饿被满足后的感觉。人会在就餐结束时停止进食是因为他们已经补充了那些耗尽的营养,来自已经被吸收的食物的新陈代谢的信号通过血液被携带到大脑,大脑信号激活了可能位于下丘脑的受体细胞,从而产生了饱足感。5-羟色胺、多巴胺和去甲肾上腺素的功能紊乱通过下丘脑参与调节进食行为,其他涉及的激素因子可能包括促肾上腺皮质激素释放因子(CRF)、神经肽 Y、促性腺激素释放激素和促甲状腺激素。当重要营养物质耗尽,新陈代谢信号强度下降,便产生饥饿感。嗅觉系统对饱足感可能起着重要作用,实验显示通过使用一个充满特殊气味的吸入器使鼻子里的嗅球受到食物气味的强烈刺激,从而产生出对食物的饱足感。

有一种脂肪细胞产生的激素称为瘦素,是脂肪的自动调节器。当血液瘦素浓度低时,更多的脂肪被消耗,而当瘦素浓度高时,脂肪消耗较少。

(二)心理、社会因素

尽管心理、社会因素是肥胖症发展的重要因素,但是这些因素如何导致肥胖症至今尚不清楚。饮食调节机制易受环境影响,文化、家庭和个体心理动力因素都影响着肥胖症的发展。

肥胖症与文化有着密切的关系,随着全球化的进展和经济飞速发展导致生活节奏加快、人们压力增大、活动锻炼时间明显减少,而快餐文化的迅速发展及餐馆餐饮消费的增多,使得当今社会肥胖症日益增多。躯体活动明显减少是作为公共卫生问题的肥胖症日趋增多的一个主要因素,原因是躯体活动不足限制了能量的消耗,而摄食却不一定会相应减少。

特殊的家族史、生活事件、人格结构或是潜意识冲突都可能导致肥胖症。有很多肥胖的患者因为在他们的成长环境里可以看到很多的过量进食例子,所以他们学会了用过量摄食作为应对情绪紊乱及各种心理问题的一种方式。

(三)其他因素

有很多临床疾病会导致肥胖症。肾上腺皮质功能亢进与特征性的脂肪分配有关(水牛型肥胖症);黏液水肿与体重增加有关,尽管并非恒定;其他神经内分泌障碍,包括脑性肥胖症,是以肥胖症及性与骨骼的异常为特征。

不少精神药物会导致体重增加。在非典型抗精神药物中,奥氮平、氯氮平、利培酮和喹硫平常见的不良反应即为体重增加;在心境稳定剂中,锂盐、丙戊酸盐和卡马西平也会引起体重增加;长期使用选择性 5-羟色胺再摄取抑制剂也能导致体重增加。

二、临床特征

(一)心理和行为障碍

肥胖症的心理和行为障碍分成两类:进食行为紊乱和情绪紊乱。肥胖症患者的进食模式存在很大的差异,最常见的是,肥胖者经常抱怨他们不能限制自己进食,并且很难获得饱足感。一些肥胖者甚至不能区分饥饿和其他烦躁不安的状态,并且当他们心情不好时就会吃东西。

肥胖症患者不会出现明显的或者过度的病理心理学。通过对那些已经做过胃旁路术的严重肥胖的患者的研究,发现对他们最多见的精神科诊断是重性抑郁障碍。但是,在肥胖症患者中重性抑郁障碍的患病率并不高于普通人群。自我贬低自己的体象尤其见于那些从童年期就开始肥胖的人,这可能是由于对肥胖人群长期的社会偏见所致。有些研究反应肥胖者因病感觉羞耻和社会偏见在教育和就业问题上遭遇到不公正待遇。很多肥胖者在试图节食的过程中会出现焦虑和抑郁。

(二)生理障碍

肥胖会对生理功能产生很大的影响,产生一系列的医学并发症。

当体重增加时血液循环会负担过重,严重肥胖者可能会发生充血性心力衰竭;高血压和肥胖症高度关联;肥胖症患者的低密度脂蛋白水平升高,而高密度脂蛋白水平下降,低水平高密度脂蛋白可能是增加肥胖症心血管疾病风险的机制之一。如果一个人是上半身体脂肪增加、而非下半身,很可能与糖尿病的发生相关联。严重肥胖症患者肺功能受损非常严重,包括肺换气不足、高碳酸血症、缺氧症和嗜睡(即肥胖肺心综合征),且肥胖肺心综合征的死亡率很高。肥胖症可能会恶化骨关节炎及因皮肤伸张、擦烂和棘皮症而引起皮肤病问题。肥胖妇女存在产科风险,易患毒血症和高血压。

肥胖症还与一些癌症有关联。肥胖男性患前列腺癌和结肠直肠癌的比率更高,肥胖女性患胆囊癌、乳腺癌、宫颈癌、子宫癌和卵巢癌的比率更高。研究发现肥胖症通过影响雌激素分泌而导致子宫内膜癌和乳腺癌的产生和恶化。

三、诊断与鉴别诊断

(一)诊断

肥胖症的诊断主要根据 BMI 或体重:BMI 高于 $30 \ kg/m^2$,或者体重高于正常体重上限的 20%,被诊断为肥胖症。

(二)鉴别诊断

1.其他综合征

夜间进食综合征的患者会在晚餐后过度进食,他们是被充满压力的生活环境而促发的,一旦得了往往就会每天反复发生,直到压力缓解。

暴食综合征被定义为在短时间里突然强迫性地摄取大量食物,通常随后伴有严重的不安和自责。暴食也可以表现为是一种应激反应。与夜间进食综合征比起来,暴食综合征的暴食发作并不是定时的,而且常常与特定的促发环境紧密相连。

肥胖肺心综合征:当一个人的体重超过理想体重的 100%,并伴有呼吸和心血管疾病时才被认为患有肥胖肺心综合征。

2.躯体变形障碍

一些肥胖者感觉他们的身体畸形、令人厌恶,并且感觉他人对他们带有敌意和厌恶。这种感觉是与他们的自我意识及社会功能受损紧密相连。情绪健康的肥胖者没有体象障碍,只有少数神经质的肥胖者才有体象障碍。该躯体变形障碍主要局限于从儿童期就已经肥胖的人,而在这些儿童期就肥胖的人中间,也仅有少于一半的人患躯体变形障碍。

四、病程和预后

肥胖症的病程是进展性的。减轻体重的预后很差,那些体重明显减轻的患者,90% 最终体重再增加;儿童期就开始肥胖的患者预后特别差;青少年发病的肥胖症患者,往往更严重,更难治,与情绪紊乱的联系也比成人肥胖症更紧密。肥胖症的预后取决于肥胖产生的医学并发症。

肥胖症对健康有着不良影响,与心血管疾病、高血压[血压高于 $21.3/12.7 \ kPa$ $(160/95 \ mmHg)$]、高胆固醇血症(血胆固醇高于 $6.5 \ mmol/L$)、由遗传决定的糖尿病特别是 2 型糖尿病(成年起病或非胰岛素依赖型糖尿病)等一系列疾病有关。根据美国健康协会的资料,肥胖的男性无论抽不抽烟,都会由于结肠、直肠和前列腺癌症而比正常体重的男性有更高的死亡率。肥胖的女性会由于胆囊、胆管、乳腺、子宫(包括子宫颈和子宫内膜)和卵巢的癌症而比正常女性有更高的死亡率。研究指出一个超重的人其体重越重,死亡的概率就越大。对那些极端肥胖的人,即体重为理想体重的 2 倍,减轻体重可能是挽救他们生命的方法,这些患者可能会出现心肺衰竭,特别是在睡觉的时候(睡眠呼吸暂停综合征)。

五、治疗

存在广泛的精神疾病理学如焦虑障碍、抑郁障碍的肥胖者,在节食过程中有过情绪紊乱病史的及正处于中年危机的肥胖者,应该尝试减肥,并最好在专业人员严格的督导下进行。

(一)节食

减肥的基础为摄入低于消耗。减少热量摄入的最简单方式就是建立一个低热量的饮食方式,包含那些易获得食物的均衡节食计划可获得最佳长期效果。对大多数人来说,最满意的节食计划通常的食物数量参照标准的节食书上可获得的食物营养价值表,这样节食可以最大机会地长期保持体重的持续减少。

禁食计划一般用于短期减肥,但经常会引发一些疾病,包括直立性低血压、钠利尿和氮平衡的破坏。酮体生成节食是高蛋白、高脂肪的节食方式,用于促进减肥,但这种节食会增高胆固醇浓度并且会导致酮症,产生恶心、高血压和嗜睡等反应。无论各种节食方式多么有效,他们大多数都很乏味,所以当一个节食者停止节食并回到以前的饮食习惯,会刺激他们加倍地过度进食。

一般而言,减肥的最好方式就是有一个含有 4 602~5 021 kJ 的均衡饮食方案。这种节食方案可以长期执行,但必须另外补充维生素,特别是铁、叶酸、锌和维生素 B_6。

(二)锻炼

增加躯体活动常常被推荐为一种减肥养生法。因为多数形式的躯体活动所消耗的热量直接与体重成一定比例,所以做同样多的运动肥胖的人比正常体重的人消耗更多的热量。而且,以前不活动的人增加躯体活动事实上可能还会减少食物摄入。锻炼也有助于维持体重的减低。

(三)药物疗法

各种用于治疗肥胖症的药物中,有些药物效果较好,如安非他明、右旋安非他明、苄非他明、苯二甲吗啡、苯丁胺、马吲哚等。药物治疗有效是因为它会抑制食欲,但是在使用几周后可能会产生对该作用的耐受。

奥利斯特是一个选择性胃和胰腺脂肪酶抑制剂减肥药,这种抑制剂用于减少饮食中脂肪(这种脂肪会通过粪便排泄出来)的吸收。它通过外围机制起作用,所以一般不影响中枢神经系统(即心跳加快、口干、失眠等),而大多数减肥药都会影响中枢神经系统。奥斯利特主要的不良反应是肠胃道不良反应。该药可以长期使用。

西布曲明是一种 β-苯乙胺,它抑制 5-羟色胺和去甲肾上腺素的再摄取(在一定范围内还抑制多巴胺),用于减肥,长期使用可以维持体重减轻。

(四)外科手术

那些可引发食物吸收不良或者减少胃容量的外科手术方法已经用于显著肥胖者。胃旁路术是一个通过横切或者固定胃大弯或胃小弯而使胃变小的手术。胃成形术使胃的入口变小从而使食物通过变慢。尽管会出现呕吐、电解质紊乱和梗阻,但是手术的结果还是成功的。抽脂术(脂肪切除术)一般是为了美容,而对长期的减肥并没有用。

（五）心理治疗

精神动力性心理治疗以内省为取向，可能对一些患者有效，但没有证据表明揭示过度进食的无意识原因可以改变肥胖者以过度进食来应对压力的症状。在成功的心理治疗和成功的减肥后的几年里，多数患者在遇到压力时还会继续过度进食，而且，许多肥胖者似乎特别容易过度依赖一个治疗师，在心理治疗结束过程中可能会发生紊乱的退行。

行为矫正已经是最成功的心理治疗法，并被认为是治疗肥胖症的选择。患者通过指导会认识到与吃有关的外界线索，并且在特定环境中保持每天的进食量，比如在看电影、看电视或处于焦虑、抑郁等某种情绪状态之下时。患者也会通过教导发展出新的进食模式，比如慢吃，细嚼慢咽，吃饭时不看书，两餐间不吃东西或不坐下就不吃东西。操作性条件治疗，通过奖励，比如表扬或新衣服来强化减肥，也已经使减肥获得成功。

团体治疗有助于保持减肥动机，有助于提高对已经减肥成功的成员的认同，并且可以提供有关营养方面的教育。

（六）综合治疗

一个管理肥胖症患者的真正全面的方法是以设备（如新陈代谢测量室）和人（如营养学家和锻炼生理学家）为核心；但是这些都很难获得。设计高质量的项目时，要有容易获得的资源（如治疗手册），以及合理运用锻炼、心理治疗和药物治疗相结合的综合方法。决定使用哪种心理治疗或体重管理方法是一项重要环节，并且与患者一起来决定哪些资源的结合可以控制体重将是最合适的方式。

（黄令强）

第八章

老年心内科疾病

第一节　钙化性主动脉瓣病变

一、病因及发病机制

老年钙化性主动脉瓣病变主要表现为瓣叶增厚、僵硬、钙化，不伴有交界处的融合。从功能上区分，可分为主动脉瓣硬化，瓣叶没有阻塞左心室流出道；主动脉瓣狭窄，左心室流出道出现梗阻。超声心动图诊断的老年退行性心脏瓣膜病更为多见。

老年钙化性心脏瓣膜病的确切病因至今不明，既往普遍认为包括心脏老化、长期血流冲击、磨损、机械应力等多因素综合作用的结果，但目前的一些研究认为钙化性主动脉瓣病变是一个主动的病理生理过程，包括慢性炎症、血脂的沉积、钙化和肾素-血管紧张素系统的激活等均参与了钙化性主动脉瓣病变的发生发展，遗传因素也可能参与了此过程。

病理解剖证实老年人心瓣膜因长期受血流的冲击，其胶原纤维和弹力纤维随增龄而增生，左心瓣膜因承受更大的血流冲击而退行性变更明显，在此基础上易发生瓣膜钙化或黏液样变性。主动脉瓣钙化通常沿主动脉瓣环沉积，然后向瓣叶扩展，以无冠瓣明显。瓣膜主动脉面可见针尖至米粒大小的钙化灶，使瓣膜增厚、僵硬、活动受限，可导致主动脉瓣狭窄。二尖瓣钙化通常较主动脉瓣轻，可引起二尖瓣关闭不全。

老年钙化性心脏瓣膜病最常受累的是主动脉瓣膜，其发生率远高于其他瓣膜。这主要是由于主动脉瓣膜所承受的机械压力较大，尤其在血压增高时，易引起胶原纤维断裂形成间隙而有利于钙盐沉积。老年瓣膜长期经受血流冲击，瓣叶中糖蛋白与蛋白聚糖的丢失与营养不良，也是钙化形成的可能机制。主动脉瓣膜又以左冠瓣为多见，右冠瓣次之。因左冠瓣与主动脉瓣环后缘相连接，此处易形成血流旋涡致瓣膜受损，使钙盐沉积于此。右冠瓣因缺少致密牢固的组织支托，受血流冲击较大也易受损。瓣膜的钙化与衰老有关，衰老的过程伴有细胞内钙含量的增加。钙跨膜分布梯度降低，钙从骨骼向软组织内迁徙，这是衰老的典型特征。因骨钙和血钙的梯度，胞外钙与胞内钙梯度的降低，最终导致胞内钙含量增加而产生功能损伤。这种钙迁徙与老年人维生素 D 缺乏及甲状旁腺素水平增高有关。

近年来的一些研究提示主动脉瓣钙化是系统性炎症状态的标志，与血清同型半胱氨酸、C 反应蛋白以及内皮功能异常相关。一项研究提示这种相关是可逆的,主动脉瓣狭窄患者在瓣膜置换后,C反应蛋白下降。但也有研究显示在校正年龄、性别与吸烟状态后,炎症与主动脉瓣钙化无关。

总之,造成瓣膜钙化的原因很多,长期机械性劳损,脂质浸润及钙磷代谢障碍,引起局部转移性钙质沉着,均可造成瓣膜的老化,退行性变。

二、临床表现及评价

老年钙化性主动脉瓣病变发病隐匿,进展缓慢,瓣膜损害程度多不严重,早期常无症状,甚至终身呈亚临床型。也可有胸闷、心悸、乏力、劳力性气短、活动受限及头晕、头痛等脑供血不足的表现,但均无特异性。后期可由瓣膜功能不全导致血流动力学改变引起的心绞痛,晕厥及充血性心力衰竭,少数可并发感染性心内膜炎,二尖瓣及其瓣环的钙化性斑块可以压迫或破坏心脏传导系统,引起传导功能异常,造成不同程度心脏传导阻滞。可引起各种心律失常,甚至猝死。尚有报道以栓塞为首发症状者,是由心房颤动继发心房附壁血栓,栓子或钙化斑块脱落引起体循环栓塞所致。

超声心动图上,主动脉瓣钙化是指主动脉瓣叶增厚,典型者瓣叶中心部增厚,一般不包括瓣叶交界处,瓣叶运动正常。主动脉瓣钙化者,瓣膜的血流动力学在正常范围,瓣膜的前向血流速度在 2.5 m/s 以内。部分患者体格检查时可闻及收缩期杂音,但是没有与主动脉瓣钙化相关的临床表现。

虽然主动脉瓣钙化临床上可能无症状,但主动脉瓣钙化的出现在校正其他心血管危险因素后,仍与心血管疾病患病率和死亡率增高相关。在相关的研究中,主动脉瓣钙化可使研究初始没有冠状动脉疾病的患者心肌梗死危险增加 40%,心血管死亡危险增加 50%。另外一项近 2 000 名老年人的前瞻性研究也发现主动脉瓣钙化增加新发冠脉事件的危险。

主动脉瓣钙化对预后不利影响的机制还不十分清楚。瓣膜损害本身不像其原因,因为瓣膜的血流动力学正常或接近正常。

目前还很少有前瞻性研究显示主动脉瓣钙化到主动脉瓣狭窄的血流动力学进展情况。在至今为止最大的一项研究中,共超过 2 000 名主动脉瓣钙化的患者入选。在这个研究中,16% 患者进展为主动脉瓣狭窄,轻度狭窄者 10.5%(前向血流速度 2～3 m/s),中度狭窄者 3%(前向血流速度 3～4 m/s),重度狭窄者 2.5%(前向血流速度＞4 m/s)。从诊断主动脉瓣钙化到进展为严重主动脉瓣狭窄的平均时间为 8 年。在另外一项入选 400 名主动脉瓣钙化患者的小规模研究中也有类似的发现,其中 5% 患者进展为中度主动脉瓣狭窄,2.5% 进展为重度主动脉瓣狭窄。

主动脉瓣狭窄的评价包括通过超声心动图对瓣叶解剖和瓣膜钙化程度的评估。主动脉瓣狭窄的程度可以通过瓣膜的前向血流、平均压差以及连续方程法测量瓣口面积进行精确的评估。

目前的临床指南建议严重无症状的主动脉瓣狭窄,每年复查一次超声心动图,中度狭窄者每两年一次,轻度狭窄者每 5 年一次。只有在超声心动图不能明确诊断或超声心动图诊断与临床表现不相符时,才考虑行心导管检查。

前瞻性研究提示,主动脉瓣的进展情况为:主动脉瓣血流速度平均每年增加 0.3 m/s,平均跨主动脉瓣压力阶差每年增加 0.9 kPa(7 mmHg),主动脉瓣瓣口面积平均每年减少 0.1 cm^2。虽然各项研究中各项指标的进展相对恒定,但是个体之间变异很大,这使得预测个体的主动脉瓣狭窄进展情况变得很困难。

新近的研究表明,血中的神经激素水平,例如脑尿钠肽(BNP),其水平增高与疾病的严重程度相关。血 BNP 水平增高与主动脉瓣狭窄的严重程度和心功能相关。严重主动脉瓣疾病血流动力学异常的患者具有较高的血 BNP 水平,提示血 BNP 水平可能是疾病严重程度的一个标志。在一项 130 名严重主动脉瓣狭窄患者的研究中,系列测量血 BNP,N-tBNP 等指标一年的时间,发现这些指标水平的升高与症状的加重和心功能的恶化相关联。即使无症状的患者这些激素水平的升高也预示着症状加重的高度可能性。血 N-tBNP 也是预示手术后患者生存率和射血分数的独立指标。但是在常规应用这些指标之前还需要大规模的前瞻性的临床研究。

老年钙化性主动脉瓣病变一般应具备下列条件:①年龄≥60 岁;②超声心动图见瓣膜增厚,回声增强,瓣叶活动受限,开放幅度减小,瓣膜游离缘极少受累;③排除风湿性、先天性、梅毒性心脏瓣膜病,感染性心内膜炎,乳头肌功能不全,腱索断裂及黏液瘤样变性所致瓣膜损害;④瓣膜杂音,可提供临床诊断线索。

彩色多普勒超声心动图对本病诊断有特殊价值,可直接观察瓣膜厚度、回声强度及活动,并可检出瓣环的钙化及反流程度,是目前诊断该病的最敏感、可靠的无创检查方法。超声表现为主动脉瓣叶增厚,局限性致密强回声,瓣膜僵硬和活动受限,造成瓣膜狭窄或关闭裂隙,瓣膜反流,但瓣膜边缘较规则,无粘连或融合。二尖瓣多在后瓣、瓣环与房室交界处出现回声增强光团,瓣环僵硬,瓣叶可移位,瓣下结构也可受累,造成二尖瓣反流或狭窄,而瓣叶边缘极少受累,此可与风湿性心脏病及其他炎性病变相鉴别。M 型及二维图像与频谱多普勒及彩色多普勒血流显像相结合,不仅可发现瓣叶形态结构异常,且可检出瓣膜功能改变(狭窄或关闭不全)及其程度。超声心动图评价心脏瓣膜病要注意:瓣膜解剖、病变严重程度以及病理生理机制之间是否符合,超声心动图结果和临床表现之间是否符合。

多排 CT 可以对瓣膜钙化进行定量,准确性高,重复性好,检查具有更高的敏感性和特异性,可检出某些超声未能检出的早期老年钙化性瓣膜病。MRI 则可以对心功能、心脏大小和反流量做出准确评价。

三、治疗

老年退行性心脏瓣膜病发病隐匿,进展缓慢,目前尚无有效逆转瓣膜钙化的可靠治疗方法。早期患者无症状,无须治疗,可以动态观察病情,合并高血压,冠心病、糖尿病等应予积极治疗。出现临床症状者,给予相应处理,并发心力衰竭者,根据血流动力学情况,可予利尿、扩血管、强心治疗,以改善心功能。心律失常,可给予相应抗心律失常治疗,严重房室传导阻滞,可考虑植入心脏起搏器。瓣膜损害严重,功能明显异常导致血流动力学改变者,考虑介入或手术治疗。

严重主动脉瓣狭窄且有临床症状的患者,如果换瓣手术延迟可能影响到预后。一项以有症状但又拒绝手术患者为对象的研究表明,这类患者的存活期平均仅为 2 年,5 年生存率<20%。在另外一项研究中,有症状的严重主动脉瓣狭窄患者,只有 40%患者生存达到 2 年,5 年时只有 12%的患者无事件发生。而有症状又进行主动脉瓣瓣膜置换的患者,生存曲线几近正常。因此,目前的指南提倡有症状的主动脉瓣狭窄患者及早手术治疗。

换瓣手术治疗的死亡率一般在 1%左右,高危患者可达 9%。换瓣患者的长期存活率 3 年在 80%,与正常老年患者类似。术后并发症,例如血栓栓塞,抗凝治疗的出血并发症,人工瓣的异常以及心内膜炎,发生率一般在每年 2%~3%。

国外 Cribier 首先将经皮主动脉瓣球囊瓣膜成形术用于退行性主动脉瓣狭窄取得成功,能在一定程度上扩大狭窄的主动脉瓣口面积,降低跨瓣压差,从而缩短左心室射血时间,有利于左心室排空,增加射血分数,改善心功能。为高危老年患者提供了新的治疗措施,其安全性大,费用低。然而球囊扩张不能根本改变瓣膜的解剖结构,成功率有限,再狭窄率高,因此,被认为仅适合作为一种短期缓解症状的姑息疗法。对瓣膜钙化严重,临床症状明显的患者,仍考虑行瓣膜置换术。

对于无症状的患者预防性应用换瓣手术目前还没有被普遍接受。但是如果这类患者需进行其他心脏手术,主动脉瓣至少有中度狭窄,可以考虑同时置换主动脉瓣。无症状患者手术死亡率低,如果狭窄非常严重或有快速进展的可能性,可以考虑手术治疗。

四、预后

对于无症状主动脉瓣狭窄患者的预后,研究表明总体来说死亡率较低。虽然有早期的研究显示严重主动脉瓣狭窄患者的猝死率高达 20%,这些研究很多为回顾性的尸检研究,存在选择偏倚。目前的研究显示每年的猝死率很低,不到 1%。

在一项 128 例无症状严重主动脉瓣狭窄患者的研究中,经过 4 年的随访,不到 33% 的患者仍然无症状,不需瓣膜置换。瓣膜钙化程度是无事件发生的重要危险因素,只有 20% 具有中度或重度钙化的患者存活或没有与需要瓣膜置换相关的症状。与此类似,一项 123 例无症状主动脉瓣狭窄患者的研究,经过 5 年的随访,只有不到 26% 的患者仍然无症状,提示对于这类患者要注意观察症状的出现,严密监测。两项研究显示的预示症状出现的因素均包括基线血流速度,随时间血流速度的变化率,瓣膜钙化情况和功能状态。

主动脉瓣疾病进展,症状出现,这种情况需警惕即使基线没有主动脉瓣的严重梗阻,也可能行主动脉瓣置换术。在一项主动脉瓣轻中度狭窄患者(主动脉瓣血流速度 2.5~4 m/s)的研究中,不需要瓣膜置换的可能性一年为 95%,5 年为 60%。峰值血流速度,与瓣膜钙化程度和并存的冠状动脉疾病是预后的独立预测因素。值得注意的是,主动脉瓣狭窄患者中,具有较轻血流动力学异常的患者,19% 的患者在今后随访中症状进展,瓣膜钙化程度仍为预示今后死亡或换瓣的主要危险因素。这再次提示对于任何无症状的主动脉瓣狭窄患者,无论开始诊断时的严重性如何,均需严密随访。

(王　勇)

第二节　高　血　压

高血压是一种以体循环动脉压升高为主要特点的临床综合征,是多种心脑血管疾病的重要病因和危险因素,动脉压的持续升高可导致靶器官如心脏、肾脏、大脑和血管的损害,最终导致这些器官衰竭,是心血管疾病死亡的主要原因之一。高血压也是一种随年龄增加而增加的疾病,老年人群中有较高的发病率。

高血压可分为原发性高血压(即高血压病,通常简称为高血压)和继发性高血压两大类。原发性高血压占高血压的 90% 左右。

一、病因

高血压的病因至今未明,目前认为是在一定的遗传易感性的基础上,由多种后天环境因素所致。

(一)遗传因素

高血压具有明显的家族聚集性。父母双方无高血压、一方有高血压或双方均有高血压,其子女发生高血压的概率分别为 3%、28% 和 46%。约 60% 的高血压患者可询问到有高血压家族史。高血压被认为是一种多基因遗传病,这些基因的突变、缺失、重排和表达水平的差异,也即多个"微效基因"的联合缺陷可能是导致高血压的基础。那些已知或可能参与高血压发病过程的基因称为高血压病的候选基因,据推测可能有 5~8 种。

(二)环境因素

环境因素包括年龄、饮食习惯、饮酒、超重和精神因素等。年龄是高血压的危险因素,随增龄高血压的患病率增加。JNC7 指出,55 岁时血压正常的人,未来患高血压的危险性为 90%。钠盐摄入与血压升高有关。我国人群食盐摄入量高于西方国家。北方人群食盐摄入量每人每天约 12~18 g,南方为 7~8 g。流行病学研究证实,膳食钠摄入量与血压水平呈显著相关性,北方人群血压水平高于南方。在控制了总热量后,膳食钠与收缩压及张压的相关系数分别达到 0.63 及 0.58。人群平均每人每天摄入食盐增加 2 g,则收缩压和舒张压分别升高 0.3 kPa(2.0 mmHg)及 0.16 kPa(1.2 mmHg)。膳食中饱和脂肪酸含量增加也有升压作用。饮酒量与血压水平呈线性关系,每天饮酒量超过 50 g 乙醇者高血压发病率明显增加。男性持续饮酒者比不饮酒者 4 年内高血压发生危险增加 40%。体重对人群的血压水平和高血压患病率有显著影响,超重或肥胖是高血压重要的危险因素。我国人群血压水平和高血压患病率北方高于南方,与人群体质指数差异相平行。基线体质指数每增加 3,4 年内发生高血压的危险女性增加 57%,男性增加 50%。腹型肥胖即男性腰围≥90 cm、女性≥85 cm 者高血压的危险为腰围低于此界限者的 3 倍。精神心理因素与血压升高有关系。长期处于高度紧张和心理压力增大时易患高血压,脑力劳动者高血压患病率比体力劳动者高。

二、发病机制

高血压的发病机制,即遗传和环境因素通过什么环节和途径升高血压,目前尚不十分清楚,可能与下述机制有关。对于某一个高血压个体来说,血压升高的机制不同,也可能多种机制参与了高血压的产生。

(一)交感神经系统活性增强

在高血压的形成和维持过程中,交感神经活性亢进起到了非常重要的作用。40% 的高血压患者循环血液中儿茶酚胺水平增加,肌肉交感神经活性增强,血管对去甲肾上腺素反应性增加,心率增快。长期的精神紧张、焦虑和应激状态使大脑皮层下中枢神经系统功能紊乱,交感神经系统活性增强,儿茶酚胺释放增加,从而引起小动脉收缩、心排血量增加,血压升高。

(二)肾素-血管紧张素-醛固酮系统激活

肾素由肾小球旁细胞分泌,可激活肝脏产生的血管紧张素原而生成血管紧张素Ⅰ,在肺血管内皮细胞,经血管紧张素转换酶的作用产生血管紧张素Ⅱ,后者具有强有力的直接收缩小动脉的作用,或者通过刺激肾上腺皮质球状带分泌醛固酮而增加血容量,或者通过促进肾上腺髓质和交感神经末梢释放儿茶酚胺,均可显著升高血压。此外,体内其他激素如糖皮质激素、生长激素、雌激素等升高血压的途径也主要是经过肾素-血管紧张素-醛固酮系统。

(三)肾脏潴留过多钠盐

肾脏是机体调节钠盐的主要器官,肾脏潴留钠盐过多,一方面使容量负荷增加引起血压升高,另一方面小动脉水钠潴留,使外周血管阻力增加。各种肾脏疾病或者无肾脏疾病但过多摄入钠盐,均可使体内钠盐潴留,引起血压升高。另外,根据盐负荷后是否引起血压升高,将高血压人群分为盐敏感性和盐不敏感性高血压。老年人随着年龄增长,肾脏的排钠排水能力降低,也是老年高血压的机制之一。

(四)胰岛素抵抗

高血压患者中约半数存在胰岛素抵抗现象。胰岛素抵抗是指机体组织细胞对胰岛素作用的敏感性和反应性降低的一种病理生理反应,其结果是胰岛素在促进葡萄糖摄取和利用方面作用明显受损,一定量的胰岛素所产生的生物学效应低于预计水平,导致继发性高胰岛素血症。后者通过激活 Na^+-K^+ 交换和 Na^+-K^+-ATP 酶活性,使细胞内钠增加,导致钠潴留;还可使机体对升高血压的血管活性物质反应性增强,血中儿茶酚胺水平升高;高胰岛素血症还可影响跨膜阳离子转运,使细胞内钙离子浓度增加,加强缩血管作用,并增加内皮素释放,减少舒血管活性物质前列腺素的合成,从而影响血管的舒张功能。

(五)内皮细胞功能障碍

内皮细胞具有调节血管舒张和收缩的功能。正常情况下,内皮细胞分泌一定量的舒血管和缩血管活性物质,维持血管的功能。当内皮细胞受损,舒血管的活性物质如 NO、前列环素等分泌减少;而缩血管活性物质如内皮素、血栓素 A2 分泌增加时,导致血管收缩增强,血压升高。长时间血压升高,可进一步损伤血管内皮结构和功能,是高血压导致靶器官损害和各种临床并发症的重要原因。

三、病理改变

高血压病的主要病理改变是动脉的改变和左心室肥厚。随病程的进展可引起心脏、脑、肾脏和外周血管的损害。

(一)心脏

高血压病导致的心脏损害主要包括左心室肥厚和动脉粥样硬化。长时间血压升高,儿茶酚胺和血管紧张素Ⅱ刺激心肌细胞肥大和间质纤维化,使左心室体积和重量增加,从而导致左心室肥厚。左心室肥厚是影响预后的独立危险因素,病情进一步进展还可发生心力衰竭。血压升高可引起冠状动脉粥样硬化和微血管病变,冠状动脉粥样硬化斑块体积的增加或者破裂出血,可产生严重的心肌缺血,甚至心肌梗死。血压升高引起左心室压力和容量负荷增加,继之左心房负荷增加,是心房颤动等心律失常的病理基础。

(二)脑

脑小动脉尤其颅底动脉是高血压动脉硬化的好发部位,可造成脑缺血和脑血管意外,颈动脉的粥样硬化也可造成同样的结果。高血压的脑血管病变部位,特别容易发生在大脑中动脉的豆纹动脉、基底动脉的旁正中动脉和小脑齿状核动脉,这些血管直接来自压力较高的大动脉,血管细长而且垂直穿透,容易形成微动脉瘤和闭塞性病变。近半数的高血压患者颅内小动脉有微小动脉瘤,是脑出血的重要原因。

(三)肾脏

长期高血压使肾小球内囊压力,肾小球纤维化、萎缩,加上肾动脉硬化,进一步导致肾实质缺血和肾单位不断减少,严重者导致肾衰竭。

(四)外周动脉

小动脉病变是高血压病的重要病理改变。早期表现为全身小动脉痉挛,长期反复的痉挛使小动脉内膜因压力负荷增加、缺血缺氧出现玻璃样变,中层平滑肌细胞增殖、肥大,使血管壁发生重构,后期发生管壁纤维化、管腔狭窄。随年龄增加,大动脉逐渐硬化,其顺应性降低,是老年单纯性收缩期高血压的重要病理基础。高血压病后期,主动脉可发生中层囊样坏死和夹层分离。后者好发部位在主动脉弓和降主动脉交界处,也可发生在升主动脉处。

四、临床表现及并发症

(一)血压的变化

高血压初期血压呈波动性,可暂时升高,但仍可自行下降或恢复正常,多在偶测血压或体检时发现。此时的血压升高与情绪波动、精神紧张和劳累有关,去除诱因或休息后血压可恢复正常。随着时间的推移,血压逐渐呈持续性升高,即使去除诱因和休息也不能使血压恢复至正常。

(二)症状

大多数患者起病隐袭,缺少典型的症状。有的患者可表现为头晕、头痛、耳鸣、后颈部不适、记忆力下降、注意力不集中和失眠等。当出现心脑肾等靶器官损伤时,可表现为相应的临床症状。

(三)体征

通常缺少特征性的体征。左心室肥厚时可表现为心尖部抬举样搏动、心界扩大、主动脉瓣听诊区第二心音增强、心尖部可闻及收缩期杂音等。合并其他靶器官损伤时,可有相应的临床体征。

(四)老年高血压的临床特点

1.收缩压增高为主

占老年高血压的 60%,老年人收缩压随年龄的增长而升高,而舒张压在 60 岁后则缓慢下降。

2.脉压增大

脉压是反映动脉弹性的指标,老年人脉压增大是重要的心血管事件预测因子。

3.血压波动大

随着年龄增长,老年患者的压力感受器敏感性降低,而动脉壁僵硬度增加,顺应性降低,随情绪、季节和体位的变化血压易出现较明显的波动。

4.容易发生直立性低血压

老年收缩期高血压伴有糖尿病、低血容量及应用利尿剂、扩血管药或精神类药物者容易发生直立性低血压。

5.常见血压昼夜节律异常

老年高血压患者非杓型血压(夜间血压下降幅度不足 10%)发生率可高达 60%。

6.常与多种疾病并存

老年高血压常伴发动脉粥样硬化、高脂血症、糖尿病、老年痴呆等疾病,脑血管意外的发生率和复发率明显增加。

五、实验室和特殊检查

(一)血压的测量

血压测量是诊断高血压及评估其严重程度的主要手段,目前主要用以下 3 种方法。

1.诊所血压

诊所偶测血压是目前临床诊断高血压和分级的标准方法,由医务人员在标准条件下按统一的规范进行测量,是目前评估血压水平和临床诊断高血压并进行分级的标准方法和主要依据。具体要求如下:选择符合计量标准的水银柱血压计或者经国际标准(BHS 和 AAMI)检验合格的电子血压计进行测量。使用大小合适的袖带,袖带气囊至少应包裹 80% 上臂。被测量者至少安静休息5 分钟,取坐位,最好坐靠背椅,裸露右上臂,上臂与心脏处在同一水平。如果怀疑外周血管病,首次就诊时应测量左、右上臂血压。老年人、糖尿病患者及出现直立性低血压情况者,应加测站立位血压。将袖带紧贴缚在被测者的上臂,袖带的下缘应在肘弯上 2.5 cm。将听诊器探头置于肱动脉搏动处。测量时快速充气,使气囊内压力达到桡动脉搏动消失后再升高 4.0 kPa(30 mmHg),然后以恒定的速率[0.3~0.8 kPa/s(2~6 mmHg/s)]缓慢放气。在放气过程中仔细听取柯氏音,观察柯氏音第Ⅰ时相(第一音)和第Ⅴ时相(消失音)水银柱凸面的垂直高度。收缩压读数取柯氏音第Ⅰ时相,舒张压读数取柯氏音第Ⅴ时相。<12 岁儿童、妊娠妇女、严重贫血、甲状腺功能亢进、主动脉瓣关闭不全及柯氏音不消失者,以柯氏音第Ⅳ时相(变音)定为舒张压。应相隔 1~2 分钟重复测量,取 2 次读数的平均值记录。如果收缩压或舒张压的 2 次读数相差 0.7 kPa(5 mmHg)以上,应再次测量,取 3 次读数的平均值记录。

2.家庭血压

对于评估血压水平及严重程度,评价降压效应,改善治疗依从性,增强治疗的主动参与,具有独特优点。且无白大衣效应,可重复性较好。目前,患者家庭自测血压在评价血压水平和指导降压治疗上已经成为诊所血压的重要补充。然而,对于精神焦虑或根据血压读数常自行改变治疗方案的患者,不建议自测血压。推荐使用符合国际标准(BHS 和 AAMI)的上臂式全自动或半自动电子血压计。家庭自测血压低于诊所血压,家庭自测血压 18.0/11.3 kPa(135/85 mmHg)相当于诊所血压 18.7/12.0 kPa(140/90 mmHg)。

3.动态血压

动态血压监测在临床上可用于诊断白大衣性高血压、隐蔽性高血压、顽固难治性高血压、发作性高血压或低血压,评估血压升高的严重程度短时变异和昼夜节律,评估心血管调节机制、预后意义、新药或治疗方案疗效考核等,不能取代诊所血压测量。动态血压测量应使用符合国际标准(BHS 和 AAMI)的监测仪。动态血压的正常值推荐以下参考标准:24 小时平均值<17.3/10.7 kPa(130/80 mmHg),白昼平均值<18.0/11.3 kPa(135/85mmHg),夜间平均值<16.7/10.0 kPa(125/75mmHg)。正常情况下,夜间血压均值比白昼血压值低 10%~15%。动态血压测量时间间隔应设定一般为每 30 分钟一次。可根据需要而设定所需的时间间隔。

(二)血液生化检查

测定血糖、总胆固醇、低密度脂蛋白胆固醇(LDL-C)、高密度脂蛋白胆固醇(HDL-C)、甘油三酯、尿酸、肌酐、血钾等常规检查,必要时可进行一些特殊检查,如血液中肾素、血管紧张素、醛固酮和儿茶酚胺等。

(三)尿液分析

检测尿比重、pH、尿蛋白、尿微量蛋白和肌酐含量,计算清蛋白/肌酐比值。

(四)心电图检查

可诊断高血压患者是否合并左心室肥厚、左心房负荷过重和心律失常。

(五)超声心动图检查

诊断左心室肥厚比心电图更敏感,并可计算左心室重量指数。还可评价高血压患者的心脏功能,包括收缩功能和舒张功能。

(六)颈动脉超声检查

颈动脉病变与主动脉、冠状动脉等全身重要血管病变有着很好的相关性,颈动脉为动脉硬化的好发部位,其硬化病变的出现往往早于冠状动脉及主动脉,而颈部动脉位置表浅,便于超声检查,是评价动脉粥样硬化的窗口,对于高血压患者早期靶器官损伤的检出具有重要的临床意义。

(七)脉搏波传导速度(PWV)和踝臂指数(ABI)

动脉硬化早期仅仅表现为动脉弹性降低、顺应性降低、僵硬度增加,先于疾病临床症状的出现。PWV 增快,说明动脉僵硬度增加,是心血管事件的独立预测因子。PWV 可以很好地反映大动脉的弹性,PWV 越快,动脉的弹性越差,僵硬度越高。ABI 与大动脉弹性、动脉粥样硬化狭窄的程度有良好相关性,ABI<0.9 提示下肢动脉有狭窄可能。

(八)眼底检查

可发现眼底的血管病变和视网膜病变。前者包括动脉变细、扭曲、反光增强、交叉压迫和动静脉比例降低,后者包括出血、渗出和视盘水肿等。高血压患者的眼底改变与病情的严重程度和预后相关。

六、诊断和鉴别诊断

高血压患者的诊断应进行 3 个方面的评估:①确定血压水平及其他心血管病危险因素;②判断高血压的原因(明确有无继发性高血压);③寻找靶器官损害以及相关临床的情况。

(一)诊断标准和分类

根据中国高血压防治指南的规定,18 岁以上成年人高血压的定义为在未服用高血压药物的情况下,收缩压≥18.7 kPa(140 mmHg)和/或舒张压≥12.0 kPa(90 mmHg)。既往有高血压病史,目前正服用抗高血压药物,即使血压已低于 18.7/12.0 kPa(140/90 mmHg),仍应诊断为高血压。按血压水平将高血压分为 1、2、3 级。收缩压≥(140 mmHg)和舒张压<12.0 kPa(90 mmHg)单列为单纯性收缩期高血压。若患者的收缩压与舒张压分属不同的级别时,则以较高的分级为准。单纯收缩期高血压也可按照收缩压水平分为 1、2、3 级。

收缩压、舒张压和脉压均可作为心血管疾病的预测因子,且舒张压曾被认为是比收缩压更重要的脑血管病和冠心病的预测因子。有研究提示老年人收缩压升高危害更大。老年人收缩压随年龄的增长而上升,而舒张压在 60 岁后则缓慢下降。有研究提示收缩压与脑卒中和冠心病发病均呈正相关。有些资料也显示老年人脉压增大是比收缩压和舒张压更重要的心血管事件的预测因子,老年人基线脉压与总死亡,心血管性死亡,脑卒中和冠心病发病均呈显著正相关。有关随机试验也证明降压治疗对单纯收缩期高血压患者是有益的。

(二)高血压的危险分层

高血压患者是否或何时发生脑卒中、心肌梗死等严重的心脑血管事件难以预测,但发生心脑血管事件的风险水平不仅可以评估,而且也应该评估。虽然高血压及血压水平是影响心脑血管事件发生和预后的独立危险因素,但是并非唯一决定因素。大多数高血压患者还有血压升高以外的其他心血管危险因素、靶器官损害和相关的临床疾病。对高血压患者诊断和治疗时,应评估心血管风险,并进行危险分层。这样有利于确定启动降压治疗的时机,有利于采用优化的降压治疗方案,有利于确定合适的血压控制目标,有利于实施危险因素的综合管理。通常将高血压患者按心血管风险水平分为低危、中危、高危和很高危。

(三)鉴别诊断

高血压患者中5%～10%可查出高血压的具体原因,属于继发性高血压。筛查出这部分患者可以减少患者长期服药的负担,并可通过外科手术或介入治疗去除血压升高的病因。通过临床病史,体格检查和常规实验室检查可对继发性高血压进行筛查。以下线索提示有继发性高血压可能:①严重或顽固性高血压;②年轻时发病;③原来控制良好的高血压突然恶化;④突然出现靶器官功能损害的临床表现。

1.肾实质性高血压

肾实质性高血压是最常见的继发性高血压。以慢性肾小球肾炎最为常见,应对所有高血压患者初诊时进行尿常规检查以筛查除外肾实质性高血压。体检时双侧上腹部如触及块状物,应疑为多囊肾,并作腹部超声检查,有助于明确诊断。测尿蛋白、红细胞和白细胞及血肌酐浓度等,有助于了解肾小球及肾小管功能。

2.肾血管性高血压

肾血管性高血压是继发性高血压的第二位原因。国外肾动脉狭窄患者中75%是由动脉粥样硬化所致(尤其在老年人)。我国大动脉炎是年轻人肾动脉狭窄的重要原因之一。纤维肌性发育不良在我国较少见。肾动脉狭窄体征是脐上闻及向单侧传导的血管杂音,但不常见。实验室检查有可能发现高肾素,低血钾。肾功能进行性减退和肾脏体积缩小是晚期患者的主要表现。超声肾动脉检查,增强螺旋CT,磁共振血管造影,数字减影,有助于诊断。肾动脉彩色多普勒超声检查,是敏感和特异性很高的无创筛查手段。肾动脉造影可确诊。

3.原发性醛固酮增多症

原发性醛固酮增多症是由于肾上腺分泌过多的醛固酮,而导致水钠潴留、高血压、低血钾和血浆肾素活性受抑制的临床综合征。常见原因是肾上腺腺瘤、单侧或双侧肾上腺增生。过去降低血钾作为诊断的必备条件,故认为原发性醛固酮增多症在高血压患者中的患病率<1%,但近年的报道提示,在难治高血压患者中原发性醛固酮增多症约占20%,仅部分患者有低血钾。检测血钾水平作为筛查方法,停用影响肾素的药物(如β受体阻滞剂、ACEI等)后,血浆肾素活性显著低下[<1ng/(mL·h)],且血浆醛固酮水平明显增高提示该病。血浆醛固酮(ng/dL)与血浆肾素活性(ng/mL/小时)比值大于50,高度提示原发性醛固酮增多症。CT/MRI检查有助于确定是腺瘤或增生。

4.嗜铬细胞瘤

嗜铬细胞瘤是一种少见的继发性高血压。嗜铬细胞瘤90%位于肾上腺髓质,交感神经节和体内其他部位的嗜铬组织也可发生此病。肿瘤释放出大量儿茶酚胺,引起血压升高和代谢紊乱。尿与血儿茶酚胺检测可明确是否存在儿茶酚胺分泌亢进。超声或CT检查可作出定位诊断。

5.睡眠呼吸暂停综合征

睡眠呼吸暂停综合征是指由于睡眠期间咽部肌肉塌陷堵塞气道,反复出现呼吸暂停或口鼻气流量明显降低,临床上主要表现为睡眠打鼾,频繁发生呼吸暂停的现象,可分为阻塞性、中枢性和混合性 3 种类型,以阻塞性最为常见,是顽固性高血压的重要原因之一。多导睡眠监测是诊断睡眠呼吸暂停综合征的金标准。减轻体重和生活方式干预以及持续正压通气是可选择的治疗方法。

6.药物诱发的高血压

升高血压的药物有甘草、口服避孕药、类固醇、非甾体抗炎药、可卡因、安非他明、促红细胞生成素和环孢素等。

七、治疗

(一)治疗目标

高血压患者的首要治疗目标是最大程度的降低长期心血管发病和死亡的总危险。这需要治疗所有已明确的可逆的危险因素,包括吸烟、血脂异常和糖尿病,在治疗高血压的同时,还要合理控制并存临床情况。

血压降低的目标值,根据现有的证据,认为一般高血压患者的血压应控制在 18.7/12.0 kPa (140/90 mmHg)以下;65 岁及以上老年人的收缩压应控制在 20.0 kPa(150 mmHg)以下,如能耐受,还可以进一步降低;糖尿病或病情稳定的冠心病的高血压患者治疗更宜个体化,一般可以将血压降至 17.3/10.7 kPa(130/80 mmHg)以下,脑卒中后的高血压患者一般血压目标为 <18.7/12.0 kPa(140/90 mmHg)。处于急性期的冠心病或脑卒中患者,应根据相关指南进行血压管理。

(二)治疗方法

高血压治疗的具体方法包括非药物治疗和药物治疗。前者主要是通过改善生活方式达到降低血压的目的。改善生活方式的措施包括戒烟、减轻体重、减少过多的乙醇摄入、适当运动、减少盐的摄入量、多吃水果和蔬菜、减少食物中饱和脂肪酸的含量和脂肪总量、减轻精神压力和保持心理平衡等。降压药物包括利尿剂、β 受体阻滞剂、钙通道阻滞剂、血管紧张素转换酶抑制剂(ACEI)和血管紧张素受体阻滞剂(ARB)及由这些药物组成的低剂量复方制剂,均可以作为降压治疗的初始用药和维持用药。

(三)降压药物的应用

降压药物使用的原则:①采用较小的有效剂量以获得可能有的疗效而使不良反应最小,如有效而不满意,可逐步增加剂量以获得最佳疗效;②为了有效地防止靶器官损害,最好使用一天一次给药的长效降压药,即降压谷峰比值>50%;③单药治疗疗效不满意者,可采用两种或两种以上药物联合治疗,以使降压效果增大而不增加不良反应。事实上,2 级以上高血压为达到目标血压常需降压药联合治疗;④根据每个患者的具体情况,个体化选择降压药。常用降压药如下。

1.利尿剂

噻嗪类利尿剂有良好的疗效和性价比,并有降低高血压相关的致残率和死亡率,至今仍然是高血压治疗的一线用药。此类药物尤其适用于老年高血压患者、单纯收缩期高血压、或伴心力衰竭者,也是难治性高血压的选择用药。常用的利尿剂可根据其作用部位或利尿效果进行分类:①袢利尿剂:作用于肾脏髓袢升支粗段,抑制 NaCl 再吸收。代表药物有呋塞米、布美他尼等;②噻嗪类利尿剂:抑制远曲小管 Na^+、Cl^- 和水的再吸收产生利尿作用,同时对碳酸酐酶有轻度抑制作用。该类药物又可分为噻嗪型和噻嗪样利尿剂,前者包括氢氯噻嗪和苄氟噻嗪等,后者包括氯噻酮、吲达帕胺和美托拉宗等；③保钾利尿剂：抑制远曲小管和集合管 Na^+ 的再吸收和减少 K^+ 的分泌。代表药物有氨苯蝶啶、阿米洛利、螺内酯和依普利酮，后两者可与醛固酮受体结合，竞争性拮抗醛固酮的排钾保钠作用，又称为醛固酮受体拮抗剂。利尿剂的主要不良反应是乏力、尿酸升高，痛风患者禁用。

2.β 受体阻滞剂

有选择性（β_1）、非选择性（β_1 和 β_2）及兼有 α 受体阻滞剂 6 类。β 受体阻滞剂的降压作用可能是多方面的，不是单一的降压机制，其可能的机制如下：①减少心排血量，机体产生适应性反应，外周血管阻力降低，血压下降；②阻断中枢 β 受体，减少交感神经纤维的神经传导；③阻断突触前膜 β_2 的兴奋受体，减少去甲肾上腺素的释放；④抑制肾素释放等。高选择性 β_1 受体阻滞剂既可降低血压，又可保护靶器官，减少心血管事件。β 受体阻滞剂尤其适用于伴快速性心律失常、冠心病、慢性心力衰竭、交感神经活性增高以及高动力状态的高血压患者。常用的 β 受体阻滞剂有美托洛尔、阿替洛尔、比索洛尔卡维地洛等，各种 β 受体阻滞剂的药理学和药代动力学特点差别较大，应根据患者的具体情况，个体化选择用药。主要不良反应有心动过缓、乏力、四肢发冷等。急性心功能不全、支气管哮喘、病态窦房结综合征、严重的房室传导阻滞和外周血管病的患者禁用。

3.钙通道阻滞剂（CCB）

钙通道阻滞剂是最常用的降压药物之一，根据药物的分子结构和作用机制分为二氢吡啶类和非二氢吡啶类钙通道阻滞剂，前者有硝苯地平、尼群地平、非洛地平和氨氯地平等，后者有维拉帕米和地尔硫䓬。根据药物的作用时间分为短效和长效。降压作用主要是通过阻滞细胞外的钙离子经电压依赖的 L 型钙通道进入血管平滑肌细胞内，减弱兴奋收缩偶联，降低阻力血管的收缩反应性，致使外周血管阻力降低，血压下降。此类药物可以与其他四类降压药联合应用。钙通道阻滞剂降压疗效和降压幅度相对较强，除心功能不全外，较少有禁忌证，对血脂、血糖代谢无明显影响，长期控制血压和服药的依从性较好。相对于其他种类的降压药，钙通道阻滞剂更适合于老年人高血压、单纯收缩期高血压、伴稳定型心绞痛、冠状动脉或颈动脉粥样硬化及周围血管病患者。主要不良反应有反射性交感活性增强，引起心率快、颜面潮红、头痛、下肢水肿等。

4.血管紧张素转换酶抑制剂（ACEI）

此类药物除降压作用外，还具有良好的靶器官保护和减少心血管终点事件的作用。根据化学结构分为巯基、羧基和磷酸基 3 类，常用的有卡托普利、依那普利、贝那普利、福辛普利、培哚普利、雷米普利等，降压作用的机制是通过抑制血浆和组织的血管紧张素转换酶，使血管紧张素 Ⅱ 生成减少，同时抑制激肽酶，使缓激肽降解减少，从而使血管舒张，血压下降。血管紧张素转换酶抑制剂还具有改善胰岛素抵抗和降低尿蛋白的作用，特别适用于伴慢性心力衰竭、心肌梗后伴心功能不全、预防心房颤动、糖尿病肾病、非糖尿病肾病、代谢综合征、蛋白尿或微量清蛋白尿患者。主要的不良反应是刺激性干咳，多见于用药初期，症状较轻者可坚持继续用药，不能耐受者可改用血管紧张素受体阻滞剂。其他不良反应有低血压、皮疹，偶见血管性水肿，长期应用可导致高钾血症。妊娠妇女和双肾动脉狭窄患者禁用，血肌酐大于 3 mg/L 时慎用。

5.血管紧张素受体阻滞剂（ARB）

此类药物在受体水平阻断肾素-血管紧张素-醛固酮系统，与血管紧张素转换酶抑制剂相比有更高的受体选择性。其降压作用机制是阻断 AT1 受体后，血管紧张素 Ⅱ 收缩血管和刺激肾上腺释放醛固酮的作用受到抑制，有与血管紧张素转换酶抑制剂相似的降压作用。常用的血管紧张素受体阻滞剂有氯沙坦、缬沙坦、厄贝沙坦、替米沙坦、坎地沙坦和奥美沙坦等。血管紧张素受体阻滞剂可降低有心血管病史如冠心病、脑卒中、外周动脉疾病患者的心血管并发症,减少高血压患者的心血管事件,降低糖尿病或肾病患者的蛋白尿及微量蛋白尿。尤其适用于伴左心室肥厚、心力衰竭、预防心房颤动、糖尿病肾病、冠心病、代谢综合征、微量蛋白尿或蛋白尿患者,以及不能耐受血管紧张素转换酶抑制剂的患者。不良反应较少,不引起刺激性干咳,偶有腹泻,长期应用可使血钾升高。禁忌证同血管紧张素转换酶抑制剂。

6.其他降压药

除上述主要五大类降压药外,还有 α 受体阻滞剂,如哌唑嗪、特拉唑嗪;交感神经抑制剂,如利血平、可乐定;直接血管扩张剂,如肼屈嗪;ATP 敏感性钾通道开放剂,如二氮嗪、吡那地尔等。

(四)降压药物的联合应用

联合应用降压药是近年来大力倡导的治疗方案,是指应用不同作用机制的降压药物以合适的剂量进行合理的组合,以满足不同类型高血压患者的需求,不仅可更有效地控制血压,实现降压达标,如果组方恰当,还可以更加全面地保护血管和靶器官,从而更有效地预防心脑血管并发症的发生。

高血压不是一种均匀同质性疾病,其发病不能用单一病因和机制来完整解释,在不同的国家、地区和人群中发病机制不尽一致。高血压是一种病程较长、进展较慢的疾病,在病程的形成、发展和终末阶段升压机制有较大不同。因此高血压的治疗应以多种病理生理发生机制为基础,联合应用多种降压药,从不同角度阻断高血压的发生机制。很多荟萃分析和临床研究均显示,单药治疗高血压患者的血压达标比率仅有 40%～50%,而两种药物联合应用可使 70%～80% 的高血压患者达标。2 级及以上的高血压、血压比目标值高 2.7/1.3 kPa(20/10 mmHg)或者有明显靶器官损伤的高血压患者,开始就应当联合治疗。

联合两种药物治疗的原则如下。①小剂量开始:两种药物均应从小剂量开始,如血压不能达标,可将其中一种药物增至足量,如仍不能达标,可将两种药物均增至足量或加用小剂量第三种降压药,必要时可联合使用四种或四种以上的降压药;②避免使用降压机制相近的药物:如 β 受体阻滞剂与 ACEI 或 ARB 联合应用;③选用增加降压疗效、减少不良反应的降压方案:如 β 受体阻滞剂与钙通道阻滞剂联合、ACEI 或 ARB 与利尿剂联合等;④固定复方制剂的应用:虽不能调整单个药物的剂量,但服用方便,可以提高患者的依从性。

（王　勇）

第三节　冠　心　病

一、病理生理学特点

(一)血管

动脉壁结构组分随着年龄的增长而改变,中心动脉的顺应性随着老龄将会降低。一方面老年人动脉壁的胶原纤维数量增加,并由于晚期糖化终产物(AGE)作用胶原纤维间相互连接更加稳定,另一方面年龄相关的弹力蛋白酶活性上调,使中心动脉的弹力纤维处于低水平,最终导致血管的弹性回缩力和血管膨胀能力降低。除了血管结构的改变,血管内皮功能也和年龄的增加相关,如一氧化氮(NO)生成减少,依赖于 NO 的血管扩张下降。其他分子生物学的变化包括特殊的基质金属蛋白酶、转化生长因子-β_1,血管紧张素 Ⅱ 等增加,也导致到内皮功能失调。

血管弹性和顺应性的降低,临床常常表现为单纯的收缩性高血压。其特点是收缩压增高而舒张压降低,脉压增大。老龄化血管不能很好地缓冲心脏收缩期射血产生的脉冲波,这种能量使通过主动脉和中心动脉的血流速度增加。增快的血流速度使得脉搏波提前反射回到心脏,在收缩期即可影响到心脏,心脏的后负荷增加。而正常情况下脉搏波反射回心脏往往在舒张期,协助冠状动脉充盈。老年人失去了这种冠脉灌注的帮助,再加上心脏后负荷的增加,即使没有严重的动脉粥样硬化病变、没有心肌需氧的增加、没有左心室肥厚或供氧能力的降低如贫血,也可以造成心肌的缺血。

(二)心脏

老年人的心肌质量往往是增加的。即使没有后负荷增加如高血压或主动脉瓣狭窄,中心型左心室肥厚仍然存在。由于心肌细胞的凋亡和坏死,心肌的数量减少,剩余的心肌细胞代偿性扩大。心肌肥厚可能和上述所说的动脉硬化致后负荷增加相关,也和长期的动脉压力负荷相关。成纤维细胞活性也影响老化心脏的功能。一方面成纤维细胞有益于心室重塑,连接剩余的心肌细胞,改善心排量,但过度的纤维化降低心室的顺应性,导致心功能障碍。舒张性功能不全是正常的心脏老化的生理改变。但进一步的舒张功能的受损将导致心力衰竭综合征。正常老化心脏的左心室射血分数可仍然保持不变。另一方面常见的老年人影像学改变是室间隔和主动脉根部的成角现象。有时可伴有室间隔基底部的局限性明显肥厚。这一结构改变是否可引起左心室流出道的梗阻,一直存在争议。在静息状态下,往往不会造成左心室至主动脉的压力阶差,但在负荷状态或心室容量降低(如血容量不足)时可产生压力阶差,可能引起梗阻症状。

主动脉瓣膜硬化是老年人常常伴有的情况。主动脉瓣瓣叶增厚,但并没有血流受阻。在年龄大于 75 岁者,主动脉瓣硬化发生率可达 40%。因主动脉瓣硬化并不造成左心室流出道的梗阻,主动脉瓣硬化本身并不是病理性的。然而研究发现经超声心动证实的主动脉瓣的硬化是不良的心血管预后风险增加的标记。少数的主动脉瓣硬化可进一步进展发展成为主动脉瓣狭窄。

关于心血管生理功能衰老的另一重要概念是心室和血管的耦合性。这一理论认为老年人血管和左心室的僵硬度均增加,使得在静息状态下有稳定的心排血量。但是这种变化在一定程度上损害了心血管系统功能,以适应压力的增加,如减少了心脏的储备功能。在老年人静息状态下的心排血量和心排指数是正常的,但在运动或负荷状态下不能像年轻人一样随需要而增加,这和多方面的机制有关,如 β 肾上腺素能兴奋性的降低、最大心排血量的下降而使最大摄氧量减少(VO_{2max})、心脏收缩力降低、舒张和收缩加速能力降低、组织获取氧气减少。

心脏传导系统随着心脏老化而逐步发生纤维化。在一个 75 岁的老人,估计窦房结中原有的起搏细胞功能正常的仅剩 10%。正常的系统退化使得交感神经和副交感神经反应性降低,因而老年人的静息心率减慢,运动后的最大心率也减慢。

(三)其他相关器官的老化

在老年人,肾脏系统对心血管系统的影响最为直接。肾脏的老化,排钠能力下降;肾素-血管紧张素-醛固酮系统的改变,致钠重吸收障碍,临床出现水钠潴留。因此老年人较年轻人的容量变化更加明显。压力感受器反应性的降低,使体位改变引起的血压波动更为明显。

正常的老化还影响老年人的认知功能,即使未患有痴呆症或认知损伤者,仍可有此相关的问题。年龄相关的认知能力降低包括记忆、处理问题速度等。其原因尚不完全清楚,可能的假设如氧化应激、端粒缩短、免疫功能降低等。心脏病患者是年龄相关的认知损伤的高危人群。步态不稳和移动不能在老年人非常常见,85 岁以上老人的发生率可达 82%。据报道 50% 以上的大于80 岁的老年患者每年摔倒至少一次。移动不能和久坐不动的生活方式可影响其他系统的生理功能。精神神经系统方面的用药可增加跌倒的风险。老年人的运动训练可有效地改善系统功能和生活质量,减少跌倒的风险。

老年人的虚弱症常见,源于各种生理功能和生理储备能力的降低,使得全身生理性应激能力下降,而疾病的易感性增加。典型的虚弱患者有无意中的体重下降、活动减少和认知能力降低,并且是独立性丧失、残疾、住院和死亡的独立预测因子。

(四)老化和药理学

老年人的药代动力学和药效学均有明显改变。由于老年人容量分布的减少及肌酐清除率降低明显影响药物的浓度和作用。老年人易造成药物过量,药物的不良反应可更加明显。例如抗凝药物合并出血的风险增加。老年人的肌肉质量下降,血清肌酐水平减低,而实际的肾功能水平也低于同一肌酐水平的非老年人。所有老年人均应根据克罗夫特方程计算其肾小球滤过率,指导经肾脏代谢药物的剂量调整。另一方面,老年人往往罹患疾病多种,看多科的医师,同时使用多种药物。在处方时需要关注药物的相互作用,避免药物不良反应发生的概率。

二、危险因素

(一)高血压

老年高血压是全球的公共卫生问题。Framingham 流行病学研究显示高血压患病率随年龄增长而增加。在年龄<60 岁的人群中,高血压的患病率为 27%;但在>80 岁的老年人群中,高血压的患病率高达 90%。我国老年高血压患者总数已达 8 346 万,约占老年人群的一半,位居全球之首。高血压可以导致动脉粥样硬化,造成心、脑、肾和血管等靶器官的损害,约 80% 的老年高血压患者合并临床相关性疾病。高血压患者常常伴有冠心病、心脏舒张或收缩功能不全、左心室肥厚、老年退行性瓣膜钙化等。根据 Shep 和 Hyvet 的研究,降压治疗能够明显降低心血管事件及脑卒中的发病率及死亡率。单纯收缩期高血压是老年人最常见的类型,并常常伴随脉压的升高。收缩压的增高和脉压的加大都和心脑血管事件的发生相关,尤其后者是心脑血管并发症的重要预测因子。舒张压的过度降低也会带来不利的结果。

(二)糖尿病

糖尿病发病率逐年增加,全球目前有超过 1.5 亿糖尿病患者,其中 2 型糖尿病占约 90%。美国估计有 1 400 万人患糖尿病,我国成人糖尿病患病率超过 10%,约为 1 600 万人。Framingham 研究显示糖尿病是冠脉硬化和周围血管疾病的明确危险因素,相对危险性平均男性增加 2 倍,女性增加 3 倍。糖尿病是冠心病等危症的观点已为大家所接受。糖尿病患者粥样硬化发生较早,其大血管并发症包括冠心病、脑血管病和周围动脉疾病,心脏微血管病变可导致冠脉血流自主调节和血管紧张度受损,影响冠脉储备功能;同时糖尿病可致血管结构改变,造成中膜、内膜增生、血管纤维化等。临床更容易出现无症状性心肌缺血、心肌纤维化和左心功能异常。糖尿病与其他冠心病的危险因子常同时存在。中国数据显示 2 型糖尿病患者,40%～55%同时伴发高血压;合并血脂异常主要是甘油三酯升高,高密度脂蛋白胆固醇降低。老年患者血糖控制也是获益的,这类患者需进行综合治疗。

(三)血脂异常

血脂异常是冠心病的独立危险因素。高胆固醇血症和冠心病的相关性最为明显。血脂水平发生变化是随年龄变化的生理特点。流行病学的研究证实,在增龄过程中,总胆固醇(TC)、甘油三酯(TG)和低密度脂蛋白胆固醇(LDL-C)随年龄的增加而升高,但在 70 岁以后逐渐下降。高密度脂蛋白胆固醇相对稳定。老年人群的流行病学研究提示,老年人的总死亡率和心血管病死亡率与 LDL-C 水平呈 U 形关系,LDL-C 过低(<2 mmol/L)或过高(>5 mg/L)时,总死亡率和心血管病死亡率均升高,而在 3~4 mmol/L 时死亡率相对较低。多项临床研究证实了他汀类药物治疗的益处,他汀类药物除降低胆固醇,同时降低老年人的心血管疾病的发病率和死亡率,尤其对有多项危险因素者,效果更加明显。对于已患有冠心病的老年人,无论是稳定型冠心病或急性冠脉综合征患者,多项研究均提示他汀类药物治疗有益。对老年人血脂异常的诊断应注意排除继发因素,尤其是伴有多种疾病、服用多种药物的老年人。

(四)吸烟

吸烟通过多种途径增加冠心病的发病风险,有研究显示,吸烟(包括主动吸烟及被动吸烟)可导致动脉粥样硬化加重及不可逆转的进展,且吸烟可以促进血栓形成以致急性冠脉事件,这在吸烟相关死亡中起主要作用。根据 The Interheart Study 的研究结果,吸烟和血脂异常是导致急性心肌梗死的两个最重要的危险因素,而且吸烟与心肌梗死风险强相关性存在剂量-风险关系,吸烟大于 40 支/天人群患心肌梗死的相对危险是不吸烟者的 9.16 倍。而 Framingham 心脏研究表明每天吸烟 10 支,心血管病死亡率增加 31%。吸烟导致动脉硬化发生和发展的机制涉及多个方面:烟雾中含有氧化氮及许多种类的自由基使内源性抗氧化剂损耗,损伤内皮功能;吸烟可使血脂紊乱,使 HDL-C 降低而 LDL-C 升高;烟雾中的一氧化碳和血红蛋白结合,使氧合曲线右移,降低各种组织尤其是心肌细胞的氧供,加重心肌缺血、缺氧;吸烟者循环中组织因子活性明显高与非吸烟者,血栓形成风险增加。吸烟和冠心病的发病明确。多项临床研究提示老年人的吸烟人数少于非老年。

(五)其他

肥胖、体力活动减少、进食蔬菜、水果少、精神因素等,也和冠心病的发病相关。这些危险因素通过直接或间接的作用,促进动脉硬化的发生和发展。如肥胖可加重高血压、胰岛素抵抗等;体力活动减少不利于血压、血脂、血糖的控制等。同时,老年人往往合并多种疾病,伴有多个脏器功能减退,如慢性肾病、左心室肥厚、外周血管疾病等,这些危险因素增加了冠心病事件的发生。

城市居民心脏病死亡率为 154.75/10 万,占疾病死亡的 20.88%,位居第 2;农村居民心脏病死亡率为 163.08/10 万,占疾病死亡的 17.86%,位居第 3。美国每年约有 78.5 万例新发的冠心病事件,约 47 万例再发心脏事件,几乎每分钟都有人死于冠心病。但是近年来,随着对冠心病病因研究的深入,冠心病诊断技术、治疗方法的发展及冠心病预防工作的重视,冠心病的死亡率下降,患者的生命得以延长。由此,冠心病的流行病学出现两个特征,即急性心肌梗死死亡率的下降和冠心病种类的变化。ST 段抬高心肌梗死(STEMI)发生率呈逐年下降的趋势,而非 ST 段抬高心肌梗死(NSTEMI)逐年上升。心力衰竭患者的发病率和住院比率逐年上升。这和多方面的因素相关,如 STEMI 死亡率下降、药物的规范化使用、血肌钙蛋白在临床广泛使用,以及人口的老龄化等。冠心病的流行病学特点和老龄密切,即随着年龄增加,冠心病的发病率和死亡率增加。据相关报道,每年因冠心病死亡者中,80% 以上大于 65 岁。日本的 MIYAGI-AMI 注册研究提示近年心肌梗死随年龄增长的变迁,心肌梗死患者的年龄呈增长趋势,在女性更加明显。美国的报道提示冠心病发病率和死亡率均随年龄增加而明显增加。我国已经入老龄化社会,人口老龄化将会伴随一系列的心血管疾病的增加,老年心血管病的研究将是我国面临的重要课题。

三、临床表现

老年冠心病分型与非老年相同,包括慢性心肌缺血综合征、急性冠状动脉综合征和冠状动脉疾病的其他表现形式。临床上老年冠心病的症状多不典型,如急性心肌梗死的临床表现尤其是胸痛症状往往不明显。在 NRMI 研究中,小于 65 岁组的 ACS 患者 77% 以胸痛为发病症状,而大于 85 岁组的仅有 40%。其他不典型主述症状包括气短(49%)、大汗(26%)、恶心、呕吐(19%)等。由此造成 NRMI 研究中的老年人群中仅有一半 MI 的患者被诊断出。Framingham 的研究同样提示无症状性心肌梗死或心肌梗死误诊的发生在老年人中更为常见。在整个人群中无症状的或误诊的心肌梗死数可达 25%,在老年人可高达 60%。老年人的 ACS 常常伴发于其他急症,或加重合并症病情,如肺炎、COPD、晕厥等。其原因和供养-需氧的不匹配相关,即当各种因素使心肌需氧增加、血液动力学负荷增加,而由于动脉粥样硬化,供氧不能相应增加所致。因此非特异的临床症状及合并症的表现使患者的主诉模糊不清,治疗受到延误,进而影响预后。

(一)急性冠状动脉综合征

急性冠脉综合征(ACS)包括急性 ST 段抬高性心肌梗死、急性非 ST 段抬高性心肌梗死和不稳定型心绞痛,是威胁老年人生命的最常见病因之一。老年人 ACS 的特点包括以下几方面。①病史:首发症状往往不典型,部分表现为胸痛或胸部不适,但常表现为气短。患者可有陈旧性心肌梗死病史,临床合并多种疾病。老年人中非 ST 段抬高的心肌梗死发病比例高于非老年,65 岁以下患者不足 40%,但 85 岁以上老年人占 55%。②心电图:心电图改变不典型或合并心脏传导阻滞,较多的老年人无法根据其心电图明确诊断。在 NRMI 研究中,NSTE ACS 患者 <65 岁者,23% 的人心电图改变无诊断意义,>85 岁者 43% 无诊断意义。③常常合并收缩性或单纯舒张性心功能不全,使得老年人 ACS 的危险进一步增高。④由于老年人 ACS 常和其他急症相伴,或加重合并症病情,如肺炎、COPD、晕厥等,非特异的临床症状及合并症的表现使患者的主诉模糊不清,治疗受到延误,进而影响预后。

(二)慢性心肌缺血综合征

慢性心肌缺血综合征包括稳定型心绞痛、隐匿型冠心病和缺血性心肌病。目前常用的心绞痛分级为加拿大心血管协会的分级。和非老年相比,老年患者的体力活动受限,其心绞痛症状部分为劳力性,还有部分为非劳力型。在休息和情绪激动时也可发生症状。老年患者的症状多为不典型心绞痛,由于部分患者的痛觉减退或记忆力减退,对疼痛持续时间、疼痛部位等描述往往不清楚。而非疼痛症状描述较多,如呼吸困难、胸闷、乏力、颈部、背部或腹部疼痛等。无症状性心肌缺血的发生据报道甚至可达 50%,即心电图或其他负荷试验有心肌缺血的证据而患者无症状。这种无症状心肌缺血在合并糖尿病患者中更为多见。缺血性心肌病往往发生在反复的心肌缺血、缺氧导致的心肌细胞减少、坏死、心肌纤维化、心肌瘢痕形成的情况下。临床表现为心脏增大、心力衰竭和各种心律失常,往往为冠心病的晚期。在老年人群,除了冠心病之外,还应注意患者的基本健康状况,其他和年龄相关的状况如贫血、体弱、肾脏疾病、行动不便和认知障碍等老年的特殊性均应加以注意。

四、辅助检查

（一）心电图检查

心电图检查作为最简单、常用的心脏辅助检查在诊断冠心病时有重要的作用。心电图检查包括静息态检查、负荷态检查、24 或 48 小时动态检查和心电监护等。是发现和诊断心肌缺血的重要方法。静息心电图在稳定的冠心病患者可以是正常的，常见的异常有水平型或下斜型 ST 段和 T 波的改变，尤其在冠心病的随访时可进行前后比较。异常 Q 波提示陈旧心肌梗死、出现左束支传导阻滞等心律失常对诊断上也有一定意义。但 ST-T 的改变可出现在多种情况，如高血压、心肌肥厚、电解质紊乱或一些药物的使用等，需密切结合临床实际情况。心电图负荷检查对冠心病诊断有重要意义，特异性高于静息心电图，负荷量和时间有助于对病情严重程度的判断。但因老年人体力或活动能力受多方面影响，实际应用较非老年少。心电监护和动态心电图检查对于病情观察和诊断无症状性心肌缺血有重要意义。

（二）心肌酶学检查

心肌梗死的特异性生物标志物为肌钙蛋白（cTn），肌钙蛋白包括肌钙蛋白 T（cTnT）和肌钙蛋白 I（cTnI）。cTn 的出现和升高表明心肌出现坏死，在老年人当临床症状和心电图不典型时，cTn 的升高在鉴别不稳定型心绞痛和 NSTEMI 时有重要意义。当 cTn 的升高超过正常值的三倍，可考虑 NSTEMI 的诊断。cTn 也是急性冠脉综合征危险分层的重要参考指标。cTn 水平升高程度和预后相关。cTn 水平在心肌坏死 3～4 小时开始升高，数天达高峰，可持续 1～2 周。cTn 的动态变化过程与 MI 发生的时间、MI 梗死的范围、再灌注治疗等因素有关。在 SIEMI 综合临床症状、心电图动态改变、肌钙蛋白升高或影像学表现新的心肌缺失，提示急性心肌梗死的发生。cTn 具有良好的临床敏感性和特异性，可重复性好。其他常用的酶学改变包括肌酸磷酸激酶（CK）、肌酸磷酸激酶同工酶（CK-MB）、门冬氨酸氨基转移酶（AST 或 GOT）、乳酸脱氢酶（LDH）及同工酶和血肌红蛋白等。其中 CK/CKMB 升高诊断急性 MI 的敏感性和特异性均较好，在 MI 早期既可上升，也呈动态变化趋势，升高程度和梗死范围及预后相关。在准确性方便略低于 cTn，且持续升高的时间略短。AST、LDH 诊断 MI 的特异性低，目前不再推荐采用。肌红蛋白在心肌梗死极早期即可升高，但其特异性差，临床常用来作为胸痛的筛查。由于 cTn 的敏感性很高，临床常常会遇到非 MI 的 cTn 升高情况。

（三）超声心动图检查

超声心动图检查可以观察心脏各腔室的大小，室壁厚度、室壁运动和左心室收缩和舒张功能等。在心肌梗死患者，超声心动图表现为室壁变薄，室壁节段性运动异常。通过超声检查可以发现室壁瘤、附壁血栓、瓣膜反流、心肌腱索断裂、心包积液等。对于是否存在心肌缺血可通过负荷超声来进行。负荷超声心动图检查分为运动负荷和药物负荷，后者常用的有多巴酚丁胺负荷检查（DSE）。负荷超声对评价心肌缺血的敏感性和特异性都较高，应用组织多普勒技术，可进一步提高其精确性。根据北京医院的资料，以冠脉造影作为参照，DSE 诊断老年冠心病的敏感性为 71％，特异性为 75％，应用多普勒技术，敏感性和特异性可达到 80％。

（四）心肌核素显像

心肌血流量、代谢与功能活动之间保持着密切的关系，核素心肌灌注检查是一种无创性的诊断冠心病的方法。通过负荷态和静息态心肌灌注断层显像比较，能准确诊断 CAD，是一项非常敏感的检查方法。心肌负荷的增加使心肌耗氧量增加。当存在血管狭窄病变时，冠脉血流不能相应增加,心肌需氧-供氧的失平衡加重,造成缺血,此时通过核素灌注显像,可以反映出缺血的部位、范围和严重程度,从而达到诊断目的。负荷心肌灌注断层显像包括运动负荷试验和药物负荷试验。前者简单易行,但是不适合年老体弱或肢体运动功能障碍者,药物负荷可以作为运动负荷的一种有效的替代方法。目前作为负荷剂药物可分为两大类:血管扩张剂和心肌正性肌力药。常用药物有多巴酚丁胺、双嘧达莫、腺苷等。在临床上,这些药物各有其明显的局限性,如多巴酚丁胺作为一种合成的儿茶酚胺类药物,通过兴奋 β_1 受体增加心脏的兴奋性、传导性和心肌收缩力,从而增加心肌的耗氧,诱发心肌缺血。显然这种负荷剂不适合严重高血压、肥厚梗阻性心肌病、瓣膜病以及存在心律失常的患者。双嘧达莫的作用原理是通过抑制内源性腺苷的降解,使血管平滑肌松弛,血管扩张。而狭窄的血管不能相应的扩张,甚至产生"窃血"现象,使正常冠脉的心肌和有病变冠脉的心肌血流灌注差别扩大,此刻给予心肌灌注显像剂,正常心肌和缺血心肌之间显像剂摄取量差异显著,从而显示出心肌缺血部位、范围、程度。双嘧达莫不适于有传导阻滞、低血压、哮喘、COPD 等患者。因其作用时间较长,一旦出现并发症缓解较为困难。腺苷是近年来较为常用的负荷剂,它通过平滑肌上的腺苷 α_2 受体结合,使血管平滑肌松弛使血管扩张,而病变血管区域的心肌缺血更加明显,同时因其半衰期极短,一旦出现并发症,停药后 1 分钟左右即可迅速缓解。北京医院早年的资料提示 ATP 介入心肌灌注断层显像诊断冠心病的敏感性和特异性分别为 97.1% 和 82.4%。长期临床实践证实心肌核素显像的有效性和安全性,有助于老年冠心病的诊断,确定病变部位、病变范围、严重程度;在冠心病患者的术前评估、冠心病不同治疗的疗效随访、预后评估诸方面有其特殊的作用。

(五)冠状动脉 CT 检查

冠状动脉 CT 造影(CTA)通过无创的方法观察冠状动脉的解剖形态、分布走形、直径大小、内径改变以及冠脉壁的斑块,为临床的冠心病形态学诊断提供大量的信息。CTA 早期的研究以冠脉造影标准,比较 CTA 诊断的敏感性和特异性,结果显示二者符合率高。但是在冠脉功能的诊断方面,相比较其他的负荷检查,例如心电图、心脏超声和心脏核医学,通过观察负荷前后的心肌供血状态或局限性室壁运动的改变可以反映心肌缺血的严重程度、代偿状况等,CTA 的影像学检查,不能满足对这些信息的需求。一系列的研究显示,64 排的 CTA 对稳定型冠心病血管狭窄的敏感性可达 98%,特异性达 88%,阳性预测值为 93%,阴性预测值达到 96%。CTA 在急性冠脉综合征的应用往往是在急性胸痛的鉴别诊断时,不同的研究由于纳入患者疾病种类不同,其诊断冠心病比例相差较大。CTA 还可用于心脏移植的前后,作为冠心病的筛查和临床随访。在冠脉旁路术(CABG)后,应用 CAT 检查的主要目的包括以下几方面:①桥血管的血流情况;②桥血管的狭窄病变情况;③桥血管近端和远端吻合口状态;④原冠脉病变及血流状况(来自原动脉或桥血管)。CABG 后 CAT 诊断要困难许多,其精确程度也降低。对于乳内动脉影像分析,常常受到手术中所用金属物造成的伪差影响。对于 CABG 患者,为获得高质量结果,从技术角度上需要的对比剂剂量大些,X 线剂量大些,憋气时间长些。CTA 用于冠脉支架术后患者,诊断的难度明显大于无支架者。首先,冠脉支架所造成的不同伪差,如随心脏运支架所产生的移动伪差,这一作用加重支架在不确定血管部位的伪差;其次是支架金属结构导致的硬化伪差,支架的金属成分所吸收的 X 线能量不同于周围软组织,使得本身的结构体积增大,影响管腔的观察;诊断中的诸多限制因素如今已较为广泛地用于冠心病的诊断。钙化和支架等高密度物质导致硬化伪影,夸大了其本身的体积,遮挡了管腔的观察。再者是"部分容积平均"伪差,可以影响图像的空间分辨率,在进行小血管分析时,将会影响较大。目前发表的研究提示支架后的 CTA 其诊断的精确性降低。部分学者和美国的专家共识建议对置入多枚支架、临床判断有支架内再狭窄可能者,直接行心脏介入检查。一般来说冠状动脉的钙化程度会随着年纪的增加而加重,严重钙化将影响病变部位和病变程度的判断,在一定程度上使诊断的准确性受到影响。其次,由于老年人的肾脏代偿能力降低,使用对比剂需注意对比剂肾病的发生。尤其是合并有糖尿病、高血压或已存在肾功能不全者,应注意适当检查之前的水化或检查之后的肾功能检查。对于在短期内重复使用对比剂者,要注意间隔时间以保证安全。

（六）心脏核磁检查

心脏磁共振成像技术近年来发展迅速,主要由于心脏磁共振的分辨率高,一次检查可完成心脏结构、功能、室壁运动、心肌灌注、冠状动脉显影及血流评估等多项内容,被称为心脏的"一站式"检查方法,并越来越广泛地应用于临床。另一方面不接触X线放射性,不需应用碘造影剂,不影响肾功能,在老年病患者有一定的优势。心脏磁共振成像常用的扫描方法如下。

1.电影磁共振成像

可清楚显示心内膜界限等特点。因测量准确性和重复性高,近年来被公认为是测定心脏射血分数、心室容量和重量的金标准。常规检查需获取从二尖瓣平面到心尖部的一系列短轴切面,以及两腔、三腔、四腔长轴切面。

2.负荷/静态灌注成像

对比负荷前后心肌各节段供血的变化,确定有无可逆的心肌缺血。缺血心肌在应用负荷剂后表现为灌注缺损的低信号区,而在静态显像中灌注正常。

3.延迟增强

正常的心肌细胞连接致密,肌纤维膜完整,对比剂很难进入。当心肌坏死后,肌纤维膜破坏,对比剂（Gd-DTPA）进入坏死细胞及瘢痕组织中,排出延迟,在 T_1 加权像上表现为高信号,即延迟增强（DE）,这样在正常和坏死心肌组织就产生明显对比。对比剂注射15分钟后,可以清晰显示急性或陈旧心肌梗死的部位、范围,尤其是心内膜下的梗死。延迟增强磁共振在诊断非缺血性心肌病变,如心肌炎、肥厚型心肌病、扩张型心肌病、结节病、心肌淀粉样变中也具有重要价值。

4.冠状动脉磁共振成像

这是另外一种冠脉成像方法,目前其图像的清晰程度、采集图像时间等还需改进。但因不接触X线放射性,不需应用碘造影剂的特点,随着磁共振技术的进一步发展,会显示出它在一部分人群中的优势。以上各种方法,对检测冠心病患者心肌缺血状况、判断存活心肌和梗死心肌、急性冠脉综合征患者的危险分层和心功能的诊断有着不同的意义。

（七）介入检查

冠心病的介入检查即冠状动脉造影检查,目前仍是识别冠脉狭窄情况的金标准,为患者选择冠心病治疗方法,如单纯药物治疗,或加以导管介入治疗或冠脉旁路移植术提供最可靠的依据。老年人的冠脉介入检查有一定的特点:①老年人常常合并不同程度的心功能、肾功能不全,需注意对液体和造影剂量的掌握。老年人造影剂肾病较非老年为多见,应注意造影术前的水化及术后的适当补液,密切观察临床生命体征。②老年人常伴有多系统、多方面的疾病,对问题的表述较差,临床表现不典型,术后的神志、精神状态、进食、两便等都应注意观察。注意合并用药的情况。③老年人的外周动脉性疾病和大动脉疾病增加,血管常有明显的钙化,容易出现血管并发症。血管介入的进路及需加以选择,术后需注意防止穿刺血管的并发症,如出血、假性动脉瘤、动静脉瘘的形成。介入检查除了冠状动脉造影,其他技术如冠脉内超声、光学相干断层显像、冠脉内压力导丝检查等及作为冠脉内治疗的旋磨技术等,老年人对于这些检查或治疗方法没有特殊的禁忌,但临床医师应根据老年人的特点全面考虑。

五、诊断与鉴别诊断

临床各种相关的危险因素、临床症状、体征和辅助检查等有助于诊断和鉴别诊断,也有助于进行临床危险分层。对 ACS 患者危险分层,对早期识别高危患者,积极予以干预,减少严重事件的发生,改善预后有着重要的意义。

(一)诊断

由于老年人的临床症状不典型,合并疾病较多,常常为其他的主诉,或临床为无症状性心肌缺血,给诊断带来一定的难度。因此对老年病患者需详细地询问病史,了解既往各种冠心病危险因素和合并的其他疾病,往往还需要的更多的辅助检查,如心电图、超声心动图、心肌核素显像、冠脉 CT 造影或直接进行冠状动脉造影检查,进行综合分析、判断。

急性冠脉综合征是内科的急症,老年人的症状同样不典型,就诊较晚,预后较差。不稳定型心绞痛和非 ST 段抬高心肌梗死(NSTEMI)的症状和心绞痛类似,但程度更重、持续时间更长、可在休息时发作,或是新近发生心绞痛症状。有相当比例的老年人以胸闷气短就诊。其和预后相关急性 ST 段抬高心肌梗死(STEMI)在老年人,根据症状、ECG 改变可以做出诊断。但对于症状不典型者,诊断有一定难度。STEMI 除伴有心脏相关症状,还可有全身症状。当合并心力衰竭或心律失常时,需要及时判断,掌握治疗时机。临床体征大多无特殊,当出现并发症时,往往合并相应的体征。并发症可分为机械性、缺血性、栓塞性和炎症性。严重的并发症主要有以下几种。

1.严重心律失常

可表现为快速心房颤动、室速、心室颤动、心动过缓、房室传导阻滞等。这些均可引起血流动力学障碍,影响血压、神志等。

2.急性乳头肌功能不全甚或乳头肌断裂

发生率较高。可以是严重缺血引起二尖瓣功能性障碍,也可是机械性的断裂导致急性二尖瓣关闭不全。临床伴有收缩中晚期喀啦音和吹风样收缩期杂音。二尖瓣的反流可引起左心室心排血量减少、左心房压力增加,造成左心衰竭。

3.心脏破裂

心肌的缺血和坏死可导致室间隔穿孔或心室游离壁的破裂,一般发生在心肌梗死后的 3～5 天。可造成急性左心衰竭。心室游离壁破裂可导致急性心脏压塞、迅速发生循环衰竭、猝死。心电图出现房室分离现象。

4.栓塞

心肌梗死后室壁运动减弱处易形成附壁血栓,可造成体循环的脑、肾、脾等内脏或肢体动脉栓塞;心肌梗死后也可致下肢血栓形成,造成肺栓塞。

5.心肌梗死后综合征

为炎症性并发症。表现为心肌梗死后数周至数月内发生心包炎、胸膜炎等,可伴有发热、胸痛、白细胞增高等。

急性心肌梗死后的心功能分级多采用 Killip 分级方法如下。①Ⅰ级:无明显心功能损害证据。②Ⅱ级:轻、中度心功能不全,查体肺底可闻及啰音,范围小于 50%肺野,听诊有 S3,或胸片有上肺淤血表现。③Ⅲ级：重度心功能不全(肺水肿)查体听诊啰音大于50%肺野。④Ⅳ级：合并心源性休克。

(二)鉴别诊断

由于老年人临床症状不典型,合并其他疾病多,常有表述障碍等,在行诊断和鉴别诊断时,需充分考虑这些特点。

六、治疗

由于多种因素老年冠心病患者的症状较非老年更加不易识别。老年人的生活方式往往较为安静,缺少活动诱发的不适症状。但是冠心病患者的胸部不适仍然是最常见的主诉。

(一)稳定型心绞痛的治疗

1.抗血小板治疗

抗血小板治疗在一级预防和二级预防中的作用已被证实,对老年人也同样。根据荟萃分析结果,阿司匹林可以明显降低心血管死亡、心肌梗死和卒中。ACC/AHA指南建议的剂量是每天75～162 mg。除了有阿司匹林禁忌证,在稳定的慢性冠心病患者都应当使用。阿司匹林的不良反应主要有胃肠道的反应,老年人尤其应当注意阿司匹林相关的消化道出血。对确实不能服用者,可以噻吩吡啶类药物替代。

2.β受体阻滞剂

β受体阻滞剂为慢性心绞痛的一类推荐用药。其作用机制包括负性收缩和负性传导。通过降低静息心率和降低运动负荷增加时心率反应减少心肌的需氧,进而减少缺血事件。同时延长舒张期冠脉灌注的时间和降低心肌收缩力同样减少心肌的缺血。但是在老年人群的应用尤其要避免β受体阻滞剂的不良反应。在已存在心脏传导系统疾病患者,如窦房结功能障碍、房室传导阻滞等需慎用,并注意剂量。在合并严重气道堵塞性疾病如哮喘或慢性阻塞性肺疾病(COPD)患者,要选用高度受体选择性制剂,小剂量开始,避免气道阻力增加。

3.抗心绞痛药物

主要包括硝酸酯类、钙通道阻滞剂及其他可缓解冠心病心绞痛症状类药物。硝酸甘油可以在1～3分钟迅速缓解心绞痛症状。长效硝酸酯类药物如单硝酸或二硝酸异山梨酯也常用于慢性心绞痛的治疗,但其缓解心绞痛的作用逊于口含硝酸甘油,同时应当注意产生硝酸酯类耐受性。硝酸酯类主要用于缓解症状,并不能改善冠心病患者的生存率。钙通道阻滞剂通过扩张冠状动脉和减轻心肌收缩力可以治疗心绞痛,二氢吡啶类钙通道阻滞剂如氨氯地平、硝苯地平、非洛地平,较非二氢吡啶类钙通道阻滞剂如维拉帕米、地尔硫草对心肌收缩力的影响要小。后者同时对心脏传导有抑制作用。对有心功能不全者,二氢吡啶类钙通道阻滞剂更加安全。存在心脏传导异常者,非二氢吡啶类药物应避免使用。对于合并高血压者,长效硝苯地平对缓解心绞痛有效而安全,但短效硝苯地平应尽量避免使用。雷诺嗪为一类新的抗心绞痛药物,可以减轻心绞痛症状而不伴有血流动力学的影响,临床资料显示老年亚组和非老年相同,不增加严重不良事件。临床实践中多种中成药也可缓解心绞痛的症状。

(二)不稳定型心绞痛和非 ST 段抬高心肌梗死治疗

老年人的非 ST 段抬高性急性冠脉综合征(NSTEACS)常见,而且常常伴有各种并发症,介入治疗的风险相对较高,但这一人群的临床治疗尚缺少循证医学证据,需要根据临床实际作出正确的选择。

1.抗血小板药物

阿司匹林是冠心病抗血小板治疗的基石。即使在老年人,阿司匹林也可明显降低不良事件发生率。氯吡格雷也是有效的抗血小板药物,在 CURE 研究中,老年人的亚组分析显示老年同非老年一样,氯吡格雷可降低非致死性心肌梗死、心源性死亡及卒中的发生。双联抗血小板治疗中,每天服用阿司匹林 75~150 mg,治疗效果同大剂量,而消化道出血的风险降低。治疗指南建议在所有高危患者包括老年人采用双重抗血小板治疗。数种新型、更有效的抗血小板药物正在临床研究之中,但对于老年人效果如何,有待于更多的临床研究数据。静脉抗血小板药物主要是指血小板糖蛋白Ⅱb/Ⅲa(GPⅡb/Ⅲa)受体拮抗剂,我国市场销售的有替罗非班等。临床研究显示这类药物用于不稳定患者,在 7 天随访时明显受益,但在老年人群中的疗效不确定,其出血的风险明显增加。GPⅡb/Ⅲa 受体拮抗剂在介入治疗时显现一定优势,但对于老年人实施非介入治疗策略时,考虑到其疗效不确定但出血风险可能增加,不建议常规使用。当临床需要使用时应当考虑老年患者的体重和肾功能状况,予以剂量的校正。

2.抗凝治疗

肝素类药物已广泛用于临床。当与 GPⅡb/Ⅲa 受体拮抗剂共同使用时,需特别重视调整剂量。Ⅹa 因子抑制剂磺达肝癸钠是近年用于临床较新的药物,其在老年 NSTEACS 中的疗效仍有争议,但出血并发症减少。比伐芦丁为凝血酶抑制剂,当用于 NSTEACS 患者介入治疗时,其疗效同其他抗凝药物,但出血风险降低。这对于老年病患者尤其有优势。

(三)ST 段抬高型心肌梗死的治疗

ST 段抬高型心肌梗死(STEMI)早期再灌注治疗除了常规的药物治疗,主要是静脉溶栓治疗和急诊冠脉介入治疗。由于老年人的临床状况变化大,合并症多,大部分的溶栓治疗临床研究未包括年龄大于 75 岁者。美国心脏协会和老年协会参考相关的荟萃分析结果,认为在无已知的禁忌证时,溶栓治疗对老年人有效。老年的溶栓适应证同非老年,但禁忌证的掌握更严格。溶栓的纯获益首先和年龄的增长相关,其绝对死亡率随着年龄增长而显著增加;其次是严重并发症的发生率,如左心室游离壁破裂和颅内出血。有研究提示老年接受溶栓治疗者左心室游离壁破裂的发生较未接受再灌注治疗和直接 PCI 患者有明显增加。颅内出血的发生率虽然很低,但因对生活质量和死亡率的严重影响,受到大家的关注。颅内出血的发生率同样随年龄增长而增加,在大于 85 岁者的发生率约为 2.9%。老年人选用的溶栓剂种类可能和其相关,如有研究提示替奈普酶较组织型纤溶酶原激活剂(rt-PA)的颅内出血并发症明显降低。辅助的肝素或低分子肝素类抗凝药物的种类和剂量,对获益和出血并发症在不同的研究有不同的结果。一般来说,在老年人更应注意剂量的调整,尤其注意肾功能的影响。鉴于老年人溶栓治疗增加严重出血风险,而在 NSTEMI 的高危老年人中介入治疗明显有效,因而假设在 STEMI 的老年人,急诊介入治疗优于溶栓治疗。但实际上很难有随机大规模临床研究验证此设想。尽管如此,现有的资料仍然支持这一假设。一项较早期的随机临床研究,将 75 岁以上 STEMI 患者随机采用急诊介入治疗或用链激酶行溶栓治疗。虽然只入选 87 位患者,但由于直接介入治疗较溶栓治疗的明显优势,30 天联合终点的风险降低 20%($P=0.01$)该试验提前终止。另一项大于 70 岁老年 STEM 直接介入治疗的荟萃研究同样得出结果,30 天时直接介入治疗组受益更明显,风险降低(13.3% 比 23.6%,$P<0.05$);并且年龄高者的受益更加明显,其死亡率的降低在大于 85 岁人群为 6.9%,相比 66 岁以下者为 1%。基于以上的研究结果,老年人在发生急性 STEMI 时,建议首先选择直接介入治疗。除非有明确的禁忌或行急诊介入时间已过久,可以选择静脉的溶栓治疗。

七、预防

我国已进入老龄化社会,而冠心病是老年人群的最主要死因,冠心病的预防不仅对改善老年人的生活质量有重要意义,而且对家庭、对社会都有重要意义。无论是冠心病的一级预防或二级预防,首先建议采取健康的生活方式,如控制吸烟、控制体重、坚持体力活动等。尽管改变生活方式往往比较困难,但仍然是预防冠心病的基础。药物预防是另一重要方面,但是近年来尝试用叶酸及 B 族维生素预防心脏病的研究,得出的结果为阴性。血脂紊乱仍然是冠心病发病的重要关注点,他汀类药物是降低心血管风险的重要措施。多个研究已证实他汀在抗动脉粥样硬化,冠心病一级预防和二级预防中的作用。近年公布的 JUPITER 研究对不同亚组人群如女性、老年、合并慢性肾病患者等进行了分析,各亚组的结果和整个人群相似,但是目前存在着一些争议诸如糖尿病的发病在一些研究提示有升高的趋势,尤其在绝经期妇女,但综合分析,他汀的益处是明显的。对其他危险因素的控制也是重要的方面,坚持如血压和血脂的常规检查和药物治疗也是非常必要的。

(王　勇)

第四节　心　力　衰　竭

心力衰竭是一种复杂的临床症状群,为各种心脏病的严重阶段,发病率高,5 年存活率与恶性肿瘤相仿。老年人常同时并存多系统、多器官疾病,机体内环境稳定性发生改变,各器官储备功能显著下降,因此,老年人心力衰竭临床表现错综复杂,治疗矛盾多,预后差。随着我国人口老龄化的快速增长,心血管病危险人群基数巨大,心力衰竭已成为危害老年人群健康的重大问题。

一、病理生理学

老年人心力衰竭的病理生理改变主要表现为心脏结构和功能的老化。

(一)心脏结构的老化

研究表明心脏重量随着年龄增长而增加,老年人心脏重量的增加主要是心肌细胞肥大,而心肌细胞数量却随年龄增长而减少。从 30 岁到 70 岁,心肌细胞总量大约减少了 35%。由于心肌细胞肥大和结缔组织沉积致心室壁增厚,以左心室后壁增厚最为显著,左心腔相对变小。也有证据表明随年龄增长会逐渐出现心房的肥大。心脏含有大量产生胶原蛋白和弹性蛋白的成纤维细胞,且数量随着年龄增长而增加,从而引起心肌顺应性下降,僵硬度增加。衰老心脏心包下脂肪沉积增多,引起心包增厚并出现僵硬,进一步使心脏舒张顺应性下降。心内膜由于受血流压力及应力的影响,出现增厚、胶原纤维、弹力纤维增生以及瓣膜增厚、钙化。老年退行性瓣膜钙化主要累及主动脉瓣及二尖瓣,导致瓣膜狭窄及关闭不全。年龄相关性心脏传导系统改变主要表现为细胞数目的减少以及胶原、脂肪组织的沉积。从 60 岁开始,心脏窦房结的起搏细胞数量会有显著的下降。

(二)心脏功能的老化

与年轻人相比,老年人静息状态下心室每搏输出量与其相当或略高,左心室射血分数也没有随年龄的增长而发生显著变化。由此看来,健康老年人静息状态下心脏收缩功能保留的较好。和收缩功能相比,老年人静息状态下心脏舒张功能变化较为明显。从 20 岁到 80 岁,左心室舒张早期充盈速率降低了 50%。另外,衰老心脏心肌细胞内钙库摄取细胞内钙障碍,也会导致松弛延缓。心脏传导系统的老化,易导致心率减慢和心脏节律紊乱。休息时心率减慢,而使心脏易发生异位心律失常。

运动状态下交感神经系统激活,儿茶酚胺(去甲肾上腺素和肾上腺素)释放作用于心脏的 β 肾上腺素能受体,引起心率加快,心肌收缩力增强。随着年龄的增加,血液循环中去甲肾上腺素清除下降以及从各器官系统进入血液循环的儿茶酚胺的增多,引起血液循环中儿茶酚胺水平的升高。长期暴露于高水平的儿茶酚胺可以导致 β 肾上腺素能受体信号转导途径敏感性下降,从而限制老年人运动时心率的增快。另外,衰老心脏的窦房结起搏细胞数量逐渐减少及冲动发放减少,也导致其运动时心脏对交感神经刺激的反应性降低,从而限制其达到运动时最大心率。研究发现,心排血量随着年龄增长呈直线下降,71~80 岁与 21~30 岁相比约下降 40%,每年约下降 1%。

二、病因和诱因

(一)多病因性

冠心病、高血压病是老年人心力衰竭最常见的原因。有研究显示,老年人心力衰竭患者中 70% 以上为高血压和/或冠心病引起。老年人往往同时患有多种疾病,如冠心病、高血压性心脏病、肺心病、退行性心脏瓣膜病、贫血性心脏病等。老年人心力衰竭也可以是两种或两种以上心脏病共同作用的结果,以其中一种为主要原因,其他参与并加重心力衰竭,使病情复杂化。

(二)左心室射血分数正常的心力衰竭(HFNEF)多

左心室射血分数(LVEF)正常或接近正常(LVEF>45% 或 50%),但有症状和/或体征的心力衰竭,临床主要指舒张性心力衰竭,由于左心室松弛缓慢及僵硬度增加导致舒张功能不全引起。

(三)医源性心力衰竭发生率高

老年人心脏储备能力下降,因快速大量输液,摄取钠盐过量等因素可突然诱发心力衰竭。

(四)诱因多样化

老年人心力衰竭常见诱因与其他年龄组相同,但由于老人心脏储备功能差,更易诱发心力衰竭。其中以呼吸道感染(尤其是肺炎),急性心肌缺血最为常见;其次为心律失常,如快速心房颤动,阵发性室上性心动过速等;其他诱因包括劳累、情绪激动、饱餐、肺栓塞、肾功能不全等。

三、临床表现

(一)症状不典型

由于老年人反应较差,往往合并肝、肺、肾、甲状腺等疾病,并伴随有认知功能的下降,使得部分患者已处于中度心力衰竭可完全无症状,而一旦受到某种因素诱发,即可发生重度心力衰竭,危及生命。老年人发生急性左心衰竭时,由于心排血量下降,造成脑供血不足,可出现神经精神症状如意识障碍、失眠等。老年人心力衰竭还可表现为呼吸系统症状如慢性咳嗽,消化系统症状如腹胀、恶心、呕吐等。有些老年人白天进食或活动后出现阵发性呼吸困难,与夜间阵发性呼吸困难具有相同的临床意义。

(二)体征特异性差

肺部湿啰音、体位性水肿、第三心音或第四心音奔马律是老年人心力衰竭的常见体征。由于老年人常有多种疾病并存,心力衰竭体征的敏感性及特异性均有不同程度下降,应加强综合判断。老年人重度肺气肿可导致心浊音界缩小、杂音强度减弱、不易听到奔马律及肝下移造成肝大的假象。老年人可能因伴有窦房结功能低下或病态窦房结综合征,发生心力衰竭时心率不快,甚至表现为心动过缓。老年人心力衰竭时易合并肺部感染,肺部湿啰音不能视为心力衰竭的体征。老年人踝部水肿还见于活动少、慢性下肢静脉功能不全、低蛋白血症、药物的使用(特别是钙通道阻滞剂)等。

(三)易合并其他脏器功能障碍

由于老年人各脏器储备功能明显下降,心力衰竭时易合并其他脏器功能障碍,如心律失常、肾功能不全、水电解质及酸碱失衡、脑供血不足、认知功能障碍等。

(四)临床表现复杂化

老年人常同时合并呼吸系统、消化系统、泌尿系统及贫血、脑血管病等多种基础疾病,使临床表现复杂化。

四、诊断和鉴别诊断

(一)重视心力衰竭的不典型表现

详细的采集病史与体格检查可对心力衰竭的临床诊断提供重要的依据。然而由于老年人往往不能准确地提供病史,心力衰竭的症状不典型,且合并多种疾病相互影响,掩盖或加重心力衰竭的症状及体征,导致诊断困难,容易误诊漏诊。老年人急性心肌缺血或急性心肌梗死时可无胸痛,合并心力衰竭时对心力衰竭的病因诊断困难。有些老年人即使存在心力衰竭,但活动时并不感明显气短,而表现为极度疲倦,需结合病史、体征、辅助检查等综合判断。

(二)寻找早期诊断征象

老年人心力衰竭的早期诊断较困难,下列情况有助于老年人心力衰竭的早期诊断:①轻微体力劳动即出现心慌、气短、胸闷、疲乏,因而不愿活动;②干咳,白天站立位或坐位时较轻,平卧或夜间卧床后加重;③睡眠中突然胸闷憋气,垫高枕头或坐起感觉呼吸顺畅,喜右侧卧位,难以用呼吸道感染解释;④白天尿量减少,夜尿增多,体重增加;⑤休息时脉搏增加 20 次/分,呼吸增加 5 次/分;⑥双肺底部细湿啰音,呈移动性;⑦颈静脉充盈,肝大;⑧心电图:V1 导联 P 波终末向量阳性(Ptf-V1≤0.03 mm·s),ST-T 动态改变,期前收缩增多;⑨X 线胸片:双肺纹理增粗,心影增大或见到 Kerley B 线。

(三)重视 BNP/NT-proBNP 在诊断中的意义

美国 ACC/AHA 指南突出了 BNP 或 NT-proBNP 在心力衰竭诊断中的作用,对于呼吸困难的患者,均应测定 BNP 或 NT-proBNP。研究表明,老年心力衰竭患者血浆 BNP/NT-proBNP浓度明显高于非心力衰竭患者,测定血浆 BNP 有助于老年人心源性与非心源性急性呼吸困难的鉴别。然而,对于老年、女性,特别是合并多器官功能障碍者,如肾功能不全、肝功能不全、代谢紊乱、严重肺部感染、肺栓塞等,常有 BNP/NT-proBNP 增高的现象,因此在诊断时应结合临床确定。

(四)明确老年人心力衰竭的类型

收缩性心力衰竭和舒张性心力衰竭的药物治疗有原则上不同,诊断时必须明确老年人心力衰竭的类型。收缩性心力衰竭是指心室收缩功能障碍使心脏收缩期排空能力减退而导致心排血量减少,其特点是心室腔扩大、收缩末期容积增大和左心室射血分数降低。舒张性心力衰竭即HFNEF,是指心肌松弛和/或顺应性降低使心室舒张期充盈障碍而导致心排血量减少,其特点是心肌肥厚、心室腔大小和左心室射血分数正常。

HFNEF多见于老年、女性、肥胖患者,起病可急骤,病情迅速恶化,通常由重度高血压或急性心肌缺血所致,心房颤动也是常见的诱因。ESC专家共识提出HFNEF新的诊断标准:①充血性心力衰竭的症状或体征包括劳力性呼吸困难、疲乏、肺部啰音、肝大、踝部水肿等。对于无体液潴留体征的呼吸困难患者,如果NT-proBNP<120 pg/mL或BNP<100 pg/mL,基本可排除心力衰竭可能。②正常和轻度异常的左心室收缩功能:该共识中将LVEF>50%作为左心室收缩功能正常和轻度异常的分界值,同时左心室舒张末期容积指数和左心室收缩末期容积指数分别不能超过97 mL/m^{2}和49 mL/m^2。③舒张功能不全的证据:创伤性检查技术测定的指标,左心室舒张末压>2.1 kPa(16 mmHg),或平均肺小动脉楔压>1.6 kPa(12 mmHg),或左心室舒张时间指数>48毫秒,或左心室僵硬度常数>0.27。有创性检查技术测定的指标是舒张功能不全的确切证据。非创伤性血流多普勒、组织多普勒技术测定的指标:舒张早期二尖瓣流速与二尖瓣环间隔处心肌舒张速度比值E/E'>15。若15>E/E'>8,则需要其他非创伤性指标辅助诊断,包括以下情况:①超声血流多普勒技术测定指标:二尖瓣舒张早期与舒张晚期血流速度比值E/A比值<0.5,或减速时间(DT)>280毫秒,或左心房容积指数(LAVI)>40 mL/m^2,或左心室质量指数(LVMI)>122 g/m^2(女)或>149 g/m^2(男),或心房颤动;② NT-proBNP>220 pg/mL或BNP>200 pg/mL。若NT-proBNP>220 pg/mL或BNP>200 pg/mL,合并E/E'>8或超声血流多普勒技术测定的相关指标异常也是左心室松弛、充盈、舒张期扩张度或僵硬度异常的证据。

(五)鉴别诊断

1.劳力性呼吸困难

劳力性呼吸困难也可由阻塞性肺气肿、肺栓塞、身体虚弱或肥胖等引起,这些情况老年人均常见。夜间阵发性呼吸困难也可由支气管哮喘急性发作引起。

2.肺底湿啰音

肺底湿啰音还可见于慢性支气管炎、肺炎,支气管扩张等,一般心力衰竭引起的肺部湿啰音大多为双侧性,偶尔呈单侧或也有哮鸣音。老年人心力衰竭合并慢性肺部疾病鉴别诊断存在困难时,以下情况支持心力衰竭的诊断:咳嗽及呼吸困难突然出现或加重、夜间阵发性呼吸困难、呼吸困难加重时肺底湿啰音异常增多且随体位变化、应用血管扩张剂或利尿剂后症状迅速缓解。

3.颈静脉充盈

颈静脉充盈也可由肺气肿、纵隔肿瘤或上腔静脉压迫综合征等原因引起。

4.下肢水肿

老年人下肢水肿常可因下肢静脉曲张、静脉炎、淋巴性水肿、肾脏或肝脏疾病、药物使用等引起,而心脏阳性体征如心脏扩大等有助于鉴别诊断。

五、治疗

(一)急性心力衰竭的治疗

1.一般处理

(1)体位:静息时明显呼吸困难者应采取半卧位或端坐位,双腿下垂以减少回心血量,降低心脏前负荷。

（2）吸氧：应尽早采用，使患者血氧饱和度≥95％（伴慢性阻塞性肺病者血氧饱和度＞90％）。必要时还可采用无创性或气管插管呼吸机辅助通气治疗。研究表明，无创正压通气可改善氧合和呼吸困难，缓解呼吸肌疲劳、降低呼吸功耗，增加心排血量，是目前纠正急性心力衰竭低氧血症、改善心脏功能的有效方法。

（3）饮食：进食易消化食物，避免一次大量进食，不要饱餐。在总量控制下，可少量多餐。

（4）出入量：肺淤血、体循环淤血及水肿明显者应严格限制饮水量和静脉输液速度，对于无明显低血容量患者每天摄入液体量一般宜在 1 500 mL 以内，不要超过 2 000 mL。保持每天水出入量负平衡约 500 mL/d，严重肺水肿者负平衡 1 000～2 000 mL/d，甚至为 3 000～5 000 mL/d，以减少水钠潴留和缓解症状。应注意防止发生低血容量、低血钾和低血钠等。

2.药物治疗

（1）镇静剂：用于严重急性心力衰竭早期阶段的治疗，特别是伴有疼痛、烦躁不安及呼吸困难的患者。在静脉通路建立后立即给予吗啡 3 mg，必要时可重复给药一次。吗啡可减轻急性心力衰竭患者呼吸困难等症状，并可增强合并应用无创通气的效果。应注意监测呼吸，注意可能出现的低血压、心动过缓、高度房室传导阻滞及二氧化碳潴留。

（2）支气管解痉剂：常用药物为氨茶碱或二羟丙茶碱。此类药物不宜用于冠心病如急性心肌梗死或不稳定型心绞痛所致的急性心力衰竭患者。

（3）利尿剂：伴有液体潴留症状的急性或慢性失代偿性心力衰竭患者应给予利尿剂治疗。根据个体差异以产生充分利尿效应达到最佳容量状态为目标，以缓解淤血的症状和体征（水肿、颈静脉压升高、呼吸困难）为最佳剂量。以不产生症状性低血压和肾功能进行性恶化为宜。老年人，特别是高龄老人，如果以前未使用利尿剂，第一次用量宜小，如呋塞米 10 mg 静脉注射，以后根据情况进行调整。

（4）血管扩张剂：建议早期应用于左心室收缩功能不全，如冠心病，高血压性心脏病所致的急性左心衰竭。血压正常但存在低灌注状态或有淤血体征且尿量减少的患者，血管扩张剂应作为一线用药。在使用血管扩张剂时应当注意以下问题：①血管扩张剂禁用于心脏瓣膜狭窄的患者，以免加重肺淤血，导致心排血量的减少；②硝酸酯类推荐用于冠心病引起的心力衰竭患者，硝普钠用于高血压性心力衰竭患者；③硝普钠的应用需要根据血压调整用药剂量，由小剂量开始逐渐增加至有效剂量。

奈西立肽是一种重组人 BNP，具有扩张静脉、动脉和冠状动脉的作用，降低心脏前、后负荷，增加心排血量。此外还可增加钠盐排泄和抑制肾素-血管紧张素-醛固酮系统及交感神经系统，但无直接正性肌力作用。研究表明，急性心力衰竭患者静脉输注奈西立肽可降低左心室充盈压或肺毛细血管楔压、增加心排血量，改善呼吸困难和疲劳症状。鉴于奈西立肽用于急性心力衰竭患者的临床使用经验有限，而且迄今缺乏其优于硝酸盐类的明确证据，安全性也不确定，所以一般不作为治疗急性心力衰竭的一线药物。

（5）血管紧张素转换酶抑制剂（ACEI）：急性心力衰竭的急性期、病情尚未稳定的患者不宜应用。急性心肌梗死后的急性心力衰竭患者可以使用，口服起始剂量宜小。ACEI 类药物应谨慎用于心排血量处于边缘状态的患者，因其可以减少肾小球滤过；与非甾体抗炎药联合用药时，对 ACEI 耐受性下降。

（6）正性肌力药物：此类药物适用于低心排血量综合征，如伴症状性低血压或心排血量降低伴有循环淤血的患者,可缓解组织低灌注所致的症状,保证重要脏器的血液供应。血压较低和对血管扩张药物及利尿剂不耐受或反应不佳的患者尤其有效。①洋地黄制剂:洋地黄能改善临床症状,提高患者生活质量,仍然是治疗心力衰竭的基本药物。由于老年人肾功能减退,其次是心肌钾和镁的耗竭而增加心肌对洋地黄的敏感性,故用药期间应监测肾小球滤过率、血钾及血清地高辛浓度以指导治疗,避免发生洋地黄中毒,因此,老年人剂量应减少。一般应用毛花苷 C 0.2～0.4 mg 缓慢静脉注射,2～4 小时后可以再用 0.2 mg,伴快速心室率的心房颤动患者可酌情适当增加剂量。②非洋地黄类正性肌力药物:包括 β 肾上腺素能激动剂和磷酸二酯酶抑制剂,能增加心肌收缩力及外周血管扩张作用,但因其增加死亡率和室性心律失常发生率远高于洋地黄类,故不宜作一线药物,主要适用于终末期和难治性心力衰竭而常规治疗无效者,可短期静脉应用。

(二)慢性心力衰竭的治疗

1.重视病因和诱因的治疗

2/3 的心力衰竭患者合并冠心病,应尽量逆转可治疗的心肌缺血。心律失常可导致心力衰竭恶化,需要积极治疗。感染、缺氧等诱因也在老年人心力衰竭的发生发展中起重要作用,应尽快纠正。

2.药物治疗

(1)地高辛:地高辛虽不能提高生存率,但能改善左心室功能和运动耐量,从而降低心力衰竭的住院率和致残率。老年人由于肾功能减退和分布容积缩小,因而老年人用量要小,最好根据肌酐清除率计算维持量。伴有心肌淀粉样变的老年人,对地高辛特别敏感,极易发生中毒反应,应使用非洋地黄类强心剂治疗。洋地黄中毒最常见的毒性反应是胃肠道症状和室性心律失常,也易出现神经系统症状。

(2)利尿剂:利尿剂对缓解心力衰竭的充血症状十分有效,只要有容量负荷过重的表现(如肺淤血和水肿)就宜应用利尿剂,但它可激活肾素-血管紧张素-醛固酮系统,导致电解质紊乱而诱发心律失常和洋地黄中毒。老年人用利尿剂要从小剂量开始,逐渐增量,一旦体液潴留症状消失,以最小有效剂量长期维持。应以体重和尿量作为监测疗效和调整剂量的依据,避免利尿不足和利尿过度。

(3)ACEI 类药物:ACEI 类药物不仅能缓解心力衰竭的症状,而且能降低病死率和提高生活质量。ACEI 类药物最基本的作用是抑制神经内分泌的激活、逆转左心室肥厚、防止心室重构,从而阻止或延缓心力衰竭的病理生理过程。

由于 ACEI 类药物可引起低血压、肾功能损害和咳嗽等不良反应,使其在老年人心力衰竭患者的应用受限,而且剂量偏小,没有达到应有的效果。临床研究表明,目标剂量在降低病死率和住院复合危险方面优于小剂量组,用药时应尽可能达到目标剂量,而且多数老年患者对此剂量有较好的耐受性。

为了确保 ACEI 类药物在老年患者中的安全应用,必须注意以下几点:①用药前避免过度利尿,纠正低钠血症和低血容量;②小剂量开始,逐渐增量,如卡托普利 6.25 mg,2～3 次/天,密切观察血压和血肌酐水平,如能耐受则每隔 3～7 天剂量增倍一次,直到达到最大耐受量或目标剂量后长期服用。由于 ACEI 类药物起效较慢,有时需数周或数月才显示治疗效应,因而不能根据症状改善与否来调节剂量,而只能以血压、血肌酐水平作为调整的依据。不能耐受 ACEI 治疗者可用血管紧张素受体阻滞剂(ARB),因两者主要不良反应大致相似,仍需密切观察。

(4)β 受体阻滞剂:β 受体阻滞剂因有负性肌力作用,一直被视为心力衰竭的禁忌证。近来研究表明,在地高辛(可不用)、利尿剂和血管紧张素转换酶抑制剂的基础上,加用β受体阻滞剂可进一步改善临床症状、降低病死率和住院率,从而确立了它在心力衰竭治疗中的地位。常用的β受体阻滞剂有美托洛尔、比索洛尔和卡维地洛。现已证明,老年收缩性心力衰竭患者应用β受体阻滞剂具有与非老年患者相似的疗效和耐受性。

老年收缩性心力衰竭患者应用β受体阻滞剂应注意以下几点。①病情要稳定:β受体阻滞剂不是心力衰竭的急救药,它不能用于急性心力衰竭患者。只有通过强心、利尿和扩血管治疗,病情相对稳定,且无禁忌证,方可考虑用药。②低起点、慢增量:由于β受体阻滞剂早期效应是拮抗儿茶酚胺的正性肌力作用,老年收缩性心力衰竭患者用药时要小心。从小剂量开始,如美托洛尔 6.25 mg,每天 2 次;比索洛尔 1.25 mg,每天 1 次;卡维地洛 3.125 mg,每天 2 次,密切观察尿量、体重、血压和心率等指标,如能耐受则每隔每 2～4 周倍增剂量 1 次,逐渐增至最大耐受量或目标剂量,然后长期维持治疗。只要清醒静息心率≥50 次/分,就可继续用药。长期用药是利用其阻断儿茶酚胺的毒性作用,达到逆转心室重构、提高射血分数、阻止发展为终末期心力衰竭的目的。地高辛与β受体阻滞剂合用时,应注意二者对心率和传导的协同作用。

(三)射血分数正常的心力衰竭的药物治疗

1.利尿剂

利尿剂可减少血容量和回心血量,降低左心房压力,减轻肺淤血和外周液体储留,改善临床症状。但应避免利尿剂剂量过大而引起低血压及外周组织低灌注。

2.硝酸酯类药物

硝酸酯类药物可降低心脏前、后负荷,减轻肺淤血,改善舒张功能,缓解临床症状。但应小剂量应用,依据患者病情变化调整其剂量,避免因左心室舒张末压力下降过大,导致心排血量下降。

3.β受体阻滞剂

目前还没有明确β受体阻滞剂在 HFNEF 患者治疗中的地位。β受体阻滞剂可以降低心率,延长舒张期充盈时间,增加舒张末容积,但可能会恶化其变时能力,因此使用需小心谨慎,并严密随访。β受体阻滞剂还具有负性肌力作用,降低心肌氧耗,抑制交感神经的血管收缩作用,从而降低后负荷。但不主张用于心力衰竭急性期。

4.血管紧张素转换酶抑制剂(ACEI)及血管紧张素受体阻滞剂(ARB)类药物

ACEI 或 ARB 类药物可拮抗肾素-血管紧张素-醛固酮系统及交感神经系统活性,抑制血管紧张素Ⅱ发挥作用,逆转左心室重构,并减弱血管紧张素Ⅱ对冠脉的收缩作用,降低心脏后负荷,改善心肌缺血。HFNEF 患者使用 ACEI 及 ARB 类药物并没有像左心室射血分数降低的心力衰竭治疗效果显著,但是在没有明确证据支持其他替代治疗之前,ACEI 及 ARB 类药物仍是 HFNEF 患者控制血压的一线药物,特别是同时合并糖尿病或动脉粥样硬化性血管疾病时。

5.钙通道阻滞剂(CCB)

非二氢吡啶类钙通道阻滞剂可以使心肌细胞内 Ca^{2+} 减少,降低室壁张力,降低心脏后负荷,降低心率,延长舒张期,增加左心室充盈,提高心脏、血管松弛和顺应性。二氢吡啶类钙通道阻滞剂可反射性引起心动过速,故不主张应用。

6.醛固酮拮抗剂

醛固酮是引起心肌和血管纤维化的强有力的刺激因子。醛固酮拮抗剂具有抗心肌纤维化,延缓或逆转左心室肥厚,减轻水钠潴留,降低血压,改善左心室舒张功能的作用。

7.正性肌力药物

洋地黄抑制肌浆网的钙泵,使细胞质内游离 Ca^{2+} 浓度升高,增加心肌收缩力和心肌氧耗,恶化舒张功能,故不主张应用。

(四)终末期心力衰竭的非药物治疗

对于等待心脏移植的难治性心力衰竭患者应考虑接受机械辅助装置治疗作为术前治疗的过渡。针对我国的临床实际,不能接受心脏移植治疗的难治性心力衰竭患者,尤其对已接受正规治疗但仍无法脱离静脉正性肌力药物的患者,应考虑采用植入式辅助装置作为永久性的机械辅助治疗措施。

心力衰竭患者在接受了最佳药物治疗后症状仍未改善的情况下可以考虑采用心脏再同步化(CRT)和心室再同步心脏复律除颤器(CRT-D)治疗。关于埋藏式心律转复除颤器(ICD)的植入以及 CRT、CRT-D 的使用原则等同于成年人心力衰竭的使用原则。老年心力衰竭患者由于合并症较多,在某些药物的选择和用量上往往受到一些限制,但应用三腔起搏器治疗老年心力衰竭患者未见有特殊的禁忌证。

基因治疗及干细胞移植的效果还有待于进一步研究和发展。

（**王　勇**）

参考文献

[1] 王佃亮,黄晓颖.内科医师诊疗与处方[M].北京:化学工业出版社,2023.

[2] 李志宏.临床内科疾病诊断与治疗[M].汕头:汕头大学出版社,2023.

[3] 张阳阳,张树堂.内科常见病诊疗精要[M].汕头:汕头大学出版社,2023.

[4] 徐冉.当代内科理论与实践[M].长春:吉林科学技术出版社,2023.

[5] 张群英,龙涛,林荡,等.实用内科诊疗学[M].上海:上海科学技术文献出版社,2023.

[6] 苏鹏.内科疾病检查与治疗[M].长春:吉林科学技术出版社,2023.

[7] 解莘生,李爽,张建林,等.现代内科临床诊治[M].长春:吉林科学技术出版社,2023.

[8] 赵健.内科疾病诊治与公共卫生管理[M].上海:上海交通大学出版社,2023.

[9] 江科.临床内科疾病诊治与传染病防治[M].上海:上海交通大学出版社,2023.

[10] 宋荣刚,于军霞,王春燕,等.内科常见病诊治思维与实践[M].青岛:中国海洋大学出版社,2023.

[11] 毛真真,贺广爱,丁明红,等.内科疾病诊疗思维精解[M].青岛:中国海洋大学出版社,2023.

[12] 李毅,满玉洁,赵宏,等.内科疾病诊治与康复理疗[M].上海:上海科学技术文献出版社,2023.

[13] 宋明明.内科临床诊断治疗实践[M].汕头:汕头大学出版社,2023.

[14] 柴倩倩,黄彩娜,张清,等.内科疾病治疗与用药指导[M].上海:上海科学技术文献出版社,2023.

[15] 马路.当代内科医学诊断及治疗[M].济南:山东大学出版社,2023.

[16] 刘新民,王涤非,王祖禄,等.内科常见病治疗手册[M].沈阳:辽宁科学技术出版社,2023.

[17] 高成志.心内科疾病诊治精要[M].长春:吉林科学技术出版社,2023.

[18] 李东.临床内科疾病综合诊疗[M].长春:吉林科学技术出版社,2023.

[19] 刘冬燕,史金莎,朱颖,等.心内科疾病诊治与护理[M].青岛:中国海洋大学出版社,2023.

[20] 李栋,石伟丽,冯兴兰,等.现代内科病症诊疗精要[M].长春:吉林科学技术出版社,2023.

[21] 路庆锋.内科常见疾病诊断与实践[M].上海:上海交通大学出版社,2023.

[22] 孔刚,高丽红,郭玉延.内科诊断思维与治疗原则[M].上海:上海交通大学出版社,2023.

[23] 高娟,王佩,魏爱爱.临床神经内科诊疗必备[M].上海:上海交通大学出版社,2023.

[24] 李婷,李敏,刘晓娟.内科常见疾病检查与治疗[M].上海:上海交通大学出版社,2023.

[25] 陈倩,孙艳,罗晓俊.消化内科临床思维与实践[M].上海:上海交通大学出版社,2023.

［26］王丽娜.常见内科疾病诊疗思维与实践［M］.上海：上海交通大学出版社,2023.

［27］贾辛未,陈春红,王占启,等.心血管内科疑难病例诊疗解析［M］.郑州：河南科学技术出版社,2023.

［28］胡建国,闫勇,郑婉,等.实用内科疾病中西医诊疗［M］.北京：中医古籍出版社,2023.

［29］支继新.心内科诊疗技术与疾病处置［M］.北京：中国纺织出版社,2023.

［30］杨柳,何显森,谢登海,等.临床心血管内科疾病诊疗学［M］.上海：上海科学技术文献出版社,2023.

［31］郭道林,李宛真,李琳,等.现代神经内科疾病诊治新进展［M］.上海：上海科学技术文献出版社,2023.

［32］刘玉洁.神经内科临床治疗最新进展［M］.上海：上海科学普及出版社,2023.

［33］杨智,董齐,杨帆.神经内科诊疗技术与临床实践［M］.北京：中国纺织出版社,2023.

［34］张海波,张娜,宋伟慧,等.神经内科诊治思维与临床实践［M］.上海：上海科学技术文献出版社,2023.

［35］孙轸,薛文婷,林梵.常见消化内科疾病诊疗方法［M］.武汉：湖北科学技术出版社,2023.

［36］谢琼,郭莹,彭建强.内科住院医师规范化培训分层递进培养模式的探索及应用［J］.中国继续医学教育,2023,15(6):177-180.

［37］王飞,于庆功,段薇,等.联合教学模式在消化内科临床教学中的应用探索［J］.中国继续医学教育,2023,15(4):19-23.

［38］赵荫涛,郑璐,刘源,等.PACS系统在心内科住培中的运用价值［J］.中国继续医学教育,2023,15(3):149-153.

［39］张志强,法利德·阿塔别克,巩雪俐,等.文献报告会结合病例分析教学法在消化内科教学中的应用［J］.中国继续医学教育,2023,15(13):67-70.

［40］欧阳慧,黄楚媚,齐健.消化内科见习带教效果的探讨［J］.中国卫生产业,2023,20(14):248-251.